血液診療エキスパート

悪性リンパ腫

監修◉

金倉　譲
大阪大学大学院血液・腫瘍内科教授

編集◉

鈴木律朗
名古屋大学大学院造血細胞移植情報管理・生物統計学准教授

伊豆津宏二
虎の門病院血液内科医長

山口素子
三重大学大学院血液・腫瘍内科講師

中外医学社

● **執筆者**（執筆順）

鈴木 律朗	名古屋大学大学院医学系研究科造血細胞移植情報管理・生物統計学准教授
竹内 賢吾	癌研究会有明病院病理部
佐藤 康晴	岡山大学大学院医歯薬学総合研究科病理学（腫瘍病理/第2病理）
吉野 正	岡山大学大学院医歯薬学総合研究科病理学（腫瘍病理/第2病理）教授
錦織 桃子	京都大学大学院医学研究科血液・腫瘍内科
一迫 玲	東北大学大学院医学系研究科血液病理学教授
伊豆津宏二	虎の門病院血液内科医長
木下 朝博	名古屋大学大学院医学系研究科血液・腫瘍内科学准教授
田近 正洋	愛知県がんセンター中央病院内視鏡部医長
中村 常哉	愛知県がんセンター中央病院内視鏡部部長
鏡味 良豊	豊田厚生病院血液内科部長
岡本 昌隆	藤田保健衛生大学医学部内科（血液・化学療法科）准教授
半田 幸助	藤田保健衛生大学医学部内科（血液・化学療法科）
渡辺 隆	国立がん研究センター中央病院特殊病棟部医長
正木 康史	金沢医科大学血液免疫制御学（血液・リウマチ膠原病科）准教授
三木美由貴	金沢医科大学血液免疫制御学（血液・リウマチ膠原病科）
朝倉 義崇	国立がん研究センター中央病院造血幹細胞移植グループ
福田 隆浩	国立がん研究センター中央病院造血幹細胞移植グループ医長
大木 康弘	愛知県がんセンター中央病院血液・細胞療法部医長
新津 望	埼玉医科大学国際医療センター造血器腫瘍科教授
鈴宮 淳司	島根大学医学部附属病院腫瘍センター教授
飛内 賢正	国立がん研究センター中央病院第一領域外来部部長
塚崎 邦弘	長崎大学大学院医歯薬学総合研究科原研内科准教授

岩月啓氏	岡山大学大学院医歯薬学総合研究科皮膚科学教授
河井一浩	鹿児島大学大学院医歯学総合研究科皮膚科学准教授
大塚幹夫	福島県立医科大学皮膚科講師
山口素子	三重大学大学院医学系研究科血液・腫瘍内科講師
石田文宏	信州大学医学部附属病院血液内科准教授
永井宏和	国立病院機構名古屋医療センター血液・腫瘍研究部部長
小口正彦	癌研究会有明病院放射線治療科部長
鹿間直人	聖路加国際病院放射線治療科
中川温子	国立成育医療研究センター臨床検査部病理診断科
岡村隆行	市立堺病院小児科部長
加留部謙之輔	愛知県がんセンター研究所遺伝子医療研究部
瀬戸加大	愛知県がんセンター研究所遺伝子医療研究部部長
木村　宏	名古屋大学大学院医学系研究科ウイルス学分野准教授
山本一仁	愛知県がんセンター中央病院血液・細胞療法部医長
兵　理絵	名古屋大学大学院医学系研究科造血細胞移植情報管理・生物統計学
小椋美知則	名古屋第二赤十字病院血液・腫瘍内科部長
楠本　茂	名古屋市立大学大学院医学研究科腫瘍・免疫内科学講師
田中靖人	名古屋市立大学大学院医学研究科臨床分子情報医学
遠西大輔	岡山大学医学部附属病院血液・腫瘍内科
浅野直子	信州大学医学部附属病院臨床検査部
島田和之	名古屋大学大学院医学系研究科血液・腫瘍内科学
味澤　篤	がん・感染症センター都立駒込病院感染症科部長
横山雅大	癌研究会有明病院化学療法科・血液腫瘍科

監修の序

　血液診療に関しては，すでに多くの教科書や書籍が存在している．学生や他領域の医療関係者にとっては，血液疾患に関する基本的な診断や治療に関する情報は教科書から得ることが可能であろう．しかし，血液疾患の診療に従事している臨床医には，教科書レベルの知識はもちろんであるが，各疾患の病態・診断・治療に関するより深くより新しい情報が求められる時代になってきた．また，日々の診療に従事していると，専門医といえども今までの経験や知識だけでは解決できない問題にしばしば遭遇する．特定の血液疾患に関して，詳細な病態，診断や治療法に関する情報を得るためには，多数の文献を検索する必要がある．しかし，個々の臨床医が，毎月多数発表される論文から，信頼度の高い情報を選別し臨床の場に応用していくのは時間的にも労力的にも困難である．本書は，日々の血液診療で遭遇する問題点について，その疾患に精通・熟練した専門医（エキスパート）に，系統立てて疾患の背景，病態，診断，治療法について最新の情報を詳細に解説して頂いている．

　血液疾患の特徴は，各疾患の希少性にもかかわらず，分子基盤の解明が急速に進み，様々な新規治療薬が生み出されていることであろう．特に，抗がん剤の領域では，がん細胞に発現している特定の分子を標的とした分子標的療法が最も早期に応用されたのが血液疾患である．rituximab，imatinib，亜砒酸，サリドマイド，プロテアソーム阻害薬に続きヒストン脱アセチル化酵素阻害薬，各種の抗体薬剤など数多くの薬剤が臨床の場に登場しようとしている．このような状態の中では，医師も患者も新しい治療法に目を奪われる傾向にあるが，新しい治療法については十分なエヴィデンスが存在しないことも多い．どのような治療についてどのようなエヴィデンスが存在しているかについて明確にすることは重要な問題であり，本書では，現時点での明らかになっているエヴィデンスも提示していただくように配慮している．

　本書では，血液の代表的疾患を取り上げる予定であるが，1冊で全領域をカバーするのは困難であり，シリーズものとなっている．まずその第1巻として「白血病」を取り上げている．今後，悪性リンパ腫，貧血と続いていく予定である．精力的に活動している3名の血液専門医が本当に頼りになる本を出版したいと願って編集されている．執筆は各疾患のエキスパートが詳細かつ具体的に執筆されている．本書が血液診療に日夜努力されている方々の一助となれば幸いである．最後に，ご多忙のなかご執筆頂いた先生方に心より深謝する次第である．

2009年9月

金倉　譲

序

　昨今，悪性リンパ腫の臨床は急激なスピードで変化している．このさまを米国NCIの病理医Dr. Elaine S. Jaffeは"Shifting sand"と形容しているが，変化の一つの要因は病理分類の変遷・細分化であり，2008年に出版されたWHO分類第4版では実に76種類の病型がリストアップされている．もう一つが抗体療法や小分子医薬品に代表される分子標的療法時代の到来である．常に最新の情報でアップデートを求められる現状は，臓器別診療が一般的となった今日でさえ，血液科の中での細分化の必要性の問題を提起している．しかしながら医師不足問題が巷間賑わされる昨今，血液診療科のさらなる細分化は実現するにしても当分先の話であろう．

　本書は「血液診療エキスパート」というシリーズの中の一冊であるが，まさに悪性リンパ腫診療のエキスパートが各セクションを執筆した，血液診療医のための専門書である．この疾患は「悪性リンパ腫」という一言でくくられているが，その病像は大変幅広く千差万別である．「リンパ腫は魚である」という言葉がこれを端的に示す名言であるが，本書を読まれた方々が魚の種類を見極めて食するが如く，悪性リンパ腫の各病型を違ったものと認識して日常臨床の一助としていただければ幸いである．

　本書は血液専門医向けに書かれているが，専門医のみならず，これから専門医をめざす若手医師や研修医，コメディカルにもわかりやすく記載されている．細かい話は専門家に任せるのではなく，多くの人が専門知識を共有できるようになることが，新知見の普及啓蒙の一歩であると考えている．最後に，ご多忙ななか執筆をお引き受けいただいた先生方に，この場を借りて深謝する次第である．

　　　2010年5月

　　　　　　　　　　　　　　　　　　名古屋大学大学院医学系研究科　鈴木律朗

目 次

A．検査・分類

1. 悪性リンパ腫の生物学 〈鈴木律朗〉 2
   1. B細胞系 2
   2. T細胞系 6
   3. NK細胞系 9

2. リンパ腫分類 〈竹内賢吾〉 12
   1. リンパ腫分類の略歴 14
   2. リンパ腫分類の詳細 16
   付記1：造血器WHO分類第4版（WHO2008）は3冊目であるのに
   　　　なぜ第4版なのか？ 19
   付記2：リンパ腫分類における米国流，ドイツ流形態学的用語 20
   付記3：Hodgkin病がHodgkinリンパ腫となるまで 21

3. 悪性リンパ腫の診断 23
   a）病理診断 〈佐藤康晴　吉野 正〉 23
   　1. リンパ節検体の取り扱い 23
   　2. 病理診断に必要な臨床情報 23
   　3. 悪性リンパ腫の分類と悪性度 24
   　4. 免疫組織化学的検索 26
   b）染色体・遺伝子 〈錦織桃子〉 29
   　1. 染色体転座の成り立ち 29
   　2. 染色体転座の解析法 30
   　3. 遺伝子再構成 32
   　4. 体細胞変異 33
   c）細胞表面マーカー 〈一迫 玲〉 35
   　1.「細胞表面マーカー」とは 35
   　2. フローサイトメトリーと悪性リンパ腫 36
   　3. Abnormal cell population 36
   　4. 読図の流れと結果の表記 37
   　5. 総合評価による判断 39

4. 悪性リンパ腫の病期診断と治療効果判定 〈伊豆津宏二〉 43
   1. リンパ腫診療におけるFDG-PETの意義 43
   2. リンパ腫の病期評価 44

3. リンパ腫の治療効果判定 ·· 46

B．治　療

I．B 細胞リンパ腫 ·· 50

1．濾胞性リンパ腫の治療 ···································〈木下朝博〉 50
　　1．限局期（臨床病期Ⅰ・Ⅱ期）FL に対する治療 ······················ 50
　　2．進行期（臨床病期Ⅲ・Ⅳ期）に対する治療 ························ 51

エヴィデンス & データファイル
濾胞性リンパ腫の病態と診断のポイント ·································· 58
　　1．細胞形質と病理組織分類 ·· 58
　　2．染色体異常 ·· 58
　　3．予後因子— follicular lymphoma international prognostic index（FLIPI） ·· 58
　　4．R-CHOP 療法の実際 ·· 58

2．限局期胃 MALT リンパ腫の治療 ·················〈田近正洋　中村常哉〉 64
　　1．MALT リンパ腫とは ·· 64
　　2．胃 MALT リンパ腫の診断 ·· 64
　　3．*H. pylori* 除菌療法の反応性と t(11;18)(q21;q21) 染色体転座からみた
　　　　胃 MALT リンパ腫の病態 ·· 65
　　4．限局期胃 MALT リンパ腫の治療 ···································· 66
　　5．除菌後のサーベイランス ·· 70

エヴィデンス & データファイル
当施設において経験した胃 MALT リンパ腫の成績 ······················· 73
　　1．対象および方法 ·· 73
　　2．結　果 ·· 73
　　3．まとめ ·· 75

3．マントル細胞リンパ腫の治療 ·······························〈鏡味良豊〉 78
　　1．限局期マントル細胞リンパ腫の治療 ································ 78
　　2．進行期マントル細胞リンパ腫の予後予測因子 ····················· 78
　　3．進行期マントル細胞リンパ腫の治療 ································ 80
　　4．今後わが国に導入予定の新薬について ····························· 83

エヴィデンス & データファイル
マントル細胞リンパ腫の治療 ··· 85

4．びまん性大細胞型 B 細胞リンパ腫の化学療法（初発例を中心に）
　　　　　　　　　　　　　　　　　　　　　　　　〈岡本昌隆　半田幸助〉 89
　　1．限局期の治療 ·· 89
　　2．進行期の治療 ·· 91
　　3．特殊な DLBCL 亜病型について ······································ 95

5. Burkittリンパ腫の治療　〈渡辺 隆〉 99
1. 診　断 99
2. 初期治療 100
3. Hyper-CVAD療法 105
4. Rituximab併用の功罪 106
5. 大量化学療法/自家造血幹細胞移植の位置づけ 106
6. 非典型例の治療成績 107

エヴィデンス＆データファイル
Burkittリンパ腫の治療のポイント 108

6. 中枢神経系リンパ腫の治療　〈正木康史　三木美由貴〉 110
1. 中枢神経系原発悪性リンパ腫（PCNSL）とは 110
2. PCNSLの治療 112
3. HIV感染などの免疫不全に伴う中枢神経リンパ腫 119

7. 濾胞性リンパ腫における造血幹細胞移植（自家・同種）の位置づけ
〈朝倉義崇　福田隆浩〉 122
1. 濾胞性リンパ腫に対する治療 122
2. 非Hodgkinリンパ腫に対する移植の疫学 122
3. 濾胞性リンパ腫に対する自家造血幹細胞移植併用大量化学療法 123
4. 濾胞性リンパ腫に対する同種造血幹細胞移植 126

8. びまん性大細胞型B細胞リンパ腫における自家造血幹細胞移植の位置づけ
〈大木康弘〉 134
1. 再発患者における自家移植の位置づけ 134
2. 初回治療抵抗性患者における自家移植の位置づけ 135
3. 初回治療の一環としての自家移植の位置づけ 135
4. 造血幹細胞の選択 136
5. 移植前処置のレジメンの選択 136
6. まとめ 136

エヴィデンス＆データファイル
初発患者における自家移植の位置づけ 138

9. 再発/治療抵抗性びまん性大細胞型B細胞リンパ腫の救援化学療法　〈新津 望〉 142
1. 再発DLBCLに対する予後因子 142
2. 再発/治療抵抗例DLBCLに対するrituximab単剤の効果 143
3. 救援化学療法 144
4. RituximabとASCT 146
5. 高齢者再発/治療抵抗性DLBCLに対するrituximab併用救援療法 147

エヴィデンス＆データファイル
再発/治療抵抗性びまん性大細胞型B細胞リンパ腫に対するrituximab併用救援化学療法 149
1. 再発，再燃時に必要な検査 149

  2. Parma study 149
  3. Rituximab 併用救援化学療法 150
  4. 自家造血幹細胞移植前の rituximab 投与 150

II. T 細胞リンパ腫 153

1. 末梢 T 細胞リンパ腫，非特定の治療 　〈鈴宮淳司〉 153
  1. 頻　度 153
  2. 病理・免疫形質・診断 153
  3. PTCL-NOS の臨床像 153
  4. PTCL-NOS の予後 154
  5. PTCL-NOS の治療 155

エヴィデンス＆データファイル
末梢 T 細胞リンパ腫，非特定の治療 161
  1. 頻　度 161
  2. 治療戦略 161
  3. 化学療法の成績 162
  4. 造血幹細胞移植の成績 162

2. 血管免疫芽球性 T 細胞リンパ腫の治療 　〈飛内賢正〉 168
  1. 血管免疫芽球性 T 細胞リンパ腫とは何か？ 168
  2. AITL 患者の予後と化学療法 171
  3. AITL に対する造血幹細胞移植 173
  4. ATL に対する有効な新薬の探索 173

3. 成人 T 細胞白血病・リンパ腫の臨床病態と治療法の選択 　〈塚崎邦弘〉 176
  1. Aggressive ATL に対する多剤併用化学療法 176
  2. Aggressive ATL に対する同種造血幹細胞移植療法 176
  3. Indolent ATL に対する watchful waiting 療法 178
  4. ATL に対する IFN／AZT 療法 178
  5. 新薬開発 180

エヴィデンス＆データファイル
ATL の診療についての国際的合意形成 181
  1. 推奨される治療戦略 181
  2. 治療効果判定基準 182

4. 皮膚 T 細胞リンパ腫の治療 　〈岩月啓氏　河井一浩　大塚幹夫〉 185
  1. 皮膚 T 細胞リンパ腫の種類と本邦における頻度と治療選択 185
  2. 皮膚 T 細胞リンパ腫治療ガイドラインと予後 185

エヴィデンス＆データファイル
皮膚 T 細胞リンパ腫の治療 192
  1. エヴィデンスレベルと推奨度の定義 192
  2. 治療の選択とエヴィデンスに基づく推奨度 192

III. NK 細胞リンパ腫 ……… 197

1. NK 細胞リンパ腫の治療 ……… 〈山口素子〉 197
1. 疾患総論 ……… 197
2. 後方視的研究における限局期鼻 NK/T 細胞リンパ腫の治療成績 ……… 197
3. わが国における放射線治療・化学療法同時併用療法の臨床試験（JCOG0211-DI）とその結果 ……… 198
4. 限局期治療における今後の検討課題 ……… 200
5. 既報告における進行期，再発・難治 NK/T 細胞リンパ腫の治療成績 ……… 201
6. 東アジア多国間における初発 IV 期，再発・難治 NK/T 細胞リンパ腫の臨床試験（SMILE-PI および SMILE-PII） ……… 202

エヴィデンス & データファイル
RT-2/3DeVIC 療法の実際 ……… 204
1. 化学療法（2/3DeVIC 療法） ……… 204
2. 放射線治療 ……… 205
3. 化学療法の次コース開始規準 ……… 206
4. 放射線治療の休止規準 ……… 206

2. アグレッシブ NK 細胞白血病の診断と治療 ……… 〈石田文宏〉 208
1. 疫学 ……… 208
2. 病因および病態 ……… 208
3. ANKL の細胞起源 ……… 208
4. 臨床像 ……… 209
5. 検査所見 ……… 209
6. 病理 ……… 209
7. どのようなときに ANKL を疑うか ……… 211
8. 診断 ……… 211
9. 鑑別診断 ……… 211
10. 治療法 ……… 212
11. 予後 ……… 212
12. ANKL の診断・治療に関する課題 ……… 213

エヴィデンス & データファイル
アグレッシブ NK 細胞白血病の診断と治療 ……… 214

IV. Hodgkin リンパ腫 ……… 217

1. Hodgkin リンパ腫の治療 ……… 〈永井宏和〉 217
1. 限局期 Hodgkin リンパ腫の治療法の選択 ……… 217
2. 限局期 Hodgkin リンパ腫に対する放射線単独療法 ……… 219
3. 限局期 Hodgkin リンパ腫に対する放射線療法と化学療法の併用（CMT） ……… 219
4. 進行期 Hodgkin リンパ腫の治療 ……… 222
5. 再発 Hodgkin リンパ腫の治療 ……… 224

エヴィデンス & データファイル
進行期 Hodgkin リンパ腫の治療選択：増量 BEACOPP 療法は ABVD 療法に優るか ……… 226

1. ABVD 療法 vs COPP / ABVD 療法 ………………………………………… 226
　　　2. HD9 試験予後因子別の治療成績の解析結果 …………………………… 227
　　　3. 増量 BEACOPP 療法の有害事象 ………………………………………… 228

　2. Hodgkin リンパ腫の放射線治療の実際 …………………〈小口正彦　鹿間直人〉 231
　　　1. Hodgkin リンパ腫に対する放射線療法の歴史と意義 ………………… 231
　　　2. WHO 分類と予後因子分類による放射線療法の適応 ………………… 232
　　　3. 放射線療法の実際 …………………………………………………………… 233
　　　4. 主な放射線有害事象 ………………………………………………………… 237
　　エヴィデンス & データファイル
　　Hodgkin リンパ腫の放射線治療の実際 ……………………………………… 239

V. 小児のリンパ腫 ……………………………………………………………………… 243
　1. 小児悪性リンパ腫の分類・診断・予後因子 …………………〈中川温子〉 243
　　　1. 症　状 ………………………………………………………………………… 243
　　　2. 病理診断 ……………………………………………………………………… 243
　　　3. 病期診断 ……………………………………………………………………… 246
　　　4. 予　後 ………………………………………………………………………… 247
　　エヴィデンス & データファイル
　　小児の diffuse large B‒cell lymphoma ─成人との相異─ ……………… 249

　2. 小児悪性リンパ腫の治療 ……………………………………〈岡村隆行〉 253
　　　1. Burkitt リンパ腫（BL），びまん性大細胞型 B 細胞リンパ腫（DLBCL） …… 253
　　　2. リンパ芽球性リンパ腫（LBL） …………………………………………… 254
　　　3. 未分化大細胞型リンパ腫（ALCL） ……………………………………… 255
　　　4. その他 ………………………………………………………………………… 255

C. トピックス

　1. リンパ腫幹細胞は存在するか？ ………………………〈加留部謙之輔　瀬戸加大〉 258
　　　1. 濾胞性リンパ腫における，より未熟な pre‒lymphomatous cell の存在 …… 258
　　　2. 濾胞性リンパ腫の腫瘍内血管の一部は t(14;18) を有する ………… 259
　　　3. その他の報告 ………………………………………………………………… 260

　2. 小児の EB ウイルス関連 T / NK 細胞リンパ増殖性疾患 ……………〈木村　宏〉 261
　　　1. 基本病態 ……………………………………………………………………… 261
　　　2. 臨床症候 ……………………………………………………………………… 261
　　　3. 診断のための臨床検査 ……………………………………………………… 262
　　　4. 合併症と予後 ………………………………………………………………… 262
　　　5. 治　療 ………………………………………………………………………… 263

　3. 加齢性 EB ウイルス陽性 B 細胞リンパ腫 ………………………〈山本一仁〉 264

1. 加齢性 EBV 陽性 DLBCL とは：定義 ……………………………………………264
　　　2. 疫　学 ……………………………………………………………………………265
　　　3. 推測される発症メカニズム ……………………………………………………265
　　　4. 臨床的特徴・治療・予後 ………………………………………………………266

4. CD5 陽性びまん性大細胞型 B 細胞リンパ腫 ……………………〈兵　理絵〉270
　　　1. CD5 陽性 DLBCL の診断 ………………………………………………………270
　　　2. CD5 陽性 DLBCL の特徴 ………………………………………………………270
　　　3. CD5 陽性 DLBCL の予後 ………………………………………………………271

5. 悪性リンパ腫に対する新薬の開発動向 …………………………〈小椋美知則〉273
　　　1. 新規抗体薬 ………………………………………………………………………273
　　　2. 抗体以外の分子標的薬 …………………………………………………………277
　　　3. 化学療法薬 ………………………………………………………………………281

6. Rituximab 治療時の B 型肝炎ウイルスの再活性化 ……………〈楠本　茂　田中靖人〉284
　　　1. Rituximab 治療中の HBV 再活性化の頻度とリスク …………………………284
　　　2. 本邦における HBs 抗原陽性および HBs 抗原陰性ハイリスク群：治療前の
　　　　 スクリーニング検査としての HBs 抗原，HBc 抗体および HBs 抗体 ………284
　　　3. HBV 再活性化による肝炎への対策 ……………………………………………285
　　　4. HBs 抗原陽性例：抗ウイルス薬の予防投与が原則 …………………………285
　　　5. HBs 抗原陰性ハイリスク例：HBV-DNA モニタリングによる臨床試験の
　　　　 必要性 ……………………………………………………………………………285

7. C 型肝炎ウイルスは悪性リンパ腫の発症に関連するか？ ……〈遠西大輔〉287
　　　1. HCV と悪性リンパ腫発症の関連 ………………………………………………287

8. Hodgkin リンパ腫亜分類の必要性 ………………………………〈浅野直子〉290
　　　1. Hodgkin リンパ腫の亜分類 ……………………………………………………290
　　　2. 結節硬化型（NS）と混合細胞型（MC） ……………………………………291
　　　3. Hodgkin リンパ腫と非 Hodgkin リンパ腫の鑑別 ……………………………292
　　　4. まとめ ……………………………………………………………………………293

9. 血管内大細胞型 B 細胞リンパ腫の診断と治療 …………………〈島田和之〉294
　　　1. 診　断 ……………………………………………………………………………294
　　　2. 治　療 ……………………………………………………………………………295
　　　3. 今後の課題 ………………………………………………………………………296

10. AIDS 関連悪性リンパ腫 …………………………………………〈味澤　篤〉297
　　　1. 病　因 ……………………………………………………………………………297
　　　2. 病　理 ……………………………………………………………………………297
　　　3. 臨床症状 …………………………………………………………………………297

4. 予　後 ……………………………………………………………………………… 297
　　　5. 治療法 ……………………………………………………………………………… 298

11. 悪性リンパ腫の治療における補助療法・感染予防対策 ……………〈横山雅大〉 301
　　　1. 発熱性好中球減少症 ……………………………………………………………… 301
　　　2. G-CSF ……………………………………………………………………………… 301
　　　3. 嘔気・嘔吐対策 …………………………………………………………………… 302

索　引 …………………………………………………………………………………… 305

A 検査・分類

1 悪性リンパ腫の生物学

　悪性リンパ腫を理解するうえで，その生物学，ことにリンパ球の分化成熟段階を理解することは重要である．悪性リンパ腫分類のバイブルとでもよぶべき WHO 分類が，2008 年 9 月に第 4 版として改訂されたが[1]，REAL 分類以降のこの分類の根底にあるのは，「正常細胞に対応した分類」という発想である．リンパ系悪性腫瘍の疾患名は今回の第 4 版で，実に 76 種類に及ぶに至った．もはや単なるリストとして記憶できる範疇を超えているが，リンパ球の分化成熟段階と対応付けて理解するとわかりやすい．リンパ腫の診断や亜型分類に今日ではもはや必須となった免疫染色は，各細胞の抗原発現をみる方法であり，正常対応細胞との関連において診断・分類がなされているのが現状である．

　また，B 細胞および T 細胞では，免疫グロブリン（immunoglobulin；Ig）遺伝子および T 細胞受容体 T cell receptor（TCR）遺伝子が再構成を起こす[2-4]．この属性はリンパ球が腫瘍化しても引き継がれるため，遺伝子の状態を検討することでリンパ腫の細胞系統を同定することが可能となる[5,6]．また，Ig および TCR は B 細胞および T 細胞にとって必須の分子であるため常に発現しており，このため染色体・遺伝子転座によって別の遺伝子がそのプロモーター・エンハンサー支配下に入ることで過剰発現を引き起こし，腫瘍化の原因となることも明らかになっている[7]．本稿では，血液臨床医が悪性リンパ腫の理解のために知っておくべきリンパ球の生物学について概説する．

1 B 細胞系

　B 細胞の"B"が何であるか今日では顧みられることは少ないが，これは Fabricius 嚢（Bursa Fabricia）の B に由来している．鳥類ではこの Fabricius 嚢で B 細胞は成熟するのであるが，ヒトには相当する器官はなく，リンパ節の濾胞が B 細胞の分化成熟に関与している．もともと B 細胞は免疫グロブリン immunoglobulin（Ig）を産生して液性免疫を担当するリンパ球として同定されたが，実際に Ig を産生するようになるのは終末分化した形質細胞のみである．しかしながら我々の体内には，形質細胞以前の段階の B 細胞が大量に存在しており，一部はメモリー B 細胞として抗原記憶に関与しているといわれているが，この大量の B 細胞の役割は実はよくわかっていない．

　Ig を産生するために B 細胞は，自身の Ig 遺伝子を再構成させるが[2]，これは B 細胞の分化のかなり早い段階で行われる．このため我々は，Ig 遺伝子の状態を調べることで，まだ Ig を産生するに至っていない段階の細胞の系統を同定できる．このことは，B 細胞の生物学や B 細胞リ

ンパ腫の理解をするうえで，非常に大きな貢献をした．Igを産生するかなり前の段階から，IgM遺伝子の産物であるμ鎖蛋白は細胞質内に存在し[9]，続いて細胞表面にいずれかのサブクラスのIgが出現する．このIgはその他のいくつかの抗原と多量体を形成しており，これら一群の複合体はB細胞受容体 B cell receptor（BCR）ともよばれる[10]．BCRは細胞外からの抗原刺激などを，細胞内にシグナルとして伝える役割を果たしている．

a．免疫グロブリン

B細胞を理解するうえでkeyになる分子がIgであるため，ここではまずIgの構造と種類について解説する．完全型のIgは2本の重鎖 Ig heavy chain（IgH）および2本の軽鎖 Ig light chain（IgL）からなり，5種類の重鎖と2種類の軽鎖がある．重鎖も軽鎖も図A-1に示すように，抗原を認識するために夥しいバリエーションのある可変部と，基部の定常部に分かれる．重鎖はμ鎖，δ鎖，γ鎖，α鎖，ε鎖があり，それぞれIgM，IgD，IgG，IgA，IgEとなる．IgH遺伝子は染色体14q32.33領域という14番染色体長腕の末端に位置する．これら5種類の重鎖はいずれも共通の可変部遺伝子を使用し，後述するクラススイッチという現象を介してCμ，Cδ，Cγ，Cα，Cεのいずれか1つの定常部遺伝子が選択されることで，どれか1種類のIgが産生されるように調節されている（図A-2）．IgHの可変部は，V（variable），D（diversity），J（joint）とよばれる3つの領域に分かれ，それぞれ123〜129個，27個，9個の異なる遺伝子がタンデム

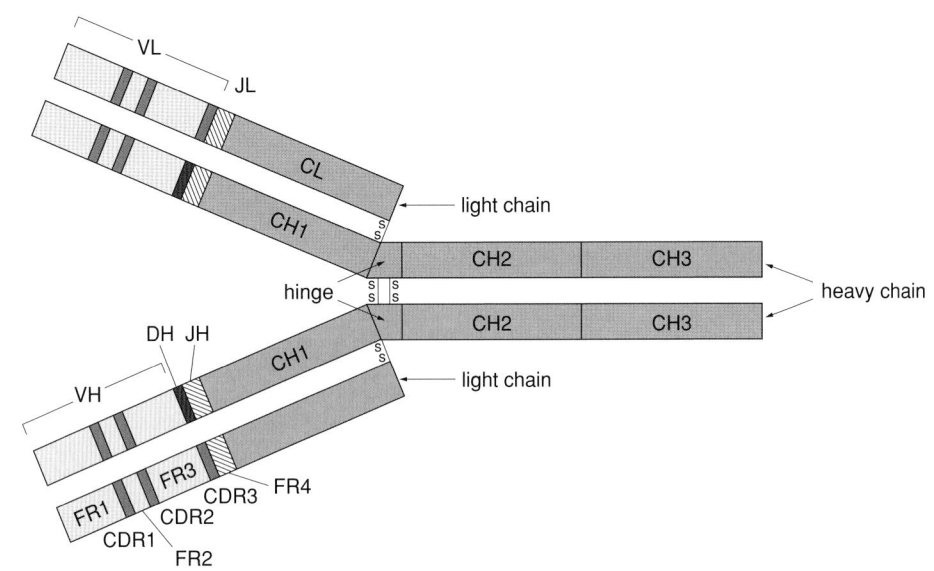

図A-1 免疫グロブリンの構造

免疫グロブリンの分子は，2本の重鎖と2本の軽鎖からなる．それぞれの可変部には，CDR（complementarity determining region）とよばれる抗原認識性を決定する部位が存在し，ここにはmutationが入りやすい．V-D間，D-J間には，さらに数bpのN segmentが入って，diversityを高めている．CDRの前後にあるframework region（FR）にはmutationは入りにくい．重鎖のconstant regionは長く，細胞膜結合型の免疫グロブリンではさらにこの先にmembranous regionが付属する．

● A. 検査・分類

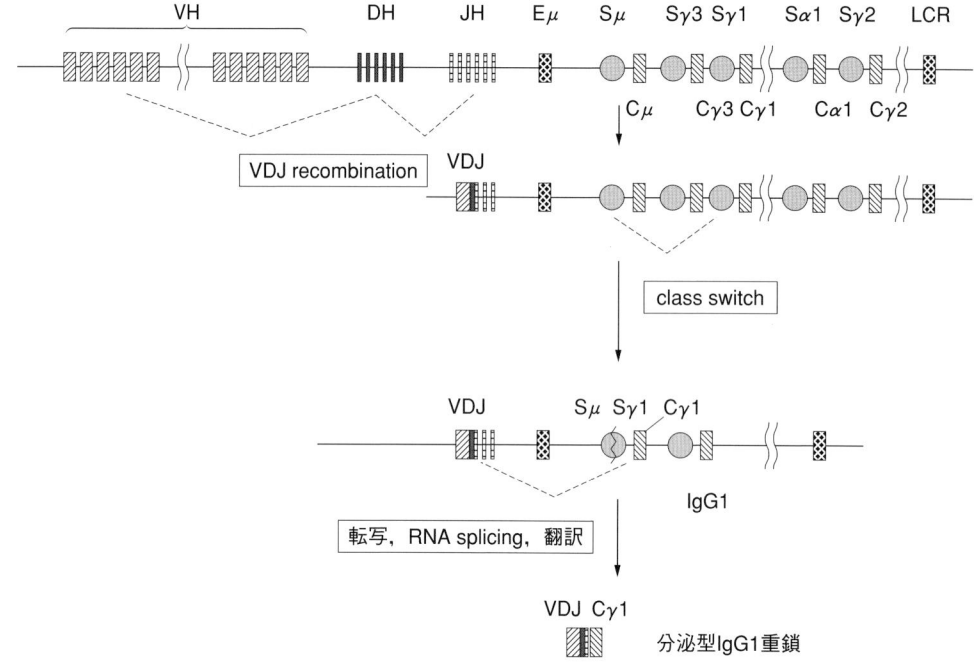

図A-2 免疫グロブリン重鎖遺伝子
免疫グロブリン重鎖遺伝子は，38～46個のV遺伝子，23個のD遺伝子，6個のJ遺伝子をもち（pseudogeneを除く），pre B cellの段階でこのDNAが再構成を起こす（VDJ recombination）．その後，リンパ節のgerminal centerでswitch領域間の再構成（class switch）を起こす．その後mRNAに転写され，RNA splicingを経て翻訳され，免疫グロブリンの重鎖になる．membranous regionの有無は，alternative splicingで決定される．これらの遺伝子発現を制御しているのは，遺伝子中央に位置するenhancer μ（Eμ）と，3′端に位置するlocus control region（LCR）である．

に配列している（pseudogeneを含む）[11]．このなかから，それぞれ1つのV，D，Jが選ばれ，間の遺伝子は切り出されて消失する[8]．この現象がVDJ再構成で，これは骨髄のpre Bの段階で起こる．V-D間およびD-J間にはさらに数塩基のN-segmentとよばれる配列が挿入されることで，VDJは多様性を高めている．可変部の多様性という観点ではこれに加え，胚中心でVDJの配列に突然変異が入ることで数万種類といわれる外来抗原に対応できるようになっている[2]．ちなみにあまり知られていないことであるが，IgV$_H$，D$_H$の一部は14番染色体でなく，15番や16番染色体上に存在する[12,13]．また，再構成したIgE遺伝子が9番染色体上にも認められる[14]．このことの生物学的意義および臨床的意義はよくわかっていない．

　IgLにはκ鎖とλ鎖があり，それぞれ染色体2p12，22q11領域に局在する．軽鎖は重鎖と異なりD領域はないためVJ再構成が起こるほか，定常部はそれぞれ1種類しかない[15]．軽鎖の再構成は重鎖の再構成の後で起きるが，まずκ鎖が再構成され，これがうまくいかないとλ鎖の再構成が起きる．このためκ型のB細胞ではIgλ鎖の遺伝子は再構成していないことがある．またκ型とλ型のB細胞の割合は1：1でなく，2～1.5：1の比率でκ型の方が多い．IgLの細胞表現への発現を検出することで，B細胞がクローナルかどうか，つまり腫瘍性か否かの判定に

用いることができるが，κ鎖とλ鎖のこの比率の違いは腫瘍性の判定の際に重要になってくるので知っておく必要がある．

b．B細胞の分化成熟過程

B細胞の最初の起源は，リンパ系幹細胞から分化するとされている．Pre B細胞の段階までは骨髄で分化増殖が起こり，CD79，CD19，CD10，CD20などの各B細胞抗原がこの順に発現する．これらと細胞質内μ鎖の発現でB前駆細胞性ALLを分類するNadler分類が発表されている（表A-1）[16]．その後B細胞はIgを細胞表面に表出するようになりリンパ節へやってくるが，まずは濾胞のマントル層に定着する（図A-3）．この段階ではIgのVDJに突然変異は入っておらず，ナイーブB細胞とよばれる．この後でナイーブB細胞は濾胞の胚中心に入っていき，ここで増殖刺激を受けて増殖するほか，VDJにはランダムにいくらかの突然変異が入る[2]．突然変異が入った結果VDJが外来抗原に対応できなくなったものはアポトーシスに陥り，胚中心で死滅する．この選別過程はかなり厳しく，生存してこの後の分化を遂げるB細胞は数千〜数万個に1個といわれている．また，この胚中心の段階でIgのクラススイッチが起こり，それまでIgMしか産生できなかったB細胞がIgG，IgA，IgEを産生できるように変化する[17]．IgDは例外的にクラススイッチ前のB細胞でもIgMとのalternative splicingで産生されるため，クラススイッチを経る必要はない（このため，一部のB細胞およびB細胞腫瘍はIgMとIgDの両方の表面Igを発現するIgMD型を呈する）．こうして外来抗原に対応できるようになったB細胞は濾胞の外側の辺縁帯領域に出て行き，そこに在住してメモリーB細胞になる．外来抗原が生体内に侵入して刺激が入ると，メモリーB細胞は終末分化して，分泌型のIgを産生する形質細胞になる．この分泌型のIgは，細胞表面型Igの細胞膜貫通部がなくなるようにスプライシングしたmRNAの産物である[18]．

このようにB細胞は，免疫グロブリンの配列をシークエンスして突然変異の状態を調べることで，その分化段階を推定できる．これは胚中心 germinal center（GC）の段階を中心に，pre-

表A-1 ALLの表面マーカーによる分類

グループ	HLA-DR	CD19	CD10	CD20	Cytoplasmic μ	Surface Ig	CD7	CD5	CD2	CD3	CD4	CD8	CD1
B細胞性													
I	+	−	−	−	−	−							
II	+	+	−	−	−	−							
III	+	+	+	−	−	−							
IV	+	+	+	+	−	−							
V	+	+	+	+	+	−							
VI	+	+	+/−	+	−	+							
T細胞性													
I							+	+	+	−	−	−	−
II							+	+	+/−	+	+	+	+
III							+	+	+	+	+/−*	+/−*	−

*どちらか一方が陽性

A. 検査・分類

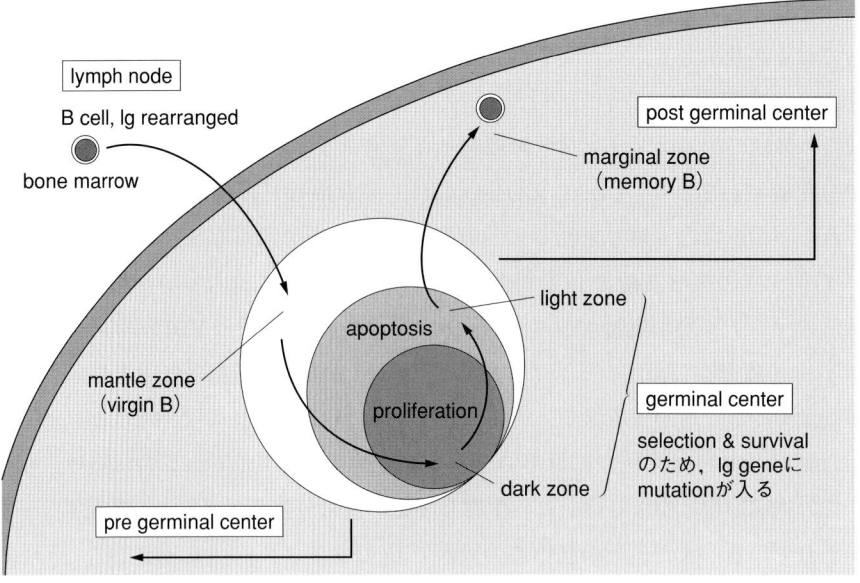

図A-3 B細胞の分化成熟過程

骨髄でIgHのVDJ再構成とIgLのVJ再構成を起こしたpre B cellは，リンパ節にやってくると，まずリンパ濾胞のマントル細胞リンパ腫領域に位置する．この段階はvirgin B cellとよばれる．次いで胚中心のdark zoneに入っていき，ここでクラススイッチを起こすほか，増殖しながら免疫グロブリン遺伝子にmutationが入る．その後，胚中心のlight zoneに移動し，ここで免疫グロブリン遺伝子に不適切なmutationが入った細胞はアポトーシスで死滅するというselectionを経る．このselectionは厳しく，数千〜数万個に1個のB細胞しか生き残れない．これを経て機能的なB細胞として働くことが可能になった細胞はリンパ節の辺縁帯に移動し，memory B cellとなる．

GC段階，GC段階，post-GC段階とよばれ，成熟B細胞リンパ腫の各病型はそれぞれ特定の分化段階のB細胞に由来している（**表A-2**）．GCは，まさにmutationが入る段階であるため，この段階の腫瘍である濾胞性リンパ腫では，腫瘍細胞ごとにmutationが異なるintraclonal variationという現象が観察される．また，慢性B細胞白血病（B-CLL）のみ，pre-GC型とpost-GC型があり，この2つのタイプのB-CLLは予後も大幅に異なる[19]．これらが別の腫瘍であるかが現在興味の対象となっている[20]．

❷ T細胞系

T細胞の"T"が何であるかも語られることは少ないが，当然ながらこれは胸腺ThymusのTである．マウスをはじめとする動物では胸腺でT細胞が分化成熟するのは有名であるが，ヒトでは明らかでない．小児期においてはヒトでも胸腺は何らかの役割を果たしていると考えられているが，成人の胸腺はほとんど脂肪化しており臓器としての機能を有しているとは考えにくい．B細胞のリンパ濾胞に相当する器官はT細胞には存在せず，T細胞の分化成熟過程がどうなっているのかは明らかでない．このため，成熟T細胞リンパ腫と正常対応T細胞を関連づける試みは，成功しているとは言い難い．T細胞は後述するように，B細胞系とは異なり複数の系統に

1. 悪性リンパ腫の生物学

表A-2 B細胞の分化段階と免疫グロブリン遺伝子のmutation

細胞分化段階	Pre B cell	Mantle zone	Follicular center	Marginal zone	Plasma cell
Stage		Pre GC	GC	Post GC	
造血器腫瘍	Pre B ALL	CLL* MCL	FL	DLBCL MZBCL MALT CLL*	Myeloma
Ig mutation		(−) ＜2％	(+) 時に10％	(−) ≧2％	
Intraclonal variation			(+)	(−)	

* CLLは2つの亜型に分かれる.
CLL：chronic lymphocytic leukemia, MCL：mantle cell lymphoma, FL：follicular lymphoma,
DLBCL：diffuse large B-cell lymphoma, MZBCL：marginal zone B-cell lymphoma,
MALT：mucosa associated lymphoid tissue lymphoma

分かれるため，特定の分化段階を同定することが困難であるのも原因の1つであろう.

T細胞はTCRの発現により，TCR αβ細胞とTCR γδ細胞に分けられる[21]．後者はTCRを発現しているものの，MHC（major histocompatibility complex）拘束性の細胞障害作用を呈さず，自然免疫 innate immunityを担当する細胞と解釈されており[22]，その意味でNK細胞に近い存在である.

a．T細胞受容体

T細胞でもB細胞と同様に細胞表面に特異的な受容体が存在し，TCRとよばれている[23]．TCRには4種類があり，TCR α，TCR β，TCR γ，TCR δの各鎖である．それぞれ14q11，7q35，7p15，14q11の染色体領域に局在するが，TCR δ遺伝子は全体がTCR α遺伝子の1つのイントロンのなかに存在する[24]．TCRはαβ型またはγδ型のヘテロダイマーとして細胞表面に発現するが，これはαとβ，もしくはγとδの双方の発現がないと受容体としては発現しないことを意味する．TCR βおよびTCR δはIgH同様V，D，J領域を有するが，TCR αとTCR γはVとJ領域しか有さない（IgLと同じである）[23]．これはIg遺伝子とTCR遺伝子がおそらく共通の祖先から由来するものであることを示している．T細胞はリンパ系幹細胞からT/NK前駆細胞としてB細胞系から分かれた後，NK細胞系と分かれたところでTCRの再構成が始まる．その順序はδ→γ→β→αであり，つまりTCR αが再構成するとイントロン中にあるTCR δは発現が失われることになる．これによってT細胞はαβ型かγδ型かの一方になるように制御されている．

臨床応用の観点からは，TCR α遺伝子はゲノム上の非常に広い範囲に存在するので，その再構成を検出するのはサザンブロット法でもPCR法でも現実的でない．TCR β，TCR γ，TCR δの各遺伝子の再構成の検出は腫瘍性の判断に有用であるが，いくつか注意すべき点が存在する．正常細胞でも腫瘍でもTCR αβ型がTCR γδ型より圧倒的に多いため，TCR δ遺伝子の再構成をみようとするとほとんどのT細胞では欠失しており，背景の非T細胞の胚細胞型の（再構

A. 検査・分類

成していない）遺伝子が検出される．これはT細胞の遺伝子型をみているわけではないことを知っておく必要がある．また，αβ型のT細胞ではTCR γ遺伝子は当然再構成したまま残っている．このため，TCR γ遺伝子が再構成していても，必ずしもγδ型のT細胞腫瘍であることを意味しない．逆にγδ型のT細胞でもTCR βまで再構成が進んでいることもあり（TCR αの再構成の手前でとどまっている），TCR β遺伝子が再構成していてもαβ型のT細胞腫瘍とは限らない．このように，遺伝子型で細胞のαβ/γδの系統を判定することはできない．また，TCR γやTCR δはV, (D), Jのレパートリーが限られており[25,26]，特に前者では感染症など特定の抗原に対する反応性の状況で再構成パターンが検出される偽陽性の可能性に留意する必要がある．

b. 表面抗原とT細胞亜群：CD4型とCD8型

T細胞も最初の起源は，骨髄に存在する前駆細胞である．B細胞と同様に分化に伴って各種T細胞抗原が発現し，CD7, cytoplasmic CD3 (cyCD3), CD2, CD5, CD1/4/8, surface CD3 (sCD3)の順に発現する[27]．この段階のT細胞は「胸腺T細胞 thymic T-cell」とよばれ，実際この表現型のT前駆細胞ALLは高率に胸腺の巨大腫瘤を呈する．機能の面からは，この段階のT細胞はまだ機能を有しないナイーブT細胞である．この後，CD4とCD8のどちらか一方の発現が消失してT細胞はCD4型細胞とCD8型細胞に分かれていき，これらは「末梢型T細胞」またはエフェクターT細胞とよばれる．実際，ヒトの末梢血に存在するT細胞はCD4型かCD8型のどちらか一方であり，$CD4^+ CD8^+$のdouble positive細胞や$CD4^- CD8^-$のdouble negative細胞がある程度存在したら，腫瘍と考えて差し支えない．ただ，B細胞のκ/λとは異なり，T細胞は正常でも機能分担をしているため，CD4/CD8比が偏っていても腫瘍性（＝クローン性増殖）の証明にはならない．

CD4型T細胞は，ヘルパーT細胞（T_H）と制御性T細胞（Treg）からなり，CD8型T細胞は細胞障害性T細胞（T_C）が主体である．前者はサイトカイン・ケモカインの産生などにより免疫調節機能を発揮するが，後者はT細胞自体が直接機能する．T細胞リンパ腫は典型例では大雑把にCD4型・CD8型に分けられるが，既存のT細胞リンパ腫の分類の枠組みとはうまく対応しない．マイクロアレイで遺伝子発現を検討すると，CD4陽性T細胞リンパ腫でありながら遺伝子発現はCD8型であるものや，その逆も存在する[28]．現在のところ，CD4/8というT細胞のサブセットをT細胞リンパ腫の分類に導入する試みはうまくいっていない．Granzymeやperforinといった細胞障害性分子を発現するT細胞リンパ腫はCD8型が多いもののCD4型のものもある[29]．実はCD4型の細胞障害性T細胞が存在するのか，それともCD4/CD8といった細胞系統決定が緩いのかはわかっていない．また，T細胞には機能を発揮するエフェクターT細胞と，抗原認識を記憶するメモリーT細胞という区分もあるが[30]，これも同様にT細胞リンパ腫の疾患分類には反映されていない．

T細胞の機能集団を分ける試みは，この他にケモカイン受容体を用いた分類があり，CXCR3などのタイプ1ケモカインとCCR4などのタイプ2ケモカインの発現によって分けられる[31]．T_H細胞であれば，タイプ1ケモカインを発現するTh1細胞と，タイプ2ケモカインを発現するTh2細胞で，T_C細胞であればそれぞれTc1細胞とTc2細胞である．これをT細胞リンパ腫の分

類に取り入れられるかということが，今後の研究課題となるであろう．この他にT_H細胞には，IL-17を産生するTh17細胞というものが提唱されている[32]．Th1/Th2スキームとは別の命名法によるもので，その評価は今後の研究成果を待たねばならない．

❸ NK細胞系

NKはnatural killerの略で，この細胞がMHC非拘束性の細胞障害活性（NK活性）を有する細胞集団として同定されたことに由来している[33]．NK細胞はT細胞と共通のT/NK bi-potential progenitorから分化する[34]（図A-4）．この段階の細胞はcytoplasmic CD3が陽性でT細胞とNK細胞の共通の形質を有しているほか，CD33などのmyeloid抗原も陽性である[35,36]．造血幹細胞が骨髄球系幹細胞とリンパ球系幹細胞にまず分かれるとする分化系統樹理論には反する存在であるが，骨髄球系とT/NK細胞系の密接な関係は最近の研究でも明らかになっている[37,38]．NK細胞系にコミットした細胞は現在では5つの分化段階に分けられる[39]（図A-4）．Stage 4のNK細胞はむしろ免疫抑制的に働くとされ，CD56の発現がbrightでCD16は陰性，二次性リンパ組織 secondary lymphoid tissue（SLT）に存在するとされている．Stage 5のNK細胞は末梢血に存在し，CD56の発現はdimでCD16を発現し，細胞障害活性を有するとされている．

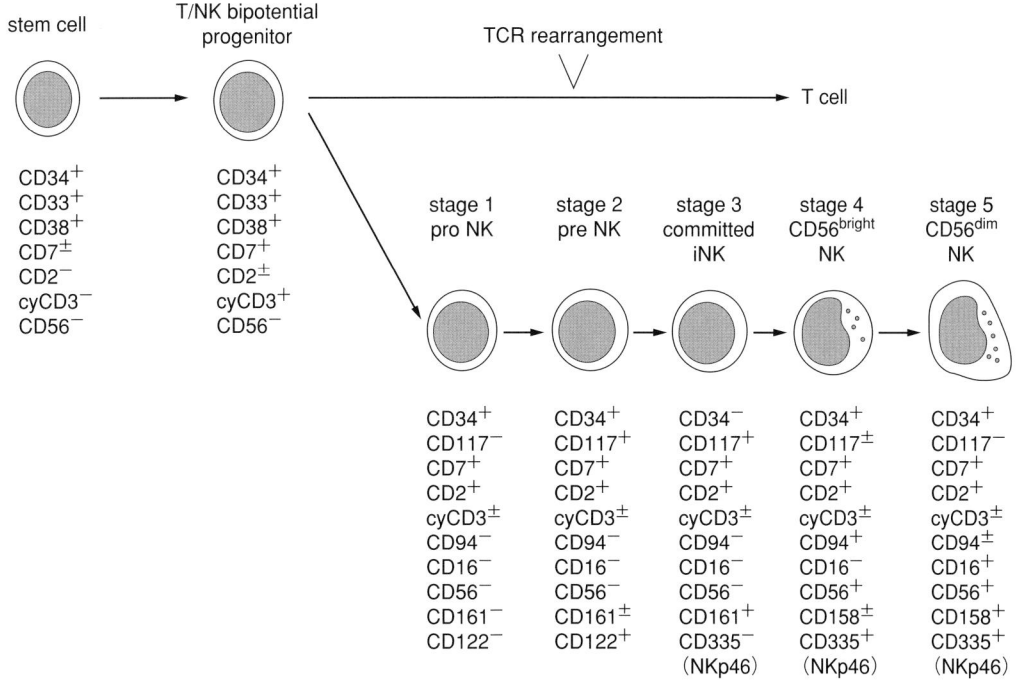

図A-4　NK細胞の分化成熟段階

NK細胞の分化の最も初期のT/NK bipotential progenitorはmyeloid抗原陽性である．Pro NK cellはリンパ節でdendritic cell（DC）に活性化され，NK細胞として成熟する．CD56 brightのstage 4までのNK細胞はリンパ節の二次濾胞に残存してDCとinteractionしているとされるが，CD56 dim stage 5 NK細胞は末梢血循環に戻る．

NK細胞はT細胞ともB細胞とも異なり，IgやTCRといった遺伝子再構成を呈する受容体を有しない．このため，遺伝子学的に腫瘍性の判定をすることが困難で，染色体検査や受容体以外の遺伝子の検索，場合によっては臨床経過で腫瘍性の判定をせざるを得ない場合がある[40]．

おわりに

以上，B，T，NK細胞という3系統のリンパ球の生物学について，悪性リンパ腫を考えるうえで必要な部分を中心に解説した．本書ではこの後悪性リンパ腫について，専門家の諸先生方に執筆いただいているが，病態や腫瘍化メカニズムなどに関しては正常対応細胞と関連付けて考えるとわかりやすい部分も多い．悪性リンパ腫に対する研究が，正常リンパ球の機能や分類の研究に寄与してきた側面も多く，両分野の今後の一層の発展が望まれる．

■文献

1) Swerdlow SH, Campo E, Harris NL, et al. In: WHO Classification of Tumours of Haematopoietic and Lymphoid Tissues. Lyon. France: IARC; 2008.
2) Tonegawa S. Somatic generation of antibody diversity. Nature. 1983; 302: 575-81.
3) Hood L, Kronenberg M, Hunkapiller T. T cell antigen receptors and the immunoglobulin supergene family. Cell. 1985; 40: 225-9.
4) Davis MM, Bjorkman PJ. T-cell antigen receptor genes and T-cell recognition. Nature. 1988; 334: 395-402.
5) Arber DA. Molecular diagnostic approach to non-Hodgkin's lymphoma. J Mol Diagn. 2000; 2: 178-90.
6) van Dongen JJ, Langerak AW, Brüggemann M, et al. Design and standardization of PCR primers and protocols for detection of clonal immunoglobulin and T-cell receptor gene recombinations in suspect lymphoproliferations: report of the BIOMED-2 Concerted Action BMH4-CT98-3936. Leukemia. 2003; 17: 2257-317.
7) Rabbitts TH. Chromosomal translocations in human cancer. Nature. 1994; 372: 143-9.
8) Early P, Huang H, Davis M, et al. An immunoglobulin heavy chain variable region gene is generated from three segments of DNA: V_H, D and J_H. Cell. 1980; 19: 981-92.
9) Alt FW, Bothwell AL, Knapp M, et al. Synthesis of secreted and membrane-bound immunoglobulin mu heavy chains is directed by mRNAs that differ at their 3' ends. Cell. 1980; 20: 293-301.
10) Venkitaraman AR, Williams GT, Dariavach P, et al. The B-cell antigen receptor of the five immunoglobulin classes. Nature. 1991; 352: 777-81.
11) Cook GP, Tomlinson IM. The human immunoglobulin VH repertoire. Immunol Today. 1995; 16: 237-42.
12) Tomlinson IM, Cook GP, Carter NP, et al. Human immunoglobulin VH and D segments on chromosomes 15q11.2 and 16p11.2. Hum Mol Genet. 1994; 3: 853-60.
13) Nagaoka H, Ozawa K, Matsuda F, et al. Recent translocation of variable and diversity segments of the human immunoglobulin heavy chain from chromosome 14 to chromosomes 15 and 16. Genomics. 1994; 22: 189-97.
14) Battey J, Max EE, McBride WO, et al. A processed human immunoglobulin epsilon gene has moved to chromosome 9. Proc Natl Acad Sci USA. 1982; 79: 5956-60.
15) Solomon A. Light chains of immunoglobulins: structural-genetic correlates. Blood. 1986; 68: 603-10.
16) Nadler LM, Korsmeyer SJ, Anderson KC, et al. B cell origin of non-T cell acute lymphoblastic leukemia. A model for discrete stages of neoplastic and normal pre-B cell differentiation. J Clin Invest. 1984; 74: 332-40.
17) Kataoka T, Miyata T, Honjo T. Repetitive sequences in class-switch recombination regions of immunoglobulin heavy chain genes. Cell. 1981; 23: 357-68.

18) Rogers J, Early P, Carter C, et al. Two mRNAs with different 3' ends encode membrane-bound and secreted forms of immunoglobulin μ chain. Cell. 1980; 20: 303-12.
19) Hamblin TJ, Davis Z, Gardiner A, et al. Unmutated Ig V_H genes are associated with a more aggressive form of chronic lymphocytic leukemia. Blood. 1999; 94: 1848-54.
20) Rassenti LZ, Huynh L, Toy TL, et al. ZAP-70 compared with immunoglobulin heavy-chain gene mutation status as a predictor of disease progression in chronic lymphocytic leukemia. N Engl J Med. 2004; 351: 893-901.
21) Winoto A, Baltimore D. Separate lineages of T cells expressing the alpha beta and gamma delta receptors. Nature. 1989; 338: 430-2.
22) Boismenu R, Havran WL. An innate view of gamma delta T cells. Curr Opin Immunol. 1997; 9: 57-63.
23) Davis MM, Bjorkman PJ. T-cell antigen receptor genes and T-cell recognition. Nature. 1988; 334: 395-402.
24) Chien YH, Iwashima M, Kaplan KB, et al. A new T-cell receptor gene located within the alpha locus and expressed early in T-cell differentiation. Nature. 1987; 327: 677-82.
25) Moreau EJ, Langerak AW, van Gastel-Mol EJ, et al. Easy detection of all T cell receptor gamma（TCRG）gene rearrangements by Southern blot analysis: recommendations for optimal results. Leukemia. 1999; 13: 1620-6.
26) Breit TM, Wolvers-Tettero IL, Beishuizen A, et al. Southern blot patterns, frequencies, and junctional diversity of T-cell receptor-delta gene rearrangements in acute lymphoblastic leukemia. Blood. 1993; 82: 3063-74.
27) Foon KA, Todd RF III. Immunologic classification of leukemia and lymphoma. Blood. 1986; 68: 1-31.
28) Asano N, Suzuki R, Kagami Y, et al. Clinicopathologic and prognostic significance of cytotoxic molecule expression in nodal peripheral T-cell lymphoma, unspecified. Am J Surg Pathol. 2005; 29: 1284-93.
29) Piccaluga PP, Agostinelli C, Califano A, et al. Gene expression analysis of peripheral T cell lymphoma, unspecified, reveals distinct profiles and new potential therapeutic targets. J Clin Invest. 2007; 117: 823-34.
30) Bonecchi R, Bianchi G, Bordignon PP, et al. Differential expression of chemokine receptors and chemotactic responsiveness of type 1 T helper cells（Th1s）and Th2s. J Exp Med. 1998; 187: 129-34.
31) Sallusto F, Lenig D, Förster R, et al. Two subsets of memory T lymphocytes with distinct homing potentials and effector functions. Nature. 1999; 401: 708-12.
32) Infante-Duarte C, Horton HF, Byrne MC, et al. Microbial lipopeptides induce the production of IL-17 in Th cells. J Immunol. 2000; 165: 6107-15.
33) Robertson MJ, Ritz J. Biology and clinical relevance of human natural killer cells. Blood. 1990; 76: 2421-38.
34) Spits H, Lanier LL, Phillips JH. Development of human T and natural killer cells. Blood. 1995; 85: 2654-70.
35) Sanchez MJ, Muench MO, Roncarolo MG, et al. Identification of a common T/natural killer cell progenitor in human fetal thymus. J Exp Med. 1994; 180: 569-76.
36) Shibuya A, Nagayoshi K, Nakamura K, et al. Lymphokine requirement for the generation of natural killer cells from $CD34^+$ hematopoietic progenitor cells. Blood. 1995; 85: 3538-46.
37) Bell JJ, Bhandoola A. The earliest thymic progenitors for T cells possess myeloid lineage potential. Nature. 2008; 452: 764-7.
38) Wada H, Masuda K, Satoh R, et al. Adult T-cell progenitors retain myeloid potential. Nature. 2008; 452: 768-72.
39) Freud AG, Caligiuri MA. Human natural killer cell development. Immunol Rev. 2006; 214: 56-72.
40) Suzuki R, Takeuchi K, Ohshima K, et al. Extranodal NK/T-cell lymphoma: diagnosis and treatment cues. Hematol Oncol. 2008; 26: 66-72.

〈鈴木律朗〉

2 リンパ腫分類

　現在使用されているリンパ腫の分類は 2008 年に刊行となった WHO 分類（WHO2008）である（表 A-3）．WHO 分類の詳説は他の優れた総説に譲り，本稿では，リンパ腫分類の歴史やその系譜，および国際的分類の形成に寄与した日本人研究者の記載に意を注いだ．なお，記載した各研究者の敬称は省略させていただいたことをご了承されたい．

表 A-3　WHO 分類（2008）

PRECURSOR LYMPHOID NEOPLASMS
B lymphoblastic leukaemia / lymphoma
　　　　B lymphoblastic leukaemia / lymphoma, NOS
　　　　B lymphoblastic leukaemia / lymphoma with recurrent genetic abnormality
　　　　B lymphoblastic leukaemia / lymphoma with t(9;22)(q34;q11.2)；*BCR - ABL1*
　　　　B lymphoblastic leukaemia / lymphoma with t(v;11q23)；*MLL rearranged*
　　　　B lymphoblastic leukaemia / lymphoma with t(12;21)(p13;q22)；*TEL - AML1（ETV6 - RUNX1）*
　　　　B lymphoblastic leukaemia / lymphoma with hyperdiploidy
　　　　B lymphoblastic leukaemia / lymphoma with hyperdiploidy（hypodiploid ALL）
　　　　B lymphoblastic leukaemia / lymphoma with t(5;14)(q31;q32)；*IL3 - IGH*
　　　　B lymphoblastic leukaemia / lymphoma with t(1;19)(q23;p13.3)；*E2A - PBX1（TCF3 - PBX1）*
T lymphoblastic leukaemia / lymphoma

MATURE B - CELL NEOPLASMS
Chronic lymphocytic leukaemia / small lymphocytic lymphoma
B - cell prolymphocytic leukaemia
Splenic B - cell marginal zone lymphoma
Hairy cell leukaemia
Splenic B - cell lymphoma / leukaemia, unclassifiable
　　　　Splenic diffuse red pulp small B - cell lymphoma
　　　　Hairy cell leukaemia - variant
Lymphoplasmacytic lymphoma
　　　　Waldenström macroglobulinemia
Heavy chain diseases
　　　　Alpha heavy chain disease
　　　　Gamma heavy chain disease
　　　　Mu heavy chain disease
Plasma cell myeloma
Solitary plasmacytoma of bone
Extraosseous plasmacytoma

Extranodal marginal zone lymphoma of mucosa-associated lymphoid tissue (MALT lymphoma)
Nodal marginal zone lymphoma
  Paediatric nodal marginal zone lymphoma
Follicular lymphoma
  Paediatric follicular lymphoma
Primary cutaneous follicle centre lymphoma
Mantle cell lymphoma
Diffuse large B-cell lymphoma (DLBCL), NOS
  T-cell / histiocyte rich large B-cell lymphoma
  Primary DLBCL of the CNS
  Primary cutaneous DLBCL, leg type
  EBV positive DLBCL of the elderly
DLBCL associated with chronic inflammation
Lymphomatoid granulomatosis
Primary mediastinal (thymic) large B-cell lymphoma
Intravascular large B-cell lymphoma
ALK positive large B-cell lymphoma
Plasmablastic lymphoma
Large B-cell lymphoma arising in HHV8-associated multicentric Castleman disease
Primary effusion lymphoma
Burkitt lymphoma
B-cell lymphoma, unclassifiable, with features intermediate between diffuse large B-cell lymphoma and Burkitt lymphoma
B-cell lymphoma, unclassifiable, with features intermediate between diffuse large B-cell lymphoma and classical Hodgkin lymphoma

MATURE T-CELL AND NK-CELL NEOPLASMS
T-cell prolymphocytic leukaemia
T-cell large granular lymphocytic leukaemia
Chronic lymphoproliferative disorder of NK-cells
Aggressive NK cell leukaemia
Systemic EBV positive T-cell lymphoproliferative disease of childhood
Hydroa vacciniforme-like lymphoma
Adult T-cell leukaemia / lymphoma
Extranodal NK / T cell lymphoma, nasal type
Enteropathy-associated T-cell lymphoma
Hepatosplenic T-cell lymphoma
Subcutaneous panniculitis-like T-cell lymphoma
Mycosis fungoides
Sézary syndrome
Primary cutaneous CD30 positive T-cell lymphoproliferative disorders
  Lymphomatoid papulosis
  Primary cutaneous anaplastic large cell lymphoma
Primary cutaneous gamma-delta T-cell lymphoma
Primary cutaneous CD8 positive aggressive epidermotropic cytotoxic T-cell lymphoma
Primary cutaneous CD4 positive small / medium T-cell lymphoma
Peripheral T-cell lymphoma, NOS
Angioimmunoblastic T-cell lymphoma

● A．検査・分類

Anaplastic large cell lymphoma, ALK positive
Anaplastic large cell lymphoma, ALK negative

HODGKIN LYMPHOMA
Nodular lymphocyte predominant Hodgkin lymphoma
Classical Hodgkin lymphoma
    Nodular sclerosis classical Hodgkin lymphoma
    Lymphocyte-rich classical Hodgkin lymphoma
    Mixed cellularity classical Hodgkin lymphoma
    Lymphocyte-depleted classical Hodgkin lymphoma

HISTIOCYTIC AND DENDRITIC CELL NEOPLASMS
Histiocytic sarcoma
Langerhans cell histiocytosis
Langerhans cell sarcoma
Interdigitating dendritic cell sarcoma
Follicular dendritic cell sarcoma
Fibroblastic reticular cell tumor
Intermediate dendritic cell tumor
Disseminated juvenile xanthogranuloma

POST-TRANSPLANT LYMPHOPROLIFERATIVE DISORDERS（PTLD）
Early lesions
  Plasmacytic hyperplasia
  Infectious mononucleosis-like PTLD
Polymorphic PTLD
Monomorphic PTLD（B- and T / NK-cell types）
Classical Hodgkin lymphoma type PTLD

---

1 リンパ腫分類の略歴

a．分類前期

  リンパ腫研究の歴史は1832年のThomas Hodgkinの報告に始まる．以下，その研究における主な事蹟を列記する[1]．

  1832 Hodgkin：リンパ腫の悪性疾患を記載

  1845 Virchow：白血病（leukemia）を定義

  1863 Virchow：リンパ肉腫（lymphosarcoma），リンパ腫（lymphoma）を定義

  1865 Cohnheim： Virchowのaleukemic leukemiaに代え偽白血病（pseudoleukemia）を提唱

  1871 Billroth： malignant lymphomaの語を使用

  1892 Dreschfeld：リンパ肉腫を偽白血病（pseudoleukemia）から区別

  1893 Kundrat，1897 Paltauf：リンパ肉腫を偽白血病およびHodgkin病（granuloma malignum）から区別

2. リンパ腫分類

1898 Sternberg，1902 Reed： Hodgkin病の組織学的定義．巨細胞の記載

1925 Brillら，1927 Symmers：胚中心の腫瘍の記載．後の follicular lymphoblastoma（Brill-Symmers' disease）

1930 Roulet：細網肉腫（reticulum-cell sarcoma, retothelsalcoma）をリンパ肉腫から区別

1958 Burkitt，1960 O'conor と Davies：アフリカのリンパ腫の記載．後の Burkitt's tumor

b．分類の黎明期

リンパ腫の最初の近代的な分類は，米国における Rappaport 分類（1956年）である．これは純形態学的分類で，数回の改訂を経て約20年にわたり用いられた．1970年代には，British National Lymphoma Investigation 分類，Dorfman 分類，WHO 分類などが相次いで発表された．

c．WHO 分類初版（WHO1976）

国際的に広く受け入れられる分類の必要性が高まるなか，1968年に，Mathé，O'conor，Rappaport が Kiel（ドイツ）の Lennert のもとに集まり議論をした．その後，数年にわたり意見の交換がなされたが一致をみることなく，Lennert は自らの名を削除することを求め，1976年 Mathé と Rappaport の名のもとに WHO 分類が刊行された．しかし，刊行時すでにその内容は陳腐化しており，ほとんど用いられることはなかった．

d．科学的分類の誕生

1974年に，米国で Lukes and Collins 分類，ヨーロッパで Gérard-Marchant，Lennert らによる Kiel 分類が公表された．この両者は正常対応細胞（各分化段階のリンパ球）とリンパ腫の各病型との関連付けを試みた画期的な分類であった．前者は T，B cell を分けたこと，後者は low, high grade を記載したことが特徴的であった．なお，Kiel 分類を抱合したリンパ腫の大部の教科書が1978年[1]，病理組織学を解説した教科書が1981年に Lennert らによって公刊されており，その双方に collaborate した毛利昇により後者が1983年に邦訳されている[2]．

e．日米欧の標準分類

1982年に公表された Working Formulation（WF）は，上記の6分類の互換性・再現性を検討した成果で主に米国で汎用された[3]．日本から難波紘二が検討に参加している．須知泰山らによる日本の Lymphoma Study Group（LSG）分類は1979年に公表された[4]．1988年には，Kiel 分類が大幅に改訂（updated Kiel 分類）され旧版同様に欧州では圧倒的な支持を得た[5,6]．Updated Kiel 分類における T 細胞性リンパ腫の分類は須知，菊池昌弘，佐藤栄一の貢献が大きい[7,8]．

f．世界標準の時代

1994年には Revised European American Lymphoma（REAL）分類が公表された[9]．REAL 分類を提唱したリンパ腫病理学者の国際研究グループである the International Lymphoma Study Group（1991～）には，その後，日本人初のメンバーとして森茂郎が招聘された．森の退任後は中村栄男が引き継いでいる．なお，森，中村それぞれの師が毛利，須知である．REAL 分類の改訂版ともいうべきものが2001年に刊行された WHO 分類第3版である（WHO2001）．本邦からは，菊池が ATLL の項を担当している．7年後，WHO 分類第4版が刊行された（WHO2008）．

❷ リンパ腫分類の詳細

a．Working Formulation，LSG 分類，Kiel 分類

　1970 年代は分類が乱立した時代といえる．米国 NCI が主催した study に，前述した 6 分類を代表する 6 人，およびどの分類にも属さない "control pathologist" としてのリンパ腫病理学者 6 人が集い成立したのが WF である．Non-Hodgkin lymphoma 1,175 症例をレビューし，前述した 6 分類を相互に翻訳する手段（a means of translation among the various systems）としてまとめたもので，新たな分類ではないとされている．しかし，各病型には組織学的特徴や前述の 6 分類における同義語が明記されており，これ自体が分類として機能するものであった．

　Lennert は Kiel 分類の代表者として study に参加していたが，WF を痛烈に批判している．主な批判の論拠としては，生物学的に同一と認識されるべき腫瘍が異なる病型に，また逆に異なる腫瘍が同一の病型に混在していることがまずあげられる．これは正常対応細胞との対比を理念とした Kiel 分類との互換性を欠く根本的な原因となっていた．また，WF では臨床的悪性度を表現する用語として low，intermediate，high-grade の用語が用いられたが，先に Kiel 分類において使われ始めた low，high grade はあくまでも形態学的悪性度を意味したものであった．すなわち，形態学的に定義された悪性度は例外もあるが，"結果的に" 予後予測によく対応するというのが Kiel 分類の立場である．くわえて WF では，免疫学的な理解が取り入れられていないことも，生物学的な正確さを欠く一因となっている．これらの WF と Kiel 分類の互換性の低さが，欧州・米国間の臨床病理学的検討の比較を困難にした原因の 1 つといえる．

　WF に免疫学的事項が取り入れられていないことは，ほとんどが B-cell lymphoma で，1 つの病型に T-cell lymphoma が混在する率の低い米国ではさほど問題とならなかったのかもしれない．しかし，一般に予後が悪いとされている T-cell lymphoma の頻度が比較的高く，とりわけ予後の悪い ATL が存在する日本においては，WF に似た枠組み（それは同時に Rappaport 分類に似た枠組みともいえる）を用いながらも，T 細胞性リンパ腫の分類にも意を注いだ独自の LSG 分類が使われてきた．

　Kiel 分類は正常対応細胞との対比を理念とした画期的な分類であり，特に low-grade B-cell lymphoma に関しては完成度が高く，名称や一部の正常対応細胞の変更を除きほとんどの病型が現在の WHO2008 にまでそのまま生きている．Kiel 分類に対する批判は，分類の複雑・難解さを指摘するものが主であった．Kiel 分類における各病型の確定は良質の Giemsa 染色標本の形態学的所見と，免疫染色から得られる（補助的な）客観データによってなされる[6]．そのため，Kiel 分類の問題の多くは詳細な形態観察に依拠した診断の再現性にあった．"Kiel 分類はよい技術さえあれば病理学者によって容易に適応されうる" という Lennert の "公式見解" が 1983 年発行の毛利による Kiel 分類の邦訳に記載されているが本音を伏したレトリックであろう．"よい技術" の要求水準がきわめて高かったときいている．"よい技術を習得するのは並大抵のことではなく，したがってリンパ腫の分類は誰にでもできる簡単なことではない" というのが Lennert の本音であろうと思う．そのような背景から，後の REAL 分類において診断再現性の問題で diffuse large B-cell lymphoma や peripheral T-cell lymphoma などの名のもとに一括された Kiel 分類の病型

は，相互の鑑別に有用な客観的マーカーを有しないものが多いわけである．

b．REAL 分類そして WHO 分類

　　REAL 分類は正常対応細胞との対比という Kiel 分類の基本的理念を取り込みつつも，欧米間の臨床病理学的研究の対比を容易にすべく，再現性に問題のある病型を統合したり，WF の考え方（濾胞性リンパ腫の grading など）も一部取り入れたものである．したがって，REAL 分類にある病型は，いくつかの例外を除きほとんどがすでに updated Kiel 分類にあげられていた．相違点としては病型の統合のほかに，腫瘍細胞自体の性質が分類の軸となっている Kiel 分類では表現できない臓器・組織特異的な疾患概念が REAL 分類で採用された．1983 年に Isaacson らによって提唱された MALT lymphoma はその最たるものであり，それまでの分類哲学にない斬新な概念であった．また Hodgkin 病の取り込みも従来の分類にはみられない特徴であった．

　　REAL 分類やそれに続く WHO 分類は WF とまったく異なるものであり，その誕生はリンパ腫分類のパラダイムシフトであった，という論調をときおりみかけるが，その見方は正確でない．REAL 分類は Kiel 分類の理念を抱合した疾患リストであり，WF と異なるのは当然だからである．Kiel 分類を知らない者，あるいは，あまり使われない日本や米国において REAL 分類は突如として現れた"パラダイムシフト"にみえるかもしれないが，REAL 分類は Kiel 分類の影響を色濃く受けておりその学問的潮流のなかにあることは明白である．すなわち REAL 分類の革新性は，その内容よりもむしろ世界的分類の地位を確立した最初の分類だという点にある．"パラダイムシフト"というよりは，WF（および WF と同様の LSG 分類）から，それとはまったく理念が異なる Kiel-REAL 系の分類に日本，米国の使用者が"シフト"しただけの話である．

　　REAL 分類は近年のリンパ腫研究を review し，形態，免疫学的マーカーおよび遺伝子異常を軸に，できるだけ生物学的に均一かつ多くの研究者の consensus を得られる疾患単位を確立することを目標とした疾患リストであった．それは必然的に発表時点での研究の集大成・最大公約数に過ぎないものであり，定期的な改訂が必要であると記載されていた．またこうした観点からまとめられた個々の病型が，均一な臨床的振る舞いをするか，すなわち予後の推定に有用であるか否かについては検討されておらず次の課題であることも明記されていた．事実，REAL 分類への批判の根拠の 1 つは，臨床的振る舞いとの対応がはっきりしないというものであった．こうした批判に応えるべく，REAL 分類を用いたいくつかの臨床病理学的研究が行われた．診断の再現性については，形態，免疫学的マーカー，臨床情報のすべてを考慮した場合，REAL 分類の主な病型における診断者間の一致率は約 85％であったとのことであるが，marginal zone lymphoma，Burkitt-like lymphoma，lymphoplasmacytoid lymphoma などでは一致率が低く診断基準の充実が必要であるとされた[10]．

　　WHO2001 は REAL 分類の改訂版という位置づけであり，基本理念は同様のものである．REAL という"私的"分類が WHO という公的機関が発行する分類に発展したものといえる．当然の帰結として WHO2001 は，WHO1976 とは何らの学問的関係はない．REAL からの変更はマイナーなものにとどまっており，名称の変更，暫定病型・grading の"格上げ"，境界的概念の廃止などがあげられる．また，REAL 分類において diffuse large B-cell lymphoma や peripheral T-cell lymphoma，unspecified などの名のもとに一括された Kiel 分類の病型が variant として復

活している．

　WHO2008における改定点を概括すると，皮膚リンパ腫EORTC-WHO分類の統合，diffuse large B-cell lymphoma，follicular lymphomaなどにおけるsubtypes，variantsの増加や格上げ，既存の病型における近年の研究成果の反映（正常対応細胞の確定など），となろう．印象的であるのは，REALやWHO2001にくらべて，鑑別が問題となりそうな境界的症例に対する鑑別の基準の記載に意が注がれている点である．オーバーラップあるいはどこにも属さないような症例が少なくなるように論理的に基準が書かれており，実地診断により即している．すなわち，●●の所見がある症例は本病型でなく○○の病型に分類すべきである，などの記載がよくみられる．逆に，論理的ではあるが非現実的な定義もみられない．たとえばWHO2001では論理的にどう読んでも，MYCの再構成がないと判断されたリンパ腫はBurkittリンパ腫と診断しない，としか読めず生物学的には明解であるが，病理組織学的にBurkittリンパ腫を疑うすべての症例にMYCの再構成を実地診断上検索できるわけではなく，また検索法によってはすべてのMYC再構成を検出できるわけではないので，この定義は診断の実状とはかけ離れたものであった．WHO2008では，病理組織学的に典型であればそれはBurkittリンパ腫と診断される．すなわち，病理学的典型例ではMYCの再構成の有無は問われず，実際に5〜10％程度の症例にMYCの再構成が証明されないことがあると記載されている．これを，遺伝子で定義した診断要件を結局は旧態依然とした形態に求めることにした"退歩"とみる向きもあるかもしれないが，実用にかなわない分類では意味がなく，現状をよく加味した措置であると思う．実際，このような症例においても他の解析法でMYCの再構成がみつかるであろう可能性について言及している．すなわち，解析法の進歩・普及によって再度の定義改変が予想される．現状では理想と現実のバランスのとれた過渡的な記載と考える．

　この過渡的措置の極型が2つの境界項目の新設である．B-cell lymphoma, unclassifiable, with features intermediate between diffuse large B-cell lymphoma and Burkitt lymphoma（iBL）と，B-cell lymphoma, unclassifiable, with features intermediate between diffuse large B-cell lymphoma and classical Hodgkin lymphoma（iHL）であるが，両者の意味合い・方向性には明瞭な違いがあると思われる．iBLは，Burkitt lymphomaという生物学的に確固と独立した病型と（理想的にという意味であり，現状では診断しきれない症例も存在することは上に述べた），DLBCLというwaste basketの境界概念である．ただし病型としての定義でなく，ゴミ箱的にDLBCLとされてきた症例のうち，病理学的・臨床的にBurkitt lymphomaに近いheterogeneousな症例群を収容するための項目である．しかしながら，なぜこの項目をおいたのかが読み取れない．Burkitt lymphoma様のDLBCLは予後が悪いという印象を皆がもっているからであろうか？　そうであるならDLBCLの亜型とするのが筋であろうが，疾患単位としての定義ではないのでそうしないのであろうか？　iHLはclassical Hodgkin lymphomaとdiffuse large B-cell lymphomaの境界概念であるが，その多くは縦隔症例でnodular sclerosis classical Hodgkin lymphomaとmediastinal large B-cell lymphomaの中間に位置するものを念頭に置いている．Hodgkin lymphoma（のほとんど）はB細胞性腫瘍である．また，mediastinal large B-cell lymphomaは臨床病理学的にも遺伝子発現プロファイルの観点からも縦隔のnodular sclerosis classical Hodgkin lymphomaに類似している．

したがってこれらの境界的な症例の出現は missing link として理解可能であり，iHL の創設は生物学的にも合理的である．そして，私見であるが，mediastinal large B-cell lymphoma と nodular sclerosis classical Hodgkin lymphoma の正常対応細胞は同一あるいは同一 lineage の異なる分化段階であり，また共通の遺伝子異常を有する可能性もあり，将来的にこれら 3 つの病型はたとえば thymic B-cell lymphoma の Hodgkin-type, diffuse large cell type および intermediate とでも整理されるのではないだろうか？　すなわち，iHL は学問的要請からの必然的な過渡的措置であると思う．対して，iBL は私にはその意図が読み取れない．実用的要請とでもいえるかもしれないが，DLBCL の immunological subgroup（Burkitt phenotype CD10$^+$, BCL2$^-$, Ki67 labeling index 〜100%を呈する例），chromosomal subgroup（*MYC* 再構成例）などとしておいてよいような気がする項目である．いずれにせよ，これら 2 つの過渡的措置はその過渡性において明瞭な違いがあると思われる．

おわりに

リンパ腫分類の歴史を概括した．日本であまり語られることのない Kiel 分類から WHO2008 に至る学問的潮流を示し，日本語での記載をあまりみない日本人研究者の主な分類に対する貢献を，現段階で活字にしておくことは意味のあることではないかと思った．私がそのような立場にないということは重々承知しているが，本来そのような立場にあられ実際に貢献されたご本人方には，その大きな功績を自らは記しがたいかもしれないとも思った．私の浅学非才ゆえに記載の誤り，不足などがあるかもしれないが，ご叱正いただければ幸いである．最後に，リンパ腫研究の 180 年近くに及ぶ蕩々たる流れのなか，7 人の日本人研究者が現今の WHO2008 の執筆に参加されたことを特筆し敬意を表したい（青笹克行，菊池昌弘，木村宏，瀬戸加大，中村栄男，大島孝一，吉野正の各博士）．

付記 1：造血器 WHO 分類第 4 版（WHO2008）は 3 冊目であるのになぜ第 4 版なのか？

本稿で述べてきたように，WHO2008 は造血器の WHO 分類としては 3 冊目である．しかしながら，第 4 版とよばれていることは周知の通りである．このことに関する説明を私は聞いたことがない．が，おそらく以下のような理由であろう．WHO 分類は他の腫瘍の分類もすべて含めた "シリーズ" として刊行されており，現在のシリーズは 4th series である（2009 年 8 月段階で中枢神経系と造血器系腫瘍が刊行済み）．2nd series には造血器の分類は含まれていない．改版されなかった背景には WHO1976 の著者にもともと入っていた Lennert がその内容に妥協できず脱退した経緯や，そもそも内容が古すぎるためほとんど使われなかったということがある，と思われる．ちなみに最初の WHO 分類である肺癌の分類は 1st series に初版（1967），第 2 版（1981）が存在し，2nd series では第 3 版（1999）となっているが，3rd series に属する版は 4 冊目であるにもかかわらず再び第 3 版（2004）と称されている．つまり，腫瘍の種類によってシリーズ間での統合，スキップ，新設があり統一感がないので，シリーズの番号を版とよぶことに決めたのだろうと思われる．

付記2：リンパ腫分類における米国流，ドイツ流形態学的用語

　胚中心のB細胞を指すcentroblastとcentrocyteはKiel分類初版におけるLennertの造語である（Kiel分類の原型といえるそれまでの"Lennert分類"では胚を表すgermino-とあわせてgerminoblast, germinocyteとよんでいた）．-blastは大型で核小体の目立つ血球，-cyteは中型以下で核小体の目立たない細胞に対する語である（TdT陽性の前駆細胞は中型であるのにlymphoblastとよばれるが，これは固有名詞であり末梢の成熟リンパ球である-blastにおける用法とは異なる）．-blastのみからなるリンパ腫はhigh-gradeリンパ腫と定義され，たいてい臨床的にもaggressiveである．-cyteのみ，あるいは-cyteと-blastが混在するリンパ腫はlow-gradeと定義され，たいてい臨床的にもindolentである．胚中心B細胞ではLukesによるlarge non-cleaved cell, small cleaved cellがそれぞれ，centroblast, centrocyteにほぼ一致する．Lukesはcleaved cellがnon-cleaved cellに分化すると主張したが，Lennertは逆（centroblastがcentrocyteに分化する）であると主張した．後者が正しい．

　Kiel分類は細胞自身の属性（形態やマーカー）を分類の軸としている．Kiel分類以外のリンパ腫分類を含む他のすべての腫瘍の病理組織分類がそうであるような，構造（増殖パターン）をまず重視する姿勢とは対照的である．Kiel分類では構造はあくまで添え物であり，同じ血球系腫瘍である白血病の分類哲学に近い．

　Follicular lymphomaは胚中心B細胞を正常対応細胞とするリンパ腫で，通常centroblastとcentrocyteよりなり，濾胞"構造"を呈するものと定義されている．したがって，誤解を恐れずにいえばKiel分類にfollicular lymphomaは存在しない．現在のfollicular lymphomaに該当するKielの病型はcentroblastic-centrocytic lymphomaとcentroblastic lymphomaの一部である（表A-4）．前者はcentroblastとcentrocyteよりなるリンパ腫でlow-grade（indolent）lymphoma，後者はcentroblastのみからなるリンパ腫でhigh-grade（aggressive）lymphomaである．添え物である構造を表す形容詞follicular（本来，びまん性diffuseの対義語である言葉は結節性nodularであり，follicularは濾胞を表す言葉であるが，慣用的にdiffuseの対義語としても使われる）をつけるとcentroblastic-centrocytic lymphoma, follicularとなり，これがWHOにおけるfollicular lymphomaのgrade 1から3Aを指す（Kielではgradingはしない）．同様にcentroblastic lymphoma, follicularがgrade 3Bである．すなわち臨床的対応が3Aと3Bのところで分かれるのはKiel分類からすれば当然である．ちなみに，centroblastic-centrocytic lymphoma, diffuseがWHOのdiffuse follicular lymphomaであり，centroblastic lymphoma, diffuseはWHOにおけるdiffuse large B-cell lymphomaに含まれる（WHOのDLBCLには，この他にKielにおけるB-

表A-4 Kiel分類とWHO分類の用語の対比

	Follicular	Diffuse
Centroblastic-centrocytic lymphoma	Follicular lymphoma, grade 1-3A	Diffuse follicular lymphoma
Centroblastic lymphoma	Follicular lymphoma, grade 3B	Diffuse large B-cell lymphoma

immunoblastic lymphoma, B-large cell anaplastic lymphoma が含まれ，これら3種が DLBCL の主たる形態学的 variant とされている）．"Follicular lymphoma" の概念は，米国流の考えと欧州流の考えの折衷が最も特徴的に現れているところである．

付記 3： Hodgkin 病が Hodgkin リンパ腫となるまで

Hodgkin lymphoma がリンパ腫の分類に取り入れられたのは REAL 分類が最初であり（ただし，Hodgkin's "disease" として），本稿で述べてきたそれ以前の分類は非 Hodgkin リンパ腫の分類である．その疾患概念は他のリンパ腫と異なる独自の歴史をたどってきた．金科玉条のごとくいわれる非 Hodgkin リンパ腫との治療法の差異もその歴史の残照といえるかもしれない．

端緒はロンドンの Guy 病院の Thomas Hodgkin（イギリス，1798～1866）が "On some morbid appearances of the absorbent glands and spleen" という標題で7症例を報告した1832年にさかのぼる．1865年に同じく Guy 病院の Samuel Wilks（1824～1911）は，Hodgkin disease（HD）の名称を用い15例の症例報告を行った．Fox は94年後の1926年に，保存されていたこれらの症例の臓器から組織標本を作成し，当時の診断基準で HD とよべるものは Hodgkin の症例中3例，Wilks の症例中5例のみであったと述べている．

HD の病理組織診断には特徴的な多核巨細胞が存在すること，および背景に存在する圧倒的多数の細胞が反応性炎症性細胞であることが必須である．HD に出現する巨細胞の記載は1864年に Rudolf Ludwig Karl Virchow（ドイツ，1821～1902）によりなされている．1898年，Carl Sternberg（オーストリア，1872～1935）はこの疾患を単核および多核の特異細胞（Specifische Zellen）が出現するリンパ肉芽腫症（Lymphogranulomatose）とし，これを1つの疾患単位として確立させた．さらに Dorothy Reed（アメリカ，1874～1964）は1902年，巨細胞に関する詳細な報告を行い，以来 HD の診断根拠となる多核巨細胞を Reed-Sternberg ないし Sternberg-Reed 細胞とよぶことが慣例となっている．単核の巨細胞に関しては1950年 Karl Lennert（ドイツ，1921～）の提案以来 Hodgkin 細胞とよばれている．

HD が炎症性疾患であるか腫瘍性疾患であるかの論争は近年まで続けられてきた．また Hodgkin 細胞および Reed-Sternberg 細胞（HRS 細胞）の正常対応細胞の同定もこの疾患における問題の1つであった．Nodular lymphocyte predominance（nodular LP）は HD の亜型のなかで，最も早く正常対応細胞（B 細胞）が同定された亜型である．Nodular LP に出現する大型細胞は L & H（lymphocytic & histiocytic）cell, popcorn cell, LP cell などとよばれ，ほぼ全例で B 細胞性マーカーが陽性となり，他の亜型にみられる HRS 細胞に特徴的なマーカーである CD15 や CD30 が陰性もしくは弱陽性になる．すなわち L & H cell は明確な B 細胞性であり，通常の HRS 細胞とは異なるものであるという認識より，REAL 分類では他の亜型を classic HD と総称した．ただし，分類表には明示されていない．

Classic HD にみられる HRS 細胞でも，さまざまな B 細胞性マーカーが発現するという知見があり，一部の群は B 細胞性である可能性が示唆されていた．1990年代半ばの single cell analysis による HRS 細胞の遺伝子解析により，classic HD の大半も B 細胞性腫瘍であることが確定的となった．WHO2001 以降，HD は Hodgkin lymphoma（HL）となり，nodular LP HL と classical HL

に大別され，後者に 4 亜型が含まれる形で記載されている．

■文献

1) Lennert K. Malignant lymphomas. Berlin: Springer-Verlag; 1978.
2) カール・レンネルト．非ホジキンリンパ腫の組織病理学．シュプリンガー・フェアラーク東京; 1983.
3) National Cancer Institute sponsored study of classifications of non-Hodgkin's lymphomas: summary and description of a working formulation for clinical usage. The Non-Hodgkin's Lymphoma Pathologic Classification Project. Cancer. 1982; 49: 2112-35.
4) Suchi T, Tajima K, Nanba K, et al. Some problems on the histopathological diagnosis of non-Hodgkin's malignant lymphoma — a proposal of a new type. Acta Pathol Jpn. 1979; 29: 755-76.
5) Stansfeld AG, Diebold J, Noel H, et al. Updated Kiel classification for lymphomas. Lancet. 1988; 1: 292-3.
6) Lennert K, Feller AC. Histopathology of non-Hodgkin's lymphomas (Based on Updated Kiel Classification). 2nd ed. New York: Springer-Verlag; 1992.
7) Suchi T, Lennert K, Tu LY, et al. Histopathology and immunohistochemistry of peripheral T cell lymphomas: a proposal for their classification. J Clin Pathol. 1987; 40: 995-1015.
8) Lennert K, Kikuchi M, Sato E, et al. HTLV-positive and -negative T-cell lymphomas. Morphological and immunohistochemical differences between European and HTLV-positive Japanese T-cell lymphomas. Int J Cancer. 1985; 35: 65-72.
9) Harris NL, Jaffe ES, Stein H, et al. A revised European-American classification of lymphoid neoplasms: a proposal from the International Lymphoma Study Group. Blood. 1994; 84: 1361-92.
10) A clinical evaluation of the International Lymphoma Study Group classification of non-Hodgkin's lymphoma. The Non-Hodgkin's Lymphoma Classification Project. Blood. 1997; 89: 3909-18.

〈竹内賢吾〉

3 悪性リンパ腫の診断
a）病理診断

　悪性リンパ腫は近年の治療薬や治療方法の長足の進歩によって，早期に的確な診断がなされれば多くの症例で良好な治療結果が期待できるようになってきた．しかしながら誤った診断がなされた場合は，適切な治療が行われないことは言をまたない．そのため悪性リンパ腫の治療において病理診断の果たす役割は非常に大きい．しかしながら，悪性リンパ腫の病理診断は，難しい分野であるとよくいわれる．それはおそらく他の臓器では基本構築がはっきりしていて，それとどのように隔たっているか比較的評価しやすいのに対して，リンパ節は構成細胞が多く「基本構築」が把握されにくいうえに，組織学的な隔たりが腫瘍性か非腫瘍性（反応性腫大）かが判別されにくいのが一因であろう．それに加えて診断項目が多く，同じ悪性リンパ腫でもHodgkinリンパ腫，B細胞性およびT/NK細胞性と分けられるうえに細分類のなかで新WHO分類に記載されている主なものをあげても数十種類にも及ぶ．本項では悪性リンパ腫の病理診断を詳述することはできないので，臨床医として最低限理解する必要のある点について述べることとする．

1 リンパ節検体の取り扱い

　摘出されたリンパ節は生理食塩水に浸したガーゼに包んで素早く病理検査室に運び検体処理を行う．悪性リンパ腫の病理診断には病理組織学的検索以外に，フローサイトメトリーによる細胞表面抗原検索，染色体検査，遺伝子検査（サザンブロッティングやPCR）などを行うと得られる情報が格段に多くなり，診断上非常に有益である．これらの検索はホルマリン固定された材料では検索できないため非固定の生材料が必要がある．そのため摘出されたリンパ節は，まず鋭利なメスを使用して最大割面を5mm程度の厚さで切り出し，ホルマリンで固定する（リンパ節を丸ごと浸けたり，スライスが厚いときは固定不良となり，形態観察が困難となることがあるため十分に注意する必要がある）．残った検体はフローサイトメトリー，染色体検査，遺伝子検査にまわし，さらに残った検体はコンパウンドで包埋後，－80℃で凍結保存しておくとよい（図A-5）．

2 病理診断に必要な臨床情報

　悪性リンパ腫の病理診断に際して臨床情報はきわめて重要である．言い換えれば臨床情報なしに病理診断を行うことは非常に危険である．我々病理医が病理診断に際して最低限必要とする臨床情報はまず，リンパ節腫脹の時期や腫脹パターン（圧痛の有無，限局性か全身性か，増大傾向があるか否か）である．若年者の有痛性腫脹であれば炎症性のことが多く，高齢者の無痛性腫脹

A．検査・分類

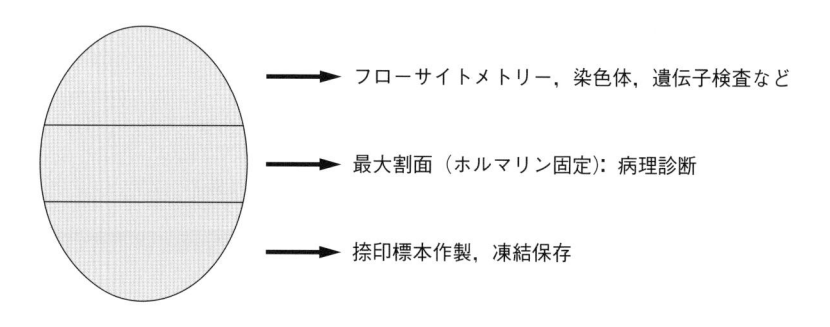

図A-5 リンパ節検体の処理および検査
- フローサイトメトリー，染色体，遺伝子検査など
- 最大割面（ホルマリン固定）：病理診断
- 捺印標本作製，凍結保存

であれば腫瘍である可能性が高い．また，局所的に大きなリンパ節腫脹であればB細胞性リンパ腫，これに対して小さいリンパ節（＜2cm）が全身性に腫脹するようであればT細胞性リンパ腫であることが多い．続いて必要とする情報はLDHおよびsIL-2R値である．前者が基準値内あるいは軽度上昇であれば非腫瘍性もしくは低悪性度リンパ腫の可能性が高く，高値であれば高悪性度リンパ腫の可能性が高い．後者はおおむね500U/ml程度までが基準値であるが，2000U/mlを超えると悪性リンパ腫の可能性がかなり高い．これに対してHodgkinリンパ腫では両者とも著しく異常値になることは少ない．このように臨床情報は病理診断に際して非常に有益な診断の手がかりを与えてくれる．そのため病理医への依頼伝票には前述の必要最低限の項目について記載すべきである．

❸ 悪性リンパ腫の分類と悪性度

2001年に上梓された世界保健機構 World Health Organization（WHO）の分類（第3版）[1]では母細胞を想定するという思想のもとにB細胞およびT細胞，NK細胞をnormal counterpartとする悪性腫瘍として分類が組み立てられている．一般的にはB細胞はおおむね細胞の分化段階に沿って母細胞が同定されているが，T/NK細胞性では細胞種，原発部位，原因や病態などとの関連が深い疾患単位となっている．2008年に出版された第4版[2]もこれを継承している．このようなことからWHO分類ではHodgkinリンパ腫と非Hodgkinリンパ腫に大別するようになっていないが，現実にはこの区分を用いることが日常的である．

悪性リンパ腫はリンパ節に発生するもの（節性）とリンパ節以外から発生するもの（節外性）があり，Hodgkinリンパ腫と非Hodgkinリンパ腫とに大別される．Hodgkinリンパ腫は，以前Hodgkin病といわれていたが，リンパ系腫瘍であることが確認され，現在ではHodgkinリンパ腫という名称が定着している[1,2]．我々の施設では全リンパ腫の約5％で，その90％以上は表在性リンパ節および縦隔に発症し，節外臓器での発生はきわめてまれである．

非Hodgkinリンパ腫は本邦では節性リンパ腫と節外性リンパ腫の発生頻度はほぼ拮抗している．非Hodgkinリンパ腫は大きくBリンパ球に由来するもの（B細胞性）とTリンパ球あるいはNK細胞に由来するもの（T/NK細胞性）に分けられ，成人T細胞性リンパ腫/白血病の非好発地域にある我々の施設では，これらの発生頻度はリンパ腫全体に対して前者が約79％，後者

が15％となっている．両群とも細胞の分化段階により前駆型（芽球型）と末梢型に大別され，芽球型リンパ腫はB，Tともに1％弱である．B細胞性リンパ腫その増殖形態からさらにびまん性リンパ腫と濾胞性リンパ腫に分けられ，後者は10％程度を占める．T細胞性リンパ腫はすべてびまん性増殖を示す．

　前述のごとく，WHO分類は病理形態や免疫学的表現型のみならず，臨床病態を加味したものとなっており，その分類の多くは悪性度を反映したものとなっているが，厳密には患者の全身状態や治療開始時の病期，あるいは治療法によって予後は大きく左右されるため，悪性度と予後は必ずしも一致しないことを申し添えて話を進めていくこととする．

　表A-5は悪性リンパ腫を悪性度という観点で低悪性度（indolent），高悪性度（aggressive），高々悪性度（highly aggressive）の3つに分類整理したものである．これらのリンパ腫の患者を無治療でみたと仮定すると，低悪性度リンパ腫は年単位，高悪性度リンパ腫は月単位，高々悪性度リンパ腫は週単位で病勢が進行するものと想定される．この病勢の進行はおおむね細胞増殖能を反映している．低悪性度リンパ腫は細胞周期に入っているものは非常に少なく10％程度かそれ以下，高悪性度リンパ腫では30％以上の腫瘍細胞が，高々悪性度リンパ腫では多くの場合，80％以上の腫瘍細胞が細胞周期に入っている．そのため悪性度を見極める目的でMIB-1（Ki-67）などを用いて免疫染色にて細胞増殖能を検索することは非常に有用である．

　低悪性度群に属するリンパ腫は従前行われている治療では寛解に入ることはできたとしても，それを長期間維持することは難しく，数年で再発する傾向が高い．ただし，抗体療法などの新規

表A-5 悪性度による非Hodgkinリンパ腫の分類

	B細胞性	T／NK細胞性
低悪性度 Indolent	CLL／SLL リンパ形質細胞性リンパ腫 脾辺縁帯B細胞リンパ腫 ヘアリー細胞白血病 節外性辺縁帯B細胞リンパ腫，MALT型 節性辺縁帯B細胞リンパ腫 濾胞性リンパ腫 grade1〜3a	T細胞大顆粒リンパ球性白血病 慢性型ATLL 菌状息肉腫／Sézary症候群
中〜高悪性度 Aggressive	形質細胞性腫瘍 濾胞性リンパ腫 grade3b マントル細胞リンパ腫 びまん性大細胞型B細胞リンパ腫	T細胞前リンパ球性白血病 侵攻性NK細胞白血病 節外性NK／T細胞リンパ腫，鼻型 腸管症型T細胞リンパ腫 肝脾T細胞リンパ腫 皮下脂肪織炎様T細胞リンパ腫 血管免疫芽球性T細胞リンパ腫 末梢性T細胞リンパ腫，非特異型 未分化大細胞型リンパ腫
超高悪性度／急性 Highly aggressive	前駆BリンパB芽球性白血病／リンパ腫 Burkittリンパ腫／白血病	前駆Tリンパ芽球性白血病／リンパ腫 急性型・リンパ腫型ATLL

な治療法によりこれも変化する可能性がある．それに対して高悪性度ならびに高々悪性度群に属するリンパ腫は上記のごとく比較的急激な経過を示すものの，2年以上の寛解が維持された症例では治癒が期待できるとされる．

❹ 免疫組織化学的検索

免疫組織化学的検索は悪性リンパ腫の診断に必要不可欠となっており，良悪性や組織型の診断のみならず，生物学的予後因子の評価あるいは分子標的治療薬の適応性など多岐にわたっている．以下に代表的な免疫組織化学的鑑別診断について簡略に解説する．

a. 悪性リンパ腫の lineage-specific marker

免疫染色で用いる lineage-specific marker として，B細胞リンパ腫では免疫グロブリンに加え，CD20やCD79aを，T細胞リンパ腫ではcCD3，CD4，CD5，CD7，CD8を，NK細胞リンパ腫ではcytoplasmic CD3（cCD3，CD3ε），CD56などを用いることが多い．なお，NK細胞由来のリンパ腫ではcCD3（免疫染色）は一般的に陽性を示すが，surface CD3（フローサイトメトリー）は陰性である．NK細胞由来のリンパ腫においては，免疫染色でのcCD3とフローサイトメトリーのsurface CD3とを混同しないようにする必要がある．

b. 反応性病変と腫瘍性病変の鑑別

B細胞増殖性病変においては，形質細胞への分化傾向が目立つ症例では免疫グロブリン軽鎖の偏りの有無を検索することが重要であり，腫瘍性病変ではκ鎖もしくはλ鎖のどちらか一方に偏りを示す．反応性濾胞過形成と濾胞性リンパ腫との鑑別においては，濾胞過形成の胚中心はCD10$^+$，Bcl-2$^-$であるが，濾胞性リンパ腫の胚中心様の腫瘍性結節はCD10$^+$であるが，Bcl-2$^+$であるため鑑別に非常に重要である．

T細胞増殖性病変の鑑別診断として，cCD3，CD5，CD7のabnormal expressionの有無を調べることが重要である．一般的にT細胞はcCD3$^+$を示し，これに加えCD5やCD7も発現している．しかし腫瘍性の場合，cCD3，CD5，CD7のうちいずれかを欠くことがあり，1つでも発現を欠いている場合は腫瘍である可能性が高い．また，CD10陽性T細胞の存在は血管免疫芽球性T細胞リンパ腫の診断に重要である．

c. リンパ系腫瘍と他系統腫瘍との鑑別

癌腫との鑑別ではケラチンなどの上皮性マーカー，骨髄性腫瘍との鑑別ではmyeloperoxidase（MPO），lysozyme，CD68など，悪性黒色腫ではS-100やHMB45など，筋原性腫瘍ではdesminやcaldesmonなどが有用である．MIC2はリンパ芽球性リンパ腫の診断に有用であるが，Ewing肉腫においても発現が認められるため注意する必要がある．LCA（leukocyte common antigen）はリンパ球系のマーカーとして知られているが，リンパ球以外の血液系腫瘍においても発現することがあるため注意を要する．

d. Hodgkinリンパ腫と非Hodgkinリンパ腫との鑑別

Hodgkinリンパ腫の診断の基本は組織形態であるが，ときにdiffuse large B-cell lymphoma（DLBCL），T-cell/histiocyte rich typeやEB virus-positive DLBCL of the elderlyなどはHE標本のみでは鑑別が困難となることがある．組織形態的にHodgkinリンパ腫が疑われても腫瘍細

3. 悪性リンパ腫の診断

```
                    ┌─ 腫瘍細胞の大きさ：小型～中型 ──→ 濾胞性リンパ腫      （CD5⁻, CD10⁺, Bcl-2⁺）
                    │   Ki-67 labeling index＜10%      濾胞辺縁帯リンパ腫  （CD5⁻, CD10⁻, CD23⁻）
                    │                                   マントル細胞リンパ腫（CD5⁺, CD23⁻, cyclinD1⁺）
                    │                                   CLL/SLL*           （CD5⁺, CD10⁻, CD23⁺）
成熟B細胞リンパ腫   │
(CD20⁺, cCD3⁻) ─────┼─ 腫瘍細胞の大きさ：中型～大型 ──→ びまん性大細胞型B細胞リンパ腫
                    │   10%＜Ki-67 labeling index＜90%   CD5⁺/⁻, CD10⁺/⁻
                    │                                   （CD5陽性症例は予後不良）
                    │
                    └─ 腫瘍細胞の大きさ：中型 ────────→ Burkittリンパ腫
                        Ki-67 labeling index＞98%        CD10⁺, Bcl-2⁻
```

cCD3：cytoplasmic CD3
CLL/SLL：慢性リンパ性白血病/小細胞型リンパ腫

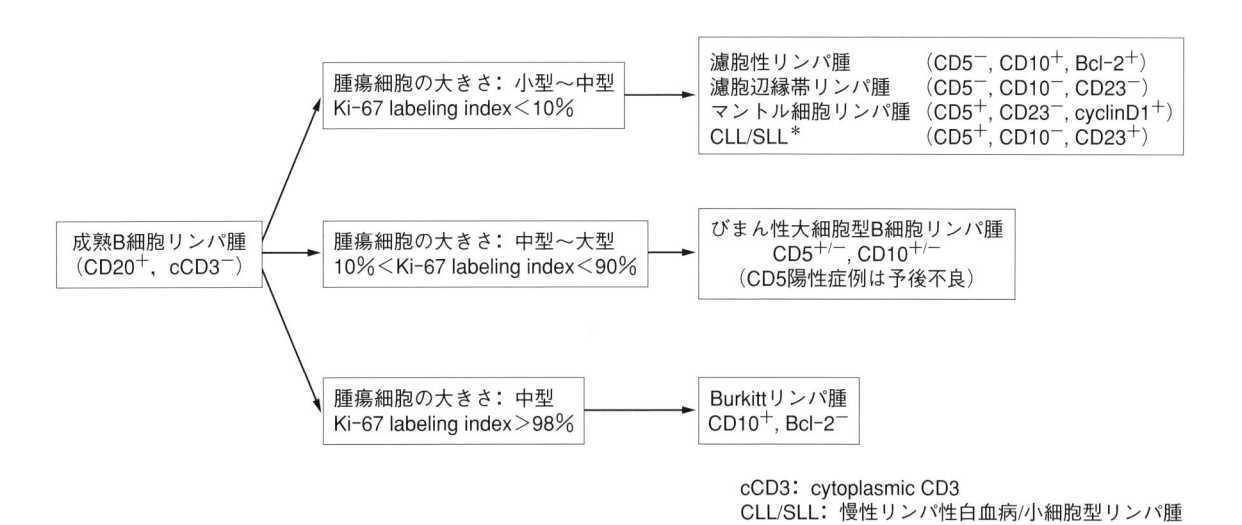

図 A-6 成熟 B 細胞リンパ腫の免疫組織化学的鑑別診断

```
              cCD3⁺, CD20⁻, CD79a⁻
           ┌──────────┴──────────┐
      細胞傷害分子（−）         細胞傷害分子（＋）
```

細胞傷害分子（−）:
- HTLV-1⁺ CD4⁺, CD7⁻, CD8⁻, CD25⁺ 成人T細胞性白血病/リンパ腫
- 濾胞樹状細胞の増生（CD21⁺meshwork）CD4⁺, CD10⁻/⁺ 血管免疫芽球性T細胞リンパ腫
- 限局性皮膚病変 CD4⁺, CD7⁻, CD8⁻ 菌状息肉腫

細胞傷害分子（＋）:
- EBER⁺, sCD3⁻, CD5⁻, CD56⁺ 節外性NK/T細胞リンパ腫、鼻型
- CD30⁺, ALK⁺/⁻, 多くはcCD3⁻ 未分化大細胞型リンパ腫
- 発生部位
  皮下：皮下蜂窩織炎様T細胞リンパ腫
  消化管：腸管症型T細胞リンパ腫
  肝臓/脾臓：肝脾T細胞リンパ腫

いずれにも該当なし　末梢性T細胞リンパ腫、非特定型

細胞傷害分子：TIA-1, granzyme B, perforin

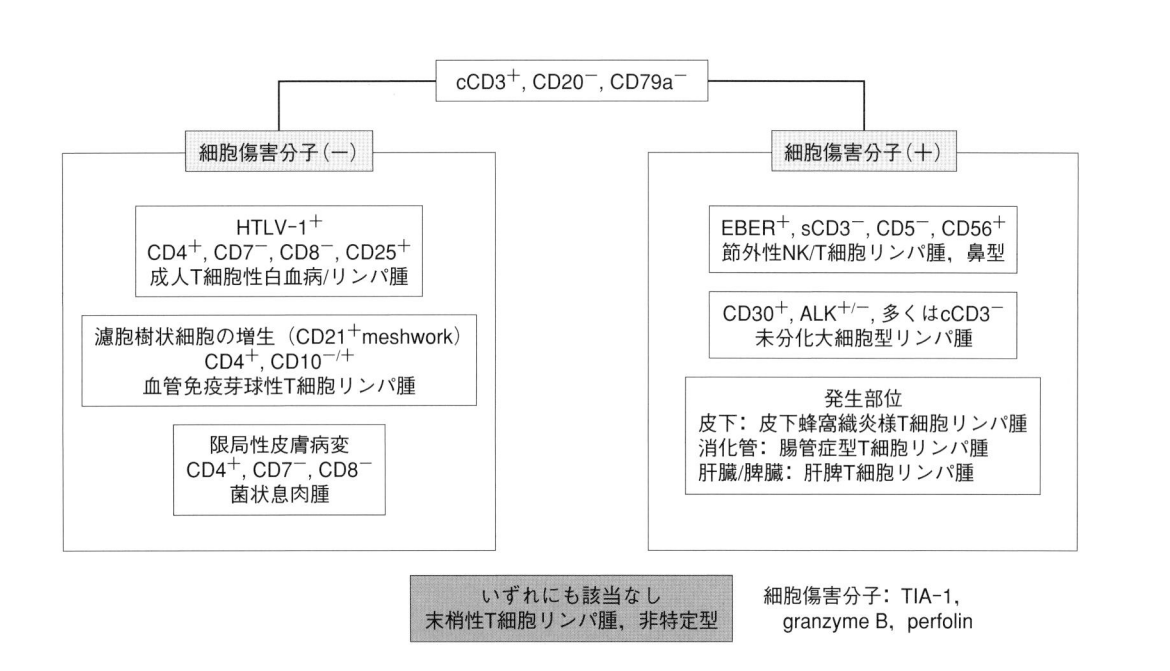

図 A-7 成熟 T / NK 細胞性リンパ腫の免疫組織化学的鑑別診断

胞のほとんどが CD20 陽性となった場合は DLBCL という診断を付与するようにしている．

e. 悪性リンパ腫の免疫染色に基づいた組織分類

B 細胞リンパ腫は一般的に cCD3⁻, CD20⁺, CD79a⁺ を示し，組織形態（腫瘍細胞の大きさや増殖パターン）や細胞増殖能に加え，CD5, CD10, CD23, Bcl-2, cyclinD1 などを組み合わせることで組織型を分類していく（図 A-6）．一方，T / NK 細胞リンパ腫はまた，TIA-1, granzyme B および perforin などの細胞傷害分子の有無は T / NK リンパ腫を分類するうえで

A. 検査・分類

非常に重要であり，これに加え，原発臓器やHTLV-1およびEBウイルス感染の有無などさまざまなfactorが組織型診断に重要となっている（図A-7)[3]．

おわりに

以上，悪性リンパ腫における病理診断の概略について述べた．悪性リンパ腫の病理診断は複雑かつ，治療に直結するため，組織形態所見のみならず，臨床情報，フローサイトメトリー検査，遺伝子検査などと連携して総合的に判断することが重要である．

■文献

1) Jaffe ES, Harris NL, Stein H, et al. In: World Health Organization classification of Tumours. Pathology and Genetics of Tumours of Hematopoietic and Lymphoid Tissues. Lyon: IARC Press; 2001.
2) Swerdlow SH, Campo E, Harris NL, et al. In: World Health Organization Classification of Tumours. Pathology and Genetics of Tumours of Hematopoietic and Lymphoid Tissues. Lyon: IARC Press; 2008.
3) 下山芳江, 榊原綾子, 中村栄男. 14. リンパ節. In: 深山正久, 他編. 診断に役立つ免疫組織化学. 病理と臨床. 臨時増刊号 vol.25. 東京: 文光堂; 2007. p.155-63.

〈佐藤康晴　吉野　正〉

3 悪性リンパ腫の診断
b) 染色体・遺伝子

　染色体転座はリンパ腫の診断において重要な役割を担っており，可能な限りルーチンで行うべき検査である．その他，ゲノム DNA を対象とした検査として，単クローン性のリンパ球成分の検出を目的とした遺伝子再構成検査や，病型診断・予後予測などで有用な場合のある免疫グロブリン可変領域の体細胞変異などがあげられる．

❶ 染色体転座の成り立ち

　染色体相互転座は，2 本の異なる染色体がある遺伝子座位で切断され，そのテロメア側が相互に入れ替わるものであり，悪性リンパ腫の代表的なゲノム異常である．染色体転座には特定の病型と深く関与するものがあるため，転座の検出は診断上有用な補助情報となる（表 A-6）．リンパ腫の染色体転座にはしばしば抗原受容体（免疫グロブリンおよび T 細胞受容体）遺伝子が関与し，その場合はこれらの遺伝子の生理的なゲノム改変機構が転座の契機となることが推測されている．

表 A-6 リンパ系腫瘍に認められるおもな染色体転座と関連する代表的病型

染色体転座	関与する遺伝子	代表的病型
遺伝子の脱制御を生じるもの		
t(8;14)(q24;q32)	c-MYC / IgH *	Burkitt リンパ腫
t(14;18)(q32;q21)	BCL2 / IgH *	濾胞性リンパ腫
t(3q27)	BCL6 / IgH * or other partners	びまん性大細胞型リンパ腫
t(11;14)(q13;q32)	BCL1（CCND1）/ IgH	マントル細胞リンパ腫
t(14;19)(q32;q13)	BCL3 / IgH	慢性リンパ性白血病
t(9;14)(p13;q32)	PAX5 / IgH	リンパ形質細胞リンパ腫
t(1;14)(p22;q32)	BCL10 / IgH	MALT リンパ腫
t(14;18)(q32;q21)	MALT1 / IgH	
t(3;14)(p14.1;q32)	FOXP1 / IgH	
キメラ蛋白が形成されるもの		
t(11;18)(q21;q21)	API2 / MALT1	MALT リンパ腫
t(2;5)(p23;q35)	NPM / ALK	未分化大細胞型リンパ腫

*バリアント転座では IgLκ 遺伝子（2p12），IgLλ 遺伝子（22q11）を転座のパートナーとする．

A. 検査・分類

特に免疫グロブリン重鎖（*IGH*）は高頻度にB細胞リンパ腫の染色体転座に関与する．B細胞の分化成熟過程において *IGH* 遺伝子は，まず骨髄内の前駆B細胞の段階で可変領域の再構成（VDJ再構成）を生じ，さらに二次リンパ組織の胚中心で可変領域の体細胞変異 somatic hypermutation（SHM）および定常領域のクラススイッチ組換え class switch recombination（CSR）を生じる（図A-8a）．*IGH* の転座点はこれらのゲノム改変機構で切断される部位にあることから，転座はゲノム改変過程でのエラーとして生じることが推測される（図A-8b）．*IGH* の転座相手遺伝子の転座点は蛋白翻訳領域の外にあるため，そこから産生される蛋白は正常構造を保ちつつも，転座により脱制御を受けるようになることが，リンパ腫の形成に寄与すると考えられている．なお，*IGH* が関与しない転座には，*BCL6* / non-*IG* 転座のようにやはり遺伝子の脱制御がもたらされるものと，*API2* / *MALT1* や *NPM* / *ALK* などのキメラ蛋白が形成されるものとがある．

❷ 染色体転座の解析法

染色体転座の解析方法には，染色体分染法，間期核FISH（fluorescence *in situ* hybridization），PCR（polymerase chain reaction）法，サザンブロット法などがあげられる．

染色体分染法は転座に限らず細胞の核型そのものを調べるもので，ギムザ染色を用いたG-

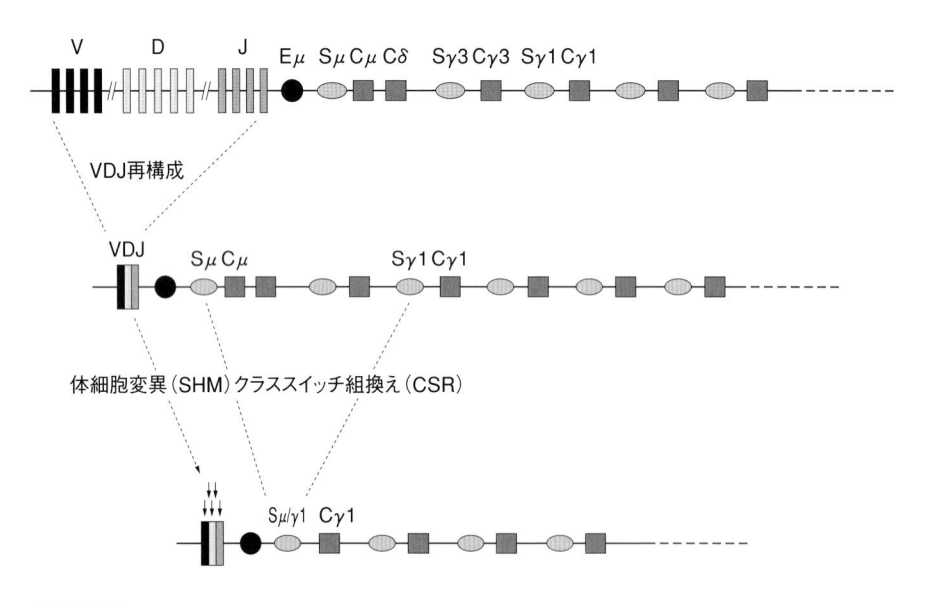

図A-8a *IGH*遺伝子の生理的ゲノム改変機構

B細胞は骨髄前駆B細胞において抗原非依存性に可変領域の遺伝子再構成（VDJ再構成），胚中心B細胞において抗原依存性に可変領域の体細胞変異（SHM），定常領域のクラススイッチ組換え（CSR）を生じる．VDJ再構成においてはD-J結合，続いてV-D結合が生じ，いずれかのアリルで in frame となり再構成が成功した場合に，蛋白が細胞表面に発現する．また，クラススイッチ組換えにおいては，各定常領域（C）の前の繰り返し配列で構成されるスイッチ領域（S）で切断を受けSμに結合することで，異なるアイソタイプの免疫グロブリンが産生されるようになる．

3. 悪性リンパ腫の診断

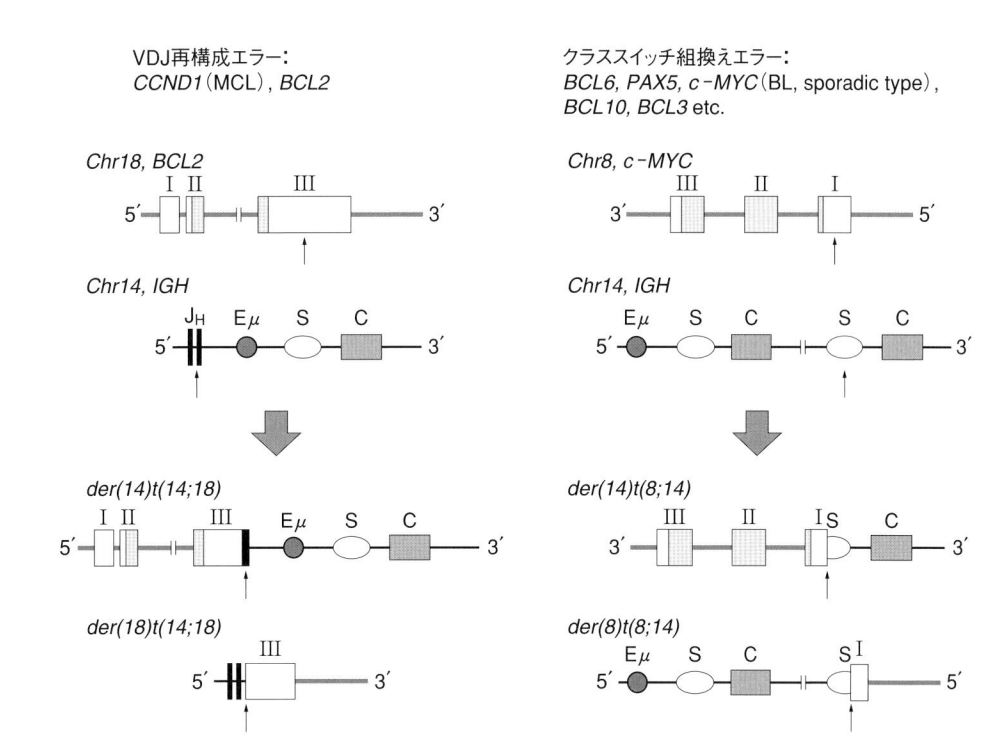

VDJ再構成エラー:
CCND1（MCL）, BCL2

クラススイッチ組換えエラー:
BCL6, PAX5, c-MYC（BL, sporadic type）, BCL10, BCL3 etc.

図 A-8b *IGH* が関与する 2 種類の代表的な転座様式

VDJ 再構成のエラーとして生じると考えられるものと，クラススイッチ組換えのエラーとして生じると考えられるものがある．なお，*IGH* は 14 番染色体上でテロメアからセントロメア方向に向かって遺伝子が存在するため，der（14）に下流の遺伝子が残ることになる．遺伝子の染色体上での向きにより転座様式は決まるため，*BCL2 / IGH* のように順向きに転座を生じる場合（head-to-tail）と，*c-MYC / IGH* のように逆向きに転座を生じる場合（head-to-head，tail-to-tail）とがある．なお，可変領域に転座点のある *c-MYC* 転座（BL，endemic type）は，SHM を契機に生じると考えられている．MCL：マントル細胞リンパ腫，BL： Burkitt リンパ腫．

banding が臨床的に汎用されている．初診時の染色体異常のスクリーニングや，経過中のクローン進展の評価に有用な検査であるが，分裂中期核を解析対象とするため，サンプルの性状によっては分裂像が得られず検査不能に終わることがある．また，正常細胞のみが分裂して偽陰性になるような場合もあり，G-banding によって検出された異常細胞の割合は，必ずしもサンプル内の異常細胞の割合をそのまま反映するものではない．染色体異常に基づくクローナリティの評価は，2 個以上の同一の構造異常もしくは同一の過剰染色体，あるいは 3 個以上の同一の欠失染色体の検出によってなされる．一方 FISH は検査対象とする転座を指定する必要があるが，間期核で行うことができ，解析細胞数も多いため，特定の染色体転座の存在が疑われながら十分な分裂像が得られず G-banding での評価が困難な場合や，サンプルにおける腫瘍細胞の割合が低い場合の転座検出に適している．

PCR 法を用いた転座解析では，融合転写産物が形成されるものは cDNA をテンプレートに用いた reverse transcriptase（RT）-PCR による検出も可能であるが，リンパ腫の転座様式では適用できないことが多い．ゲノム上の各遺伝子における転座点の分布には数 kb のばらつきがあるた

め，ゲノム DNA を用いた解析には長距離の DNA を増幅する long distance（LD）- PCR 法が用いられる．*BCL2* 転座に関してはほぼスクリーニングとして使用できる系が確立しているが[1]，他の転座に関しては免疫グロブリン軽鎖が関与する場合（*c-MYC* 転座）や，免疫グロブリン以外の転座パートナーも存在する場合（*BCL6* 転座）などがあるため，スクリーニングとしての有用性は FISH を超えるものではなく，PCR 法の臨床的意義はもっぱら，系を工夫することにより 10^{-5} レベル程度の微小残存病変 minimal residual disease（MRD）まで検出可能という感度の高さにある．

なおサザンブロット法は，かつて悪性リンパ腫における転座関連遺伝子の同定に寄与した重要な手技であるが，近年は転座解析目的では上記のより簡便な手技に取って代わられるようになっている．

❸ 遺伝子再構成

先に述べたように，リンパ球の抗原受容体は生理的なゲノム改変機構を通じて多様性を獲得するが，単クローン性のリンパ球の増殖がもたらされるリンパ腫では，特定の遺伝子改変を起こしたものが増加することになる．このように抗原受容体遺伝子の再構成の偏りを利用して単クローン性のリンパ球成分を調べる検査が遺伝子再構成検査である．

サザンブロット法は，ゲノム DNA を制限酵素で切断してアガロースゲルに泳動した後メンブレンに転写し，調べる対象とする遺伝子領域の配列をもったプローブを用いて，その遺伝子配列を有するフラグメントを検出する方法である．サザンブロット法を利用した遺伝子再構成の検査は，B 細胞リンパ腫では免疫グロブリン，T 細胞リンパ腫では T 細胞受容体（TCR）の遺伝子配列のプローブを用いて，特定のゲノム改変をおこした DNA 成分を検出する．ポリクローナルのサンプルであれば，再構成バンドはスメアとなり，改変を起こしていないゲノム由来の胚型（germ line）バンド（非リンパ球細胞およびリンパ球で遺伝子改変を起こしていないアリル由来の DNA）のみ検出される．モノクローナルのリンパ球成分を含む場合，胚型バンドに加え，特定の遺伝子改変を生じたバンドが検出される．なお，制限酵素と遺伝子改変箇所の位置関係によりバンドの評価が困難な可能性もあるため，通常は 2〜3 種類の制限酵素で処理したものを用いて評価する．*IGH* 遺伝子では D-J の再構成が最も早い時期に生じることから，B 細胞腫瘍では J_H 領域のプローブがスクリーニングによく用いられる．*TCR* 遺伝子の場合は TCR γ 鎖が最も高頻度に再構成を生じるとされるが，遺伝子の構造上サザンブロット法での結果が明確に出ないことがあるため，C β 領域のプローブがスクリーニングに用いられることが多い．TCR β 鎖は T 細胞リンパ腫の 9 割以上で再構成が認められるが，C β 領域のプローブを用いた場合，γδT 細胞リンパ腫を逃し得ることに留意が必要である．

また同法は，HTLV-1 のゲノム組み込み部位や EBV の terminal repeat の多様性を利用して，これらのウイルスが感染する細胞分画における単クローン成分の検出にも用いられる．

しかし，サザンブロット法ではまとまった量の DNA を必要とすることから，少ない検体量でも遺伝子再構成の評価が行えるよう，近年 PCR を用いた遺伝子再構成の検出法が開発されている．抗原受容体の可変領域の多様性に応じ，複数箇所に幅広くプライマーを設計してスクリーニ

3. 悪性リンパ腫の診断

ングに耐えうるようになっており，サザンブロット法と同等の検査法であることが報告されている[2,3]．

❹ 体細胞変異（SHM）

B細胞の *IGH* 遺伝子は産生する抗体の抗原親和性を高める目的で，胚中心で抗原刺激を受ける際にその可変領域に高頻度の塩基置換を生じるメカニズムがあり，体細胞変異（SHM）と呼ばれている．リンパ腫瘍におけるSHMの意義については一様ではないが，胚中心に入る前の（pre-GC）B細胞由来の腫瘍ではSHM陰性，胚中心通過後の（post-GC）B細胞由来の腫瘍で

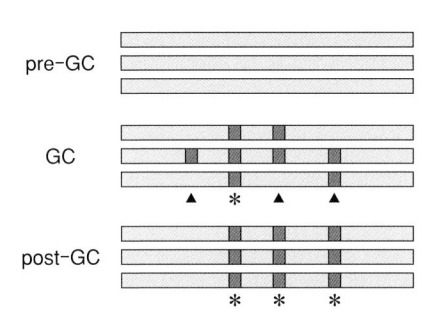

図A-9a B細胞リンパ腫におけるSHMのシェーマ

pre-GC B細胞の腫瘍においてはVDJ再構成を生じた後の可変領域の配列に変異が入っていないが，post-GC B細胞では腫瘍クローンに共通の変異（＊）が入っている．また，GC B細胞の腫瘍においては，腫瘍クローンに共通する変異（＊）と，クローン内で異なる変異（▲）が混在する（ongoing mutation pattern）．

```
                        FWR2                              CDR2
                  ←──────────────────────────────→  ←─
VH3-72   TCCGCCAGGCTCCAGGGAAGGGGCTGGAGTGGGTTGGCCGTACTAGAAACAAAGCTAACAGT
clone1   -------C--T-T---------------------------G----------CG---T-A-
clone2   ------------G---------------------------G----------AGAC-G-A-
clone3   ----A-------T-T-------------------------G----------G-C-G-A-

                        CDR2                              FWR3
                  ←──────────────────────────────→  ←─
VH3-72   TACACCACAGAATACGCCGCGTCTGTGAAAGGCAGATTCACCATCTCAAGAGATGATTCAAA
clone1   ----T--T----------------------------------------------------
clone2   ----T--T------T---------------------T-----------------------
clone3   ----T--T------T---------------------------------------------
```

図A-9b 濾胞性リンパ腫のSHMの例

腫瘍細胞の可変領域をPCR増幅し，プラスミドに組み込んで複数クローンを解析した．最も相同性が高いVH3-72とのシークエンスを比較し，ongoing mutation patternと評価される．CDR：complementarity determining region，FWR：framework region．

は均一の変異，胚中心（GC）B細胞由来の腫瘍ではクローン内で変異に多様性が生じることから（図A-9），濾胞性リンパ腫（GC）とマントル細胞リンパ腫（pre-GC）など，異なるB細胞起源の腫瘍の鑑別に用いられるが，腫瘍化の過程でaberrantに変異を生じうるためか，必ずしも厳密なものではない．また，慢性リンパ性白血病においては，メモリーB細胞起源であるにもかかわらず一部SHM陰性のものが存在し，SHM陽性のものに比べて予後不良であることが報告されている[4,5]．

おわりに

悪性リンパ腫に特徴的な染色体・遺伝子の異常は，リンパ球に特異的なゲノム改変機構と密接な関わりがあるものが多く，それが悪性リンパ腫の診断や病型分類，予後予測に利用されている．各症例において必要に応じた検査を選択することが重要である．

■文献

1) Akasaka T, Akasaka H, Yonetani N, et al. Refinement of the *BCL2* / immunoglobulin heavy chain fusion gene in t(14;18)(q32;q21) by polymerase chain reaction amplification for long targets. Genes Chromosomes Cancer. 1998; 21: 17-29.
2) van Dongen JJ, Langerak AW, Brüggemann M, et al. Design and standardization of PCR primers and protocols for detection of clonal immunoglobulin and T-cell receptor gene recombinations in suspect lymphoproliferations: report of the BIOMED-2 Concerted Action BMH4-CT98-3936. Leukemia. 2003; 17: 2257-317.
3) Sandberg Y, van Gastel-Mol EJ, Verhaaf B, et al. BIOMED-2 multiplex immunoglobulin / T-cell receptor polymerase chain reaction protocols can reliably replace Southern blot analysis in routine clonality diagnostics. J Mol Diagn. 2005; 7: 495-503.
4) Damle RN, Wasil T, Fais F, et al. Ig V gene mutation status and CD38 expression as novel prognostic indicators in chronic lymphocytic leukemia. Blood. 1999; 94: 1840-7.
5) Hamblin TJ, Davis Z, Gardiner A, et al. Unmutated Ig V (H) genes are associated with a more aggressive form of chronic lymphocytic leukemia. Blood. 1999; 94: 1848-54.

〈錦織桃子〉

3 悪性リンパ腫の診断
c）細胞表面マーカー

　従来，悪性リンパ腫症例の免疫学的表現型検索は病理組織切片での免疫組織化学のみでなされていたが，近年，未固定組織を用いた細胞表面マーカー検索が併用されるようになった．現在では，病理診断（組織型や亜型）の確定のために，両者の長所・利点を生かした，より詳細な免疫学的表現型検索が一般的になりつつある．

❶「細胞表面マーカー」とは

　細胞表面上にエピトープが露出している抗原のうち，血液系細胞の機能や活性化状態などに関連して細胞帰属や分化段階の同定，細胞性状の把握などの指標・目印になり得るものを「細胞表面マーカー」，あるいは単に「表面マーカー」とよぶ（図A-10)[1]．それにはCD（cluster of differentiation）番号が付されている分子以外にも多数（各種の受容体や免疫グロブリンなど）存在する．

　しかしながら，非細胞表面部，すなわち細胞の表面に露出していない細胞膜構成成分やさらには細胞膜下の細胞質や核に存在する"非表面"マーカーもそれに慣用的に含まれてしまうことがある．それは，歴史的に白血病細胞の免疫学的表現型検索が主に浮遊細胞を解析対象として細胞表面のマーカーを検索してきた名残によるものであるが，厳密かつ正確にいえばそれは誤用である．細胞質や核などに存在する"非表面"マーカーについては，その断面を組織切片上で観察できる免疫組織化学によって検索がなされる．

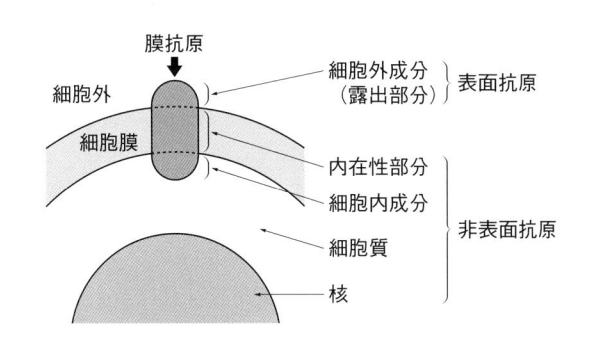

図A-10　細胞膜の構造と，表面抗原・非表面抗原の区分

A. 検査・分類

❷ フローサイトメトリーと悪性リンパ腫

　表面マーカーは細胞浮遊液中においてそれを認識する抗体（蛍光標識）と反応し，蛍光強度などの情報は現在ほとんど例外なくフローサイトメーターという機器（染色された多数の細胞の蛍光強度などを高速度で電気的なシグナル情報に変換してコンピュータ解析を行う機器[1]）で検出されている．そのような細胞の解析手法をフローサイトメトリーという．

　通常，フローサイトメトリーでは細胞の大まかな形状（相対的な大きさ/構造の複雑さ）を認識し，かつ細胞膜表面マーカーに対する蛍光標識抗体の蛍光強度によってその有無や強弱を認識する．また，細胞膜表面のマーカーのみならず細胞膜を適切な試薬で処理することで適度な"穴"をあけ，抗体を通過させることによって細胞質や核に存在するマーカーを検出することが可能である．ただ，その場合は手技が煩雑になり，加えて非特異蛍光が生じやすいので検索対象の適応はかなり限られている（診断学的には細胞質の myeloperoxidase や CD3，免疫グロブリン，核の terminal deoxynucleotidyl transferase など）．

　悪性リンパ腫は白血化の可能性を含む全身性の血液疾患であるが，基本的に腫瘤を形成するという特徴を有するため固形腫瘍として取り扱われ，それゆえに病理医がその生検組織の診断に携わる．そのため，かつて悪性リンパ腫の免疫学的表現検索はもっぱら免疫組織化学のみで行われてきた．しかし，① 発生母地であるリンパ球自体が免疫学の分野において抗体（種類が飛躍的に増加）とフローサイトメーター（きわめて高度に発達）が強力な手段の1つとして解明が進んできたこと，② 固形がんと異なり，悪性リンパ腫の構成細胞が本来の性格上浮遊状態になりやすいこと，③ 感度の高さや二重染色の容易性といった長所を有していることなどから，近年，悪性リンパ腫症例においては免疫組織化学以外にフローサイトメトリーによる細胞表面マーカーの検索も併用されるようになってきた．

❸ Abnormal cell population

　一般論として，急性白血病や骨髄腫の多くは腫瘍細胞が検体中で優勢（半分以上）であることが多いため百分率表示のみでも腫瘍細胞の抗原発現状況を把握しやすい．一方，悪性リンパ腫の場合は種々の割合で反応性のリンパ球が混じるために百分率表示のみでは腫瘍細胞の表現型を確定するのは少なからず困難である．また，フローサイトメトリーの結果に接するにあたっては，① その百分率表示の数値は，生化学などで単位（g/dl や IU/ml など）によって示される数値と違って絶対値ではないため質的に別物であることを認識すること，そして，② フローサイトメトリーにおける解釈の基本は，二重染色による二次元展開の散布図（以下，二次元散布図）を読図して異常な細胞群〔abnormal cell population（ACP）〕を見出すことであること，の2つが大前提となる[4,5]．

　その理由は，二次元展開をしているフローサイトメトリーの二次元散布図上では，相対的に少ない細胞数（二次元散布図上のドットの分布密度が高ければ数十個程度から）でも1つの細胞群として視覚的に認識できるからである．白血病検体ではおおむね白血病細胞が半分以上のため百分率表示でも抗原発現様式の把握が容易であるのに対して，検体中に占める腫瘍細胞比率の幅

が大きい上に半分以下～わずか数パーセント程度という腫瘍細胞比率が多い悪性リンパ腫検体においては，百分率表示よりも二次元散布図上にドットで描出される細胞群を読図した方がACPを検出しやすい．つまり，百分率表示において数値上の差異が微妙ゆえに判定困難な場合でも，二次元散布図の読図という形態学的パターン認識 morphological pattern recognition によってしばしばACPとして抽出できるわけである．

また，細胞浮遊液作製という物理操作のために生じる死細胞や間質成分に由来する非特異蛍光によっても百分率の数値が大きく崩れてしまうが，これは7-amino-actinomycin D（7AAD：核と反応する蛍光色素）を使用する死細胞除去法によって大幅に改善される[4]．また，悪性リンパ腫症例のフローサイトメトリーでは，白血病細胞とは大きく異なり，CD45によるゲーティングの意義付けはかなり低い[4]．

4 読図の流れと結果の表記

ACPは主に表A-7の基準に従って抽出・判定するが，読図によってACPを見出しやすくするために重要な点は次の2点に集約される．

1) 抗体の選択と組み合わせ：それぞれを適切に行うこと．
2) 読図ラインの設定：一定の流れに沿って効率的に読図できるように図を配置すること．

それらはあくまでも病理診断の作業過程において免疫組織化学と併用することを目的としたものであるが，その2点を最大限に考慮した「悪性リンパ腫のフローサイトメトリーにおける理想的な抗体の組合せと二次元散布図の配置（フローパネル）」を図A-11に示す．その推奨版[5]ではACPが描出されやすいように工夫しており，さらに，今度想定される抗体治療（CD22）で有用な情報を得ることも視野に入れている．また，上記の基本セット（検索する抗原数を18種類に絞っている）の結果から2～3つの亜型を想定できる場合はその鑑別に必要となる対象抗

表A-7 悪性リンパ腫のフローサイトメトリーで abnormal cell population（ACP）を見出す手がかり

Immunophenotype-I
免疫グロブリン軽鎖の発現による偏り（light chain restriction）の有無をみる．反応性の正常B細胞の場合はκ鎖とλ鎖の陽性細胞が混在している（図A-12 症例A）が，大部分のB細胞性リンパ腫ではいずれかに偏る（図A-12 症例B-κ）ことからACPが存在するものと判断できる．それを light chain restriction（LCR）といい，一般的にκ鎖がλ鎖の3倍以上か，λ鎖がκ鎖の2倍以上陽性の細胞が存在することをもって判断する．

Immunophenotype-II
正常細胞とは異なる抗原発現様式を示す群の有無を見出す方法：（a）汎T細胞系抗原（CD2，CD3，CD5，CD7，TCR αβ鎖）や汎B細胞系抗原（CD19，CD20，CD22，CD79a）のうち，1つないしそれ以上の抗原が発現していない場合（図A-12 症例C-CD7，TCR αβ），（b）異系列の抗原が出現している場合（図A-12 症例C）．蛍光強度の強弱もある程度参考になる（図A-12 症例B-CD22，症例C-CD3）．

Immunophenotype-III
末梢のリンパ装置では存在しないか極端に少ない細胞（CD5陽性B細胞，CD1a陽性T細胞，CD4$^+$CD8$^+$細胞，γδT細胞，NK細胞，顆粒球や単球など）が，特に大型細胞群において検体の全体の10～20％を超えた場合，ACPであることが多い（図A-12 症例B-CD5^{dim+} CD20$^+$，C-CD56）

● A．検査・分類

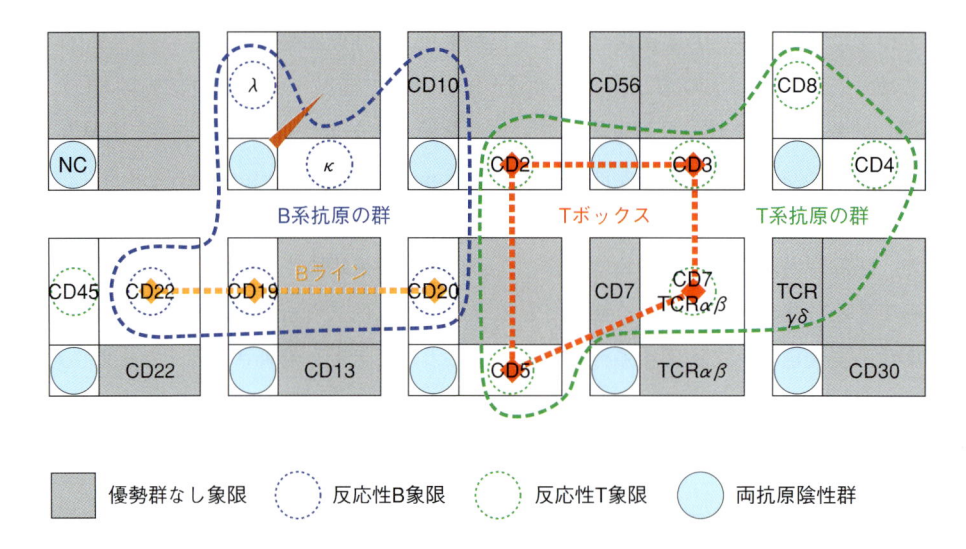

■ 優勢群なし象限   ○ 反応性B象限   ○ 反応性T象限   ● 両抗原陰性群

図A-11 悪性リンパ腫疑い症例の生検組織に対するフローパネル（READ system[4]）で使用している推奨版）

（本図における著作権の一切は著者と竹内賢吾氏に属する）
以下に読図の手順を示す．その内容は反応性パターンのものであり，それから逸脱する場合は腫瘍性病変を考慮し，図A-13でその詳細を各チャートで検討する．

A．読図の順序：表A-7と図A-13の記載も参考にする．
1. 陰性対照（NC）群が左下の象限に位置していることを確認する．
2. B系抗原の群について：①κ鎖とλ鎖で偏り（light chain restriction）がないかどうか→②Bライン（汎B系抗原のライン＝かなり開いたV字形）上で分布の異常がないかどうか→③優勢群無象限のチェック→④CD10陽性細胞群が存在する場合はκ鎖とλ鎖を再評価
3. T系抗原の群をNK系と合わせて：①Tボックス（汎T系抗原の台形形成）の角に分布の異常がないかどうか→②CD4/CD8の比はどうか→③優勢群無象限のチェック
4. TCRγδT/CD30：優勢群無象限のチェック

B．2ndセットについて：下記の抗原検索を追加する．
(a) CD5陽性のB細胞性腫瘍と判定できた場合：FMC，CD23
(b) B系抗原陽性細胞が優勢なのに免疫グロブリン軽鎖の発現がない場合：polyclonal抗体による検索．
(c) 骨髄球系・単球系細胞の存在が疑われる場合（CD45のみが陽性など）：CD34，CD13，CD33，細胞質内myeloperoxidase
(d) ATL/LBL型が疑われる場合（CD4・CD8共陽性，汎T系抗原の脱落が目立つ場合）：CD1a，CD34，CD4，CD25，HLA-DR，核TdT，細胞質内CD3

原を2ndセット（図A-11下段）として追加する方法は，費用対効果の面から推奨される．
　そのような条件を一定にしたとしても，実際にフローサイトメトリーのフローパネルを読図するにあたって，その見方は担当者によって多少異なる．とはいえフローパネルの読図によってACPを見出すためのポイントはおおむね共通しており（**表A-7**），全体を読図する順序・流れは次の3つが基本となる．

3. 悪性リンパ腫の診断

1) B系：軽鎖・Bライン
2) T/NK系：Tボックス・CD4/CD8
3) 全体：優勢群が生じ難い象限のチェック

　フローパネルを読図する作業は何回か繰り返すことで慣れてくるし，おおむね一定している定型的な反応性パターンを熟知すればそれと異なる分布を示すACPをみつける確率も向上してくる．そのような点は血液塗抹標本や病理組織標本で形態学的観察を習熟していく過程に多少とも類似している．

　最終的な読図結果は共通の表現方法で示されるべきであるが，残念ながらそれはまだ存在しない．現在，読図結果を示す方法として表A-8のような6段階に分類（Pattern Expression System）が提唱されている[6]が，読図結果を表わすための共通の表記方法を策定することは今後の大きな課題をいえよう．

表A-8　フローサイトメトリーの読図結果を示すためのPattern分類

Pattern 5 / Neoplastic
　　Right chain restricted
　　Aberrant or expanded population
　　Myelo-monocytic
　　CD56 only

Pattern 4 / Probably Neoplastic

Pattern 3 / Atypical
　　Atypical T　When CD1a-positive cells and $CD4^+$ $CD8^+$ cells are predominant by flow cytometry, it is quite difficult to distinguish thymoma or precursor T-lymphoblastic lymphoma without clear lack of pan-T-cell antigen(s) or definite aberrancy. Therefore, such result is classified here. Langerhans histiocytosis, $CD1a^+$ and $CD4^+$, is also included.

Pattern 2 / Slightly Atypical

Pattern 1 / Reactive

Pattern 0 / Insufficient material

5 総合評価による判断

　細胞表面マーカー検索を含め，リンパ腫細胞の免疫学的表現型検索においては必ずしもそのカウンターパートとなる正常細胞と同じとは限らないし，発現を予想される抗原が陰性であったりあるいはその逆であったりする．しかも予期しなかった抗原の発現をみることさえある．また，フローサイトメトリーでは機器がとらえた電気的信号をみているので，腫瘍細胞の形態と表面マーカーの発現状況との間に乖離がないことをチェックするため，免疫学的表現型検索において

A. 検査・分類

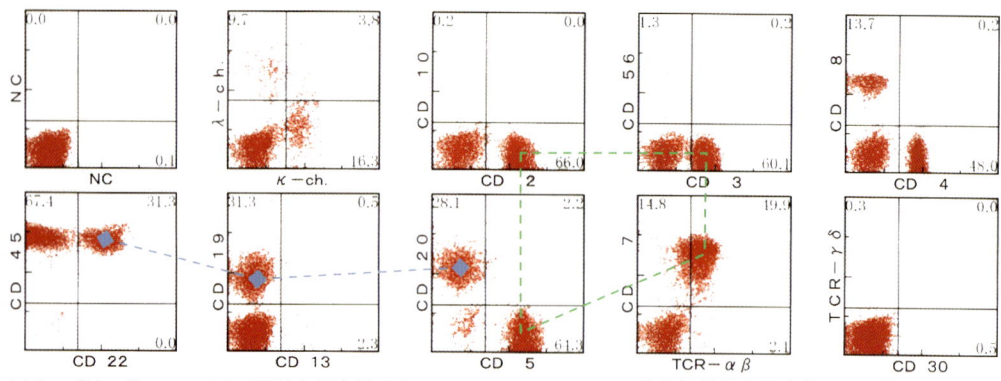

症例A: ①無, ②Tリンパ球が優勢な反応性パターン: Pattern1/Reactive, ③非特異的な反応性リンパ節

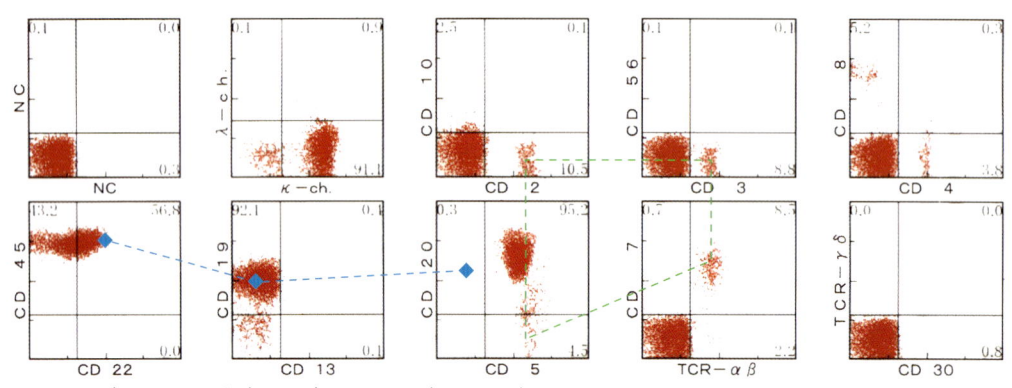

症例B: ①κ⁺λ⁻ (I) /CD5^{dim+}CD20⁺ (III) /CD45⁺CD22^{dim+} (II),
②CD5陽性Bリンパ球系腫瘍: Pattern5/Neoplastic,
③マントル細胞リンパ腫

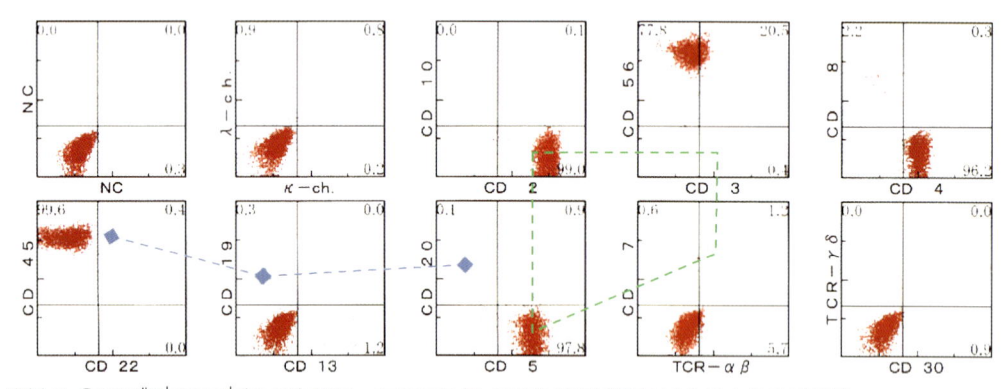

症例C: ①CD3^{dim+}CD56⁺ (II, III) /TCRαβ⁻/CD7⁻ (II: CD2やCD5が陽性であることと併せて判定)
②Tリンパ球系ないしNK細胞系の腫瘍: Pattern5/Neoplastic,
③非特異型末梢性T細胞リンパ腫 (サザン解析でTCRβ鎖遺伝子の再構成バンドを検出した)

図A-12 実際の症例

①症例A (反応性パターン) と比較し, 両者間の違いを読図することによって把握できる abnormal cell population (カッコ内はその根拠になる表A-7の immunophenotype-I〜IIIの数字), ②判定内容: pattern分類, ③病理組織学的診断を順に記載する. いずれの症例においても汎B系抗原群のラインを青の点線でつなぎ (Bライン), かつ汎T系抗原群の台形を緑の点線で示している (Tボックス) が, そうすることによって, 症例Bや症例CではそれぞれB系群, T系群の分布が症例Aの反応性パターンと異なっていることがわかりやすくなる.

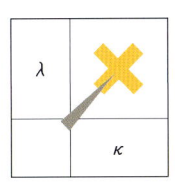

3. 悪性リンパ腫の診断

λ / κ	・右上がり45°の像（灰色部分）は非特異的な反応（主にFc receptorなどによる）を意味している．原則として「✖」群はみられないのでκ鎖とλ鎖を共に発現するリンパ腫であることを示すには慎重を要する． ・κ象限，λ象限にそれぞれ偏った群があればlight chain restrictionを意味する． ・他のチャートでB細胞陽性群が優勢なのにもかかわらずその割合よりκ象限とλ象限の和が著しく少ないときは，免疫芽球/形質細胞が多いかB細胞性腫瘍であることを意味する．後者の場合は抗体の種類を（例えばpolyclonal抗体に）変えてみることも一法である．
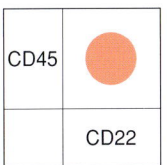 CD45 / CD22	・リンパ球増殖性病変においてはCD45陽性細胞が大部分を占めていることを確認する．特に大型細胞群においてCD45陰性細胞が有意になったら非白血球系腫瘍を考える． ・正常リンパ球より弱い蛍光強度を示すCD45陽性群が出現している場合はリンパ芽球性リンパ腫，大型細胞群でCD45が陰性の場合は非白血球系病変の可能性がある． ・反応性の場合，B細胞は「●」のような群となり，CD45象限にはB細胞以外が群をなす． ・CD22はCLL/SLLで弱陽性になることが多いとされているが，それ以外のB細胞性リンパ腫でも減弱ないし陰性になることがある．
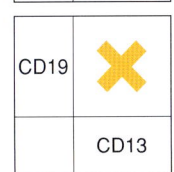 CD19 / CD13	・B細胞性リンパ腫（特にリンパ芽球性）や顆粒球肉腫でそれぞれCD13とCD19がaberrantに発現する場合，「✖」象限に細胞群がみられることになる． ・CD13象限のみに陽性を示す群のside scattergramのシグナルが低ければ（＝顆粒成分が少ないことを反映）腫瘍性の可能性が高い． ・CD19発現の有無にかかわらず，CD13陽性群がある場合は，CD34，CD33，MPOの検索を追加して骨髄球系か否かを確認する．
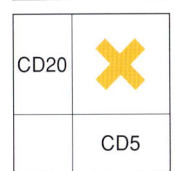 CD20 / CD5	・CD5とCD20が共陽性を示す群が「✖」象限にみられるのはCLL/SLL, mantle cell lymphoma, CD5陽性のdiffuse large B-cell lymphomaが主であり，いずれも多くの場合，CD5の発現（蛍光）強度はCD5象限のT細胞のそれよりも若干弱い．この場合，FMC7とCD23を追加してCLL/SLLと鑑別する． ・かなりまれだが，CD20陽性のT細胞性リンパ腫の場合は「✖」群に細胞群が生じる． ・CD20の発現強度は時に二峰性を示すが，反応性と腫瘍性の双方の場合があり，前者の意義付けは不明である． ・形質細胞（正常ではCD20が陰性）がかなり多くなると，CD20の陽性率はCD19やCD22のそれよりも有意に少なくなる．
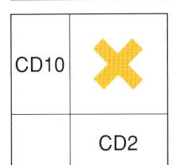 CD10 / CD2	・CD10陽性のT細胞性リンパ腫細胞群（特にangioimmunoblastic T cell lymphomaの場合に生じる）が「✖」象限にないかどうかチェックする． ・CD10象限のみに陽性群をみるのは正常の胚中心Bリンパ球かCD10陽性B細胞性リンパ腫，ないしCD10陽性T細胞性リンパ腫ながらCD2が欠失した場合などであるが，前2者についてはκ鎖・λ鎖のlight chain restrictionなどで確認する．
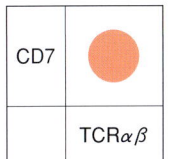 CD7 / TCRαβ	・反応性の場合は「●」のようにT細胞が一群となる． ・蛍光強度がずれて2群に分離する現象は腫瘍性病変でみられやすいが，反応性でも時に生じることがある． ・CD7象限かTCRαβ象限のいずれかに明瞭な偏りを示す細胞群があれば腫瘍性といえる． ・下図との併用でTCRαβ−CD7+とCD3−CD56+群が体腔液やある種の反応性リンパ節（特に転移性の場合）の全体細胞群でみられることがあるが，大型細胞群では優勢とならない．
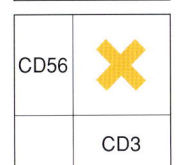 CD56 / CD3	・NK細胞性のリンパ腫細胞の場合，CD56象限ないし「✖」象限に細胞群が生じる．ただ，反応性の場合でもNK細胞群10〜20%程度混じることがあるので，大型細胞群においてそれが優勢になれば腫瘍性の可能性がかなり高まる． ・大型細胞群においてCD56象限のみに有意な群が偏った場合は，CD56が陽性のB細胞性リンパ腫か非造血器系腫瘍（対照は小細胞性未分化癌や筋原性/神経原性肉腫など）を考えるが，CD45やB系抗原が陰性であれば後者となる．
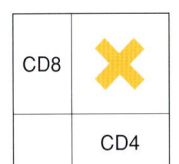 CD8 / CD4	・免疫グロブリン軽鎖とは異なり，CD4ないしCD8のいずれか一方に極端に偏った群が出現しても，それのみで腫瘍性と断定することはできない．もちろんT細胞性リンパ腫の表現型を反映していることもあり得る． ・CD4とCD8が共陽性を示す群を「✖」象限にみた場合，あるいはT系抗原が優勢なのにもかかわらずそれらが共陰性の場合，T-LBLかATLLを考え，それぞれCD1a/CD34/TdT, HLA-DR/CD25などを追加する． ・汎T系抗原陽性細胞がかなり低率であるにもかかわらずCD4弱陽性群が有意な場合は単球系の存在を考える． ・CD8が極端に優勢の場合，断定はできないもののEB virus感染に伴う反応性変化，Hodgkinリンパ腫やがんとの共存なども考えられるが一定していない．
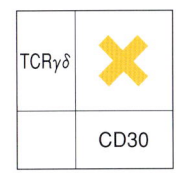 TCRγδ / CD30	・CD30，TCRγδ陽性細胞が大型細胞群においてかなり優勢な群として出現するのは，それぞれ未分化大細胞性リンパ腫，γδT細胞性リンパ腫の場合である． ・Hodgkin細胞ではゲーティングを工夫すれば少数のCD30陽性細胞が得られることがある．

✖ 反応性リンパ球増殖病変では細胞群が生じないか，minor populationをみるに過ぎない象限．

図A-13 フローパネルの各二次元散布図を読図する際のポイント

は常に HE 標本や免疫組織化学標本による形態学的観察と併せた総合評価による判断が必須である．

■文献
1) 押味和夫, 編. In: カラーテキスト血液病学. 東京: 中外医学社; 2007.
2) 一迫 玲. 悪性リンパ腫における病理への提出と全国レベルの診断向上について. 血液・腫瘍科. 2005; 50: 557-62.
3) Jeffe ES, Harris NL, Stein H, et al. In: WHO Classification of Tumours. Tumours of Haematopoietic and Lymphoid Tissues. Lyon: IARC Press: 2001.
4) 一迫 玲, 鈴木律朗, 竹内賢吾. 悪性リンパ腫診断のための解析—その結果をどう解釈すべきか？—. 血液・腫瘍科. 2007; 55: 101-11.
5) 飛内賢正, 堀田知光, 木下朝博, 編. 悪性リンパ腫マニュアル. 東京: 南江堂; 2009.
6) 一迫 玲. 悪性リンパ腫: 診断と治療の進歩—細胞表面マーカー—. 日本内科学会雑誌. 2008; 97: 41-8.

〈一迫 玲〉

4 悪性リンパ腫の病期診断と治療効果判定

　悪性リンパ腫の診断時には治療前の病変の広がりを把握し記載すること（病期診断，ステージング）が必須である．病期は放射線療法のような局所治療の適応を決める場合だけでなく，予後予測やそれに基づく層別化治療を考えるうえで重要な情報となる．効果判定の際の比較対照としても治療前の病変部位をすべて把握しておくことが必要である．一方，治療終了時の効果判定は臨床研究の際の評価項目として重要であるのみならず，各患者について追加治療の必要性を判断したり，今後の予後を予測したりするためにも必須である．これらは長年にわたり変化がないと思われがちな事項かもしれないが，検査技術の進歩による影響を受けやすく，最近では ^{18}F-fluorodeoxyglucose positron emission tomography（FDG-PET）を取り入れることによる変化が目立っている．本稿ではFDG-PETの特徴について簡単に触れた後に，悪性リンパ腫の病期診断と治療効果判定について解説する．

❶ リンパ腫診療における FDG-PET の意義

　FDG-PETはブドウ糖の類似体である ^{18}F-FDG投与後の体内分布を画像化する核医学検査で，代表的な機能的画像検査 functional imagingである．現在はPET画像とcomputed tomography（CT）画像を同一機器で撮像できるPET/CTが一般的となっている．現在FDG-PETはリンパ腫の治療前病期診断および治療効果判定における有用性が確立しており広く臨床利用されている．さらに他の利用法としては治療開始早期のFDG-PETの結果による予後予測およびこれに基づく層別化治療がリンパ腫の臨床研究におけるトピックスとなっている．また完全奏効後の再発病変スクリーニングにおける有用性に関する報告もなされているが，これには偽陽性が多く有用性に欠けるとする反論が多く，一般的には推奨されていない．

　がんでは一般的に増殖の速い腫瘍，未分化な腫瘍ほどFDGが高集積し，増殖の遅い腫瘍，高分化な腫瘍はFDG集積が低いとされる．リンパ腫についてもこの原則が一部あてはまる．すなわち，びまん性大細胞型B細胞リンパ腫（DLBCL）のような増殖の速いアグレッシブリンパ腫は増殖の遅いインドレントリンパ腫に比べてFDG集積が高く，それを反映して高いstandardized uptake value（SUV）値を示す[1]．しかし同じインドレントリンパ腫でも濾胞性リンパ腫（FL）は一定サイズ以上のほぼすべての病変にFDG集積が認められるFDG-avidな腫瘍であるのに対して，粘膜関連リンパ組織（MALT）リンパ腫ではしばしばFDG集積を認めない．なおHodgkinリンパ腫（HL）のように腫瘍細胞（Hodgkin cell, Reed-Sternberg cell）より背景の反応性リンパ球の数が圧倒的に多いような病型もFDG-avidであり，PET所見が必ずしも腫

A. 検査・分類

瘍細胞へのFDG集積のみを反映したものではないことが伺える．現在，DLBCL，HL，FL，マントル細胞リンパ腫の4つが常にFDG-avidな病型と認識されており，それ以外の病型ではFDG-avidかどうかの評価が定まっていないか，患者により一定しないとされている[2]．このようにリンパ腫におけるFDG-PETの利用を考える際には病型毎の多様性を念頭におく必要がある[3,4]．なお，リンパ腫診療における核医学検査としてはガリウムシンチグラフィーが従来用いられていたが，FDG-PETの方が感度，空間解像能において優れており，注射から撮影までが1日で済むことなど利点が多いため[5]，リンパ腫患者でのガリウムシンチグラフィーの利用は急速に減っている．

❷ リンパ腫の病期評価

　Ann Arbor病期分類[6]もしくはその修正版であるCotswolds分類が悪性リンパ腫の病期を記載するために広く用いられてきた．図A-14に示すように体幹のリンパ節を便宜的に14個のリンパ節領域〔頸部（左・右），腋窩（左・右），鎖骨下（左・右），縦隔，肺門，傍大動脈，腸間膜，骨盤内（腸骨）（左・右），鼠径/大腿（左・右）〕に分類し，病変が1つのリンパ節領域（または節外病変）に限局する場合をstage I，横隔膜の上下いずれかの2つ以上のリンパ節領域に認める場合をstage II，横隔膜にまたがって2つ以上の病変を認める場合をstage III，節外臓器にびまん性・播種性に病変を認める場合をstage IVとする（表A-9）．またB症状（発熱，夜間盗汗，体重減少）を認める場合にはstage IIBなどとし，B症状がない場合にはstage IIAなどとする．stage IとIIをまとめて限局期，stage IIIとIVを進行期とされることが多い．なお，扁桃などを含むWaldeyer輪，脾臓，胸腺などのリンパ組織の病変も節性病変と同様に扱われることが多い．一方，節外病変について胃に単発の病変がある場合はstage IE，骨髄浸潤や髄膜浸潤がある場合

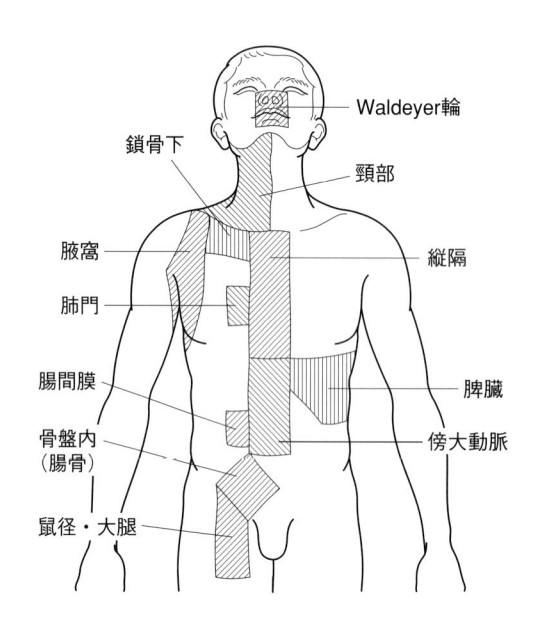

図A-14　リンパ節領域

4. 悪性リンパ腫の病期診断と治療効果判定

表A-9 Ann Arbor staging

Stage I	1リンパ節領域または1節外臓器に限局する病変
Stage II	横隔膜の片側にとどまる2リンパ節領域以上の病変，または1つの節外[8)]限局病変と横隔膜の同側のリンパ節領域の病変
Stage III	横隔膜の両側にわたる複数のリンパ節領域あるいは節外の病変
Stage IV	節外組織のびまん性・播種性病変

B症状：6カ月間に10％以上の原因不明の体重減少，38℃以上の原因不明の発熱，夜間盗汗

にはstage IVなどとする点には混乱がないが，その他の節外病変の病期記載については施設・グループにより異なる定義が用いられているのが現状である．例えばAmerican Joint Committee on Cancer（AJCC）のCancer Staging Manualでは肝臓または肺に結節性病変がある場合には単発でもstage IVと定義しているが[7)]，これが必ずしも広く受け入れられていない．このため混乱を避けるために病歴には判断の根拠とともに病期診断を記載することと，治療判断は病期に基づいて機械的に行うのではなく，病型やどの節外臓器の病変かを考慮して行うことが勧められる．

　病期診断のために診察による身体所見の把握，胸部・腹部・骨盤部造影CT検査，血液検査（血算・生化学），骨髄生検などが行われる[7)]．これに加えて上部消化管内視鏡や核医学検査をルーチンの病期診断として行う施設・グループもある．さらに神経症状を呈している場合，またはBurkittリンパ腫のように中枢神経浸潤のリスクの高い病型ではガドリニウム造影を用いた核磁気共鳴画像（MRI）検査や髄液検査，消化管出血などの消化器症状がみられる場合には上部・下部消化管内視鏡を行うなど，病型および治療前の症状・所見により必要な検査を追加する．CTではヨード造影剤アレルギーや腎機能低下がなければ造影剤を用いるべきで，これによって脈管とリンパ節との鑑別，肝脾内の結節性病変の判別が容易となる．またCTでは，5mm程度の小さいリンパ節腫大の検出も可能だが，造影剤を用いてもリンパ腫病変と反応性リンパ節腫大などの非腫瘍性病変とを鑑別することは困難であるため，臨床試験に用いる規準では便宜的に長径1.5cm以上の病変もしくは短径＞1.0cmかつ長径1.1〜1.4cmのリンパ節を異常とみなしている[8)]．なお，骨髄浸潤の有無を判断するためには骨髄生検をあわせて行うべきである．これは組織型によっては骨髄中のリンパ腫細胞が骨梁に付着しているため穿刺吸引では検出しにくいためである．

　FDG-PETを用いると従来の方法と比べてより多くの病変をみいだすことができ，一部の患者では病期の変更，治療法の変更につながるとして[9)]，FDG-PETが病期診断時の必須検査に含まれるようになってきた．CTとFDG-PETの結果はよく一致するが，CTでは病的とは判断できない長径1cm以下のFDG高集積のリンパ節病変や，単純CTのみでは検出できない肝脾内の限局性病変などがFDG-PETでみいだされることがある．しかし，FDG-PETでは感染症や炎症性疾患による偽陽性の可能性にも留意するべきで，必要に応じて生検による確認を検討する．FDG-PETにより骨髄生検を代用できるかという点も議論されているが，血球貪食症候群などさまざまな原因で骨髄へのFDG集積が認められるので，骨髄生検は相変わらず必要である．な

A. 検査・分類

おFDG-PETの結果が治療法の変更につながる患者は10％未満にとどまるともいわれており，治療開始を急ぐ必要のある患者でそのタイミングを遅らせてまでFDG-PETを行う根拠はない．

❸ リンパ腫の治療効果判定

　リンパ腫の治療効果判定の原則は，治療開始前にあった症状，診察・検査所見上の異常の変化と新出病変の有無を確認することである．表在リンパ節腫大や腹部腫瘤が認められる患者では診察によって治療効果を把握することもできるが，客観的に治療効果を記録・判定するためには画像検査が必須である．1999年に発表された国際ワークショップ規準（IWC）では，治療前後の病変の二方向積和（CTの一断面での腫瘤の最長径と直行する径の積の和；sum of the products of the greatest diameters, SPD）の縮小割合・増大割合により治療効果を規定しており，治療開始前にあった異常がすべて消失した場合を完全奏効 complete response（CR）とし，二方向積和が75％以上縮小した場合を不確定完全奏効 undetermined complete response（CRu），50％以上縮小した場合を部分奏効 partial response（PR），最小値より50％以上増大がみられた場合または新出病変が出現した場合を進行 progressive disease（PD），いずれにもあてはまらない場合を安定 stable disease（SD）と定義している．臨床試験では無増悪生存期間などの予後に関するアウトカムよりも完全奏効割合・全奏効割合が短期間で結果がみられる代替的指標として用いられている．一方，通常の診療では治療効果判定を元に追加治療の必要性の判断がなされることが多い．

　CTによる治療効果判定の際に問題となるのが治療終了時点の残存腫瘤の評価である．縦隔，腸間膜，腹部後腹膜などの巨大腫瘤病変は治療終了時に一定サイズの腫瘤を残すことが多いが，これが生きた腫瘍組織を含んでいるのか，壊死もしくは線維化病変のみであるのかによって追加治療の必要性が異なる．これを残存腫瘤のサイズや造影所見から類推することは困難で，すべての残存腫瘤に対して放射線治療やサルベージ化学療法などの追加治療を行うと少なくとも一部の患者で過剰治療となってしまう懸念がある．残存腫瘤の生検が行われる場合もあるが，病変がアプローチ困難な部位にあることが少なくなく，部分切除生検では偽陰性の結果を得てしまう可能性もある．このような残存腫瘍の評価において機能的画像検査であるFDG-PETの有用性が認識されてきた．Juweidらの報告ではDLBCLに対する標準化学療法後，IWCでPRと判定された患者の約半数でFDG-PETの集積が消失しており，これらの患者では追加治療を行わなくてもIWCでCRと判定された患者とほぼ同等の無増悪生存期間であった[10]（図A-15）．これを受けて2007年に提案された新たな改訂治療効果判定規準（表A-10）[10]ではDLBCLやHLについてはFDG-PET陽性病変が消失した場合には残存病変のサイズにかかわらずCRと判断すると定義された．逆に一定以上のサイズのFDG-PET陽性の新出病変が認められた場合にはPDと定義された．なお旧IWCで定義されていたCRuは削除された．FL，MCLでも完全奏効割合が臨床試験のエンドポイントである場合には同様にFDG-PETを取り入れた規準を用いるが，それ以外の場合は従来と同様にCTのみによる規準を用いると規定している．またDLBCL，HL，FL，MCL以外の病型については治療前にFDG-PET陽性が確認された場合にFDG-PETを取り入れた規準を用いてもよい．

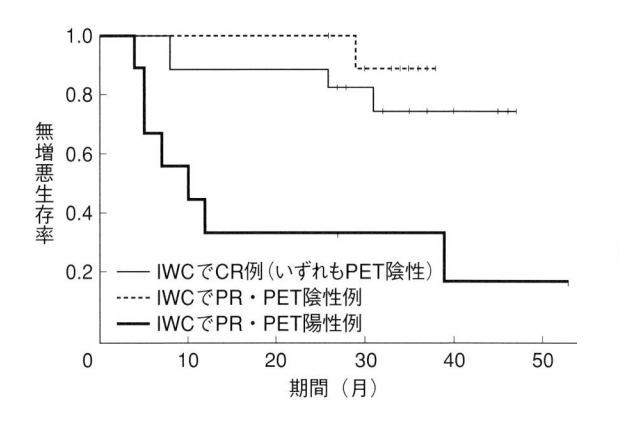

図 A-15 アグレッシブリンパ腫（主に DLBCL）治療効果判定時の FDG-PET の結果による部分奏効例の予後（無増悪生存期間）（J Clin Oncol. 2005; 23: 4652 より）

表 A-10 新しいリンパ腫治療効果判定国際ワークショップ規準（抜粋）

	定 義	リンパ節病変
完全奏効（CR）	すべてのリンパ腫病変の消失	1) FDG-avid な疾患・治療前 PET 陽性の場合：PET 陰性化, 腫瘍径の縮小は問わない. 2) FDG 集積が多様な疾患と PET 陰性例：CT にて LN 病変が正常サイズまで縮小.
部分奏効（PR）	測定可能病変が縮小し新規病変を認めない	LN 病変の SPD が ≧ 50％縮小. 1) FDG-avid な疾患・治療前 PET 陽性の場合：元の病変が PET 陽性 2) FDG 集積が多様な疾患と PET 陰性例：CT にて LN 病変が縮小.
安定（SD）	CR/PR または PD 以外	1) FDG-avid な疾患・治療前 PET 陽性の場合：元の病変が PET 陽性で新規病変なし. 2) FDG 集積が多様な疾患と PET 陰性例：元の病変が CT, PET で不変
再発または進行（PD）	新規病変の出現または元の病変が最小状態から ≧ 50％の増大	＞1.5 cm の新規病変の出現, SPD ≧ 50％の増加, 短径＞1 cm の病変の長径 ≧ 50％増加 FDG-avid な疾患・治療前 PET 陽性の場合：これらの病変が PET 陽性

　改訂 IWC にあわせてリンパ腫の治療効果判定に用いる FDG-PET の標準化に関する報告が発表された[11]．この報告では治療効果判定に用いる FDG-PET の撮影時期，撮影方法や FDG-PET 陽性の定義などが規定されている．これによると治療効果判定の FDG-PET は治療の影響による偽陽性を避けるため，化学療法後の場合は治療終了から最低 3 週間，できれば 6〜8 週間あけて行うべきで，放射療法後の場合は 8〜12 週間あけて行うべきと規定されている．また FDG-PET 陽性病変の定義に SUV は用いず，2 cm 以上の病変については縦隔血液プールよりも強い集積がある場合を陽性としている．

　FDG-PET を用いた治療終了後の効果判定は通常の診療でも一般的なものとなりつつあるが，その結果の解釈には一定の注意が必要であろう．German Hodgkin Study Group の報告によると，進行期 HL に対する BEACOPP 療法終了後に 2.5 cm 以上の病変が残存していた場合に FDG-PET を行ったところ 311 人中 245 人（約 80％）で FDG-PET 陰性であり，これら陰性の患者

のうち12カ月以内に進行・再発・放射線治療開始がなかった患者の割合（陰性的中率）は94％と高かった．この臨床試験では残存腫瘍に対して従来ルーチンで行っていた放射線療法の追加がFDG-PET陰性例で省略されたが，このように高い陰性的中率が示されたため，このアプローチが妥当と判断された[12]．FDG-PETの結果により過剰治療が減らせたのである．一方，FDG-PETの陽性的中率は陰性的中率ほど高いものではないとされている．例えば化学療法後の炎症および治癒機転を反映したFDG集積が6〜8週間を経過しても持続する場合があるため，FDG-PET陽性所見だけがリンパ腫の残存を示唆するような場合には，二次治療に進む前にFDG-PET陽性病変を生検により確認することや，1〜3カ月後にCTによる経過観察を行って増大傾向を確認することも勧められる．また，従来病変のなかった部位にFDG集積がみられた場合には胸腺過形成，褐色脂肪への集積，感染など他の原因を十分検討することが望ましい．

■文献

1) Schoder H, Noy A, Gonen M, et al. Intensity of 18fluorodeoxyglucose uptake in positron emission tomography distinguishes between indolent and aggressive non-Hodgkin's lymphoma. J Clin Oncol. 2005; 23: 4643-51.
2) Cheson BD, Pfistner B, Juweid ME, et al. Revised response criteria for malignant lymphoma. J Clin Oncol. 2007; 25: 579-86.
3) Elstrom R, Guan L, Baker G, et al. Utility of FDG-PET scanning in lymphoma by WHO classification. Blood. 2003; 101: 3875-6.
4) Kako S, Izutsu K, Ota Y, et al. FDG-PET in T-cell and NK-cell neoplasms. Ann Oncol. 2007; 18: 1685-90.
5) Seam P, Juweid ME, Cheson BD. The role of FDG-PET scans in patients with lymphoma. Blood. 2007; 110: 3507-16.
6) Carbone PP, Kaplan HS, Musshoff K, et al. Report of the Committee on Hodgkin's Disease Staging Classification. Cancer Res. 1971; 31: 1860-1.
7) Armitage JO. Staging non-Hodgkin lymphoma. CA Cancer J Clin. 2005; 55: 368-76.
8) Cheson BD, Horning SJ, Coiffier B, et al. Report of an international workshop to standardize response criteria for non-Hodgkin's lymphomas. NCI Sponsored International Working Group. J Clin Oncol. 1999; 17: 1244-53.
9) Bangerter M, Moog F, Buchmann I, et al. Whole-body 2-［18F］-fluoro-2-deoxy-D-glucose positron emission tomography (FDG-PET) for accurate staging of Hodgkin's disease. Ann Oncol. 1998; 9: 1117-22.
10) Juweid ME, Wiseman GA, Vose JM, et al. Response assessment of aggressive non-Hodgkin's lymphoma by integrated International Workshop Criteria and fluorine-18-fluorodeoxyglucose positron emission tomography. J Clin Oncol. 2005; 23: 4652-61.
11) Juweid ME, Stroobants S, Hoekstra OS, et al. Use of positron emission tomography for response assessment of lymphoma: consensus of the Imaging Subcommittee of International Harmonization Project in Lymphoma. J Clin Oncol. 2007; 25: 571-8.
12) Kobe C, Dietlein M, Franklin J, et al. Positron emission tomography has a high negative predictive value for progression or early relapse for patients with residual disease after first-line chemotherapy in advanced-stage Hodgkin lymphoma. Blood. 2008; 112: 3989-94.

〈伊豆津宏二〉

B 治 療

I B細胞リンパ腫

1 濾胞性リンパ腫の治療

　Follicular lymphoma（FL）は代表的な低悪性度リンパ腫である．その経過は緩慢であり，進行期症例であっても生存期間中央値は7～10年と長いが，多くは有病生存であり生存曲線は平坦化しない．化学療法の効果は不良であり治癒が得られにくく，また進行期症例の多くは組織学的進展（histologic transformation）などによって最終的に死亡する難治性疾患であり，長期予後は中・高悪性度リンパ腫よりもむしろ悪いとされてきた[1]．

　しかし近年の研究によってFLの予後が改善していることが明らかにされている（図B-1）[2]．他にもFLの予後が改善しているとする報告がいくつかある[3-5]．予後が改善している理由としては多くの新しい治療方法が開発導入されていることや支持療法が進歩しているためとされる．

❶ 限局期（臨床病期Ⅰ・Ⅱ期）FLに対する治療

　標準的治療法は放射線治療である[6]．Ⅰ・Ⅱ期の症例では放射線治療によって50％前後の症例に10年無病生存が期待できる[6-8]．Ⅱ期でも1つの照射野におさまらない非連続的Ⅱ期や，bulky mass，B症状，LDH上昇などといった予後不良因子を有する場合は進行期に準じた薬物療法の適応を考慮する．

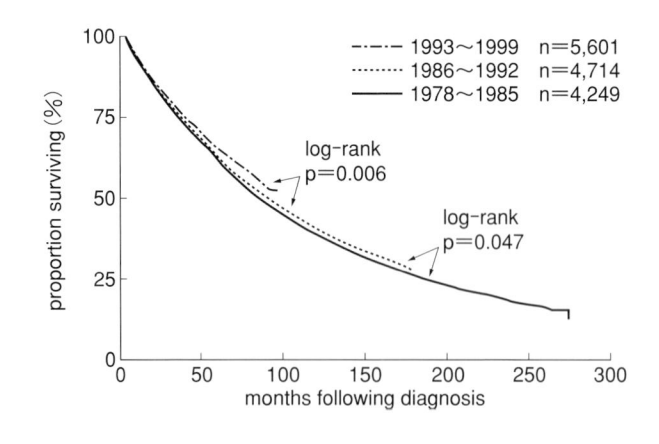

図B-1 米国における，診断年代別のFLの生存曲線
年代を経るに従って改善が認められる（文献2より改変）．
FLの生存期間中央値は診断された時代に従って改善を認め，1978～1985では82ヵ月，1986～1992年では87ヵ月であり，1993～1999ではまだ中央値に達していない．

❷ 進行期（臨床病期 III・IV 期）に対する治療

FL の多くは診断時にすでに進行期であり，様々な治療が行われてきた．現在のところ治癒が証明されている治療法はなく，標準的治療は確立していない．

進行期 FL に対する治療には，1）無治療での経過観察（watchful waiting），2）化学療法（アルキル化剤単独療法，プリンアナログ単独療法，多剤併用化学療法），3）抗 CD20 モノクローナル抗体（rituximab），4）rituximab と化学療法の併用，5）自己造血幹細胞移植，6）同種造血幹細胞移植，7）放射性同位元素標識モノクローナル抗体などがある．

a．無治療での経過観察（watchful waiting）

Watchful waiting は低悪性度リンパ腫の診療方針の 1 つとされる．Watchful waiting に関する前方向無作為化比較試験では，診断後ただちに化学療法などの治療を開始する群と watchful waiting 群の間で生存割合には差が認められていない[9-11]．

これらの結果などから，無症状，高齢者，腫瘍量が少ない，予後不良因子を有しない，合併症を有するなどといった場合には，病状が進行したり症状が出現したりするまで無治療で経過観察を行うことも診療方針の 1 つとなりうる．ただし，現在では後述するように抗 CD20 モノクローナル抗体治療薬である rituximab などによって治療成績が大きく向上していることから，積極的に治療を開始することが多くなっていると思われる．

b．化学療法

Cyclophosphamide や chlorambucil などのアルキル化剤，多剤併用療法〔COP ないし CVP（cyclophosphamide, vincristine, prednisolone）療法や CHOP（cyclophosphamide, doxorubicin, vincristine, prednisolone）療法など〕，プリンアナログ（fludarabine, cladribine など）などのさまざまな薬剤やレジメンが用いられている．

前述のように進行期 FL に対して治癒をもたらすことが証明された化学療法はない．aggressive lymphoma に対する標準的化学療法である CHOP 療法では doxorubicin が key drug とされるが，FL の治療における有用性は証明されていない．CHOP 療法で治療された進行期低悪性度リンパ腫の成績は治療強度が低い治療法と比較しても良好とはいえなかったことなどから，doxorubicin を含む併用化学療法によってもその生存期間は改善しないとされた[12]．

Fludarabine や cladribine といったプリンアナログは FL をはじめとする低悪性度リンパ腫に広く用いられている．GELA で行われた FL に対する fludarabine 単剤療法では，CR 37％を含む奏効割合が 65％だった[13]．また，fludarabine は cyclophosphamide や dexamethasone，mitoxantrone などとの併用療法も行われており，良好な治療効果が報告されている[14,15]．Cladribine も低悪性度リンパ腫に対して有効な薬剤であり，高い奏効割合を示す[15]．わが国では fludarabine 注射剤の悪性リンパ腫に対する保険適応はないが，経口 fludarabine の開発が行われて再発または難治性の低悪性度 B 細胞性非 Hodgkin リンパ腫およびマントル細胞リンパ腫に対して保険承認された[16]．Cladribine も再発・再燃または治療抵抗性の低悪性度または濾胞性 B 細胞性非 Hodgkin リンパ腫，マントル細胞リンパ腫に対して保険適応が承認されている．

これらの化学療法については，現在では後述する抗 CD20 モノクローナル抗体（rituximab）と

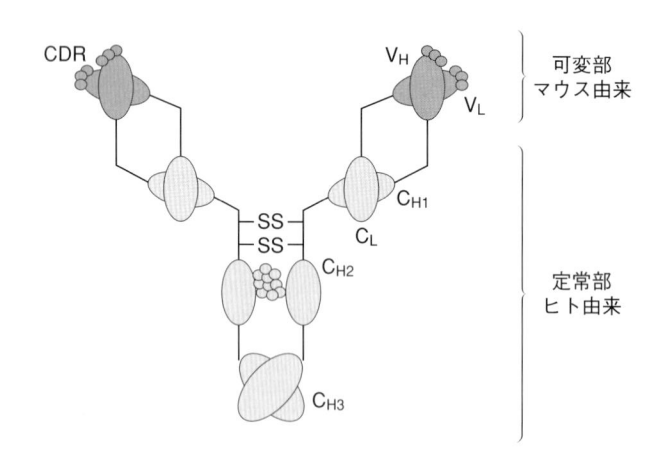

■ B．治療

c. 抗CD20モノクローナル抗体（rituximab）

　　Rituximab は B 細胞表面の分化抗原である CD20 を標的とするマウス・ヒトキメラ型抗 CD20 モノクローナル抗体である（図B-2）．その作用機序は補体依存性細胞傷害反応 complement-dependent cytotoxicity（CDC），抗体依存性細胞介在性細胞傷害反応 antibody-dependent cell-mediated cytotoxicity（ADCC），およびアポトーシスの誘導とされる（図B-3）．

　　再発・再燃低悪性度 B リンパ腫に対する臨床試験の結果では，CR 6％，PR 42％で奏効率は 48％，効果持続期間の中央値は 13 カ月だった[17]．わが国でも再発再燃低悪性度 B 細胞リンパ腫を対象とした rituximab 単剤投与の試験が行われ，適格症例 61 例中 CR 14 例，PR 23 例，奏効割合は 60.7％，progression free survival（PFS）の中央値が 245 日だった[18]．

　　一般的に FL では通常化学療法によって PCR レベルで検出される微小残存病変 minimal residual disease（MRD）を消失させることは困難である[19]．これに対して rituximab は高い MRD 消失効果が得られる．単剤治療の場合には，follicular lymphoma で 22～62％に MRD 消失が得られる[20-22]．

d. Rituximab と化学療法の併用

　　Rituximab は通常の化学療法剤と薬物有害反応が重複しないため，CHOP 療法に代表されるような化学療法に追加併用可能である．FL を中心とする低悪性度 B リンパ腫に対して，rituximab と CHOP の併用療法によって，40 例中 CR 22 例（55％），PR 16 例（40％），奏効率 95％というきわめて良好な治療効果が得られた[23]．また長期経過観察では無増悪生存期間の中央値が 82.3 カ月ときわめて良好だった[24]（図B-4）．

図B-2　抗CD20モノクローナル抗体（rituximab）の構造

Rituximab はマウス・ヒトキメラ型抗 CD20 モノクローナル抗体である．ヒト CD20 抗原に対するマウス IgG1 型モノクローナル抗体，IDEC-2B8 を原型として，その重鎖および軽鎖の可変領域とヒト IgG1k の定常領域を遺伝子工学の手法でキメラ化させたものである．

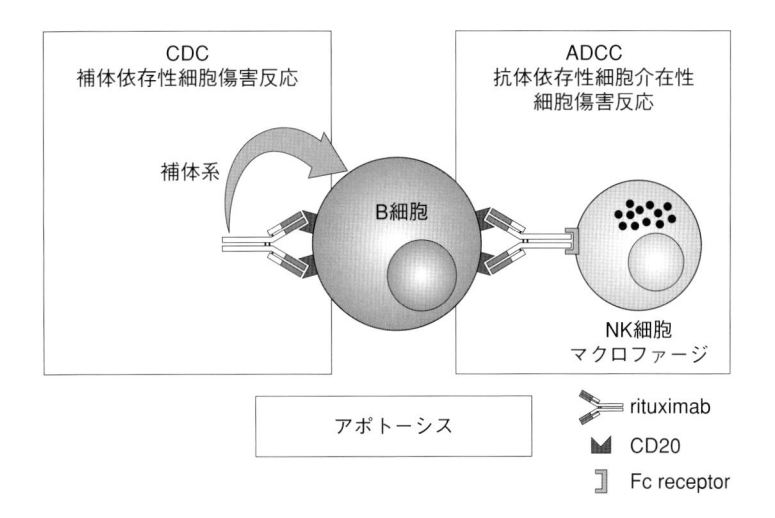

図B-3 Rituximab の作用機序

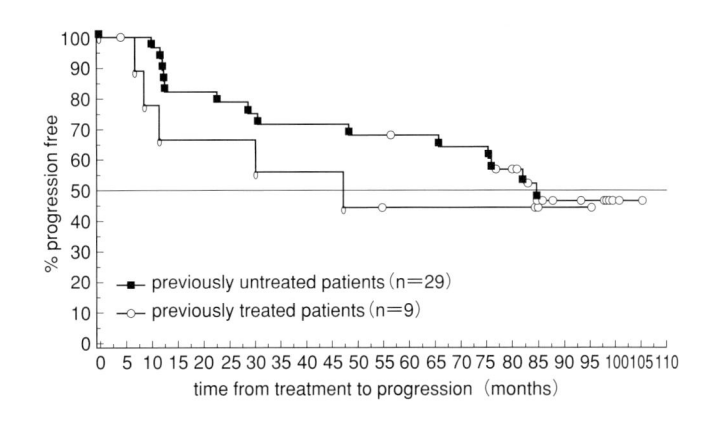

図B-4 R-CHOP 療法による低悪性度 B 細胞リンパ腫の無増悪生存期間（未治療患者と既治療患者のデータ）（文献24 より改変）

未治療患者 29 例と既治療患者 9 例のデータ．全 38 例での無増悪生存期間の中央値は 82.3 カ月と良好だった．

　Rituximab 併用化学療法と通常化学療法の比較試験がいくつも行われている．未治療進行期 FL 321 例を対象として rituximab 併用 CVP（cyclophosphamide, vincristine, prednisolone）（R-CVP）療法を CVP 療法と比較する試験が行われた．全奏効割合および CR 割合は，R-CVP で 81 %と 41 %，CVP で 57 %と 10 %であり R-CVP が有意に良好だった．観察期間中央値 30 カ月での無増悪生存期間は R-CVP で 32 カ月だったのに対して，CVP では 15 カ月と R-CVP が有意に長かった[25]（図B-5）．未治療進行期 FL に対する R-CHOP と CHOP のランダム化試験でも R-CHOP は CHOP に対して奏効割合，TTF，全生存期間で優れていた[26]．Cyclophosphamide, fludarabine, mitoxantrone（FCM）療法と rituximab の併用療法についても FCM 療法とのランダ

ム化比較試験が行われ，R-FCM で高い奏効割合が得られた[27]．

　FL および MCL を対象に施行された rituximab 併用化学療法と化学療法のランダム化試験に関するメタ解析の結果では，rituximab 併用化学療法が化学療法よりも生存期間において優れているとされた（図 B-6）[28]．これらの結果から現在では rituximab 併用化学療法が FL に対する標準的治療と考えられるが，rituximab と併用する至適化学療法は確定していない．

　その他の rituximab 併用化学療法としては fludarabine に代表されるプリンアナログなどとの併用の試みがあり，fludarabine[29]，fludarabine ＋ mitoxantrone[30]，fludarabine ＋ mitoxantrone ＋ dexamethasone（FND）[31] などが報告されている．

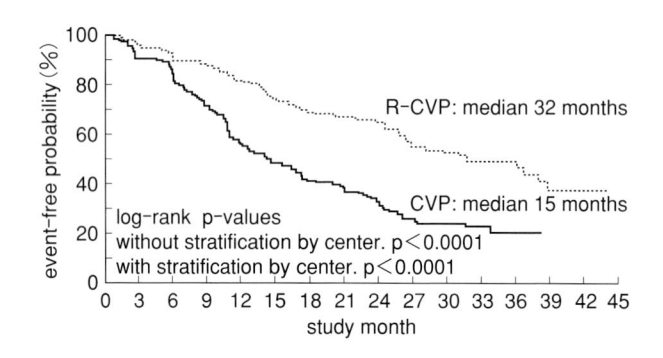

図 B-5 未治療進展期 FL に対する R-CVP 療法と CVP 療法の比較試験における無増悪生存期間（文献 25 より改変）
無増悪生存期間の中央値は R-CVP 群で 32 カ月，CVP 群で 15 カ月と有意に R-CVP 群で良好だった（p＜0.0001）．

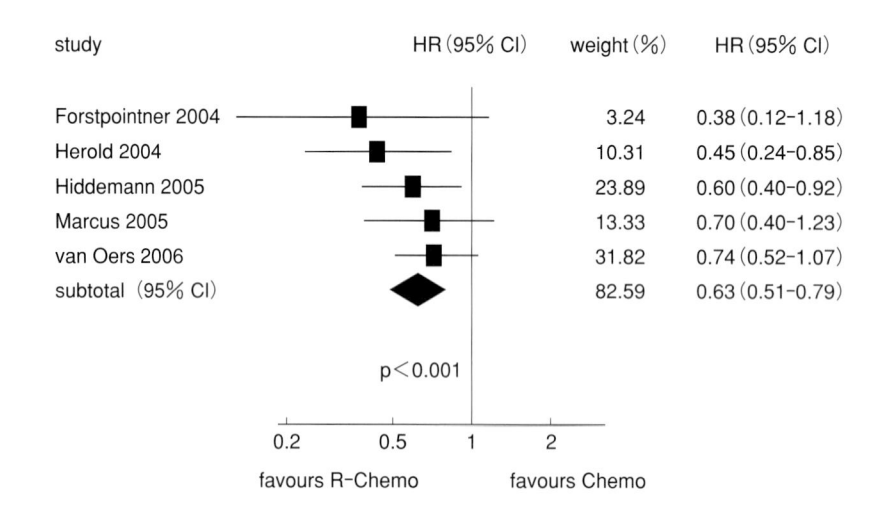

図 B-6 Follicular lymphoma に対して施行された rituximab 併用化学療法のランダム化試験に関するメタ解析のデータ（文献 28 より改変）
Rituximab 併用化学療法は通常化学療法より生存期間延長効果に優れる．

e．Rituximab 維持療法

　　Rituximab 維持療法は FL に対する有効な治療法である．米国では rituximab 単剤治療後の維持療法に関する検討が行われた．これは rituximab 単剤治療によって CR, PR または SD が得られた未治療低悪性度 B 細胞リンパ腫を対象とするもので，週 1 回，計 4 回の rituximab 投与を半年ごとに 2 年間繰り返す臨床第 II 相試験である．その PFS 中央値は 34 カ月と良好だった[32]．SAKK は未治療，既治療の FL を対象に rituximab 治療を行い，rituximab 維持療法と無治療での経過観察にランダム化する第 III 相試験を行ったが，EFS は維持療法で 23 カ月に対して経過観察では 12 カ月と有意に維持療法が優れていた．

　　化学療法後における rituximab 維持療法についてもいくつもの大規模な臨床試験が行われている．ECOG では未治療進行期低悪性度 B 細胞リンパ腫を対象として，CVP 療法後に rituximab 維持療法と無治療での経過観察を比較するランダム化試験を施行した．PFS の中央値は維持療法群で 4.2 年，無治療での経過観察では 1.5 年であり，維持療法群で有意に延長していた[33]．EORTC では再発・治療抵抗性 FL を対象に，まず救援化学療法として R-CHOP と CHOP にランダム化し，CR および PR が得られた場合に rituximab 維持療法と経過観察にランダム化する第 III 相試験を行った[34]．維持療法へのランダム化からの PFS で，rituximab 維持療法の PFS 中央値は 51.5 カ月であり，経過観察での 14.9 カ月に比べて有意に延長していた．維持療法による PFS の延長は CHOP 群，R-CHOP 群ともに認められた．

　　FL に対する rituximab 維持療法に関する臨床試験を対象とするメタ解析の結果では，再発・治療抵抗性の FL に対しては rituximab 維持療法によって生存期間の延長効果が得られるとされた．ただし維持療法群では感染に注意が必要とされた．なお初回治療として R-CHOP を施行された初発 FL に対する rituximab 維持療法については現在いくつかの臨床試験が進行中であり，その結果を待つ必要がある．

　　このように rituximab 維持療法は FL に対する有用な治療法といえる．現在わが国においては rituximab 維持療法の保険承認はなく治験が行われている．

f．自己造血幹細胞移植

　　FL は通常化学療法による治癒が困難な難治性疾患であるため，自己造血幹細胞移植 autologous hematopoietic stem cell transplantation（AHSCT）を併用した大量放射線化学療法の研究がいくつも施行されてきた．

　　FL に対する AHSCT では移植片中へのリンパ腫細胞の混入が問題となる．これを克服するために，移植片中のリンパ腫細胞をモノクローナル抗体処理によって除去する *ex vivo* purging を行う AHSCT が研究されてきた．purging によってリンパ腫細胞が PCR レベルで陰性化した群では陰性化しなかった群に比較して無再発生存期間が有意に優れていた[35]．Rituximab 治療は FL に対して高い MRD 消失効果を示すため，現在では *ex vivo* purging のかわりに rituximab を用いた *in vivo* purging が応用されることが多い[36]．

　　初発進行期 FL に対する upfront AHSCT に関する検討がいくつか報告されているが，生存期間の改善は証明されていない[37-39]．German low grade lymphoma study group では初発 FL に CHOP 類似化学療法で寛解導入を行った後，cyclophosphamide 大量療法と全身放射線照射（total body irradiation）を前処置としたAHSCTを行う群とインターフェロンによる維持療法を行う群を比較する無作為化比較試験が行われた[40]．5年無増悪生存割合は移植群が64.7％だったのに対してインターフェロン群は33.3％と有意にAHSCT群が優れていた（図B-7）．ただし本報告では全生存期間の群間比較データは未公表である．これらの試験結果からは，初発進行期FLに対して実地医療として初回治療に引き続いてAHSCT併用大量化学療法を施行することは不適切といえる．今後AHSCTの適応や移植時期に関する検討が必要である．

再発・治療抵抗性FLを対象とした，通常化学療法とAHSCTの比較試験としてはCUP trialがある[41]．Chemotherapy（C），unpurged（U），purged（P）の3群に無作為割り付けを行った比較試験である．この試験では化学療法群に比べてAHSCT群で無増悪生存期間と生存期間が有意に良好だった．ただし症例登録が予定通り進まず途中で登録が中止されたため3群に割り付けられたのは89例と少数例にとどまり，purgingの有効性に関する検証はできなかった．

g．同種造血幹細胞移植

一般的には同種造血細胞移植はAHSCT後の再発症例を対象に行われる場合が多く，graft versus lymphoma（GVL）効果によってFLに対して治癒が期待できる治療といえる．一方，治療関連死亡率が30～40％と高いことが問題である[42]．近年前治療の毒性を軽減した骨髄非破壊的同種造血幹細胞移植 reduced intensity stem cell transplantation（RIST）が盛んに試みられており，少数例ながら有望な治療成績が報告されている[43-46]．

h．放射性同位元素標識モノクローナル抗体

リンパ腫細胞は放射線治療に対する感受性が高いため，アイソトープ抱合モノクローナル抗体 radioimmunoconjugates（RIC）の開発が進められた．RICは抗体の移行不良や抗原発現低下などによって抗体が直接結合できなかった近接細胞に対しても，クロスファイアー効果による治療効果が期待できる．CD20を標的とするものとしては，yttrium-90（^{90}Y）ibritumomab tiuxetan[47]，

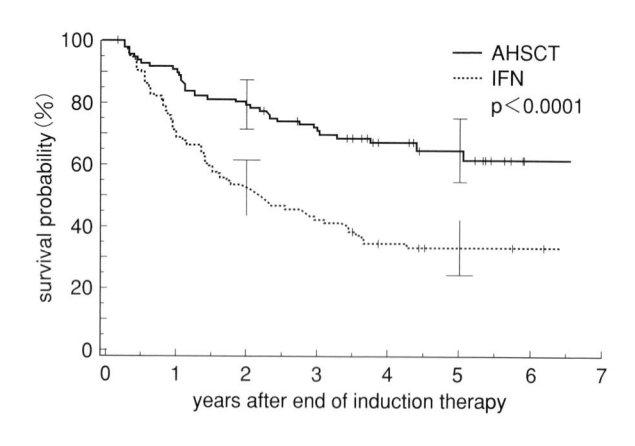

図B-7 初発進行期FLに対するAHSCTおよびインターフェロン維持療法の無作為化比較試験における無増悪生存期間（文献40より改変）

5年無増悪生存割合は移植群が64.7％だったのに対してインターフェロン群は33.3％と有意に移植群が優れていた（$p < 0.0001$）．

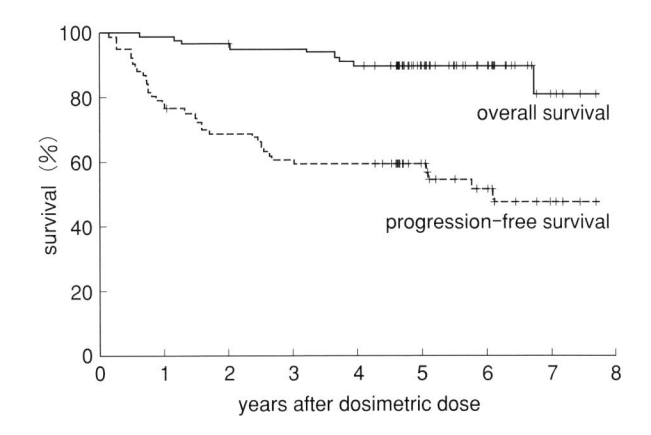

図B-8 未治療進行期FLに対する^{131}I tositumomab治療の無病生存曲線および全生存曲線（文献49より改変）
5年無増悪生存率は59％，無増悪生存期間の中央値は6.1年であり，5年生存率は89％だった．

iodine-131（^{131}I）tositumomab[48]があり，化学療法やrituximab治療に抵抗性となったB細胞リンパ腫に対して高い治療効果を示す．未治療進行期FLに対する^{131}I tositumomab治療ではCR 75％を含む奏効割合は95％と良好であり，CR例の80％はPCRレベルのMRDも陰性化した[49]．観察期間の中央値5.1年での5年無増悪生存率と全生存率はそれぞれ59％と89％，無増悪生存期間の中央値は6.1年と良好だった（図B-8）．一方治療関連骨髄異形成症候群は認めなかった．このようにRICは今後FL治療において大きな役割を果たすことが期待される．Yttrium-90（^{90}Y）ibritumomab tiuxetanについてはわが国でも2008年に再発または難治性の低悪性度B細胞性非Hodgkinリンパ腫およびマントルリンパ腫に対して承認された．

おわりに

このようにFLの治療は近年大きく進歩した．本書他稿で記載されているように，現在も有効な新規薬剤の開発が活発に行われており，さらなる治療成績の向上が期待される．今後，これら薬剤や造血細胞移植などのさまざまな治療方法をどのように位置づけていくかに関する検討が重要と考えられる．

エヴィデンス&データファイル

濾胞性リンパ腫の病態と診断のポイント

❶ 細胞形質と病理組織分類

FL は一般的に SIg$^+$, Bcl-2$^+$, Bcl-6$^+$, CD10$^+$, CD5$^-$, CD19$^+$, CD20$^+$, CD22$^+$, CD79a$^+$ である．病理組織学的には大型細胞である centroblast の比率によって3段階に grading される．すなわち centroblasts 0～5個/high-power field（hpf）を Grade 1，centroblasts 6～15個/hpf を Grade 2，centroblasts ＞15個/hpf を Grade 3 とし，Grade 3 は centrocyte が認められるものを Grade 3a，centroblast がシート状に増生するものを Grade 3b に分類する．なお，Grade 3b については治療上 diffuse large B-cell lymphoma（DLBCL）と同様に取り扱われる．

❷ 染色体異常

t(14;18)(q32;q21) が最も高頻度に認められる．この転座によって，BCL2 遺伝子が免疫グロブリン H 鎖遺伝子と相互転座して脱制御され過剰発現をきたす．BCL2 蛋白は germinal center cell には発現していないが，FL では BCL2 が脱制御されて発現することによって胚中心での apoptosis が抑制されることがリンパ腫発症に深くかかわっていると考えられている．

❸ 予後因子── follicular lymphoma international prognostic index（FLIPI）

現在非 Hodgkin リンパ腫の代表的な予後予測モデルとしては international prognostic index（IPI）が広く用いられており[50]，これは FL にも応用可能である．しかし，FL を IPI で分類すると予後不良群の患者が 10～15% と少ないことが応用上の問題である．このため FL を対象とした新たな予後予測モデル，FLIPI が提唱された[51]．これは，①年齢60歳以上，②Ann Arbor 臨床病期 III または IV 期，③ヘモグロビン 12 g/dl 未満，④血清 LDH が正常上限を超える，⑤リンパ節腫脹領域数が4カ所を超える，の5つの予後因子から構成される（**表 B-1**）．リンパ節領域数を数えるための人体図を**図 B-9**に示す．リスク数が 0～1 を low risk，2 を intermediate risk，3 以上を high risk の3リスクグループに分類する．

❹ R-CHOP 療法の実際

現在進行期 FL に対して最も広く行われている R-CHOP 療法を施行する際のポイントについて概説する（**図 B-10**）．

Rituximab は抗 CD20 モノクローナル抗体薬剤であり，腫瘍細胞が CD20 を発現していることを細胞表面マーカーや免疫組織染色によって確認する．また rituximab 治療後の再発時に CD20

表 B-1 Follicular lymphoma international prognostic index – FLIPI[27]

因　子	予後不良因子
年　齢	60 歳以上
Ann Arbor 臨床病期	III または IV 期
ヘモグロビン	12 g/dl 未満
血清 LDH	正常上限を超える
リンパ節腫脹領域数	4 カ所を超える

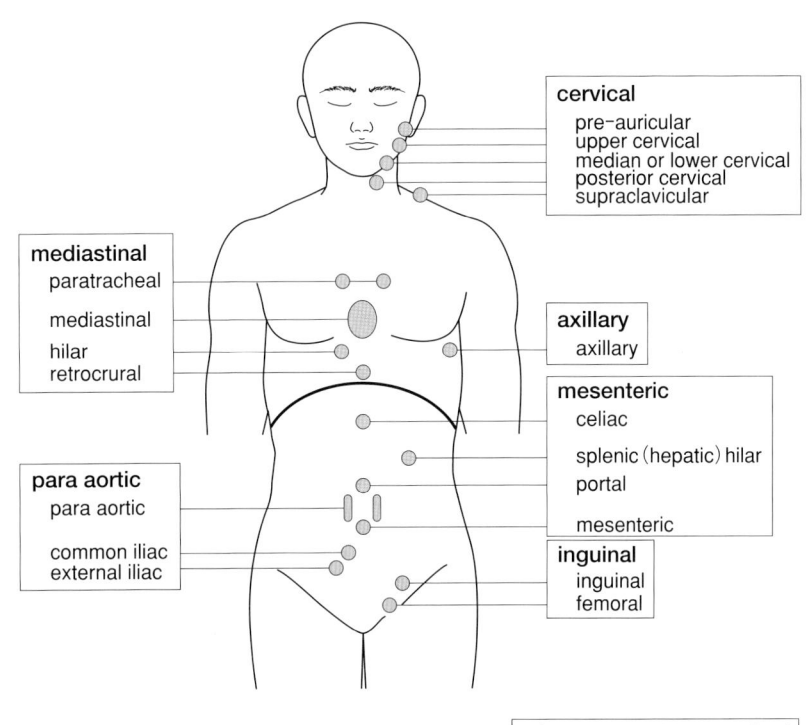

図 B-9 Follicula lymphoma international prognostic index（FLIPI）の腫脹リンパ節領域を数えるための図（文献 51 より改変）

陰性化を認めることがあるため，可能な限り再生検を行って CD20 発現について確認することが望ましい．

　初回 rituximab 投与時には輸注関連毒性（infusion reaction：発熱，悪寒，悪心，頭痛，疼痛，掻痒，発疹，咳など）の出現頻度が高いことや，腫瘍量が多い場合は腫瘍崩壊症候群を回避するために入院治療を原則とする．アレルギー反応を予防するために，投与 30 分前に前投薬〔解熱鎮痛薬（acetaminophen など）と抗ヒスタミン剤（diphenhydramine など）〕を行う．投与速度を

R-CHOP

		day 1	3	7
Rituximab	375mg/m^2, div	↓		
Doxorubicin	50mg/m^2, 30min div		↓	
Cyclophosphamide	750mg/m^2, 2hr div		↓	
Vincristine	1.4mg/m^2, iv		↓	
Prednisolone	100mg/body, po		■■■■■■■	

1) 原則として3週毎に繰り返す．
2) FLに対しては合計6コース施行する．
3) Rituximab投与日はCHOPと同日，またはCHOPの1〜2日前のいずれでもよい．
4) Prednisoloneは65歳以上では40mg/m^{2}に減量する．
5) Vincristineは最大2mg/bodyまでとする．

図 B-10 R-CHOP

25 ml/hr で開始し，1時間後 100 ml/hr, 2時間後 200 ml/hr までバイタルサインを確認しながら1時間毎に増量する．第1回投与で重篤な有害反応を認めなかった場合には，第2回投与時からは 100 ml/h から開始してもよい．Infusion reaction は血液中に大量の腫瘍細胞がある（25,000/μl以上）など腫瘍量の多い患者，脾腫を伴う患者，心機能，肺機能障害を有する患者で発現頻度が高く重篤化しやすいので注意が必要である．末梢血中に多量の腫様細胞を認める場合には，まずCHOP療法を先行して腫瘍量を減らした後にrituximabを投与することも考慮する．

Cylcophosphamide による出血性膀胱炎の予防には，尿量確保，尿検査を行い症状出現の有無を確認する．Vincristineによる末梢神経障害（知覚鈍麻，便秘，疼痛など）は用量依存性に生じるため，毎回症状観察し，異常時は減量を考慮し，grade 3以上では直ちに中止する．Doxorubicinでは蓄積性の心毒性を認めるため，治療前には心エコーなどによって心機能を確認する．

B型肝炎ウイルス（HBV）キャリアの患者でrituximabとステロイド併用の全身化学療法施行時にはHBV再活性化により肝炎の増悪，劇症肝炎を発症することがあるため，投与前にHBs抗原，HBc抗体，HBs抗体のスクリーニングを行う．HBs抗原陽性者には抗ウイルス薬（entecavirなど核酸アナログ）の投与を行う．HBs抗原陰性であってもHBc抗体またはHBs抗体陽性例では肝炎ウイルスの再活性化による肝炎を発症する場合があるため，HBV-DNAをモニターしウイルス再活性化を認めた場合には抗ウイルス薬を投与する．

■文献

1) Rosenberg SA. Karnofsky memorial lecture. The low-grade non-Hodgkin's lymphomas: challenges and opportunities. J Clin Oncol. 1985; 3; 299-310.
2) Swenson WT, Wooldridge JE, Lynch CF, et al. Improved survival of follicular lymphoma patients in the United States. J Clin Oncol. 2005; 23; 5019-26.

3) Fisher RI, LeBlanc M, Press OW, et al. New treatment options have changed the survival of patients with follicular lymphoma. J Clin Oncol. 2005; 23; 8447-52.
4) Liu Q, Fayad L, Cabanillas F, et al. Improvement of overall and failure-free survival in stage IV follicular lymphoma: 25 years of treatment experience at The University of Texas M.D. Anderson Cancer Center. J Clin Oncol. 2006; 24; 1582-9.
5) Keegan TH, McClure LA, Foran JM, et al. Improvements in survival after follicular lymphoma by race/ethnicity and socioeconomic status: A population-based study. J Clin Oncol. 2009; 27; 3044-51.
6) Paryani SB, Hoppe RT, Cox RS, et al. Analysis of non-Hodgkin's lymphomas with nodular and favorable histologies, stages I and II. Cancer. 1983; 52; 2300-7.
7) McLaughlin P, Fuller LM, Velasquez WS, et al. Stage I-II follicular lymphoma. Treatment results for 76 patients. Cancer. 1986; 58; 1596-602.
8) Mac Manus MP, Hoppe RT. Is radiotherapy curative for stage I and II low-grade follicular lymphoma? Results of a long-term follow-up study of patients treated at Stanford University. J Clin Oncol. 1996; 14; 1282-90.
9) Young RC, Longo DL, Glatstein E, et al. The treatment of indolent lymphomas: watchful waiting v aggressive combined modality treatment. Semin Hematol. 1988; 25; S11-S16.
10) Ardeshna KM, Smith P, Norton A, et al. Long-term effect of a watch and wait policy versus immediate systemic treatment for asymptomatic advanced-stage non-Hodgkin lymphoma: a randomised controlled trial. Lancet. 2003; 362; 516-22.
11) Brice P, Bastion Y, Lepage E, et al. Comparison in low-tumor-burden follicular lymphomas between an initial no-treatment policy, prednimustine, or interferon alfa: a randomized study from the Groupe d'Etude des Lymphomes Folliculaires. Groupe d'Etude des Lymphomes de l'Adulte. J Clin Oncol. 1997; 15; 1110-7.
12) Dana B, Dahlberg S, Nathwani B, et al. Long-term follow-up of patients with low-grade malignant lymphomas treated with doxorubicin-based chemotherapy or chemoimmunotherapy. J Clin Oncol. 1993; 11; 644-51.
13) Solal-Celigny P, Brice P, Brousse N, et al. Phase II trial of fludarabine monophosphate as first-line treatment in patients with advanced follicular lymphoma: a multicenter study by the Groupe d'Etude des Lymphomes de l'Adulte. J Clin Oncol. 1996; 14; 514-9.
14) Hochster HS, Oken MM, Winter JN, et al. Phase I study of fludarabine plus cyclophosphamide in patients with previously untreated low-grade lymphoma: results and and long-term follow-up — a report from the Eastern Cooperative Oncology Group. J Clin Oncol. 2000; 18; 987-94.
15) Flinn IW, Byrd JC, Morrison C, et al. Fludarabine and cyclophosphamide with filgrastim support in patients with previously untreated indolent lymphoid malignancies. Blood. 2000; 96; 71-5.
16) Tobinai K, Watanabe T, Ogura M, et al. Phase II study of oral fludarabine phosphate in relapsed indolent B-Cell non-Hodgkin's lymphoma. J Clin Oncol. 2006; 24; 174-80.
17) McLaughlin P, Grillo-Lopez AJ, Link BK, et al. Rituximab chimeric anti-CD20 monoclonal antibody therapy for relapsed indolent lymphoma: half of patients respond to a four-dose treatment program. J Clin Oncol. 1998; 16; 2825-33.
18) Igarashi T, Kobayashi Y, Ogura M, et al. Factors affecting toxicity, response and progression-free survival in relapsed patients with indolent B-cell lymphoma and mantle cell lymphoma treated with rituximab: a Japanese phase II study. Ann Oncol. 2002; 13; 928-43.
19) Gribben JG, Freedman A, Woo SD, et al. All advanced stage non-Hodgkin's lymphomas with a polymerase chain reaction amplifiable breakpoint of bcl-2 have residual cells containing the bcl-2 rearrangement at evaluation and after treatment. Blood. 1991; 78; 3275-80.
20) Ghielmini M, Schmitz SF, Burki K, et al. The effect of rituximab on patients with follicular and mantle-cell lymphoma. Swiss Group for Clinical Cancer Research (SAKK). Ann Oncol. 2000; 11 (Suppl 1); 123-6.
21) Foran JM, Gupta RK, Cunningham D, et al. A UK multicentre phase II study of rituximab (chimaeric

anti-CD20 monoclonal antibody) in patients with follicular lymphoma, with PCR monitoring of molecular response. Br J Haematol. 2000; 109; 81-8.

22) Colombat P, Salles G, Brousse N, et al. Rituximab (anti-CD20 monoclonal antibody) as single first-line therapy for patients with follicular lymphoma with a low tumor burden: clinical and molecular evaluation. Blood. 2001; 97; 101-6.

23) Czuczman MS, Grillo-Lopez AJ, White CA, et al. Treatment of patients with low-grade B-cell lymphoma with the combination of chimeric anti-CD20 monoclonal antibody and CHOP chemotherapy. J Clin Oncol. 1999; 17; 268-76.

24) Czuczman MS, Weaver R, Alkuzweny B, et al. Prolonged clinical and molecular remission in patients with low-grade or follicular non-Hodgkin's lymphoma treated with rituximab plus CHOP chemotherapy: 9-year follow-up. J Clin Oncol. 2004; 22; 4711-6.

25) Marcus R, Imrie K, Belch A, et al. CVP chemotherapy plus rituximab compared with CVP as first-line treatment for advanced follicular lymphoma. Blood. 2005; 105; 1417-23.

26) Hiddemann W, Kneba M, Dreyling M, et al. Frontline therapy with rituximab added to the combination of cyclophosphamide, doxorubicin, vincristine, and prednisone (CHOP) significantly improves the outcome for patients with advanced-stage follicular lymphoma compared with therapy with CHOP alone: results of a prospective randomized study of the German Low-Grade Lymphoma Study Group. Blood. 2005; 106; 3725-32.

27) Forstpointner R, Dreyling M, Repp R, et al. The addition of rituximab to a combination of fludarabine, cyclophosphamide, mitoxantrone (FCM) significantly increases the response rate and prolongs survival as compared with FCM alone in patients with relapsed and refractory follicular and mantle cell lymphomas: results of a prospective randomized study of the German Low-Grade Lymphoma Study Group. Blood. 2004; 104; 3064-71.

28) Schulz H, Bohlius J, Skoetz N, et al. Chemotherapy plus rituximab versus chemotherapy alone for B-cell non-Hodgkin's lymphoma. Cochrane Database Syst Rev. 2007; CD003805.

29) Czuczman MS, Koryzna A, Mohr A, et al. Rituximab in combination with fludarabine chemotherapy in low-grade or follicular lymphoma. J Clin Oncol. 2005; 23; 694-704.

30) Zinzani PL, Pulsoni A, Perrotti A, et al. Fludarabine plus mitoxantrone with and without rituximab versus CHOP with and without rituximab as front-line treatment for patients with follicular lymphoma. J Clin Oncol. 2004; 22; 2654-61.

31) McLaughlin P, Hagemeister FB, Rodriguez MA, et al. Safety of fludarabine, mitoxantrone, and dexamethasone combined with rituximab in the treatment of stage IV indolent lymphoma. Semin Oncol. 2000; 27; 37-41.

32) Hainsworth JD, Litchy S, Burris HA, 3rd, et al. Rituximab as first-line and maintenance therapy for patients with indolent non-Hodgkin's lymphoma. J Clin Oncol. 2002; 20; 4261-7.

33) Hochster H, Weller E, Gascoyne RD, et al. Maintenance rituximab after cyclophosphamide, vincristine, and prednisone prolongs progression-free survival in advanced indolent lymphoma: results of the randomized phase III ECOG1496 Study. J Clin Oncol. 2009; 27; 1607-14.

34) van Oers MH, Klasa R, Marcus RE, et al. Rituximab maintenance improves clinical outcome of relapsed/resistant follicular non-Hodgkin lymphoma in patients both with and without rituximab during induction: results of a prospective randomized phase 3 intergroup trial. Blood. 2006; 108; 3295-301.

35) Freedman AS, Neuberg D, Mauch P, et al. Long-term follow-up of autologous bone marrow transplantation in patients with relapsed follicular lymphoma. Blood. 1999; 94; 3325-33.

36) Magni M, Di Nicola M, Devizzi L, et al. Successful in vivo purging of CD34-containing peripheral blood harvests in mantle cell and indolent lymphoma: evidence for a role of both chemotherapy and rituximab infusion. Blood. 2000; 96; 864-9.

37) Ladetto M, De Marco F, Benedetti F, et al. Prospective, multicenter randomized GITMO/IIL trial comparing intensive (R-HDS) versus conventional (CHOP-R) chemoimmunotherapy in high-risk follicular lymphoma at diagnosis: the superior disease control of R-HDS does not translate into an overall

survival advantage. Blood. 2005; 111; 4004-13.
38) Deconinck E, Foussard C, Milpied N, et al. High-dose therapy followed by autologous purged stem-cell transplantation and doxorubicin-based chemotherapy in patients with advanced follicular lymphoma: a randomized multicenter study by GOELAMS. Blood. 2005; 105; 3817-23.
39) Sebban C, Mounier N, Brousse N, et al. Standard chemotherapy with interferon compared with CHOP followed by high-dose therapy with autologous stem cell transplantation in untreated patients with advanced follicular lymphoma: the GELF-94 randomized study from the Groupe d'Etude des Lymphomes de l'Adulte（GELA）. Blood. 2006; 108; 2540-4.
40) Lenz G, Dreyling M, Schiegnitz E, et al. Myeloablative radiochemotherapy followed by autologous stem cell transplantation in first remission prolongs progression-free survival in follicular lymphoma: results of a prospective, randomized trial of the German Low-Grade Lymphoma Study Group. Blood. 2004; 104; 2667-74.
41) Schouten HC, Qian W, Kvaloy S, et al. High-dose therapy improves progression-free survival and survival in relapsed follicular non-Hodgkin's lymphoma: results from the randomized European CUP trial. J Clin Oncol. 2003; 21; 3918-27.
42) van Besien K, Sobocinski KA, Rowlings PA, et al. Allogeneic bone marrow transplantation for low-grade lymphoma. Blood. 1998; 92; 1832-6.
43) Nagler A, Slavin S, Varadi G, et al. Allogeneic peripheral blood stem cell transplantation using a fludarabine-based low intensity conditioning regimen for malignant lymphoma. Bone Marrow Transplant. 2000; 25; 1021-8.
44) Khouri IF, Saliba RM, Giralt SA, et al. Nonablative allogeneic hematopoietic transplantation as adoptive immunotherapy for indolent lymphoma: low incidence of toxicity, acute graft-versus-host disease, and treatment-related mortality. Blood. 2001; 98; 3595-9.
45) Escalon MP, Champlin RE, Saliba RM, et al. Nonmyeloablative allogeneic hematopoietic transplantation: a promising salvage therapy for patients with non-Hodgkin's lymphoma whose disease has failed a prior autologous transplantation. J Clin Oncol. 2004; 22; 2419-23.
46) Morris E, Thomson K, Craddock C, et al. Outcomes after alemtuzumab-containing reduced-intensity allogeneic transplantation regimen for relapsed and refractory non-Hodgkin lymphoma. Blood. 2004; 104; 3865-71.
47) Witzig TE, White CA, Wiseman GA, et al. Phase I / II trial of IDEC-Y2B8 radioimmunotherapy for treatment of relapsed or refractory CD20（＋）B-cell non-Hodgkin's lymphoma. J Clin Oncol. 1999; 17; 3793-803.
48) Kaminski MS, Zasadny KR, Francis IR, et al. Iodine-131-anti-B1 radioimmunotherapy for B-cell lymphoma. J Clin Oncol. 1996; 14; 1974-81.
49) Kaminski MS, Tuck M, Estes J, et al. 131I-tositumomab therapy as initial treatment for follicular lymphoma. N Engl J Med. 2005; 352; 441-9.
50) The International Non-Hodgkin's Lymphoma Prognostic Factors Project. A predictive model for aggressive non-Hodgkin's lymphoma. N Engl J Med. 1993; 329; 987-94.
51) Solal-Celigny P, Roy P, Colombat P, et al. Follicular lymphoma international prognostic index. Blood. 2004; 104; 1258-65.

〈木下朝博〉

I B細胞リンパ腫

2 限局期胃 MALT リンパ腫の治療

1993年，胃MALTリンパ腫が *Helicobacter pylori* (*H. pylori*) 除菌療法により退縮することをWotherspoonら[1]が報告して以降，国内外でこの事実の検証がなされ，現在では限局期胃MALTリンパ腫の治療法の第1選択は *H. pylori* の除菌療法とされている．本稿では除菌療法の無効例を含め，限局期胃MALTリンパ腫の治療法について解説する．

❶ MALT リンパ腫とは

粘膜関連リンパ組織 mucosa-associated lymphoid tissue (MALT) は唾液腺・消化管・気管支などの粘膜に存在するリンパ装置の総称である．このMALTを母地として発生する低悪性度のB細胞性悪性リンパ腫を1983年，Isaacson & Wright により MALT リンパ腫と提唱された[2]．1994年にREAL分類において悪性リンパ腫における位置づけが確立し，2001年の新WHO分類では extranodal marginal zone B cell lymphoma of MALT type に分類された．腫瘍細胞はリンパ濾胞周囲の辺縁帯に存在し，CD5$^-$，CD10$^-$，CD19$^+$，CD20$^+$の成熟したB細胞に由来する．病理組織的には，典型例では胚中心細胞様細胞 centrocyte like cell (CCL cell) や単球様B細胞 monocytoid B cell からなり，反応性のリンパ濾胞を伴い，腫瘍細胞が濾胞周囲あるいは濾胞間にびまん性に分布する．腫瘍細胞が粘膜上皮腺管内に浸潤するリンパ上皮性病変 lymphoepithelial lesion (LEL) が特徴的である．MALTリンパ腫は，消化管・唾液腺・肺・甲状腺などの節外臓器から好発し，背景には何らかの慢性炎症を有していることが多い．胃MALTリンパ腫では *H. pylori* 感染による慢性胃炎がその発生・増殖に深く関与している．最も臨床的に重要な事実として，*H. pylori* 除菌療法により胃MALTリンパ腫が改善することがあげられる．これまでの報告では除菌により胃MALTリンパ腫の60～80％が寛解に至ることが明らかになっている[3-9]．

❷ 胃 MALT リンパ腫の診断

胃MALTリンパ腫に特有の自覚症状はなく，検診の内視鏡で偶然発見されることもある．胃MALTリンパ腫の内視鏡所見は多彩であり，多発するびらんや潰瘍，褪色調粘膜，早期癌類似病変，粘膜下腫瘍様隆起，cobble stone 粘膜，浮腫状粘膜などを呈する．胃内視鏡下生検により病理組織学的に胃MALTリンパ腫と診断された場合，次に行うのは他の悪性リンパ腫と同様に臨床病期の診断である．頸部～骨盤CT，骨髄穿刺，胃超音波内視鏡検査，大腸内視鏡検査などが行われる．最近ではFDG-PETも利用されることが多い．一般に臨床病期診断にはLugano国際病期分類が用いられる（表B-2）．胃MALTリンパ腫では，限局期（I期・II$_1$期；すなわち

表 B-2 Lugano 国際会議で作成された消化管悪性リンパ腫の臨床病期分類

Stage I	消化管に限局した腫瘍で，漿膜への浸潤を認めない． 　　単発 　　多発（非連続性）
Stage II	原発巣から腹腔へ進展． 　　リンパ節浸潤； 　　II₁: 限局性（胃または腸管所属リンパ節にとどまる） 　　II₂: 遠隔性（大動脈周囲，下大静脈周囲，骨盤内あるいは腸間膜リンパ節）
Stage IIE	漿膜から隣接臓器やリンパ節以外の周辺臓器へ浸潤する． 浸潤臓器を IIE (pancreas)，stage IIE (large intestine)，stage IIE (postabdominal wall) などと記載する． 穿孔や腹膜炎を合併． リンパ節浸潤と周辺臓器への浸潤が併存する場合，II 1E (pancreas) などのように記載する．
Stage IV	リンパ節外への浸潤が播種性に認められる． 消化管病変とともにリンパ節浸潤が横隔膜を越えて認められる．

胃のみ，あるいは胃周囲の局所リンパ節にとどまる）が約 8 割を占め，進行期（II₂ 期以上；すなわち遠隔リンパ節や全身に広がる）のものは少ない．

なお，H. pylori の検索（生検組織，培養，^{13}C 尿素呼気試験，抗 H. pylori 血清 IgG 抗体など）は，治療法の選択のために必須であり，1 つの検査法で陰性の場合でも他の検査法を行い真に陰性かを判断すべきである．

❸ H. pylori 除菌療法の反応性と t(11;18)(q21;q21) 染色体転座からみた胃 MALT リンパ腫の病態

悪性リンパ腫の遺伝子異常の多くは病型特異的な遺伝子異常に伴って出現し，主な染色体異常は相互転座である．MALT リンパ腫に特徴的な染色体異常は t(11;18)(q21;q21) 転座である．1999 年，瀬戸らは 18 番染色体 18q21 上に存在する新規の遺伝子 *MALT1* を単離し，t(11;18)(q21;q21) 転座を有する MALT リンパ腫では *MALT1* 遺伝子と 11 番染色体 11q21 上に存在するアポトーシス抑制遺伝子 *API2* が染色体転座により融合遺伝子（*API2-MALT1* キメラ遺伝子；以下 *API2-MALT1*）を形成することを見出した[10]．そして筆者らは，この *API2-MALT1* を有する胃 MALT リンパ腫では H. pylori 除菌療法に反応しないことを世界に先駆け報告した[11,12]．さらに H. pylori 除菌療法による反応性と *API2-MALT1* の有無から胃 MALT リンパ腫の病態が A・B・C の 3 群に分類されることを明らかにした[13]（図 B-11）（エヴィデンス＆データファイル参照）．除菌不応例に対しては，*API2-MALT1* を検索することは治療方針を決定するうえで重要である．

● B. 治療

❹ 限局期胃 MALT リンパ腫の治療

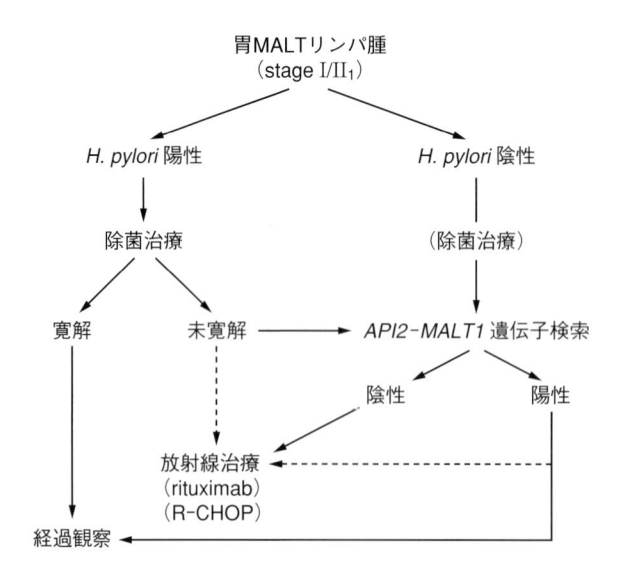

　図 B-12 に現時点での当施設における限局期胃 MALT リンパ腫に対する治療方針を示す．以下解説を加える．

a．*H. pylori* 除菌療法

　臨床病期診断の結果，限局期（I 期および II$_1$ 期）の胃 MALT リンパ腫と診断された場合，以前は胃全摘術が行われてきた．しかし，Wotherspoon らの報告[1]以降，この事実の検証がなされ手術を行わなくとも良好な予後が得られることが証明され，現在では限局期胃 MALT リンパ腫の治療法の第 1 選択は *H. pylori* の除菌療法とされている．表 B-3 に示すように完全寛解（CR）

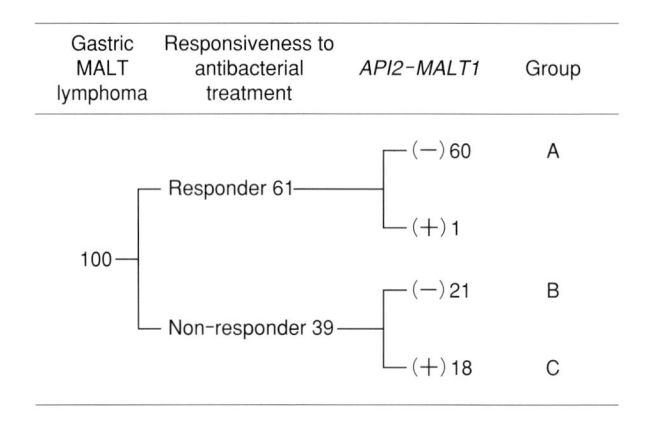

```
Gastric      Responsiveness to
MALT         antibacterial         API2-MALT1    Group
lymphoma     treatment
                                    ─(−) 60        A
              ┌Responder 61┤
              │                     └(＋) 1
    100 ─────┤
              │                     ┌(−) 21        B
              └Non-responder 39┤
                                    └(＋) 18       C
```

図 B-11 *H. pylori* 除菌療法の反応性と *API2-MALT1* の有無からみた症例の分類

```
                    胃MALTリンパ腫
                    （stage I/II₁）
                   ／          ＼
            H. pylori 陽性      H. pylori 陰性
                ↓                    ↓
            除菌治療              （除菌治療）
            ／    ＼                  ↓
          寛解    未寛解 ──→  API2-MALT1 遺伝子検索
                    ┆                ／    ＼
                    ┆             陰性    陽性
                    ↓              ↓
                  放射線治療
                  （rituximab）
                  （R-CHOP）
            ↓
          経過観察 ←─────────────────┘
```

図 B-12 当施設における限局期胃 MALT リンパ腫に対する治療方針

表B-3 胃MALTリンパ腫に対するH. pylori除菌療法の報告

著者	年	n	CR例	CR（%）	再発例	再発率（%）	観察期間 中央値（月）	観察期間 平均値（月）
Wotherspoon AC, et al	1993	6	5	83				
Bayerdorffer E, et al	1995	33	24	70	0	0	12	
Roggero E, et al	1995	26	15	60	1	7	12	
Pinotti G, et al	1997	45	30	67	2	7	23.3	
Neubauer A, et al	1997	50	40	80	4	10	24	
Nobre-Leitao C, et al	1998	17	17	100	2	12	12	
Weston AP, et al	1999	65	38	59				22.5
Steinbach G, et al	1999	34	14	50				41
Savio A, et al	2000	76	71	93	6	8		28
Ruskone-Fourmestraux A, et al	2001	46	19	43			35	
Montalban C, et al	2001	19	81	95	0	0	37	
Thiede C, et al	2001	97	77	79	4	5	20.5	
Kim YS, et al	2002	20	18	90			15.7	
Levy M, et al	2002	48	33	69			34	
Fischbach W, et al	2004	90	56	62	4	7	44.6	
Wundisch T, et al	2005	120	96	80	3	3	75	
Hong SS, et al	2006	90	85	95	8	10	45	
Terai S	2007	74	66	89	0	0	46	
Nakamura T	2008	87	57	66	1	2		51.1
Andriani A	2009	60	42	70	9	21	65	
Stathis A	2009	102	78	76	16	21	81.6	

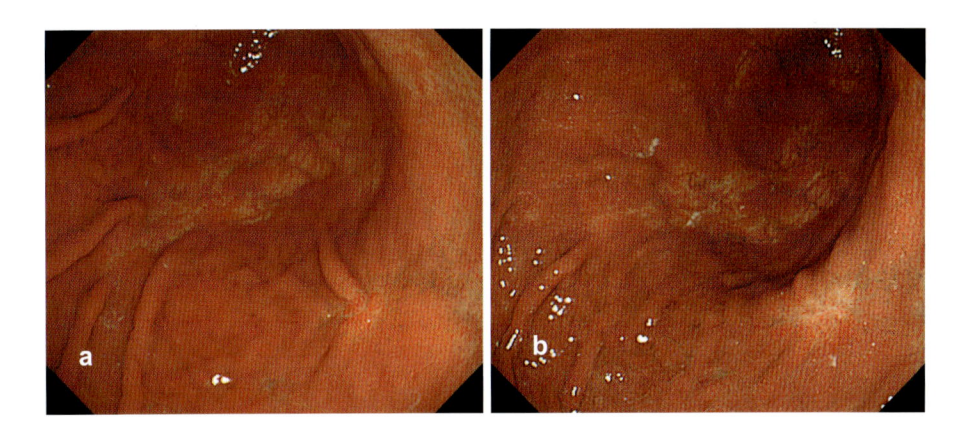

図B-13 限局期胃MALTリンパ腫除菌反応例
a：胃体中部後壁に早期胃癌様の胃MALTリンパ腫を認める
b：除菌3カ月後には同部は萎縮様粘膜に変化している

率は43〜100％と幅があるが，60〜80％の報告が多いようである．ここにはH. pylori陰性例，筋層浸潤や漿膜浸潤例も含まれるため，我々が示すA群（H. pylori陽性，深達度はSMまで，臨

床病期Ⅰ期）に適応を絞ればさらに良好な成績が期待される．除菌療法は通常の3剤併用療法（clarithromycin，amoxicillin，lansoprazole）で行われる．一般に治療後3～6カ月で病変部は内視鏡的に萎縮様粘膜となり（図B-13），組織学的にも腫瘍細胞は消失し，粘膜固有層は空虚となる．文献的には，H. pylori 除菌からリンパ腫消失までの期間は3～6カ月で多くは1年以内と報告されている[4,5,7]．通常，内視鏡所見の改善が先行し，組織学的な改善は少し遅れることが多い．

　本邦では，2009年6月現在胃MALTリンパ腫に対する除菌療法は保険適応となっていないが，2009年に出された日本ヘリコバクター学会の新ガイドラインでは，H. pylori 除菌療法の適応疾患のなかで胃MALTリンパ腫は，H. pylori 感染症として推奨度A，すなわち「強い科学的根拠があり，除菌を行うよう強く勧められる」とされている．また，2009年胃癌学会が作成した「胃悪性リンパ腫の診療の手引き」（案）では，限局期MALTリンパ腫においては，現在は，H. pylori 除菌療法が，第1選択として標準的治療であると記載されている．限局期胃MALTリンパ腫に関しては，除菌前の臨床病期診断を厳密に行い，十分なインフォームド・コンセントのもとに除菌療法を行い，慎重な経過観察を行うべきである．

b. H. pylori 除菌療法に反応しない胃MALTリンパ腫の特徴

　除菌療法に反応しない胃MALTリンパ腫も20～40％の症例に存在する．我々が示すB群とC群である．当施設での胃MALTリンパ腫87例での多変量解析による検討によれば[14]，除菌不応例の予測因子は，臨床病期Ⅱ$_1$以上，API2-MALT1陽性，H. pylori 陰性，深達度MP以深，内視鏡所見において隆起型，cobblestone粘膜であった．これらの因子を認める場合，除菌療法を行って改善が認めなければ，二次治療を考慮する必要がある．

　また，高悪性度成分を有する胃MALTリンパ腫は除菌に抵抗するとの報告が多い[15,16]が，最近では高悪性度成分を有していても除菌に反応するとの報告が散見される[17,18]．Chen ら[17]は，高悪性度成分を有する限局期胃MALTリンパ腫24例と低悪性度成分のみの限局期胃MALTリンパ腫34例を対象に除菌治療を行う前向き試験を行い，両群間のCR率を含めた長期成績を比較している．CR率はそれぞれ64％（14/22）と80％（24/30）であり，中央値5年以上の経過中，高悪性度成分を有する群には再発例はなく，低悪性度成分のみの群で13％（3/24）に再発を認めている．現時点では高悪性度成分を有していてもまずは除菌治療を考慮すべきと考える．

c. 除菌療法に反応しない胃MALTリンパ腫に対する二次治療

　現時点において，H. pylori 除菌療法に抵抗する胃MALTリンパ腫に対する二次治療に標準治療は存在しない．従来は胃がんと同様に定型的手術が行われていたが，現在は quality of life を重視した非外科的療法が主流となっている．なかでも最近では，その高い局所制御率と少ない副作用の面から放射線療法が行われることが多い．

　29の臨床試験から抽出した H. pylori 除菌抵抗胃MALTリンパ腫315例（Musshof 分類による臨床病期ⅠあるいはⅡE$_1$期）を対象にした pooling data analysis によれば[19]，表B-4に示すように二次治療が行われた全体の90.2％が寛解に至っている．その成績を表B-5に示すが，放射線治療はCR率が97.3％で最も高く，外科手術と同等で，化学療法より有意に高いものであっ

た．30例は二次治療にも抵抗し三次治療が行われた．内容が把握できた11例の成績を**表B-6**に示す．1例が化学療法による有害事象により死亡しているが，最終的に確認できた295例全例が寛解に至っている．この成績より放射線治療は *H. pylori* 除菌療法に抵抗した胃MALTリンパ腫に対し最も多く行われ最も効果的な治療であり，最適な治療法であろうと結論づけている．

1）放射線療法

放射線治療に関しては，Schechterらによる報告がある[20]．17例の臨床病期ⅠおよびⅡの胃

表B-4 二次治療の内訳

治療法	n	内容；症例数；スケジュール
化学療法	68	Chlorambucil 26例；OMC 12例；cladribine 6例；CHOP 5例；Fludarabine 3例；cyclophosphamide 1例；not specified 15例
放射線療法	112	照射量：中央値 30 Gy（範囲22.5～43.5）；1日量：1.5～1.8 Gy
抗体療法	27	Rituximab 27例；375 mg/m²；day 1～8，day 15～22
外科手術	80	胃全摘術9例；胃亜全摘術1例；記載なし70例

OMC：omeprazole, metronidazole, clarithromycin

表B-5 各種二次治療による寛解率

治療法	n	寛解例	率（95% CI）
放射線療法	112	109	97.3%（94.3-100）
外科手術	80	74	92.5%（86.7-98.3）
化学療法	68	58	85.3%（76.9-93.7）
Rituximab	27	16	59.3%（40.7-77.8）
化学放射線療法	25	24	96.0%（88.3-100）
外科手術＋化学療法	3	3	－

表B-6 三次治療による寛解率

前治療（二次治療）	三次治療	寛解例
化学療法	Rituximab	1/2＊
	外科手術	2/2
	化学療法	1/1
	放射線療法	1/1
Rituximab	化学療法	1/1
	放射線療法	2/2
	Rituximab＋化学療法	1/1
外科手術	放射線療法	1/1

＊四次治療として放射線療法を行い寛解

MALTリンパ腫に対し平均30Gy（28.5〜43.5Gy）の放射線治療を行い，観察期間中央値27カ月でCR率100％であり，有意な急性毒性は認めていない．当施設においても胃MALTリンパ腫20例を含む臨床病期IEおよびIIEのMALTリンパ腫50例に対し中央値32Gyの放射線照射を行い，観察期間中央値50カ月で5年の無再発割合，全生存率，原病生存率がそれぞれ82.2％，96.6％，100％であった．また有害反応としての治療中の穿孔，出血あるいは晩期毒性としての腎毒性，二次発がんはいずれも認めていない[21]．

2）化学療法

胃MALTリンパ腫に対する化学療法の治療効果を評価した報告は少ない．Avilesら[22]の限局期胃MALTリンパ腫（stage I/II$_{1-2}$）241例を対象に行った手術療法，CHOP療法，放射線療法のランダム化比較試験では，すべての群でCR率100％，再発率がそれぞれ48％，12％，38％であり，無病生存期間でCHOP療法が優れ，10年生存率では差を認めなかった．アルキル化剤単独による化学療法では，Hammelら[23]は胃MALTリンパ腫24例（stage I；17例，IV；7例）に対してcyclophosphamideあるいはchlorambucil単剤の経口投与を行いCR率75％と報告している．Chlorambucilに関しては，international randomized LY03 trial[24]において胃MALTリンパ腫除菌後の再発抑制を目的としたランダム化比較試験が行われているが，chlorambucil投与群と経過観察群の2群の比較で5年での再発率はそれぞれ11％と21％で有意な差を認めなかった．

3）抗体療法

Rituximabは，B細胞表面に発現しているCD20抗原を標的とするヒト化特異的抗体である．CD20抗原はB細胞性の悪性リンパ腫の大多数に発現しており，rituximabはこの抗原に結合することで，直接的または間接的に免疫反応によって細胞障害性を介して強力な抗腫瘍効果を示す．Rituximabの特徴は化学療法との併用で，その副作用を増強させることなく抗がん剤に対する腫瘍細胞の薬剤感受性を高める点にある．従来，MALTリンパ腫をはじめとした低悪性度B細胞リンパ腫は化学療法が有効でなく，MALTリンパ腫に対する除菌療法などを除いては経過観察されることが多かった．しかし，低悪性度B細胞リンパ腫に対するrituximabの有効性が報告され[25]，その治療内容は大きく変化しつつある．

Rituximabは胃原発を含むMALTリンパ腫に対して単剤で寛解導入が可能であり，CR率は44〜56％と報告されている[26,27]．Martinelliらの報告[28]では27例の除菌無効あるいは再発例にrituximabを投与し，overall response 77％，CR率46％と良好な成績を示し，また，API2-MALT1陽性例において陰性例と比較しrituximabの反応性や再発率に差がないことを示唆している．

このように二次治療の選択肢も多様化しつつある．しかし，二次治療の成績に関しては少数例で観察期間も短い報告が多いことから，今後も症例を蓄積しさらなる検討が必要と考える．

❺ 除菌後のサーベイランス

Wotherspoonらの報告から16年が経過し，限局期胃MALTリンパ腫に対する*H. pylori*除菌療法の長期成績が報告されてきている[3-9]（表B-3）．最近の報告の概要は，①60〜80％の症例

は除菌治療で一時的に寛解になる．②寛解に要する期間は3～6カ月で，多くは1年以内に寛解となるが，なかには2年を超える症例もある．③再発例は数％～20％程度である．④再発に要した期間は中央値で2年以内だが3～41カ月と幅がある．⑤再発例は二次治療で寛解になるが，なかには再除菌や経過観察のみで改善する症例も存在する．しかし，除菌後のサーベイランスの方法，除菌の判定基準，判定時期，再発の基準，二次治療のタイミングなどに関しては，いまだ明確なエビデンスは存在せず，今後の課題と考えられる．以下に現在の当施設での考え方を述べる．

a．サーベイランスの方法

当施設を含め行った前向き第II相臨床試験に準じ，除菌治療終了6週間後に上部内視鏡検査，胸腹部CTにて効果判定を行い，以後最初の1年は3カ月，2年目は4カ月，3年目は6カ月ごと，4年目以降には1年後毎に上部内視鏡検査，胸腹部CTを行うようにしている．しかし，今後長期成績が明らかになるに従い，特にA群に関してはCRに導入以降の検査間隔は緩和される可能性がある．

b．除菌の判定基準，判定時期，再発の基準

CRの判定は，内視鏡所見と組織所見により判定する．内視鏡所見では，病変は消失し多くの例で萎縮様粘膜となる．組織所見は腫瘍細胞が消失し，そして固有胃腺が萎縮・消失し，間質は空虚となる．胃MALTリンパ腫の組織診断はWotherspoonの提唱したhistological scoring for diagnosis of MALT lymphomaのWHO grade分類[1]が普及しており，Grade 0～2；lymphoma regression（CR），Grade 3；partial remission（PR），Grade 4～5；no responseと判定される．なお，WotherspoonらはGrade 3をprobably reactiveと判定しており，除菌療法による効果判定ではGrade 3もCRと判定している．しかし残存するリンパ球系細胞をcentrocyte like cellと認識すればGrade 4と判定されることになる．Grade 3か4かはLELの存在なども加味して判断されるが，判定が難しい場合も経験する．実際，Grade 3の病変におけるIgH遺伝子のPCR解析では，ときにclonalityが検出される．Fischbachら[3]やWundischら[4]は，除菌後1年の時点での内視鏡所見と組織所見により，内視鏡的には治癒と判断され，生検で組織学的に遺残していると判定される症例をminimal histological residuals，histological residual disease（hRD），などと定義し，これらに対してはwatch and waitの治療戦略を勧めている．また，除菌後に腫瘍の縮小をみるもCRに至らず，肉眼的・組織学的に遺残している場合はPRである．一方，いったんCRと判定された症例で，内視鏡的に腫瘍の所見が出現し，組織学的にも腫瘍が認められれば再発である．

c．二次治療のタイミング

除菌後3～6カ月後に，①除菌により原発巣または原発巣の増悪を認めた場合，②筆者らの考えるB群（深達度MP以深，臨床病期II₁以上，内視鏡所見が隆起型）で除菌により改善がみられない場合，③*H. pylori*陰性で改善がみられない場合が二次治療の1つのタイミングと考える．しかし，前述のhRDの場合（内視鏡所見がCRで組織学的にGrade 4以上が続く場合）には慎重な経過観察は必要であるが，watch and waitが許容されると考える．

ところで判断に迷うのが*API2-MALT1*陽性例（筆者らの分類のC群）の取り扱いである．過

● B．治療

去の報告で*API2-MALT1*陽性のMALTリンパ腫は除菌療法に反応しないことが判明している[12,29]．また，*API2-MALT1*陽性のMALTリンパ腫は，他臓器へ進展する場合もあるが，これ以上の遺伝子異常は蓄積せず，基本的にびまん性大細胞型B細胞リンパ腫（DLBCL）へは移行しない[30]と考えられており，除菌に反応しないからといって二次治療を積極的に行うべきかについては議論の分かれるところである．当施設の*API2-MALT1*陽性例で二次治療を行わず経過観察した症例では原病死は認めていない．しかし，12年目に肺への進展をみた1例と7年目に胃がんの発生をみた1例[31]を経験した．前者はそれ以後も無治療で3年経過しているが，病状の進行を認めていない．後者は胃がんにて死亡している．二次治療を行わない場合は，このような症例の存在を念頭におき，患者に対する十分なインフォームド・コンセントを行ったうえで慎重な経過観察が必要である．

おわりに

近い将来，胃MALTリンパ腫に対する除菌療法は標準治療として保険適応されることが予測される．しかし，MALTリンパ腫と診断された場合には安易に除菌するのではなく，正確な臨床病期診断を行い，病態を十分に把握することが基本である．二次治療に関しては，現時点では放射線療法が薦められるが，報告例も少ないことから，今後，化学療法や抗体療法を含め，新しい知見が期待される．

エヴィデンス&データファイル

当施設において経験した胃MALTリンパ腫の成績

❶ 対象および方法

1993年11月から2008年9月までに当施設において経験した胃MALTリンパ腫は110例であり，そのうち初回治療として H. pylori 除菌療法を行った100例を対象とした．内訳は男：女＝47：53，平均年齢56.6歳（26〜87歳），H. pylori は78例（78％）で陽性，臨床病期 II$_1$ 期以上は13例（13％）で，全例に除菌療法を行った．平均観察期間は49.2カ月（2〜162カ月），除菌療法に対する反応性から responder と non-responder に分類し，それぞれの特徴を検討した．API2-MALT1 は RT-PCR 法および FISH 法にて検索した．

❷ 結　果

H. pylori 陽性は78例で，そのうち responder が60例，non-responder が18例であった．API2-MALT1 は responder には認められず，non-responder の18例（46％）に認められた．一方，H. pylori 陰性は22例で，そのうち responder は1例で，non-responder が21例であり，API2-MALT1 は non-responder 20例中9例（45％）に認められた．API2-MALT1 は全体で19例（19％）に認められた．この結果を H. pylori の有無に関係なく除菌療法反応性と API2-MALT1 の有無とからまとめると，図 B-11（66頁）のようになる．Responder は1例を除き API2-MALT1 陰性であり，non-responder は API2-MALT1 陽性と陰性がある．これまでに報告してきたように[13]，胃MALTリンパは除菌療法反応性と API2-MALT1 の有無から大きく3群に分けられる．Responder で API2-MALT1 陰性のA群，non-responder で API2-MALT1 陰性のB群，non-responder で API2-MALT1 陽性のC群である．

表 B-7 に胃MALTリンパ腫3群の背景因子を比較した結果を示す．各群の特徴をまとめると，A群はほぼ全例 H. pylori 陽性，深達度は SM までで，臨床病期は多くが I 期，B群は深達度 MP 以深，臨床病期 II$_1$ 以上が多く，C群では男性，H. pylori 陰性，臨床病期 II$_1$ 以上が多く，高悪性度成分を認めない．内視鏡所見ではA群はびらん，潰瘍，早期胃がん様，褪色域など多彩であるが，B群は隆起，C群では cobblestone 粘膜が特徴的である．これらの特徴は，筆者らの施設を中心に行った多施設共同研究の報告[13]とほぼ同様であるが，報告では高悪性度成分がB群で有意に多かった．図 B-14 にB群・C群の典型的な内視鏡像を示す．

エヴィデンス＆データファイル

表 B-7　除菌反応性と *API2-MALT1* の有無からみた胃 MALT リンパ腫の分類

	Group				P value		
	A（n＝60）	B（n＝21）	C（n＝18）	total（n＝99）	A vs B	A vs C	B vs C
平均年齢（歳） 範囲	57.5 31〜87	57.5 26〜79	54 31〜77	55.7 26〜87	ns	ns	ns
性別 　男性：女性	22：38	10：11	14：4	46：53	ns	0.003	ns
H. pylori 　Positive 　Negative	 59 1	 10 11	 9 9	 78 21	 ＜0.001	 ＜0.001	 ns
深達度＊ 　M 　SM 　MP＜	 23 12 0	 8 7 4	 7 4 2	 38 23 6	（M & SM）vs MP＜ 0.012	 ns	 ns
リンパ節転移＊ 　positive 　negative	 2 33	 6 13	 2 11	 10 57	 0.017	 ns	 ns
臨床病期 　I 　II₁ 　IV	 58 1 1	 14 3 4	 14 2 2	 86 6 7	I vs（II₁ & IV） 0.001	 0.023	 ns
DLBCL 　Positive 　Negative	 8 52	 5 16	 0 18	 13 86	 ns	 ns	 ns
内視鏡所見 　びらん 　潰瘍 　早期胃がん様 　隆起 　褪色域 　萎縮性胃炎様 　Cobblestone 　その他	 9 12 18 1 14 3 1 2	 1 0 3 7 6 1 1 2	 0 1 1 2 4 0 9 1	 10 13 22 10 24 4 11 5	 ns 0.03 ns ＜0.001 ns ns ns ns	 ns ns ns ns ns ns ＜0.001 ns	 ns ns ns ns ns ns 0.002 ns

＊： EUS を施行した 67 例の検討

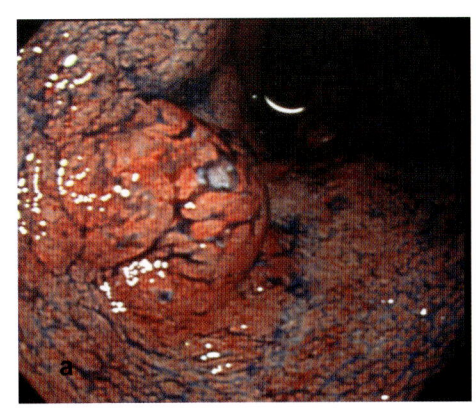

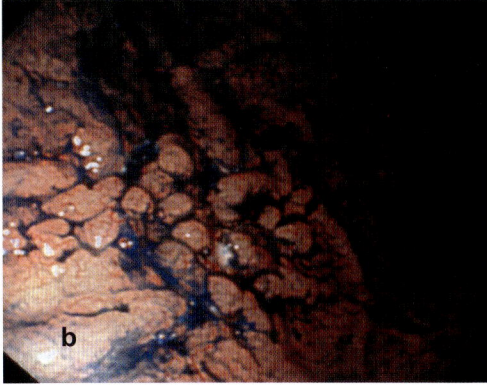

図 B-14 B群およびC群の典型的な内視鏡像
a： B群　隆起型を呈する（*H. pylori* 陽性・深達度 MP 以深）
b： C群　cobblestone 粘膜を呈する（*H. pylori* 陰性・ *API2 - MALT1* 陽性）

❸ まとめ

A群・B群・C群の特徴を理解することは，除菌治療の反応性の予測や二次治療に進むタイミングを図るうえで有用であると考える．

■文献

1) Wotherspoon AC, Doglioni C, Diss TC, et al. Regression of primary low-grade B-cell gastric lymphoma of mucosa-associated lymphoid tissue type after eradication of *Helicobacter pylori*. Lancet. 1993; 342(8871): 575-7.
2) Isaacson P, Diss TC, Wotherspoon AC, et al. long-term follow-up of gastric MALT lymphoma treated by eradication of *H. pylori*. Endoscopy. 1993; 25: 502-08.
3) Fischbach W, Goebeler-Kolve ME, Dragosics B, et al. Long term outcome of patients with gastric marginal zone B cell lymphoma of mucosa associated lymphoid tissue (MALT) following exclusive *Helicobacter pylori* eradication therapy: experience from a large prospective series. Gut. 2004; 53(1): 34-7.
4) Wündisch T, Thiede C, Morgner A, et al. Long-term follow-up of gastric MALT lymphoma after *Helicobacter pylori* eradication. J Clin Oncol. 2005; 23(31): 8018-24.
5) Hong SS, Jung HY, Choi KD, et al. A prospective analysis of low-grade gastric MALT lymphoma after *Helicobacter pylori* eradication. Helicobacter. 2006; 11(6): 569-73.
6) Terai S, Iijima K, Kato K, et al. Long-term outcomes of gastric mucosa-associated lymphoid tissue lymphomas after *Helicobacter pylori* eradication therapy. The Tohoku journal of experimental medicine. 2008; 214(1): 79-87.
7) Nakamura T, Seto M, Tajika M, et al. Clinical features and prognosis of gastric MALT lymphoma with special reference to responsiveness to *H. pylori* eradication and *API2-MALT1* status. Am J Gastroenterol. 2008; 103(1): 62-70.
8) Andriani A, Miedico A, Tedeschi L, et al. Management and long-term follow-up of early stage *H. pylori*-associated gastric MALT-lymphoma in clinical practice: An Italian, multicentre study. Dig Liver Dis. 2009; 41(7): 467-73.
9) Stathis A, Chini C, Bertoni F, et al. Long-term outcome following *Helicobacter pylori* eradication in a retrospective study of 105 patients with localized gastric marginal zone B-cell lymphoma of MALT type.

Ann Oncol. 2009; 20(6): 1086-93.

10) Akagi T, Motegi M, Tamura A, et al. A novel gene, MALT1 at 18q21, is involved in t(11;18)(q21;q21) found in low-grade B-cell lymphoma of mucosa-associated lymphoid tissue. Oncogene. 1999; 18(42): 5785-94.

11) Nakamura T, Nakamura S, Yonezumi M, et al. *Helicobacter pylori* and the t(11;18)(q21;q21) translocation in gastric low-grade B-cell lymphoma of mucosa-associated lymphoid tissue type. Jpn J Cancer Res. 2000; 91(3): 301-9.

12) Sugiyama T, Asaka M, Nakamura T, et al. *API2-MALT1* chimeric transcript is a predictive marker for the responsiveness of *H. pylori* eradication treatment in low-grade gastric MALT lymphoma. Gastroenterology. 2001; 120(7): 1884-5.

13) Inagaki H, Nakamura T, Li C, et al. Gastric MALT lymphomas are divided into three groups based on responsiveness to *Helicobacter pylori* eradication and detection of *API2-MALT1* fusion. Am J Surg Pathol. 2004; 28(12): 1560-7.

14) Nakamura T, Tajika M, Kawai H, et al. Clinical characteristics of *H. pylori* eradication resistant gastric MALT lymphoma with special reference to rentogenographic, endoscopic and EUS findings. Stomach and Intestine. 2007; 42(8): 1198-206.

15) Bayerdörffer E, Neubauer A, Rudolph B, et al. Regression of primary gastric lymphoma of mucosa-associated lymphoid tissue type after cure of *Helicobacter pylori* infection. MALT Lymphoma Study Group. Lancet. 1995; 345(8965): 1591-4.

16) Ruskoné-Fourmestraux A, Lavergne A, et al. Predictive factors for regression of gastric MALT lymphoma after anti-*Helicobacter pylori* treatment. Gut. 2001; 48(3): 297-303.

17) Chen LT, Lin JT, Tai JJ, et al. Long-term results of anti-*Helicobacter pylori* therapy in early-stage gastric high-grade transformed MALT lymphoma. J Natl Cancer Inst. 2005; 97(18): 1345-53.

18) Ang MK, Hee SW, Quek R, et al. Presence of a high-grade component in gastric mucosa-associated lymphoid tissue (MALT) lymphoma is not associated with an adverse prognosis. Ann Hematol. 2009; 88(5): 417-24. Epub 2008 Sep 7.

19) Zullo A, Hassan C, Andriani A, et al. Treatment of low-grade gastric MALT-lymphoma unresponsive to *Helicobacter pylori* therapy: A pooled-data analysis. Med Oncol. 2009. [Epub ahead of print]

20) Schechter NR, Portlock CS, Yahalom J. Treatment of mucosa-associated lymphoid tissue lymphoma of the stomach with radiation alone. J Clin Oncol. 1998; 16(5): 1916-21.

21) Tomita N, Kodaira T, Tachibana H, et al. Favorable outcomes of radiotherapy for early-stage mucosa-associated lymphoid tissue lymphoma. Radiother Oncol. 2009; 90(2): 231-5. Epub 2009 Jan 8.

22) Avilés A, Nambo MJ, Neri N, et al. Mucosa-associated lymphoid tissue (MALT) lymphoma of the stomach: results of a controlled clinical trial. Med Oncol. 2005; 22(1): 57-62.

23) Hammel P, Haioun C, Chaumette MT, et al. Efficacy of single-agent chemotherapy in low-grade B-cell mucosa-associated lymphoid tissue lymphoma with prominent gastric expression. J Clin Oncol. 1995; 13(10): 2524-9.

24) Hancock BW, Qian W, Linch D, et al. Chlorambucil versus observation after anti-*Helicobacter* therapy in gastric MALT lymphomas: results of the international randomised LY03 trial. Br J Haematol. 2009; 144(3): 367-75. Epub 2008 Nov 22.

25) Czuczman MS, Grillo-López AJ, White CA, et al. Treatment of patients with low-grade B-cell lymphoma with the combination of chimeric anti-CD20 monoclonal antibody and CHOP chemotherapy. J Clin Oncol. 1999; 17(1): 268-76.

26) Raderer M, Jäger G, Brugger S, et al. Rituximab for treatment of advanced extranodal marginal zone B cell lymphoma of the mucosa-associated tissue lymphoma. Oncology. 2003; 65(4): 306-10.

27) Conconi A, Martinelli G, Thiéblemont C, et al. Clinical activity of rituximab in extranodal marginal zone B-cell lymphoma of MALT type. Blood. 2003; 102(8): 2741-5. Epub 2003 Jul 3.

28) Martinelli G, Laszlo D, Ferreri AJ, et al. Clinical activity of rituximab in gastric marginal zone non-Hodgkin's lymphoma resistant to or not eligible for anti-*Helicobacter pylori* therapy. J Clin Oncol. 2005;

23(9): 1979-83. Epub 2005 Jan 24.
29) Liu H, Ye H, Ruskone-Fourmestraux A, et al. T(11;18) is a marker for all stage gastric MALT lymphomas that will not respond to *H. pylori* eradication. Gastroenterology. 2002; 122(5): 1286-94.
30) Starostik P, Patzner J, Greiner A, et al. Gastric marginal zone B-cell lymphomas of MALT type develop along 2 distinct pathogenetic pathways. Blood. 2002; 99(1): 3-9.
31) Isaka T, Nakamura T, Tajika M, et al. API2-MALT1 chimeric transcript-positive gastroduodenal MALT lymphoma with subsequent development of adenocarcinoma as a collision tumour over a clinical course of 7 years. Histopathology. 2007; 51(1): 119-23. Epub 2007 Jun 1.

〈田近正洋　中村常哉〉

I B細胞リンパ腫

3 マントル細胞リンパ腫の治療

　マントル細胞リンパ腫 mantle cell lymphoma（MCL）は，cyclin D1 の過剰発現により特徴づけられる，pre-germinal center B 細胞由来の成熟型の B 細胞リンパ腫であり，発生部位は，inner mantle zone である．非 Hodgkin リンパ腫全体の 3 ～ 10 ％を占め，年齢中央値が 60 歳で，男女比が 4：1 で男性優位であり，罹患部位はリンパ節を中心として，種々の節外臓器を高頻度に侵し，病期 III または IV が 90 ％を占める．臨床経過は比較的寛徐であることが多いが，肝臓や消化管を高頻度に侵し，約 1/4 の症例で末梢血白血化を認め，生存期間中央値が 3 ～ 5 年程度である．Aggressive リンパ腫のなかでも予後不良の部類に属し，亜型として，リンパ芽球様細胞形態の blastoid variant や，核が pleomorphic なものは予後不良と考えられており，小型リンパ球様細胞の small cell variant では，比較的 indolent な経過をたどる．また，細胞分裂の程度や，Ki 67 陽性度が予後と相関するといわれる．

1 限局期マントル細胞リンパ腫の治療

　MCL の病期判定において，CT，FDG-PET などの画像検査や骨髄生検が行われるが，消化管病変の頻度は高く，上部および下部消化管検査も重要である．以上の検査においても，孤立性病変のみの場合もあり，このような限局期 MCL に関する Leitch らの 26 例の後方視的解析では[1]，5 年 PFS で放射線治療（radiotherapy：RT）を含む群で 73 ％，化学療法単独で 13 ％であることから，RT が有効であり，再発例でも照射野からの再発は認められていない．以上より，諸検査の結果限局期 MCL と判明した場合は，aggressive リンパ腫一般と異なり，化学療法単独での効果が不良であることから，RT 単独または多剤併用化学療法＋ RT が勧められる．

2 進行期マントル細胞リンパ腫の予後予測因子

　Cornel 大学では，臨床情報が確定している MCL 97 例の解析で，病勢の悪化まで watch and wait を行った症例が 31 例あり，その期間は，半年以上が 71 ％，1 年以上が 14 ％，5 年以上が 10 ％であった．この集団の生存期間は，CHOP レジメンによる早期治療群より良好であった．長期観察群と早期治療群では，IPI とは相関が認められたが，後述する MIPI や，Ki 67，p53 の陽性率とは認められなかった[2]．このことから，MCL には一部予後良好群が存在することが示唆される．しかしながら，現時点での予後良好群を抽出するマーカーはみつかっていない．

　化学療法施行症例を母集団とした生存に関する予後不良因子として，aggressive リンパ腫の予後予測因子である IPI は以前から MCL には適用しにくいとされてきた．解析対象集団が比較的

少ないなかで，最近，GLSG（German low grade lymphoma study group））と欧州 MCL ネットワークの共同研究で，MIPI（MCL international prognostic index）が提唱されている[3]．1996〜2004 年の間の初発進行期 MCL に対する 3 つの多施設共同研究（GLSG1996, 2000, European MCL Trial 1）は，CHOP 様 regimen の比較試験や，地固め療法としての interferon α と自家移植併用大量療法の比較試験よりなり，年齢中央値 60 歳の 455 症例が対象である．数理解析から，MIPI score として，[0.03535 × age（歳）] × age（歳）] + 0.6978（ECOG PS > 1 のとき）+ [1.367 × log10（LDH 値/正常上限）] + [0.9393 log10（白血球数）] を算出した．high risk 6.2 以上，intermediate 5.7 以上 6.2 未満，low-risk 5.7 未満で，3 群に層別化された．また，生検組織の Ki 67 陽性率（％）も独立した予後因子となりうることがわかり，情報がある症例では，0.02142 × Ki 67 の陽性％を加えても同様なモデルになりえることがわかった．以上のモデルをより実臨床に応用しやすい形にするため，簡略化指標として，**表 B-8** の各因子のポイントの総和により，high risk 6 以上，intermediate 4 か 5，low-risk 3 以下が提示されている．このリスク分類については，R-hyper-CVAD 療法において，層別化されなかったとの反論もあり，今後の validation が必要であろう．

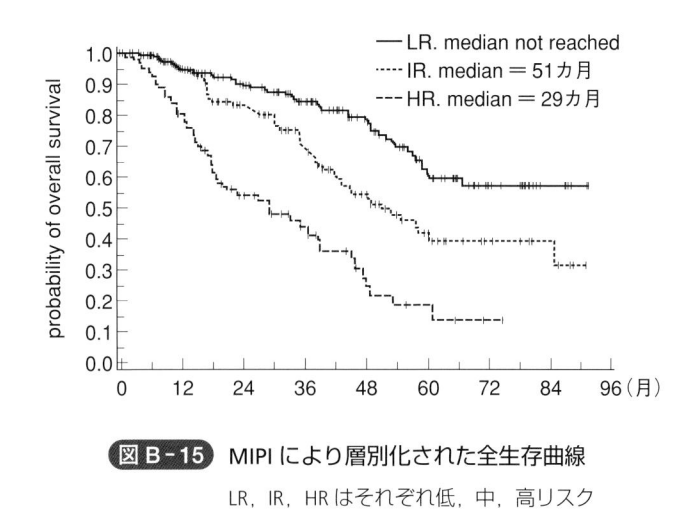

図 B-15 MIPI により層別化された全生存曲線

LR, IR, HR はそれぞれ低，中，高リスク

表 B-8 MIPI 簡略化モデルの各因子[3]

ポイントの総和で 3 つのリスクに分ける

Point	Age（y）	ECOG	LDH / ULN	WBC（$10^9/l$）
0	< 50	0〜1	< 0.67	< 6.700
1	50〜59	—	0.67〜0.99	6.700〜9.999
2	60〜69	2〜4	1.000〜1.49	1.000〜14.999
3	≧ 70	—	≧ 1.5000	≧ 15.000

ULN：正常上限値

❸ 進行期マントル細胞リンパ腫の治療

a．CHOP療法とRCHOP療法

　　進行期マントル細胞リンパ腫に対する標準治療とされるCHOP療法は，完全寛解（CR）率が30％未満であり，長期の治療成績は，10年無増悪生存率が6％，生存率が8％[4]と，他のB細胞リンパ腫と比較して予後がきわめて不良である（エヴィデンス＆データファイルの図B-16，85頁参照）．CHOP療法を凌駕する治療法の開発において，rituximabは副作用の頻度が低く，抗がん剤との併用が比較的容易であり，併用療法の有効性が期待される．CHOP療法との併用は，Howardらによると，40例の初発例に各6コースを行い，CR率48％，部分寛解率48％で，良好な奏効率が得られるものの，無増悪生存（PFS）中央値16.6カ月であった[5]．さらに，分子遺伝学的寛解導入の有無について，無増悪生存中央値に差がないという結果となっている．GLSG2000では，6サイクルのCHOP療法において，122例をrituximabの有無でランダム化し，CR，PR導入例は，65歳以下では，さらに大量治療・自家移植群とinterferon α維持投与群にランダム化治療を行った．奏効率，TTFについて，CHOP療法対R-CHOP療法の奏効率（75％ vs 94％，p＝0.0054），CR率（7％ vs 34％，p＝0.00024），およびそれぞれのTTF（14カ月 vs 21カ月 p＝0.0131）と，R-CHOP群が優位に優れていた．しかしながら，PFS，OSに差は認められなかった[6]．以上のデータから，rituximabのCHOP療法併用は，寛解率の改善に寄与するものの，長期寛解を期待できるほどではないと考えられる．

b．治療強度を高めた治療＋rituximab＋自家幹細胞移植（ASCT）併用大量化学療法

　　CHOP療法の治療強度を高めた治療として，Nordic lymphoma groupでは，1996～2000年のMCL1 trialと2000～2006年のMCL2 trialの2つの第II相試験をII～IV期未治療例に対し行った（エヴィデンス＆データファイルの図B-17，85頁参照）．MCL1は，高容量CHOP療法（cyclophosphamide 1200 mg/m^2，doxorubicin 75 mg/m^2，vincristine 2 mg，prednisolone 100 mg×5日）4コース＋大量化学療法（BEAM/BEAC）を41症例に行ったが，CR＋CRu率は導入療法後27％，大量化学療法後では，58.5％であった．高用量CHOPや大量療法の有効性があまりふるわなかったことから，MCL2では，各コースの最初にrituximabを投与した高用量CHOP療法と大量cytarabine（3 g/m^{2}を2日間で4回）を交互に3コースずつ行い，ASCTを行った．176例のentryで適格例160例のうち，CR＋CRu率は導入療法後54.4％であり，154例が大量療法を受け，移植後のCR＋CRu率は89.7％であった．4年EFSが63％でMCL1の18％を有意に上回っていた．OSにおいても，81％対55％で有意差がみられた．145例の奏効例のうち，84例においてMRDの追跡調査が行われたが，うち43例はPCR陽性で，大量治療1年以内の陽性者とそれ以降の陽性者および陰性者でPFSの中央値は有意に異なっていた（1.5年対5年対中央値未到）．対象症例数が多いこの研究から，高用量のCHOP療法は有効でなく，大量化学療法によるPFSの改善も認められなかった．一方，MCL2との比較から，導入療法におけるrituximabおよび大量cytarabineの併用は有効であり，大量化学療法の併用はさらなる治療効果をあげていると考えられる[7]．

c．ASCT 併用大量療法の有効性と rituximab による in vivo purging 効果

　　European MCL Network では，CHOP を中心とした化学療法コース奏効例を IFNα 維持療法と ASCT 群にランダム化し，IFN からの再燃例に ASCT を行う設定での研究を 230 例で行った．ASCT 予定群のうち，移植施行例が 62 例であり，(CR 22, PR 40) 施行後に CR は 44 例となった．3 年 PFS は 54 ％であり，IFN 群では 25 ％（p＝0.0108）であった[8]．CHOP 療法＋ASCT の効果は限定的であり，OS では 2 群に有意差はなかった．

　　一方，MCL では，末梢血・骨髄浸潤の頻度が高く，幹細胞採取時の腫瘍細胞の混入は重要な問題であり，再発の一因であることが推定されている．このため，自家移植時において，移植片から腫瘍細胞を排する必要がある．この点に関し，大量化学療法の併用のための幹細胞の source として，G-CSF で末梢血へ幹細胞を動員する際の腫瘍細胞の混入を rituximab が排除する効果（in vivo purging）の有効性が示されており，有用性が証明されている．Magni らは，大量 cyclophosphamide，大量 Ara-C で動員した末梢血幹細胞採取時の腫瘍細胞の混入を腫瘍特異的遺伝子変化の PCR 法による検出で検討しているが，Ara-C 単独に比し，rituximab＋Ara-C による採取では，in vitro purging 後と同程度の腫瘍排除効果が認められている[9]．彼らは，大量 cyclophosphamide，大量 Ara-C，大量 melphalan および melphalan＋mitoxantrone による自家末梢血幹細胞移植を併用した一連の治療（R-HDS）を 61 歳以下の 28 例の未治療例での成績を公表しているが，toxic death の 1 例以外の全例に CR を認め，10 年の OS，EFS が MIPI score で intermediate/high-risk が 68 ％と 34 ％，low-risk が 76 ％と 57 ％であり，有用な治療といえる[10]．

d．R-hyper-CVAD＋ASCT 併用大量療法

　　M. D. Anderson がんセンターが開発した hyper-CVAD＋high dose MTX/Ara-C（hyper-CVAD）療法は，MCL における代表的な治療法である．前半のコースで cyclophosphamide を 3 日間で計 6 回投与し，続けて持続点滴の doxorubicin，2 回の vincristine，8 回の dexamathasone を投与し，後半のコースに大量 methotrexate，大量 Ara-C を投与するもので，対象年齢に上限は設けずに，60 歳以上で Ara-C の投与量を 1/3 量に減量するものの，41〜80 歳の患者に本治療法を施行している．また，比較的予後良好と考えている subtype である mantle zone type を研究対象から除いてある．MCL では各々を 1 コースとして，CR 到達後さらに 2 コースが追加され，計 6〜8 コースを行うものである．Khouri らによる過去の rituximab なしの成績では[11]，65 歳以下の未治療，既治療例計 45 例に対し，後半の ASCT の導入として rituximab なしの 4 コースの hyper-CVAD 療法を行ったところ，CR 率 38 ％，PR 率 55.5 ％，であった．

　　本治療法に rituximab を併用した R-hyper-CVAD＋high dose MTX/Ara-C（hyper-CVAD）療法（R-hyper-CVAD）は，CR 率は 87 ％であり，3 年 FFS も 64 ％であった．この成績は，自家移植併用治療に匹敵するが，PR 例で，引き続き移植を行った症例も含まれており，生存曲線もプラトーではない（エヴィデンス＆データファイルの図 B-18, 86 頁参照）．毒性についても，血液毒性の頻度が高く，特に Ara-C，MTX のコースで grade 3・4 の好中球減少が 70 ％を占め，また，neutropenic fever も 15 ％に認められ，最終的な規定コースの未施行例が年齢にかかわらず 29 ％認められた．本治療での高用量の抗がん剤の投与から十分推測されるが，続発性

の AML，MDS が計 4 例認められている．その他の非血液毒性は低頻度であったが，治療関連死が 5 例にみられ，うち 4 例が感染症であった[12]（感染症の頻度は 6％）．これらの結果から，高齢者も含めた MCL において，本治療法は遂行可能な治療法と考えられるが，血液毒性が強く，感染症には十分注意する必要があり，長期的には晩期毒性を考慮することも重要である．

Hyper-CVAD に ASCT を併用する試みは，当初地固めとして 4～6 コース後に自家移植がなされた．rituximab が併用されてからは，R-hyper-CVAD 6～8 コース後の非 CR 例の第 1 寛解期や他の治療強度の低い寛解導入療法施行例のみ upfront の自家移植がなされた（AUTO 1）．また，再発後や一次不応例にも自家移植がなされ（AUTO 2），同時に骨髄非破壊的前処置の同種移植（NST）もなされている．AUTO 1 が 50 例，AUTO 2 が 36 例，NST が 35 例であった．AUTO 1 では，TRM が 2％，観察期間中央値 6 年で PFS が 39％，OS が 61％であり，移植前の寛解状態（CR，CRu，PR）は，PFS，OS に影響しなかった．Rituximab 投与症例は，非投与例と比較して，移植前の末梢血浸潤の頻度が低く，生存曲線は 2 年以降プラトーとなっている（エヴィデンス＆データファイルの図 B-19，86 頁参照）．しかしながら，R-hyper-CVAD の CR 例での ASCT の治療成績がないため，MCL に対する R-hyper-CVAD ＋大量化学療法の有効性は不明である．一方，AUTO 2 は TRM が 8％，観察期間中央値 6 年の PFS が 10％，OS が 35％であり，rituxmab の有無にかかわらず生存曲線はプラトー化していない[13]．

以上の欧米の治療成績より，初発 MCL における最良の治療法は，初発時に大量 Ara-C を含む化学療法を rituximab 併用で行い，地固め療法として ASCT を併用することであると思われる．

e．プリン誘導体の併用療法

Fludarabine，cladribine（2-CDA）などのプリン誘導体も低悪性度リンパ腫を中心として，有効性が認められる．Fludarabine については，GLSG の研究で，CHOP 療法を含む前治療歴のある，再発難治濾胞性リンパ腫および MCL に対して，FCM（fludarabine 25 mg/m^2/day，day 1～3，cyclophosphamide 200 mg/m^2/day，day 1～3，mitoxantrone 8 mg/m^2/day 1）療法±rituximab の前方視的比較試験を報告している．MCL 全 48 例の比較において，rituximab ±での CR 率が 35％対 0％，部分寛解率が 29％対 46％で，奏効率（58％対 46％）での有意差は認めないものの，観察期間中央値 18 カ月での全生存期間中央値では有意差を認めている（p＝0.0042）．以上より，本研究においても，rituximab の併用の有用性が証明されている[14]．

North Central Cancer Treatment Group は，2-CDA を 5 mg/m^2 で day 1～5 を 4 週間隔で 4 コース行う study を初発 26 例と再発 24 例に行った．年齢中央値 68 歳で，再発例での全奏効率は 46％（CR 21％，PR 25％）PFS 中央値 5.4 カ月，OS 中央値 1.9 年であった．初発例では，全奏効率は 81％（CR 42％，PR 39％）PFS 中央値 13.6 カ月，OS 中央値 4.7 年であった．本研究後，初発例 29 例，年齢中央値 70 歳の対象に対し，ほぼ同じ投与法（2 コース後の評価で PR 例では CR に導入されれば 6 コースまで行われている）を rituximab 併用で行われる研究が行われた．全奏効率は 66％，CR 率は 52％，PR 率が 14％であり，1 年 PFS が 51％，2 年 PFS が 43％，2 年 OS は 78％であった[15]．本研究は，高齢者が中心の治療研究で，大量化学療法が不適な患者においても，2-CDA と rituximab の併用が有効であること示している．

f．同種造血幹細胞移植

　　MCL に対する graft vs tumor 効果を狙った同種造血幹細胞移植は，再発難治例で行われている．前述の報告で，35 例の hyper-CVAD 療法再発難治例（初回 salvage 治療で PR 以上 20％，第 2 寛解 31％，第 3 寛解以降 31％，再発不応 17％）に対し，fludarabine の入った骨髄非破壊的前処置での同種幹細胞移植がなされた．6％が生着不全，TRM が 9％，CR 移植 16 例全例が寛解生存，PR 移植 13 例全員が CR となり，寛解不応例 6 例中 5 例が CR 導入されている．観察期間中央値 56 カ月での 6 年 PFS は 46％，OS は 53％で，長期生存例ではプラトー化しており，不応例中 3 例も長期生存中である．このデータは，自家移植の長期生存より優れたものとなっている[13]（エヴィデンス＆データファイルの図 B-20，87 頁参照）．再発に関する PFS の予後不良因子は，ドナー型のキメリズム，前治療レジメン数であり，OS では前治療レジメン数と，急性および慢性 GVHD の有無であった．

　　Fred Hutchinson Cancer Research Center（FHCRC）からの報告は，自家移植を含む前治療中央値 4 レジメンでの PR 以上の 33 例（32.6〜69.6 歳，中央値 53.5 歳）に対し，fludarabine 30 mg/m^2 を 3 日と TBI 2 Gy からなる骨髄非破壊的前処置での結果である．33 例中 3 例が生着不全を起こし，II〜IV 期の急性 GVHD が 57％に認められ，慢性 GVHD も 28 例中 64％に認められた．治療効果は，評価可能病変をもつ 19 例において，CR 導入 75％，PR 導入 10％，PD が 15％であった．観察期間はまだ短いが，2 年までの死亡は，非再発死亡が 24％，再発死亡が 9％であり，全生存率が 64％，で多変量解析の予後不良因子は β_2 microglobulin のみであった[16]（エヴィデンス＆データファイルの図 B-21，87 頁参照）．以上より，再発難治例においては，骨髄非破壊的前処置も有用な治療法と考えられる．

❹ 今後わが国に導入予定の新薬について

　　Bendamustine はアルキル化剤にプリン誘導体が結合した特異な構造をもち，B 細胞リンパ腫に有効性がある．rituximab 併用試験として，rituximab 375 mg/m^2/day 1，bendamustine 90 mg/m^2 を days 2, 3 として 4 週サイクルで 4〜6 コースの第 II 相試験を行った．前治療レジメン数中央値 1.6 の再発 MCL 12 例，indolent B リンパ腫 54 例において，MCL での全奏効率は 92％であり，（CR：42％，CRu：17％，PR：33％）治療奏効期間中央値は 19 カ月という良好な成績であった．血液毒性の程度は他の rituximab 併用化学療法と同程度であり，非血液毒性は，grade 3・4 の頻度は低いものの，感染が全体の 10％に認められている．今後，少なくとも，再発難治例での有効性が期待される[17]．

　　Proteasome inhibitor である bortezomib は，2006 年に FDA で再発難治例に認可を受けているが，その臨床 II 相試験である PINNACLE study では，年齢中央値 65 歳，46％が 2 レジメン以上の前治療がある 155 例に対し，3 週ごとの 1.3 mg/m^2 の 4 回投与がなされた．奏効率は 32％（CR/CRu 8％）であり，観察期間中央値 26.4 カ月での奏効期間は，中央値 9.2 カ月で CR 例では中央値未到達であった．前治療での不応例 58 例での CR＋PR は 29％，治療強度の高い前治療例 58 例でも CR＋PR が 25％であった．grade 3 以上の有害事象として，末梢神経障害は 13％に認められた[18]．また，34％にリンパ球減少が認められたが治療終了後に 75％が grade 1

● B. 治療

以下に回復した．以上より，bortezomib は今後重要な薬剤になると考えられ，また，他の化学療法との併用も可能であることから，複数の治療研究がなされている．

まとめ

　MCL は，比較的頻度の低い疾患で臨床研究が困難な点が予想されるが，予後良好な症例を抽出する試みや，rituximab 併用化学療法＋自家末梢血幹細胞併用大量化学療法の有用性，同種幹細胞移植の有用性，高齢者に対する新規治療法の開発などを行うことにより，予後不良とされた MCL の治療法の今後の進歩が期待される．

エヴィデンス＆データファイル

マントル細胞リンパ腫の治療

1) 進行期マントル細胞リンパ腫（MCL）はCHOP療法の治療成績は不良であり，CHOP療法の強度を上げる試みのみも有効ではない．
2) 一次治療としては，図B-17, 18からcytosine arabinoside大量療法を含む多剤併用化学療

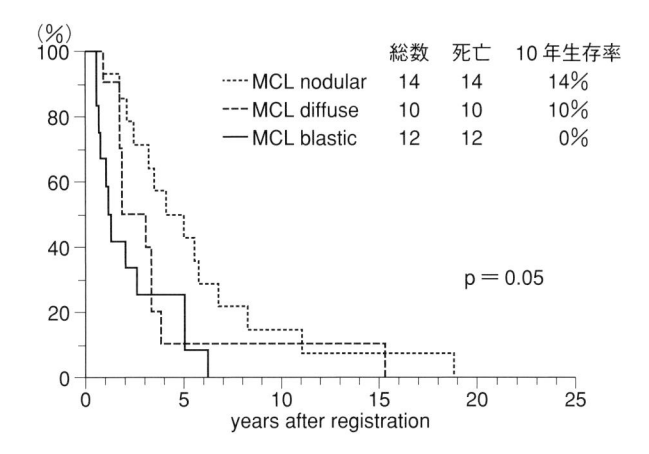

図B-16 CHOP療法によるMCLの全生存曲線[4]

増殖様式から3型に分けられている．

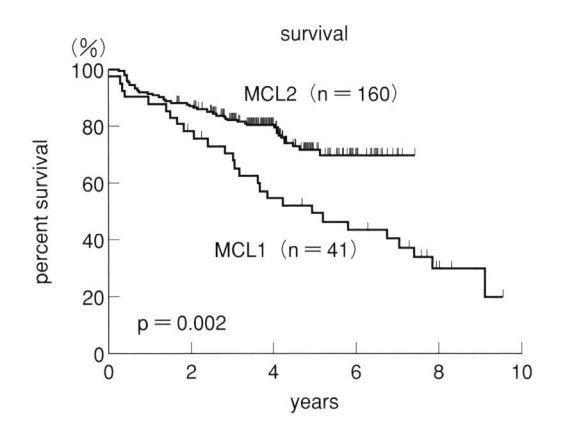

図B-17 Nordic lymphoma groupによる高用量CHOP大量化学療法（MCL1）とrituximab＋大量cytosine arabinoside併用療法（MCL2）の全生存曲線[7]

法にrituximabを併用することが有効である．
3) Upfrontでのpurgingを取り入れた自家造血幹細胞移植は，治癒をもたらす可能性が期待できる．MCL2研究（図B-17）とhyper CVAD＋ASCTでのrituximabの有無によるPFS曲線（図B-19）．
4) 難治再発MCLにおいて，骨髄非破壊的前処置による同種造血幹細胞移植は有望な治療法である．

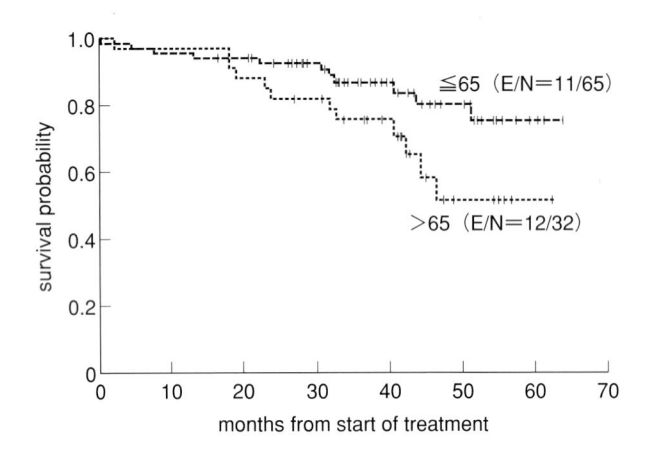

図B-18 R-hyper CVAD 研究の全生存曲線 [12]

E：イベント数，N：全患者数

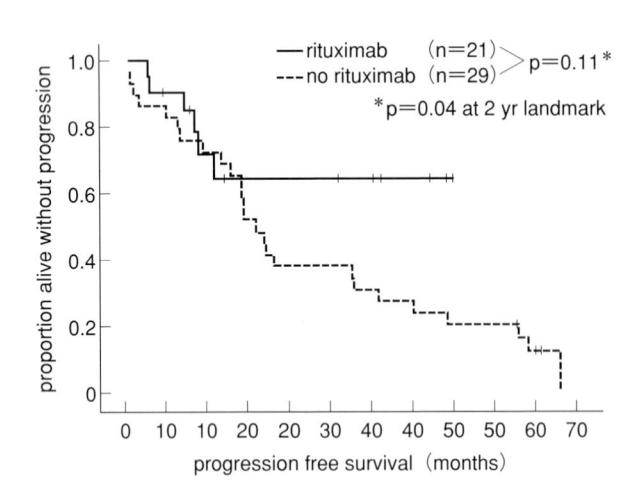

図B-19 Hyper CVAD ＋ ASCT 療法における rituximab 併用の有無での PFS [13]

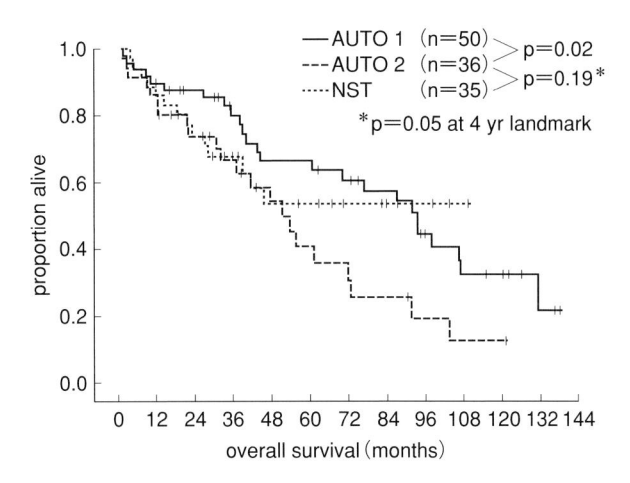

図B-20 Hyper-CVAD後の再発難治MCLに対するRIST（NST）と自家移植（AUTO 1：初回寛解，AUTO 2：2回目寛解以降）の成績の比較[13]

NSTでのOSのプラトー化が認められる．

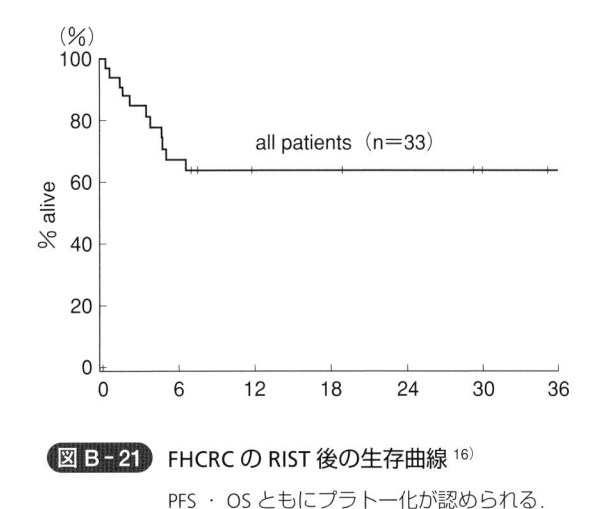

図B-21 FHCRCのRIST後の生存曲線[16]

PFS・OSともにプラトー化が認められる．

■文献

1) Leitch HA, Gascoyne RD, Chhanabhai M, et al. Limited-stage mantle-cell lymphoma. Ann Oncol. 2003; 14: 1555-61.
2) Martin P, Chadburn A, Christos P, et al. Outcome of deferred initial therapy in mantle-cell lymphoma. J Clin Oncol. 2009; 27: 1209-13.
3) Hoster E, Dreyling M, Klapper W, et al. A new prognostic index (MIPI) for patients with advanced-stage mantle cell lymphoma. Blood. 2008; 111: 558-65.
4) Fisher RI, Dahlberg S, Nathwani BN, et al. A clinical analysis of two indolent lymphoma entities: mantle cell lymphoma and marginal zone lymphoma (including the mucosa-associated lymphoid tissue and monocytoid B-cell subcategories): a Southwest Oncology Group study. Blood. 1995; 85: 1075-82.

5) Howard OM, Gribben JG, Neuberg DS, et al. Rituximab and CHOP induction therapy for newly diagnosed mantle–cell lymphoma: molecular complete responses are not predictive of progression–free survival. J Clin Oncol. 2002; 20: 1288–94.

6) Lenz G, Dreyling M, Hoster E, et al. Immunochemotherapy with rituximab and cyclophosphamide, doxorubicin, vincristine, and prednisone significantly improves response and time to treatment failure, but not long–term outcome in patients with previously untreated mantle cell lymphoma: results of a prospective randomized trial of the German Low Grade Lymphoma Study Group (GLSG). J Clin Oncol. 2005; 23: 1984–92.

7) Geisler CH, Kolstad A, Laurell A, et al. Long–term progression–free survival of mantle cell lymphoma after intensive front–line immunochemotherapy with in vivo–purged stem cell rescue: a nonrandomized phase 2 multicenter study by the Nordic Lymphoma Group. Blood. 2008; 112: 2687–93.

8) Dreyling M, Lenz G, Hoster E, et al. Early consolidation by myeloablative radiochemotherapy followed by autologous stem cell transplantation in first remission significantly prolongs progression–free survival in mantle–cell lymphoma: results of a prospective randomized trial of the European MCL Network. Blood. 2005; 105: 2677–84.

9) Magni M, Di Nicola M, Devizzi L, et al. Successful in vivo purging of CD34–containing peripheral blood harvests in mantle cell and indolent lymphoma: evidence for a role of both chemotherapy and rituximab infusion. Blood. 2000; 96: 864–9.

10) Magni M, Di Nicola M, Carlo–Stella C, et al. High–dose sequential chemotherapy and in vivo rituximab–purged stem cell autografting in mantle cell lymphoma: a 10–year update of the R–HDS regimen. Bone Marrow Transplant. 2009; 43: 509–11.

11) Khouri IF, Romaguera J, Kantarjian H, et al. Hyper–CVAD and high–dose methotrexate/cytarabine followed by stem–cell transplantation: an active regimen for aggressive mantle–cell lymphoma. J Clin Oncol. 1998; 16: 3803–9.

12) Romaguera JE, Fayad L, Rodriguez MA, et al. High rate of durable remissions after treatment of newly diagnosed aggressive mantle–cell lymphoma with rituximab plus hyper–CVAD alternating with rituximab plus high–dose methotrexate and cytarabine. J Clin Oncol. 2005; 23: 7013–23.

13) Tam CS, Bassett R, Ledesma C, et al. Mature results of the M.D.Anderson Cancer Center risk–adapted transplantation strategy in mantle cell lymphoma. Blood. 2009; 113: 4144–52.

14) Forstpointner R, Unterhalt M, Dreyling M, et al. Maintenance therapy with rituximab leads to a significant prolongation of response duration after salvage therapy with a combination of rituximab, fludarabine, cyclophosphamide, and mitoxantrone (R–FCM) in patients with recurring and refractory follicular and mantle cell lymphomas: Results of a prospective randomized study of the German Low Grade Lymphoma Study Group (GLSG). Blood. 2006; 108: 4003–8.

15) Inwards DJ, Fishkin PA, Hillman DW, et al. Long–term results of the treatment of patients with mantle cell lymphoma with cladribine (2–CDA) alone (95–80–53) or 2–CDA and rituximab (N0189) in the North Central Cancer Treatment Group. Cancer. 2008; 113: 108–16.

16) Maris MB, Sandmaier BM, Storer BE, et al. Allogeneic hematopoietic cell transplantation after fludarabine and 2 Gy total body irradiation for relapsed and refractory mantle cell lymphoma. Blood. 2004; 104: 3535–42.

17) Rummel MJ, Al–Batran SE, Kim SZ, et al. Bendamustine plus rituximab is effective and has a favorable toxicity profile in the treatment of mantle cell and low–grade non–Hodgkin's lymphoma. J Clin Oncol. 2005; 23: 3383–9.

18) Goy A, Bernstein SH, Kahl BS, et al. Bortezomib in patients with relapsed or refractory mantle cell lymphoma: updated time–to–event analyses of the multicenter phase 2 PINNACLE study. Ann Oncol. 2009; 20: 520–5.

〈鏡味良豊〉

I B細胞リンパ腫

4 びまん性大細胞型B細胞リンパ腫の化学療法（初発例を中心に）

びまん性大細胞型B細胞リンパ腫 diffuse large B-cell lymphoma（DLBCL）は，欧米では非Hodgkinリンパ腫 non-Hodgkin lymphoma（NHL）の30〜40％，わが国では50％前後を占める中心的な病型である．WHO分類（2001）[1]では，DLBCLは複数の準疾患単位，亜型を含む不均一で，生物学的特性をはじめ，細胞表面形質や責任遺伝子・染色体異常についてもきわめて多彩な病型であることが示された．WHO分類（2008）[2]では，DLBCLはDLBCL-not otherwise specified（NOS）として一括される病型と，その他の特異的病型とに細分類されている（表B-9）．

DLBCLは診断時に40％以上の症例に節外浸潤を認め，わが国では約半数の症例は節外臓器に原発するが，DLBCLは組織亜型のみならず，原発部位や浸潤臓器部位により治療法，治療成績が異なるという特性を有する．本項では別項に記載される primary DLBCL of the CNSを除くDLBCLの初回治療における基本的な化学療法の指針と，最近の知見に基づいた一部の亜型の治療について述べる．

1 限局期の治療

限局期とはAnn Arbor臨床病期I期，および連続するリンパ節領域浸潤のII期で，かつ巨大腫瘤病変（長径10cm以上）を有しない病態をいう．限局期では病変部位（節性か節外性か，節外性では浸潤臓器部位），腫瘍径などが予後に与える影響が大きい．節性病変のみ，節外性では扁

表B-9　WHO分類第4版（2008）におけるびまん性大細胞型B細胞リンパ腫の病型分類[2]

Diffuse large B-cell lymphoma（DLBCL），not otherwise specified（NOS）
T cell / histiocyte-rich large B-cell lymphoma
Primary DLBCL of the central nerves system（CNS）
Primary cutaneous DLBCL, leg type
EBV positive DLBCL of the elderly
DLBCL associated with chronic inflammation
Primary mediastinal（thymic）large B-cell lymphoma
Intravascular large B-cell lymphoma
ALK positive large B-cell lymphoma
Large B-cell lymphoma arising in HHV8-associated multicentric Castleman disease

B. 治療

桃，甲状腺，胃などでは長期予後は比較的良好である．一方，中枢神経系，睾丸，副腎，肺，骨などでは一般に予後不良で，早期に遠隔部位に浸潤し，再燃頻度も高い．

限局期 aggressive NHL（大半が DLBCL）を対象とした米国 Southwest Oncology Group（SWOG）による CHOP〔cyclophosphamide（エンドキサン），doxorubicin（アドリアシン），vincristine（オンコビン），prednisone（プレドニン）〕療法 8 コースの化学療法単独群と，CHOP 療法 3 コース後に領域照射 40～55 Gy を併用する群との無作為比較試験[3]では，完全奏効 complete response（CR）割合は両治療群間に差はないが，5 年生存割合および無増悪生存割合はいずれも併用群が有意に優れる結果であった（図 B-22）．本研究では病期 I 期では約 80% の 5 年生存が得られた．一方，治療法とは無関係に，①年齢＞60 歳，②病期 II 期，③血清 LDL ＞正常上限，④ Performance Status（PS：ECOG 基準）≧2 がリスク因子となることが明らかとなり，因子が 0 または 1 では 5 年無増悪生存割合は 77% と良好であるが，2 つでは 60%，3 または 4 つを有する場合は 34% と不良であり，病期 II 期，リスク因子≧2 の症例は進行期と同様に治療することが推奨された．本研究はその後の長期観察では両治療群の無増悪生存曲線は 7 年，全生存曲線は 9 年で交叉し，治療群間の有意差がなくなったことが報告されている[4]．CHOP 療法と領域照射との併用群は短期の局所制御効果にすぐれるが，照射領域外での晩期再発の頻度が高いことなどがその理由として推測されている．

同様にフランスの Group d'Etude des Lymphomes de l'Adulte（GELA）による 60 歳以上の限局期，低リスク（血清 LDH 正常，PS 0 か 1）症例を対象とした CHOP 療法 4 コース単独群と，CHOP 療法と領域照射 40 Gy 併用群との無作為比較試験[5]でも，CR 割合，5 年無イベント生存割合，5 年生存割合のいずれにも有意差を認めていない．また，米国 Eastern Cooperative Oncology Group（ECOG）による限局期を対象とした CHOP 療法 8 コース単独群と CHOP 療法後に局所照射〔CR 例には 30 Gy，部分奏効 partial response（PR）例には 40 Gy〕を追加併用す

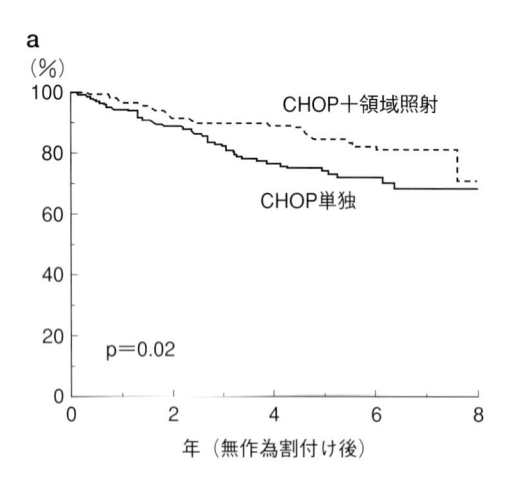

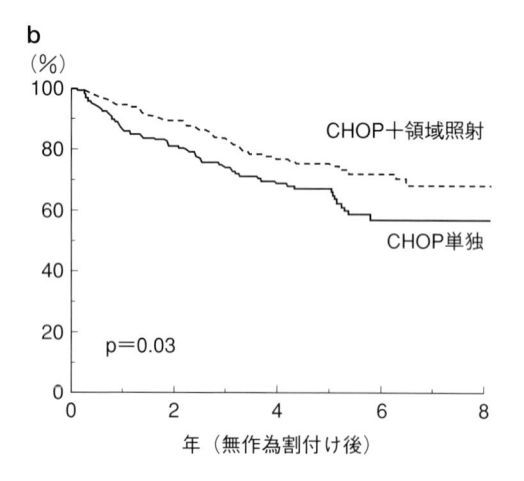

図 B-22 限局期 aggressive lymphoma に対する CHOP 療法 8 コース単独治療群と CHOP 療法 3 コースと局所照射 40～55 Gy 併用療法群の治療成績（文献 3 より改変）
a：全生存割合，b：無増悪生存割合

る群との無作為比較試験[6]でも6年無病生存割合は単独群56％，併用群73％（p＝0.05），6年治療奏効持続割合は56％，75％（p＝0.06），および無増悪持続割合は67％，80％（p＝0.06）と，いずれも併用群によい傾向がみられるが，全生存割合は71％，82％（p＝0.24）と有意差を認めていない．

一方，フランスでは60歳以下，後出の国際予後指数International Prognostic Index（IPI）[7]の予後不良因子を有しない病期I，II期を対象に，SWOGの比較試験[3]で推奨されたCHOP療法3コースと領域照射併用療法群と，methotrexate（メトトレキセート）大量，etoposide（ペプシド）大量，ifosfamide（イホマイド）大量，cytarabine（キロサイド）大量の交替維持/強化療法を含んだACVBP〔doxorubicin, cyclophosphamide, vindesine（フィルデシン），bleomycin（ブレオ），prednison，およびmethotrexateの髄注〕療法との無作為比較試験[8]が実施され，CR割合は両治療群間に有意な差はないが，5年無イベント生存割合は74％，82％，全生存割合は81％，90％とACVBP療法の方が有意に良好な結果であったことが報告されている．

限局期aggressive CD20+ NHLの治療におけるrituximab（リツキサン）の有用性を評価する目的で，SWOGはstage modified IPI（年齢＞60歳，血清LDH＞正常上限，PS＞1）[3]に規定されるリスク因子を1つ以上有し，かつ巨大腫瘤のない病期I，II期を対象にrituximab併用CHOP（R-CHOP）療法3コース（rituximabは4回投与）と40～46 Gyの限局照射併用治療の第II相試験を実施した[9]．対象60例中56例がDLBCLで，4年無増悪生存割合は88％，全生存割合は92％であった．前述のCHOP療法3コースと領域照射併用群の治療成績はおのおの78％，88％であり，rituximabの有無による両治療群間の比較では，有意差はないがR-CHOP療法によい傾向が得られた．R-CHOP療法群は4，5年あたりでも再増悪例があるが，今後の長期観察で限局期でのrituximabの有用性が評価されると思われる．

これらの研究結果より，現時点では限局期の主に節性DLBCLの治療は3コースのR-CHOP療法と限局照射30～36 Gyの併用が標準的と考えられる．なお，節外病変では，甲状腺，胃では節性病変と同様の治療選択が可能と考えられるが，扁桃では放射線療法に伴う口腔・咽頭の粘膜障害を避ける目的でR-CHOP療法6コース程度が選択されることが多い．一方，肺，骨，副腎などでは長期予後が節性病変ほど良好ではないことから，限局期でも進行期と同様にR-CHOP療法6～8コース，またはそれ以上に強力な治療法が選択される．さらに睾丸では対側睾丸の予防的照射と予防的髄腔内投与を含む化学療法が必要である．節外部位では発症部位・臓器により限局期でも治療方針を選別する必要がある．

❷ 進行期の治療

進行期のaggressive NHL（主にDLBCL）を対象としたSWOGとECOG共同のCHOP療法とm-BACOD〔methotrexate, bleomycin, doxorubicin, cyclophosphamide, vincristine, dexamethasone（デカドロン）〕療法，ProMACE-CytaBOM（prednisone, methotrexate, doxorubicin, cyclophosphamide, etoposide, cytarabine, bleomycin, vincristine）療法，MACOP-B（methotrexate, doxorubicin, cyclophosphamide, vincristine, prednisone, bleomycin）療法との4治療群間無作為比較試験[10]の結果，これら4つの治療法はCR割合，3年全生存割合，同

B. 治療

無病生存割合のいずれにも有意差を認めず，治療関連死亡など有害事象の頻度とコスト面からCHOP療法（8コース）がaggressive NHLの標準治療であるとの見解が示された．本試験は，① 観察期間中央値が短い，② REAL／WHO分類では種々の組織型が混在，③ 対象例の24～26％は65歳以上，④ actual dose intensity（ADI）が未検討（唯一検討されたProMACE-CytaBOM療法のADIは80％），⑤ 予後因子に基づいた検討がなされていない，などの点も指摘されたが，以後今日までCHOP療法はaggressive NHLの標準治療の座を維持している．本研究はその後6年全生存割合，同無病生存割合においても治療群間に有意差は認めないと報告されているが，全生存割合曲線は平坦化していない[11]．本研究の追試としてCHOP療法とMACOP-B療法，CHOP療法とPACEBOM（prednisone, doxorubicin, cyclophosphamide, etoposide, bleomycin, vincristine, methotrexate）療法，CHOP療法とACVBP療法などとの複数の比較試験が実施された．短期の観察期間ではいずれも治療成績に有意差はないが，観察期間の長期化に伴いCHOP療法に比し他の治療法の成績が有意に良好となったことが示されている[12-14]．

Aggressive NHLの治療成績の向上には，症例個々にリスク因子を検討し，最も有効な治療法を選択することが重要と考えられるようになった．ShippらはCHOP療法で治療した多数例の解析から，全生存割合に関わる5つの因子として，① 年齢＞60歳，② 臨床病期≧III，③ 診断時のPS≧2，④ LDH＞正常値上限，⑤ 節外病変数≧2（年齢60歳以下では臨床病期，PS，LDHの3因子）を見出し，これをもとにIPIおよびage adjusted IPI（aaIPI）として4群の予後予測モデルを提唱した[7]．本研究以後の治療研究はIPIにもとづき層別解析がなされるようになった．NHL classification projectの解析では，CHOP療法によるDLBCLの全生存割合はIPI score 2・3は40％以下，score 4・5では20％程度（図B-23）[15]との結果であり，CHOP療法はDLBCLの「標準的」治療であるが「至適」治療とは言い難い結果であることが示された．IPIはCHOP療法以外の治療法への適用性は検討されておらず，またHodgkin lymphomaとNHL

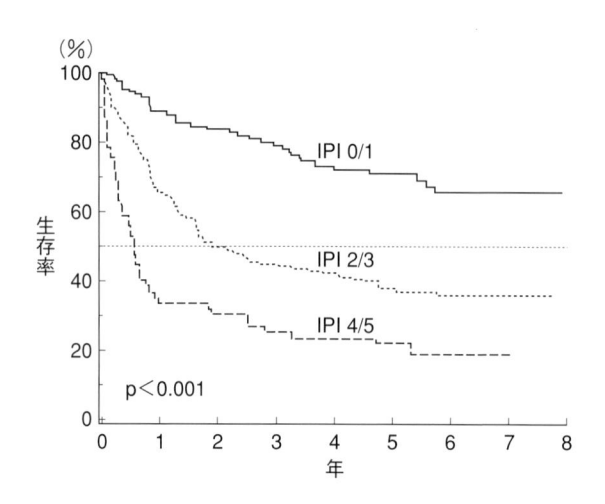

図B-23 Non-Hodgkin lymphoma classification projectにおける，diffuse large B-cell lymphomaのCHOP療法での全生存割合（文献15より改変）

を分けた点を除けば腫瘍の特性は考慮されていない，などの点から aggressive NHL の治療の普遍的な予後因子であるか否かは明らかではない．IPI は CHOP またはその類似療法での治療を念頭に適用を考えるべきである．

これら2つの研究を契機として，CHOP 療法を基準に IPI で層別した新たな臨床試験が試みられるようになった．ドイツでは CHOP 療法の dose intensity 強化と新規薬剤追加として，61～75歳の aggressive NHL を対象に，CHOP 療法と CHOP に etoposide を加えた CHOEP 療法とを，おのおの3週間隔（-21）と2週間隔（-14，G-CSF 併用）で各6コース実施する4つの治療群間の無作為比較試験が実施された．CHOP 21 療法に比べ CHOP 14 療法のみが無イベント生存割合（32.5％，43.8％，$p＝0.003$），全生存割合（40.6％，53.3％，$p＜0.001$）において有意に優れ，有害事象は同等と報告された[16]．また，同じ4つの治療法を18～60歳の予後良好（血清 LDH が正常範囲）aggressive lymphoma を対象に実施した無作為比較試験では，CHOEP 14／21 療法群は CHOP 14／21 療法群に比し CR 割合（87.6％，79.4％，$p＝0.003$），5年無イベント生存割合（69.2％，57.6％，$p＝0.004$）が優れ，一方，5年全生存割合は隔週治療群（CHOP 14／CHOEP 14）が3週間隔治療群（CHOP 21／CHOEP 21）に比し優れる（$p＝0.05$）結果であることが示された[17]．高齢者では主に G-CSF による dose intensity 維持が，若年者では etoposide 追加による治療強度の増強が治療成績の改善に寄与したと考えられる．

Rituximab の臨床導入以降は，その有用性を評価する目的で多数の臨床研究が展開されている．高齢者（60～80歳）未治療の DLBCL を対象とした GELA の CHOP 療法と R-CHOP 療法との無作為比較試験は，観察期間中央値2年で R-CHOP 療法群は原病以外の死亡がやや多いが，CHOP 療法群に比し CR 割合（76％，63％，$p＝0.005$），無イベント生存割合（$p＝p＜0.001$），全生存割合（$p＝0.007$）のいずれも有意に優れることが報告された（図 B-24）[18]．これらは観察期間中央値が5年となっても R-CHOP 療法群が優れる結果が維持され，aaIPI による low risk

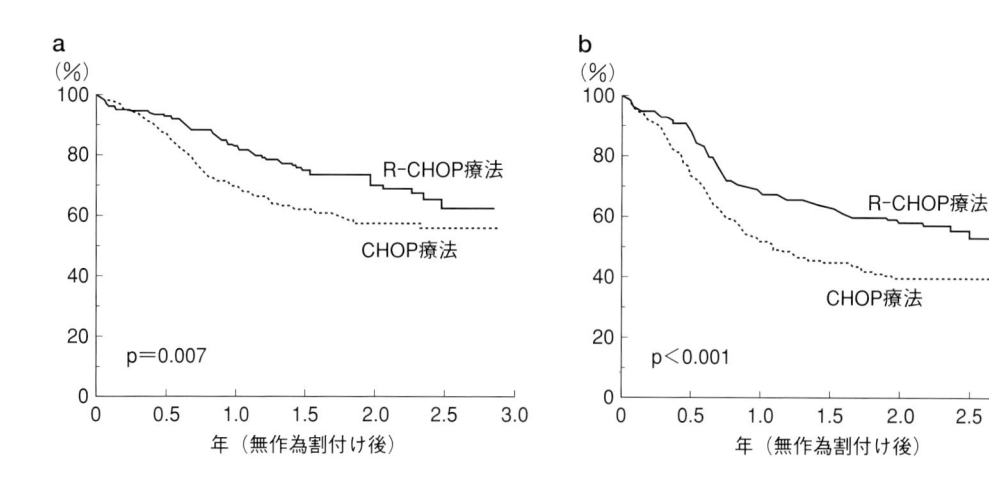

図 B-24 高齢者（60～80歳）の未治療 DLBCL を対象に CHOP 療法と R-CHOP 療法との第Ⅲ相比較試験（文献18より改変）
a：全生存割合，b：無イベント生存割合

B. 治療

(score 0, 1) と high risk (score 2, 3) との risk 群別の検討でも, high risk 群の全生存割合 (p = 0.062) 以外はいずれも R-CHOP 療法群が優れる結果であった[19]. また, 若年者 (年齢 18～60 歳) で aa IPI risk が 0 または 1 の巨大腫瘤を有する I 期および II～IV 期を対象とした各 6 コースの CHOP 類似療法と R-CHOP 類似療法との無作為比較試験[20] でも, 3 年無イベント生存割合は 59 %, 79 % (p < 0.0001), 全生存割合は 84 %, 93 % (p = 0.0001) と, いずれも rituximab 併用群が良好な結果が報告されている.

61 歳以上の aggressive $CD20^+$ NHL (約 80 % が DLBCL) を対象とした CHOP14 療法と R-CHOP14 療法を 6 または 8 コース実施する 4 つの治療群の無作為比較試験[21] の結果を表 B-10 に示した. CHOP14 療法 6 コースに対し, R-CHOP 療法 6 コースが無イベント生存割合, 無増悪生存割合, 全生存割合を最も改善しており, 高齢者には 6 コース以上の治療は有益性がないと結論されている. なお, 本研究では R-CHOP 14 療法群は中枢神経浸潤の相対リスクを有意に低下し, 一方, 睾丸原発を除けば methotrexate 髄注療法は中枢神経浸潤予防には有用性がないことも示された[22].

Rituximab の維持投与の有用性について, 61 歳以上, 病期 I～IV 期の DLBCL を対象とした CHOP 療法と R-CHOP 療法との無作為比較試験 (PR 以上の例を rituximab の維持療法の有無で再割付け)[23] が実施された. Rituximab の維持療法は CHOP 療法群では治療奏効持続期間を延長するが, R-CHOP 療法群ではこれを認めず, 両治療群とも rituximab の維持療法は生存期間の延長には寄与しないと報告されている[23].

他にも主に CHOP 療法と R-CHOP 療法との比較試験は多数実施され, ほとんどの試験では併用群の方が無イベント生存割合, 無増悪生存割合, 全生存割合に優れる結果が報告されている. これらの結果より rituximab の併用は化学療法単独に比べ年齢, 病期を問わず DLBCL の治療成績を改善することが明らかとなり, 現在では R-CHOP 療法が aggressive $CD20^+$ NHL の標準治療に位置づけられている. なお, 最近では主に高齢者 DLBCL に対し rituximab に代わり放射線免疫療法〔yttrium 90 ibritumomab tiuxetan (Zevalin)〕を用いる新たな臨床試験が始まっている[24].

表 B-10 RICOVER-60 研究における CHOP 14 × 6, CHOP 14 × 8, R-CHOP 14 × 6, R-CHOP 14 × 8 の各治療群の臨床的背景因子と治療成績 (文献 21 より改変)

	CHOP 14 × 6	CHOP 14 × 8	R-CHOP 14 × 6	R-CHOP 14 × 8
症例数	307	305	306	304
年齢中央値 (年齢幅) (歳)	68 (61～80)	68 (61～80)	69 (61～80)	68 (61～80)
DLBCL の頻度 (%)	79	80	80	80
放射線療法併用 (%)	158 (51)	173 (57)	167 (55)	158 (52)
完全奏効割合 (%)	209 (68)	219 (72)	238 (78)	230 (76)
3 年無イベント生存割合 (%)	47.2	53.0 (p = 0.0365)	66.5 (p < 0.0001)	63.1 (p < 0.0001)
3 年無増悪生存割合 (%)	56.9	56.9 (p = 0.6155)	73.4 (p = 0.0001)	68.8 (p < 0.0012)
3 年全生存割合 (%)	67.7	66.0 (p = 0.8358)	78.1 (p = 0.0181)	72.5 (p = 0.2602)

CHOP療法では予後不良のaggressive NHLに対する，造血幹細胞移植 hematopoietic stem cell transplantation（HSCT）併用大量化学療法について，International consensus conferenceではaaIPIでのhigh（H）およびhigh-intermediate（H-I）risk群に「up front」の設定で導入することはevidence level 1, 2で「臨床試験の対象とすることが推奨できる」と提言されている[25]．しかし，わが国ではaaIPIのH/H-I risk群に「practice」としてHSCTを実施することにコンセンサスがあると認識されたように思われる．HSCTが有用であるのは十分な寛解導入療法後に地固め・強化療法の設定で実施された場合に限られている．実際IPIでH risk群のaggressive NHLを対象としたMACOP-B療法とMACOP-B療法＋HSCTとの無作為比較試験[26]では，CR割合，5年全生存割合，同無病生存割合，同無再発生存割合のいずれもHSCT併用群に優位性を見出せていない．また，aaIPIのlow（L）〜H-I risk群を対象としたCHOP療法とup-front設定でのCEEP（cyclophosphamide, epirubicin, vindesine, prednisone）療法2コース＋HSCTとの無作為比較試験[27]では，5年無イベント生存割合は37％，55％と後者が有意に良好であったが，CR割合（57％，76％），全生存割合（56％，71％）には有意差はなかった．Risk群別の解析では，H-I群では無イベント生存割合（28.6％，56％），全生存割合（44％，74％）ともHSCT群が有意に優れたが，L，L-I群では治療関連有害事象に相殺され，無イベント生存割合，全生存割合のいずれにも有意差を認めていない．

　近年，VancouverのグループはR-CHOP療法導入後のDLBCLの治療成績を後方視的に解析し，IPIの予後因子を再評価した．その結果IPI risk 0をvery good, risks 1, 2をgood, risks 3〜5をpoorとする新たな予後予測モデル（revised IPI：R-IPI, 図B-25）[28]を提案した．R-IPIではいずれのrisk群も全生存割合が50％を超えている．R-IPIは「rituximabの時代」におけるaggressive CD20$^+$ lymphomaの層別化治療の指標となる可能性があり，HSCTの適用についても新たな基準を再検討する必要が示唆される．

❸ 特殊なDLBCL亜病型について

a．Primary mediastinal（thymic）large B-cell lymphoma

　前方視的研究の報告はないが，後方視的解析では本病型においてはIPIは予後因子としての有用性が低い．従来は予後不良と考えられていたが，近年はCHOP類似療法よりdose intensityを強化したMACOP-B/VACOP療法に局所照射を併用することで無増悪生存曲線は平坦化し，良好な治療成績が得られることが示されている[29,30]．症例数は少ないが，今後は無作為比較試験による検証が望まれる．

b．Intravascular large B-cell lymphoma（IVL）

　IVLはWHO分類（2001）より採用された新たな疾患概念であり，前方視的臨床試験は報告されていない．わが国での後方視的解析[31]では，CHOP療法などの化学療法単独群とrituximab併用群では，CR割合は51％，82％（p＝0.001），2年無増悪生存割合は27％，56％（p＝0.001），同全生存割合は46％，66％（p＝0.01）と，いずれもrituximab併用群が有意に良好であり，多変量解析では，無増悪生存割合はrituximab併用のみが有意な予後良好因子であった．本研究のCHOP療法群はIVLの疾患としての認識が不十分で，かつrituximabの臨床応用が始ま

● B. 治療

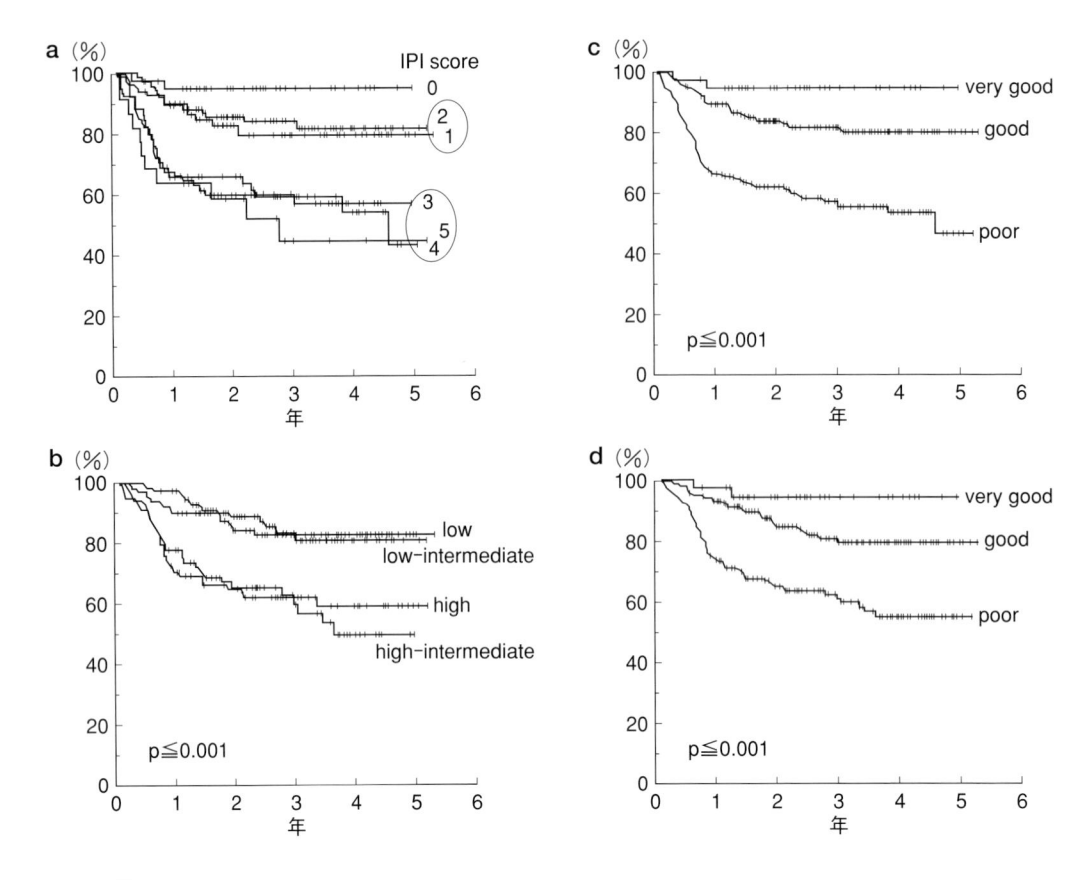

図 B-25 R-CHOP 療法による diffuse large B-cell lymphoma の新たな予後予測モデル
（文献 28 より改変）
a： Standard International Prognostic Index（IPI）によるリスク数別無増悪生存割合
b： Standard IPI によるリスクグループ別全生存割合
c： Revised International Prognostic Index（R-IPI）によるリスクグループ別無増悪生存割合
d： R-IPI によるリスクグループ別全生存割合

る以前（1994〜2001年）の症例が中心であることに留意する必要があるが，IVLの治療にはrituximab併用化学療法の有用性が高いと考えられる．

c. Epstein-Barr virus positive DLBCL of the elderly

　Oyamaらにより提唱された，免疫不全を生ずる基礎疾患がなく加齢に伴う免疫低下が発症原因と推定される比較的高齢者のEB virus関連リンパ腫[32]で，WHO分類（2008）で新たに採用された．節外病変部位，特に皮膚，肺，胃などでの発症頻度が高い．いまだ少数例の後方視的解析に留まり，病態，治療に関する多数例の報告はなく，今後の研究成果を待つ必要がある．

おわりに

　DLBCLは病型，病因，病態において不均一な疾患単位であり，画一的な治療指針を示すことは困難であるが，化学療法，抗体療法を中心とする集学的治療の進歩により治療成績には改善が

期待されている．長期の無病生存（＝治癒）は初回治療の結果に依存し，初回寛解導入療法をいかに行うかが重要であり，臨床医には DLBCL の病態と種々の治療法の特性を理解し，個々の症例に適切な治療法を選択する知識の習得が望まれる．

■文献

1) Jaffe EI, et al. editors. World Health Organization Classification of Tumours. Pathology & Genetics Tumours of Hematopoietic and Lymphoid Tissues. Lyon: IARC press; 2001.
2) Swerdlow SH, et al. editors. World Health Organization Classification of Tumours. Pathology & Genetics Tumours of Hematopoietic and Lymphoid Tissues. Lyon: IARC press; 2008.
3) Miller TP, Dahlgerg S, Cassady JR, et al. Chemotherapy alone compared with chemotherapy plus radiotherapy for localized intermediate- and high-grade non-Hodgkin's lymphoma. N Engl J Med. 1998; 339: 21-6.
4) Miller TP, LeBlanc M, Spier CM, et al. CHOP alone compared to CHOP plus radiotherapy for early stage aggressive non-Hodgkin's lymphoma: update of the Southwest Oncology Group (SWOG) randomized trial. Blood. 2001; 98: 724A (abstr 3024).
5) Bonnet C, Fillet G, Mounier N, et al. CHOP alone compared with CHOP plus radiotherapy for localized aggressive lymphoma in elderly patients: a study by the Group d'Etude des Lymphomes de l'Adulte. J Clin Oncol. 2007; 25: 787-92.
6) Horning SJ, Weller E, Kim K, et al. Chemotherapy with or without radiotherapy in limited-stage diffuse aggressive non-Hodgkin's lymphoma: Eastern Cooperative Oncology Group study 1484. J Clin Oncol. 2004; 22: 3032-8.
7) The International Non-Hodgkin's Lymphoma Prognostic Factors Project. A predictive model for aggressive non-Hodgkin's lymphoma. N Engl J Med. 1993; 329: 987-94.
8) Reyes F, Lepage E, Ganem G, et al. ACVBP versus CHOP plus radiotherapy for localized aggressive lymphoma. N Engl J Med. 2005; 352: 1197-205.
9) Persky DO, Unger JM, Spier CM, et al. Phase II study or rituximab plus three cycles od CHOP and involved-field radiotherapy for patients with limited-stage aggressive B-cell lymphoma: Southwest Oncology Group study 0014. J Clin Oncol. 2008; 26: 2258-63.
10) Fisher RI, Gaynor ER, Dahberg S, et al. Comparison of a standard regimen (CHOP) with three intensive chemotherapy regimens for advanced non-Hodgkin's lymphoma. N Engl J Med. 1993; 328: 1002-6.
11) Fisher RI. Cyclophosphamide, doxorubicin, vincristine, and prednison versus intensive chemotherapy in non-Hodgkin's lymphoma. Cancer Chemother Pharmacol. 1997; 40 (supple): S42-6.
12) Wolf M, Matthews JP, Stone J, et al. Long-term survival advantage of MACOP-B over CHOP in intermediate-grade non-Hodgkin's lymphoma. Ann Oncol. 1997; 8 (supple 1): 71-5.
13) Linch DC, Smith P, Hancock BW, et al. A randomized British National Lymphoma Investigation trial of CHOP vs. a weekly multi-agent regimen (PACEBOM) in patients with histologically aggressive non-Hodgkin's lymphoma. Ann Oncol. 2000; 11 (supple 1): 87-90.
14) Tilly H, Lepage E, Coiffier B, et al. Intensive conventional chemotherapy (ACVBP regimen) compared with standard CHOP for poor-prognosis aggressive non-Hodgkin lymphoma. Blood. 2003; 102: 4284-9.
15) Armitage JO, Weisenburger DD. New approach to classifying non-Hodgkin's lymphomas: clinical features of the major histologic subtypes. Non-Hodgkin's Lymphoma Classification Project. J Clin Oncol. 1998; 16: 2780-95.
16) Pfreundschuh M, Trumper L, Kloess M, et al. Two-weekly or 3-weekly CHOP chemotherapy with or without etoposide for the treatment of elderly patients with aggressive lymphomas: results of the NHL-B2 trial of the DSHNHL. Blood. 2004; 104: 634-41.
17) Pfreundschuh M, Trumper L, Kloess M, et al. Two-weekly or 3-weekly CHOP chemotherapy with or

without etoposide for the treatment of young patients with good‐prognosis (normal LDH) aggressive lymphomas: results of the NHL‐B1 trial of the DSHNHL. Blood. 2004; 104: 626‐33.
18) Coiffier B, Lepage E, Briere J, et al. CHOP chemotherapy plus rituximab compared with CHOP alone in elderly patients with diffuse large B‐cell lymphoma. N Engl J Med. 2002; 346: 235‐42.
19) Feugier P, Van Hoof A, Sebban C, et al. Long‐term results of the R‐CHOP study in the treatment of elderly patients with diffuse large B‐cell lymphoma: a study by the Group d'Etude des Lymphomes de l'Adulte. J Clin Oncol. 2005; 23: 4117‐26.
20) Pfreundshuh M, Trumper L, Osterborg A, et al. CHOP‐like chemotherapy plus rituximab versus CHOP‐like chemotherapy alone in young patients with good‐prognosis diffuse large B‐cell lymphoma: a randomized controlled trial by the MabThera Imternational Trial (MInT) group. Lancet Oncol. 2006; 7: 379‐91.
21) Pfreundshuh M, Schulbert J, Ziepert M, rt al. Six versus eight cycles of biweekly CHOP‐14 with or without rituximab in elderly patients with aggressive CD20＋B‐cell lymphomas: a randomized control trial (RICOVER‐60). Lancet Oncol. 2008; 9: 105‐16.
22) Boehme V, Schmitz N, Zeynelova S, et al. CNS events in elderly patients with aggressive lymphoma treated with modern chemotherapy (CHOP‐14) with or without rituximab: an analysis of patients treated in the RICOVER‐60 trial of the German High‐Grade Non‐Hodgkin Lymphoma Study Group (DSHNHL). Blood. 2009; 113: 3896‐902.
23) Habermann TM, Weller EA, Morrison VA, et al. Rituximab‐CHOP versus CHOP alone or with maintenance rituximab in older patients with diffuse large B‐cell lymphoma. J Clin Oncol. 2006; 24: 3121‐7.
24) Zinzani PL, Tani M, Fanti S, et al. A phase II trial of CHOP chemotherapy followed by yttrium 90 ibritumomab tiuxetan (Zevalin) for previously untreated elderly diffuse large B‐cell lymphoma patients. Ann Oncol. 2008; 19: 769‐73.
25) Shipp MA, Abeloff MD, Antman KH, et al. International consensus conference on high‐dose therapy with hematopoietic stem cell transplantation in aggressive non‐Hodgkin's lymphoma: Report of the July. J Clin Oncol. 1999; 17: 423‐9.
26) Martelli M, Gherlinzoni F, DeRenzo A, et al. Early autologous stem‐cell transplantation versus conventional chemotherapy as front‐line therapy in high‐risk, aggressive non‐Hodgkin's lymphoma: an Italian multicenter randomized trial. J Clin Oncol. 2003; 21: 1255‐62.
27) Milpied N, Deconinck E, Gaillard F, et al. Initial treatment of aggressive lymphoma with high‐dose chemotherapy and autologous stem‐cell support. N Engl J Med. 2004; 350: 1287‐95.
28) Sehn LH, Berry B, Chhanabhai M, et al. The revised International Prognostic Index (R‐IPI) is a better predictor of outcome than the standard IPI for patients with diffuse large B‐cell lymphoma treated with R‐CHOP. Blood. 2007; 109: 1857‐61.
29) Todeschini G, Secchi S, Morra E, et al. Primary mediastinal large B‐cell lymphoma (PMLBCL): long‐term results from a retrospective multicenter Italian experience in 138 patients treated with CHOP or MACOP‐B/VACOP‐B. Br J Cancer. 2004; 90: 372‐6.
30) Savage KJ, Al‐Rajhi N, Voss N, et al. Favolable outcome of primary mediastinal large B‐cell lymphoma in a single institution: the British Columbia experience. Ann Oncol. 2006; 17: 123‐30.
31) Shimada K, Matsue K, Yamamoto K, et al. Retrospective analysis of intravascular large B‐cell lymphoma treated with rituximab‐containing chemotherapy as reported by IVL study group in Japan. J Clin Oncol. 2008; 26: 3189‐95.
32) Oyama T, Ichimura K, Suzuki R, et al. Senile EBV＋B‐cell lymphoproliferative disorders: a clinicopathologic study of 22 patients. Am J Surg Pathol. 2003; 27: 16‐26.

〈岡本昌隆　半田幸助〉

I B細胞リンパ腫

5 Burkittリンパ腫の治療

　Burkittリンパ腫はしばしば節外病変あるいは急性白血病として発症する極端に分裂速度の速いB細胞リンパ腫である[1]．

　Burkittリンパ腫は臨床的特徴から endemic，sporadic，immunodeficiency type の3群に分類される．Endemic type はアフリカなどマラリア感染地域で発症率が高く，4～7歳に発症のピークがある．Sporadic type はわが国や欧米でみられるタイプであり，小児リンパ腫の40～50％，成人リンパ腫の1～2％を占め，疾患の分布は地域に関係なく，腹部腫瘍での発症が多い．Immunodeficiency type は HIV 感染者に多い．Endemic type では Epstein-Barr ウィルス（EBV）感染との関連性が強いが，本邦でみられる sporadic type では EBV DNA はほとんど陰性である．いずれのタイプも腫瘍の増殖が速く，発見されたときには巨大腫瘍を伴うことが多い．骨髄浸潤を有するなど病期の進行した状態では予後が悪い．中枢神経系に進展しやすい．治療開始後，急な腫瘍細胞死による腫瘍崩壊症候群を高率に生じる．成人では，aggressive 非 Hodgkin リンパ腫に対する標準的治療法である CHOP 療法では，治療間に再増大して治癒させることが難しい．

　WHO 分類第3版では，補助診断は *MYC* 遺伝子の異常を示すものと定義された[2]が，第4版では，これは Burkitt リンパ腫に特異的ではない[1]とされる．相互染色体転座により免疫グロブリン重鎖（*IgH*）遺伝子エンハンサーなどの下流に *MYC* 遺伝子が転座すると，これらの遺伝子エンハンサーは成熟B細胞で強く働くため，*MYC* の発現が亢進する．その結果，細胞周期，増殖/分化，接着分子などの遺伝子に作用し腫瘍化へ関与すると考えられる[3]．

❶ 診　断

　病理組織学的には，Burkitt リンパ腫細胞は核分裂像が目立ち，複数の核小体を有し，細胞質は好塩基性で空胞を有する中型の細胞で，small non-cleaved cell とよばれるように，一部のB細胞リンパ腫にみられる核にくびれをもたない．これら特徴ある形態を有する細胞が，びまん性に均一に増殖する組織像を呈する．低倍率拡大ではアポトーシスに陥った腫瘍細胞を貪食するマクロファージの胞体が，ぎっしりしきつめられた腫瘍細胞の核に囲まれて淡い色で抜けてみえることより，"starry sky 像"として散見される．約80％の症例で *MYC* 遺伝子が存在する第8番染色体の 8q24 に転座が認められるので，染色体分析が診断上重要である．大半は *IgH* 遺伝子のある 14q32 と転座し t(8;14)(q24;q32) を有するが，転座相手が免疫グロブリン軽鎖の κ，λ 遺伝子であれば，それぞれ，t(2;8)(p12;q24)，t(8;22)(q24;q11) 転座となる．過剰発現を引起こす *MYC* 遺伝子の異常について，FISH 法での転座の証明や，サザンブロット法で遺伝子再構成を確

● B. 治療

認する．WHO 分類第 3 版では特徴ある病理組織像があり，*MYC* 遺伝子の異常を証明すれば確定診断に至った[2]．このほか免疫組織学的には細胞膜上に IgM と κ または λ のいずれかが発現しており，B 細胞抗原（CD19・20・22），CD10，BCL6 が陽性であり，増殖期細胞のマーカーである MIB 1 抗体を用いた Ki67 標識指標が 99％以上陽性であることが，びまん性大細胞型 B 細胞リンパ腫や前駆 B 細胞リンパ芽球性リンパ腫/白血病との鑑別に有用である．

また，REAL 分類で暫定的に名付けられた「Burkitt 様リンパ腫」は，核の大きさ・細胞形態などに多形性があり，びまん性大細胞型 B 細胞リンパ腫と Burkitt リンパ腫の中間に相当するとされた．しかし，WHO 分類第 3 版では，腫瘍増殖速度を反映するとされる，Ki67 標識指標がほぼ 100％陽性で，*MYC* 遺伝子の転座があれば，Burkitt リンパ腫の亜型（非典型 Burkitt / Burkitt 様）として取り扱われた[2]．しかし，WHO 分類第 4 版では，Burkitt リンパ腫の亜型は「B 細胞リンパ腫，分類不能，びまん性大細胞型 B 細胞リンパ腫と Burkitt リンパ腫の中間像」とされた[4]．米国では，Burkitt リンパ腫は若年齢層に多く，一般的には胃腸や節外病変をもち，「Burkitt 様」は 18 歳未満はまれで，リンパ節病変を含むのが典型である[5]．

節外病変での進展が多いため，病期分類としては Ann Arbor 分類よりも腫瘍量をより反映した，小児科領域でよく用いられる Murphy 分類[6] が主に用いられる（表 B-11）．

❷ 初期治療

Burkitt リンパ腫の治療法は小児を対象として発展し，中枢神経系浸潤予防を併用した，治療強度を高めた多剤併用化学療法の有用性が報告され，近年その成果が成人に適用されるようになってきた．米国国立がん研究所（NCI）で Magrath らにより，より治療強度を高めた CODOX-M / IVAC 交替療法のほうが有効で，小児例と同じプロトコールで成人例にも，進行期症例をも含めて化学療法のみで同様の良好な治療成績が得られることが示された[7]．進行期の患者が主体にもかかわらず，95％（39/41 例）が完全奏効 complete response（CR）を得た（表 B-12，最上段）．2 年での無イベント生存割合 event-free survival（EFS）が 92％であった

表 B-11 Murphy 分類（文献 6 参照）

Stage I	・孤立性節外性腫瘤または 1 リンパ節領域の病変（縦隔，腹部病変は除く）
Stage II	・所属リンパ節の侵襲を伴う孤立性節外性腫瘤 ・横隔膜の片側にとどまる 2 つ以上のリンパ節領域の病変 ・横隔膜の片側にとどまる 2 個の孤立性節外性腫瘤（所属リンパ節侵襲の有無を問わない） ・原発性消化管腫瘤（回盲部，所属腸間膜リンパ節侵襲の有無を問わない）
Stage III	・横隔膜の両側に及ぶ 2 個の孤立性節外性腫瘤 ・横隔膜の両側に及ぶ 2 個以上のリンパ節領域の病変 ・すべての原発性胸郭内腫瘤（縦隔，胸膜，胸腺） ・すべての広範な原発性腹腔内病変 ・他の腫瘍部位にかかわらず，すべての傍脊髄あるいは硬膜外腫瘍
Stage IV	・病初より中枢神経系，骨髄浸潤を伴う場合

（図B-26，表B-12，最上段）．小児（18歳以下）では85％（19/21例）が，大人（18歳より上）では20例全例が無病生存していた[7]．

CALGBからも類似の治療法でALL（L3）例も含めて良好な成績が報告されている[8]ことから，methotrexate（MTX）（メソトレキセート）・cytarabine（Ara-C）（キロサイド，サイトサール）の大量療法，ifosfamide（IFM）を組込み，さらに中枢神経系浸潤予防が徹底され，治療強度を高めた多剤併用化学療法の有用性が示唆される．

CR例は無治療で経過観察をする．Bulky diseaseが存在しても放射線治療は行わず，第1CR期には自家造血幹細胞移植を併用した大量化学療法も行わない．化学療法に対する感受性が高く，治療間期に急速に再増大する特性をもつ本疾患に対する治療の動向は，本稿に示すいずれのEFS・PFS曲線もplateauになっていることから，短期集中型の化学療法で治癒をも期待できることを示している．

a．CODOX-M/IVAC療法

Cyclophosphamide（CPA）（エンドキサン），vincristine（VCR）（オンコビン），doxorubicin

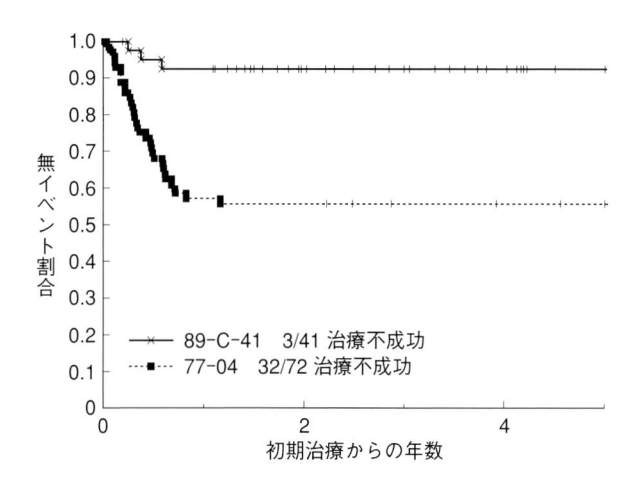

図B-26 成人および小児Burkittリンパ腫に対する77-04レジメンと89-C-41 CODOX-M/IVAC原法レジメンによる無イベント生存の比較（文献7より改変）

表B-12 完全奏効割合および生存割合

	n	年齢中央値	観察期間中央値（月）	CR割合（％）	2y-PFS（％）	2y-OS（％）
NCI[7]	20	25	32	95	92	-
LY06[9]	40	35	32	74 *	60 *	70 *
Dana-Farber[5]	14	47	29	86	64	71
NCCH §	12	37	55	92	91（5y）	91（5y）

*高リスク群　§ NCCH：自験例（文献4，7，9参照）

B. 治療

（アドリアシン），MTX 大量療法からなる CODOX‐M 療法（A）と ifosfamide（IFM）（イホマイド），etoposide（VP‐16）（ラステット，ベプシド）と Ara‐C 大量療法からなる IVAC 療法（B）の交替療法を A‐B‐A‐B の順に施行し，MTX・Ara‐C による髄注を併用する．A・B 投与間は，顆粒球コロニー刺激因子 granulocyte‐colony stimulating factor（G‐CSF）（原法は GM‐CSF）を一定の日に開始し，絶対好中球数が $1,000/mm^3$ となるまで継続する．原則として各薬剤の減量は行わず，感染症がコントロールされている，あるいは好中球が増加傾向にあり G‐CSF を中止したら，速やかに次レジメンを開始する．$500/mm^3$ 未満の好中球減少がレジメン A で 98％に，レジメン B では全例に認められた（表 B‐13，最上段）．その平均期間は，A が 12 日，B で 11 日であった．感染症は A で 47％に，B で 55％に出現し，全コースを通じて敗血症が 22％の症例に生じた．$25,000/mm^3$ 未満の血小板減少が A・B で，それぞれ，46・89％の頻度で生じた．A では grade 3/4 の口内炎が 58％に認められた[7]（表 B‐13，最上段）．

b. CODOX‐M/IVAC 療法を用いた多施設共同試験

前述の好成績は，成人例は年齢中央値が 25 歳と若く，1 施設からの報告であったため，イギリスを中心とした UKLG による多施設共同試験 LY06 study で追試が行われた[9]．完全奏効割合（CR rate），2 年全生存割合 overall survival（OS）とも，それぞれ，77％，73％と良好な結果（高リスク群では，それぞれ，74％，70％；表 B‐12，2 段目）であり，CODOX‐M/IVAC 療法は Burkitt リンパ腫に対する標準療法とみなされるようになった．

LY06 は，16〜60 歳を対象に，英国，ポーランド，オーストラリアなどの前方視的共同試験で，①LDH 正常，②WHO PS 0 または 1，③Ann Arbor 病期 I‐II，③10 cm 以上の bulky disease なしをすべて満たす患者を低リスク，他を高リスクとし，前者は modified A を 3 サイクル，後者を A‐B‐A‐B で治療した．原法[7] との違いは，神経障害回避のため，①VCR を 2 mg で頭打ちとし，②day 15 の VCR は省略，③GM‐CSF の代わりに G‐CSF（5 μg/kg）を用いた．また，④オンマヤ・リザーバーからの髄注は 2 mg を用い，⑤髄注翌日にもロイコボリン・レスキュー 15 mg 1 回を施行した．急性腎不全などの疾病関連臓器機能不全例では，状態改善のため，

表 B‐13　有害事象［grade 3/4］発現頻度

	好中球減少（％）		血小板減少（％）		口内炎（％）	
	A	B	A	B	A	B
NCI[7]	2/98 *	0/100 *	9/40 *	4/96 *	29/20 *	3/0 *
LY06[9]	3/95 †		3/97 †		38/15 †	
Dana‐Farber[5]	74 ‡	100 ‡	36 ‡	100 ‡	1 ‡	
NCCH §	33/67	0/100	25/42	0/100	50/0	0/0

* 18 歳以上の対象のみの割合　§ NCCH：自験例
† レジメン A・B 別の記載なし　（文献 5，7，9 参照）
‡ Grade 3/4 別の記載なし

50％量 CHOP 療法などの先行を許容した．80％を占める 52 例で Burkitt リンパ腫の確定診断が得られ，残り 13 例はレビューの結果，びまん性大細胞型 B 細胞リンパ腫の診断であったことが，多施設共同試験という理由のみならず，本試験の治療成績に少なからず影響したかも知れない．原法[7]と異なり，Grade 3 の神経毒性は 1 例のみと軽度であったが，治療関連毒性が重症で，21％の患者が治療を完遂することができず，高リスク群の 43％が full-dose を受けられなかった．治療関連死が 3 例に認められた．最も頻度の高い原発巣は回盲部（9 例，25％）で，次は骨髄（5 例，13％）であった．3 例に髄液検査で中枢神経系浸潤を認めた．高リスク群では血小板輸血が 0〜90（中央値 8.5）単位，化学療法中の抗生剤使用が 0〜67 日（中央値 19 日）必要であった．登録時 50 歳未満の女性 14 例のうち 3 例が後に妊娠した．図 B-27 は Burkitt リンパ腫 52 例全体の EFS, OS を示す．全体の 2 年 EFS は 65％（高リスク群の 2 年 EFS は 60％；表 B-12, 2 段目），2 年 OS は 73％であった．高齢者，IPI 高スコア患者，骨髄浸潤例で EFS が短い傾向にあった[8]．

c. Modified CODOX-M/IVAC 療法

さらに，Dana-Farber Cancer Institute では，比較的高齢者に対して治療強度を抑えて毒性を少なくする試みが行われ，18 歳以上 65 歳未満の Burkitt リンパ腫あるいは Burkitt 様を対象に CODOX-M 療法に量修飾を施し，前方視的第 II 相試験を施行した[5]．原典[7]同様に LDH 値正常で，長径 10 cm 未満の 1 病変例は低リスク群とし，残りを高リスク群に層別化し，前者は A を 3 コースとした．主な変更点は，骨髄毒性を減らすために，① CPA を原典[7]の day 1 に 800 mg/m^2，day 2〜5 に 200 mg/m^2/日×4 日間から，800 mg/m^2 を 2 日間に変更した．さらに，神経毒性回避のため，② VCR は上限を 2 mg に，③ 髄注の Ara-C を 70 mg から 50 mg に減

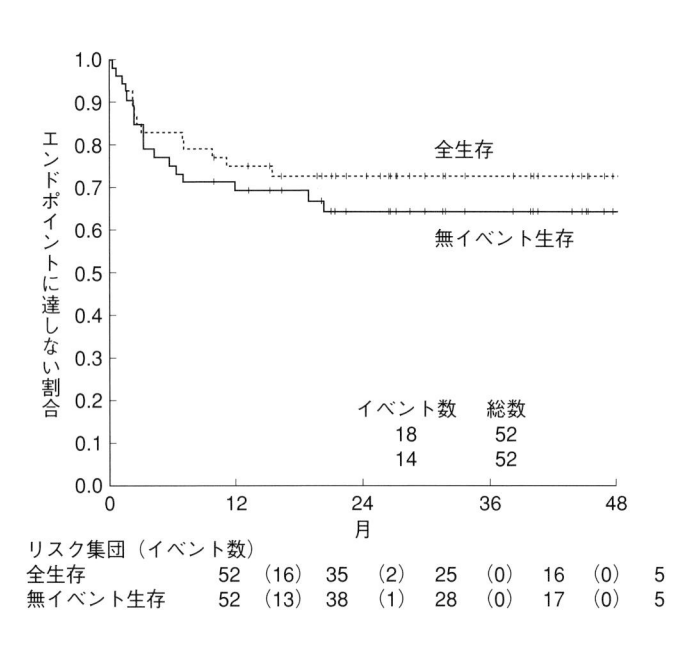

図 B-27 英国リンパ腫グループ（UKLG）LY06 共同試験における CODOX-M/IVAC 療法の全生存と無イベント生存（n＝52）（文献 9 より改変）（原典）

量，④MTX は十分な中枢神経系移行を維持しながら 3 g/m² に減量，そして，治療強度を保つ目的で，⑤DXR を 40 mg/m² から 50 mg/m² に増量した．全体の 2 年無増悪生存 progression-free survival（PFS）は 64 %，2 年 OS は 71 %（図 B-28，表 B-12，3 段目）（高リスク群では，いずれも 60 %）であった．3 試験の年齢中央値は，47 歳[5]，35 歳[9]，25 歳[7]（表 B-12）で，比較的高齢者にも有効であることが示された．また，特に A の量修飾により毒性を劇的に減らせ，Grade 3 以上の口内炎は 14 例中 1 例にしか発症せず（表 B-13，3 段目），Grade 3 以上の末梢神経障害，治療関連死は 1 例も出なかった．

d. 最近の病理組織診断による CODOX-M/IVAC 療法の多施設共同試験

前述のグループが，さらに LY10 試験を施行し，その結果が最近報告された[10]．本試験の特徴は，Burkitt リンパ腫の病理組織診断を免疫細胞化学による Ki67 標識指標が 100 % 近い（>95 %）と FISH を用いた t(8;14) をもつものとし，Burkitt リンパ腫は，①胚中心表現型をもつこと，②BCL-2 発現陰性，③TP53 の異常発現，④MYC 再構成，⑤t(14;18) または 3q27 再構成がないことと定義した．国際予後指標（IPI）で低・高リスク群に層別化し，前者に A を 3 サイクル，後者を A-B，2 サイクルずつ交替で治療した．リンパ腫関連腎不全や初期診断で Burkitt リンパ腫が確定していないことによる，1 コースの COP または CHOP 様の前治療を許容した．65 歳より高齢者には，さらなる減量を導入した．LY06 と LY10 では病理組織診断の定義が異なるのみならず，リスク群の定義が異なったため，LY10 で定めたリスク群で再解析を行い，LY06 と治療成績を比較した．その結果，2 年 PFS は，高リスク群では LY06 で 54 %，LY10 で 52 % であったのに対し，低リスク群では LY06 対 LY10 で 72 % 対 88 % であった（図 B-29）．2 年 OS は，高リスク群ではいずれも 62 % であったが，低リスク群では，LY06 が 76 % であったのに対し，LY10 では 92 % であった．単変量解析による予後不良因子は，びまん性大細胞型 B 細胞リンパ腫の診断（HR = 0.79, p = 0.03），年齢（HR = 1.03, p = 0.02），中枢神経系浸潤（HR = 2.0, p = 0.07），t(14;18)（HR = 2.7, p = 0.02）であった．すなわち，純粋な Burkitt リンパ腫のほうが予後良好であることを示していた．結局，さらなる減量を施しても，65 歳を

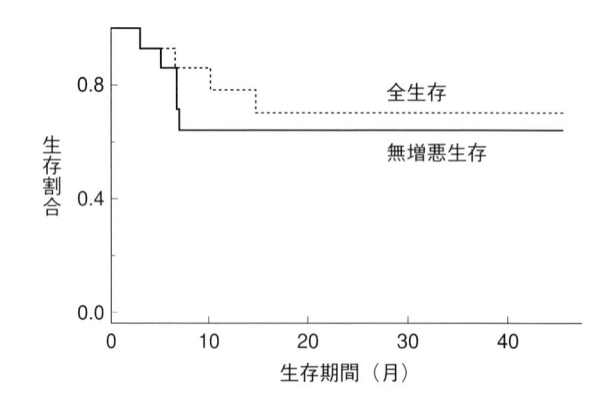

図 B-28 成人 Burkitt または Burkitt 様リンパ腫に対する Lacasce らによる modified CODOX-M/IVAC 療法での低・高リスク群全体の無増悪生存割合，全生存割合（n = 14）（文献 5 より改変）

I-5. Burkitt リンパ腫の治療

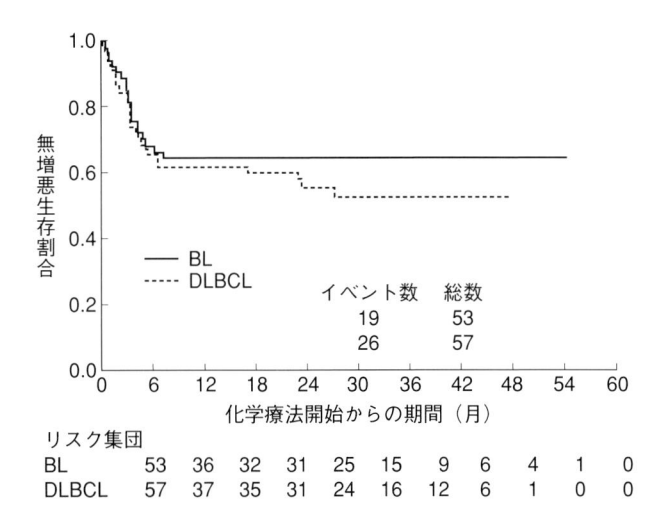

図 B-29 MRC / NCRI LY10 試験による dose-modified CODOX-M / IVAC 療法による無増悪生存（文献10 より改変）
BL：Burkitt リンパ腫，DLBCL：びまん性大細胞型 B 細胞リンパ腫

超える10例のうち3例しか4サイクルを完遂できなかった[10].

e．自験例の治療成績

原法では，MTX は最初の1時間を1200 mg/m² で，続く23時間はその1/5量を毎時投与しているが，我々は，2000年から同じ配分でMTX の1日総投与量を日本の保険診療内の3 g/m² とし，有効性と安全性を確認しつつある[11]．Burkitt リンパ腫あるいは Burkitt 様自験例12例のうち，t(14;18) をもつ Burkitt 様1例が原病増悪により死亡したが，残る11例はいずれも3カ月間で治療を完了し，CR に到達した．観察期間中央値55カ月で全員が無増悪生存中である（図 B-30）．これは，Grade 4 の好中球減少や口内炎が原法に比べ少なく（表 B-13，最下段），治療間隔が既報告同様に短く保たれ（表 B-14），原典同様の CR rate が得られている（表 B-12，最下段）成果[11]といえる．

❸ Hyper-CVAD 療法

一方，M.D. Anderson Cancer Center は ALL（L3）に対する hyper-CVAD による治療を行い，年齢中央値58歳で3年 OS は60歳未満77％，60歳以上17％という成績を示した[12]．81％にCR が得られたが，このうち43％が再発しており，全体で3年 OS は49％（図 B-31）で，19％が寛解導入療法中に死亡している．再発までの期間中央値は7カ月で，救援療法を施行しても1カ月後（中央値）に全例死亡しており[12]，CODOX-M / IVAC 療法で得られる CR とはまったく質が異なる．その後，彼らは治療成績向上のため，60歳以上の患者には無菌室での管理を行い，また CD20 抗原を標的として rituximab（リツキサン）を併用することにより，3年 OS 89％，3年 EFS 80％と，特に高齢者を中心に再発を抑制する効果が示された[13]．

● B．治療

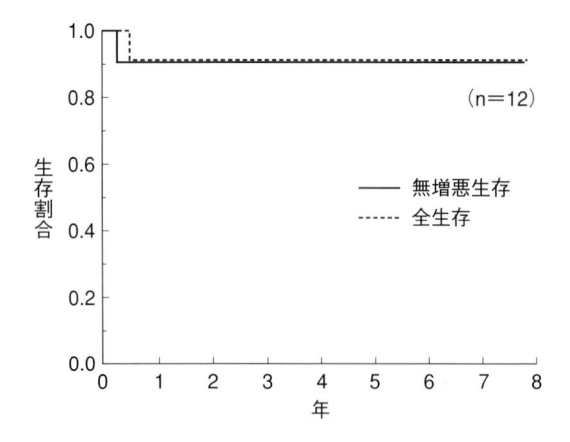

図 B-30 国立がんセンター中央病院における CODOX-M/IVAC 療法を受けた Burkitt リンパ腫患者の無増悪生存割合と全生存割合[11]（観察期間中央値 55 カ月）

表 B-14 治療間隔中央値：日［範囲］

	レジメン A ①	→	レジメン B ①	→	レジメン A ②	→	レジメン B ②
NCI[7]	23		18		27		
LY06[9]	25 [16-40]		20 [14-41]		27 [18-41]		
NCCH §	27 [19-54]		20 [15-28]		29 [18-32]		

§ NCCH：自験例（文献 7, 9 参照）

❹ Rituximab 併用の功罪

　他の B 細胞性リンパ腫同様，Burkitt リンパ腫でも rituximab 併用化学療法は有用と考えられるが，ときに遅発性好中球減少[14] のみならず，化学療法中に好中球の回復が遅延し，用量強度が重要な鍵を握るにもかかわらず，肝心の次サイクル開始が遅れる原因にもなりかねない（未公表データ）．

❺ 大量化学療法／自家造血幹細胞移植の位置づけ

　一方，初寛解時の自家造血幹細胞移植を用いた大量化学放射線療法の有用性は確立されていない[15]．ただし，再発時には考慮されるべき治療法であろう[16]．非 Hodgkin リンパ腫の 1％にも満たないまれな疾患なので，標準治療確立のためのランダム化試験による治療法の比較はあり得ない[10]．化学療法に対する感受性が高く，治療間期に急速に再増大する特性をもつ本疾患に対

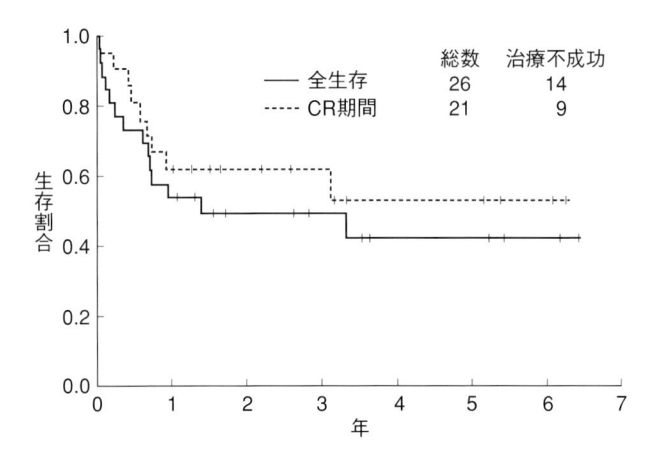

図B-31 Burkitt型成人ALLに対するhyper-CVAD療法の全生存とCR期間
（文献12より改変）
1例を除いてすべての再発はCRから1年以内に生じていることに注意

する治療の動向は，短期集中型の化学療法で，いずれのEFS・PFS曲線もplateauになっていることから，治癒をも期待できることを示している．

❻ 非典型例の治療成績

非典型Burkitt／Burkitt様もKi67標識指標が高値であったり，*MYC*遺伝子異常を有することから，この亜型もBurkittリンパ腫と同じ治療戦略をとるべきとする報告がみられるが，典型的なBurkittリンパ腫に比べ，むしろ治療成績が劣る可能性が考えられる．

おわりに

CODOX-M／IVAC療法は毒性の強いレジメンだけに，R-CHOP療法などの標準治療では十分な効果が期待し難いとされるBurkittリンパ腫と病理組織診断で確定診断が得られた例に限定して用いるべきレジメンとされる[10]．したがって，それにはBurkittリンパ腫の病理組織診断が最も重要である．Ki67標識指標100％は*MYC*の再構成がある腫瘍に特異的ではない[4,10]．すなわち，dose-modified CODOX-M／IVAC療法で治療された良好な結果より，同レジメンは現在Burkittリンパ腫に対する標準治療とよべるが，他の増殖スピードが速いB細胞リンパ腫に対してルーチンに用いることを支持するものではない[10]．

エヴィデンス&データファイル

Burkitt リンパ腫の治療のポイント

1) R-CHOP 療法ではなく，強力な化学療法の適応を決定するうえで，病理組織診断で Burkitt リンパ腫の確定診断を得ることが最も重要である．病理組織像以外に，*MYC* の再構成を証明したり，Ki67 標識指標が 100％に近いなどを診断補助に用いる．
2) 前治療：腫瘍量が多く腫瘍崩壊症候群による急性腎不全を生じる危険性が高いと判断される，あるいはすでに生じている場合には半量 CHOP 療法など[9]を試みる．
3) CODOX-M/IVAC 療法（MTX の 1 日投与量は $3g/m^2$）を初回治療として試みる．
4) 治療開始前に bulky disease が存在しても，化学療法後に放射線治療は併用しない．
5) CR に入った患者では，引続き末梢血幹細胞移植を併用した大量化学療法は施行しない．
6) 本疾患における rituximab（リツキサン）併用の意義はまだ不明である．遅発性の好中球減少を生じたり[14]，化学療法中にかえって好中球減少を遷延させ，化学療法の用量強度を落す可能性も懸念される例がある．
7) 再発時には MTX（メソトレキセート）・Ara-C（キロサイド，サイトサール）大量，IFM（イホマイド）などの化学療法剤を含むレジメンにて救援療法を施行後，自家幹細胞移植を併用した大量化学療法を試みる．

■文献
1) Leoncini L, Raphaël M, Stein H, et al. Burkitt lymphoma. In: Swerdlow SH, et al. editors. World Health Organization classification of tumours of haematopoietic and lymphoid tissues. Lyon: IARC Press; 2008. p.262-4.
2) Diebold J, Jaffe ES, Raphael M, et al. Burkitt lymphoma. In: Jaffe ES, et al. editors. World Health Organization classification of tumours: Pathology and genetics of tumours of haematopoietic and lymphoid tissues. Lyon: IARC Press; 2001. p.181-4.
3) Hecht JL, Aster JC. Molecular biology of Burkitt's lymphoma. J Clin Oncol. 2000; 18: 3707-21.
4) Kluin PM, Harris NL, Stein H, et al. B-cell lymphoma, unclassifiable, with features intermediate between diffuse large B-cell lymphoma and Burkitt lymphoma. In: Swerdlow SH, et al. editors. World Health Organization classification of tumours of haematopoietic and lymphoid tissues. Lyon: IARC Press; 2008. p.265-6.
5) Lacasce A, Howard O, Li S, et al. Modified Magrath regimens for adults with Burkitt and Burkitt-like lymphomas: preserved efficacy with decreased toxicity. Leuk Lymphoma. 2004; 45: 761-7.
6) Murphy SB. Classification, staging and end results of treatment of childhood non-Hodgkin's lymphomas: dissimilarities from lymphomas in adults. Semin Oncol. 1980; 7: 332-9.
7) Magrath I, Adde M, Shad A, et al. Adult and children with small non-cleaved-cell lymphoma have a similar excellent outcome when treated with the same chemotherapy regimen. J Clin Oncol. 1996; 14: 925-34.

8) Lee EJ, Petroni GR, Schiffer CA, et al. Brief-duration high-intensity chemotherapy for patients with small noncleaved-cell lymphoma or FAB L3 acute lymphocytic leukemia: results of Cancer and Leukemia Group B study 9251. J Clin Oncol. 2001; 19: 4014-22.

9) Mead GM, Sydes MR, Walewski J, et al. An international evaluation of CODOX-M and CODOX-M alternating with IVAC in adult Burkitt's lymphoma: results of United Kingdom Lymphoma Group LY06 study. Ann Oncol. 2002; 13: 1264-74.

10) Mead GM, Barrans SL, Qian W, et al. A prospective clinicopathologic study of dose-modified CODOX-M/IVAC in patients with sporadic Burkitt lymphoma defined using cytogenetic and immunophenotypic criteria（MRC／NCRI LY10 trial）. Blood. 2008; 112: 2248-60.

11) 丸山 大, 渡辺 隆, 前島亜希子, 他. 成人バーキットおよびバーキット様リンパ腫に対するCODOX-M／IVAC（±R）療法の単施設における後方視的検討. 第70回日本血液学会総会. 2008.

12) Thomas DA, Cortes J, O'Brien S, et al. Hyper-CVAD program in Burkitt's-type adult acute lymphoblastic leukemia. J Clin Oncol. 1999; 17: 2461-70.

13) Thomas DA, Faderl S, O'Brien S, et al. Chemoimmunotherapy with hyper-CVAD plus rituximab for the treatment of adult Burkitt and Burkitt-type lymphoma or acute lymphoblastic leukemia. Cancer. 2006; 106: 1569-80.

14) Mohamedbhai SG, Lowry L, Goldstone AH, et al. Rituximab in combination with CODOX-M／IVAC: toxicity and efficacy in 17 adults with non-HIV related B-cell non-Hodgkin lymphomas with ＞95％ proliferation index. Br J Haematol. 2009; 145: 15.（abstr 36）

15) Jost LM, Jacky E, Dommann-Scherrer C, et al. Short-term weekly chemotherapy followed by high-dose therapy with autologous bone marrow transplantation for lymphoblastic and Burkitt's lymphomas in adult patients. Ann Oncol. 1995; 6: 445-51.

16) Sweetenham JW, Pearce R, Taghipour G, et al. for the European Group for Blood and Marrow Transplantation Lymphoma Working Party. Adult Burkitt's and Burkitt-like non-Hodgkin's lymphoma-outcome for patients treated with high-dose therapy and autologous stem-cell transplantation in first remission or at relapse: results from the European Group for Blood and Marrow Transplantation. J Clin Oncol. 1996; 14: 2465-72.

〈渡辺 隆〉

I B細胞リンパ腫

6 中枢神経系リンパ腫の治療

❶ 中枢神経系原発悪性リンパ腫（PCNSL）とは

　中枢神経系 central nervous system（CNS）におけるリンパ腫の病変としては，① 原発性 CNS リンパ腫 primary central nervous system lymphoma（PCNSL）と，② 他の部位に発生したリンパ腫の CNS 浸潤，再発（血管内リンパ腫 intravascular lymphoma；IVL の一部分症も含む）に大別される．PCNSL は，初発時に病変が脳脊髄（眼も含む）に限局する悪性リンパ腫であり，病理組織学的には大多数がびまん性大細胞型 B 細胞リンパ腫 diffuse large B-cell lymphoma（DLBCL）である．AIDS や臓器移植後などの免疫不全状態に発症するものと，免疫能の正常な状態に発症するものとに大別される．ここでは，主に免疫能正常の PCNSL について概説する．

　脳腫瘍全体における PCNSL の発生頻度はかつて低かったが，近年その割合は急上昇している．欧米では HIV 関連リンパ腫が増えていることで説明されるが，本邦では HIV 関連のリンパ腫は多くはなく，それ以外の要因を考慮する必要がある．

　節外性リンパ腫には，粘膜関連リンパ組織 mucosa-associated lymphoid tissue（MALT）のように慢性炎症を基盤として発症するものと，元来リンパ装置が存在せずさらに慢性炎症も比較的起こりにくい臓器より発生するものとがあるが，PCNSL は精巣原発リンパ腫と並び後者の代表である．正常リンパ球は全身諸臓器を循環しておりすべての臓器に到達しうるが，中枢神経系でMALT のような慢性炎症は通常起こらず，発症する組織型も MALT リンパ腫は非常にまれで大多数が DLBCL であることを考慮すると，中枢神経で突然 DLBCL が発生した可能性とともに，他の部位（骨髄，脾臓など）で腫瘍化したリンパ球が当該臓器に選択的に定着して増殖している可能性もある．

　PCNSL の進展は通常脳に限局し，脳外に浸潤転移することはまれであり，また一見腫瘍量が多いようにみえても血清 LDH，β_2-microglobulin や可溶性 IL-2 レセプター値などの血清マーカーは正常範囲内にとどまる例が大部分である．脳外の病変を有する症例や，血清マーカーが著明高値を有する症例は，PCNSL よりもむしろ IVL を考えるべきである．進展に関して，他臓器に原発した節外性リンパ腫の場合は，発生部位からリンパ節進展を介さずに，非連続的に他の節外臓器に進展することが多いが，例外的に PCNSL は脳以外に進展することはまれであり，再発や進展も通常脳内で起こる．

　PCNSL と IVL の異同については，議論のあるところではあるが，病理組織学的には PCNSL の多くが血管周囲性にリンパ腫細胞が存在するのに対して，IVL では血管内腔を閉塞性に腫瘍が広がる．DLBCL は遺伝子/蛋白発現のパターンより胚中心由来（GC type）と，非胚中心由来

(non-GC type）に大別されるが，PCNSL も IVL も多くは non-GC type であり，このことは CNS 外の胚中心での刺激を受けた B 細胞由来である可能性を示唆している．マイクロアレイ解析（pathway 解析）では，PCNSL に特有の多くの細胞外マトリックス（ECM）や接着関連の pathway の遺伝子発現がわかり，特に ECM 関連 osteopontin（SPP1）が高発現していることが報告されている．AIDS 関連 PCNSL を除くと，PCNSL のほとんどは EB ウイルス陰性であり，bcl-2 も陰性である．PCNSL に対する遺伝子レベルの解析は近年急速に進み，その特徴が明らかにされつつある（表 B-15）[1]．

いくつかの生物学的要因に関して，PCNSL と IVL の類似点は認めるものの，現状では治療戦略が異なるため，中枢神経外病変の有無（IVL の除外）は非常に重要である．中枢神経外病変の除外のためには，^{18}FDG-PET-CT（無理であれば ^{67}Ga-scan ＋全身 CT）および骨髄穿刺生検は必須の検査である．発熱その他の全身症状の存在や，LDH，β_2-microglobulin，可溶性 IL-2 レセプターなど血清マーカーが明らかに高値の場合は，IVL の可能性が高いため，random skin biopsy も検討する．高齢男性では精巣の超音波検査や泌尿器科へのコンサルトを行い，精巣原発の中枢神経転移を除外する必要がある．また，眼は中枢神経病変の一部分症として浸潤しやすい部位であり，スリットランプを含む眼科的診察は必須である．

＜予後因子＞

Ferreri ら，IELSG（International Extranodal Lymphoma Study Group）は 378 例の PCNSL のデータからの多変量解析より，5 つの予後不良因子；年齢 61 歳以上，ECOG performance status 2 以上，血清 LDH 正常上限以上，髄液中蛋白増加，深部脳病変の存在（側脳室近傍，基底核，脳梁，脳幹部，小脳）を抽出した．これら 5 つの因子により 3 群；低リスク（0，1），中リスク（2，3），高リスク（4，5）に層別化し，予後予測が可能であったとしている（図 B-32）[2]．解析可能な全例での検討も，MTX 大量療法を含む治療を行ったグループでも同様の予後曲線となっており，高リスク群においては MTX 大量療法のみでは限界があり，新たな治療戦略が必要

表 B-15 PCNSL の代表的な遺伝子素因とその生物学的効果および臨床的意義（文献 1 より改変）

遺伝子	生物学的効果	臨床的意義
細胞外マトリックス・ファミリー SPP1，CHI3L1	中枢神経指向，B 細胞遊走，リンパ増殖 細胞分化，血管新生，転移	高悪性度腫瘍増殖，高転移能，予後不良
STAT1	腫瘍組織と内皮における発現	高悪性度腫瘍増殖に伴う高発現 MTX 治療による生存率の低下
PRDM1	腫瘍抑制遺伝子，B 細胞分化の調節	リンパ腫発症に伴う変異
P14^{ARF}	細胞増殖停止導入 P53 蛋白の安定化	欠失またはプロモーターのメチル化は腫瘍増殖を導入可能
PTPRK	細胞接触と接着の調整	発現低下は生存期間を短縮
BCL-6	転写抑制因子，腫瘍遺伝子 胚中心 B 細胞の悪性転化	過剰発現は予後良好

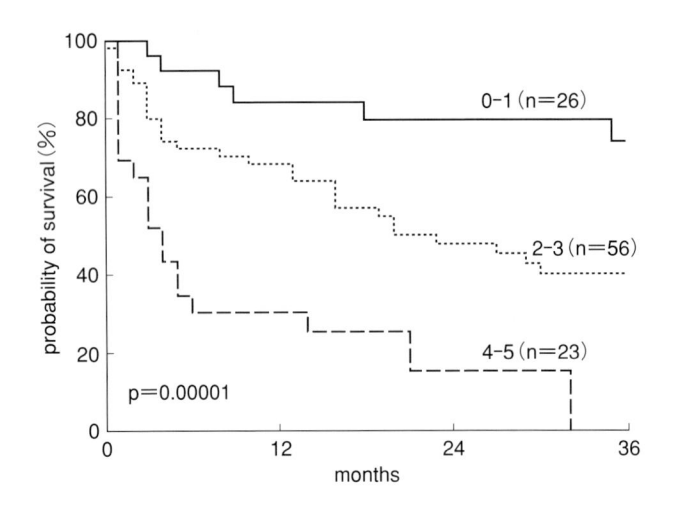

図 B-32 International Extranodal Lymphoma Study Group（IELSG）による予後指標
（文献2より改変）

5つの予後不良因子；年齢61歳以上，ECOG performance status 2以上，血清 LDH 正常上限以上，髄液中蛋白増加，深部脳病変の存在（側脳室近傍，基底核，脳梁，脳幹部，小脳）を抽出した．これら5つの因子により3群；低リスク（0，1），中リスク（2，3），高リスク（4，5）に層別化し，予後予測が可能であったとしている．

であることを示している．

❷ PCNSL の治療（表 B-16）

PCNSL の多くはいまだ予後不良であり，その要因としては以下の点があげられる．

1) 頭蓋内という生検困難な部位に発症するため診断確定に手間取り，その結果治療開始が手遅れになりやすい．高齢者に多く，診断確定時には中枢神経症状により全身状態不良の症例が多く，十分な治療を行いづらい．
2) 血液脳関門 blood-brain barrier（BBB）が存在するため，通常の抗がん剤が到達しづらい．
3) DLBCL の生物学的な予後不良因子として，non-GC type が知られているが，PCNSL には non-GC type が多く，生物学的に予後不良な要因が存在する．

などの原因が関与すると思われる．

1) の要素に関しては，神経内科，脳外科，放射線科，病理と血液内科が常に連携を保ち，PCNSL が疑われる脳腫瘍症例の診断を，できる限り早急かつ正確に行えるような体制作りが必要である．CT，MRI などを用いて目標の三次元座標を決定して行う定位脳生検が推奨される．また，前述のごとく，中枢神経外病変が存在しないことを各種検査で確認しなければならない．

a．外科的切除

かつて外科的全摘が試みられた時代もあったが，摘除後にも多くは中枢神経に再発し，4〜5カ月の経過で死亡するため推奨されない．外科的に腫瘍の全摘を試みることは神経学的後遺症を増やすのみであり，緊急時の減圧手術や腫瘍内出血を伴う場合を除いて，診断のための生検にと

表 B-16　PCNSL に対する治療法の治療成績

Study	症例数	レジメン	奏効率 (CR + PR) %	Median EFS / PFS (Mo)	Median OS (Mo)
全脳照射単独					
Nelson[3], 1992	41	40 Gy WBRT with 20 Gy boost	NA	NA	12
Hottinger[5], 2007	48 *	40 Gy WBRT (range 2160 〜 5040 cGy)	79	10	16
化学療法＋全脳照射					
Abrey[9], 2000	52	MPV (MTX 3.5 g/m^2), Ara-C (3 g/m^2), itMTX ± 45 Gy WBRT	94	NA	50
Ferreri[14], 2001		MPV (MTX 3 g/m^2) + 36 〜 45 Gy with boost			
DeAngelis[15], 2002	102	MPV (MTX 2.5 g/m^2) + itMTX + 36 〜 45 Gy WBRT	94	24	36.9
Poortman[16], 2003	52	MTX (3 g/m^2), teniposide, carmustine, itMTX, itAra-C + 30 Gy WBRT with 10 Gy boost	81	NA	46
Omuro[17], 2005	17	MTX (1 g/m^2), thiotepa, procarbazine, itMTX + 41.4 Gy WBRT with 14.4 Gy boost	88	18	32
Sonoda[29], 2007	63	nimustine (intra-arterial) + WBRT (36 〜 50 Gy)	100	26	39
Shah[18], 2007	30	R-MPV (MTX 3.5 g/m^2) CR → 23.4 Gy WBRT → Ara-C 3 g/m^2 (nonCR → 45 Gy WBRT)	93	67	57
MTX 大量療法単独					
Batchelor[6], 2003	25	MTX 8 g/m^2	74	12.8	22.8 $^+$
Herrlinger[7], 2005	37	MTX 8 g/m^2	35.1	10	25
Zhu[8], 2009	31 †	MTX 3.5 〜 8 g/m^2	96.7	7.1	37
化学療法のみ（全脳照射なし）					
Abrey[9], 2000	22 †	MPV (MTX 3.5 g/m^2), Ara-C 3 g/m^2, itMTX	NA	NA	33
Pels[10], 2003	65	MTX 5 g/m^2, Ara-C 3 g/m^2, IFO, CPM vinca-alkaloids	71	21	50

B. 治療

表B-16 つづき

Study	症例数	レジメン	奏効率 (CR＋PR) %	Median EFS/PFS (Mo)	Median OS (Mo)
Hoang-Xuan[11], 2003	50	MTX（1g/m²），lomustine, procarbazine, itMTX，itAra-C	71	21	50
Fischer[34], 2006	27 *	topotecan	33	2	8.4
Reni[32], 2007	36 *	temozolomide	31	2.8	3.9
Omuro[12], 2007	23 †	MTX 3g/m²，temozolomide	55	8	35
Illerhaus[13], 2009	30 †	MTX 3g/m²，lomustine, procarbazine	70.4	NA	NA
化学療法→自家末梢血幹細胞移植併用大量化学療法（全脳照射なし）					
Abrey[20], 2003	28	MTX 3.5g/m², Ara-C 3g/m² × 2 HDC（BEAM）	57	5.6	NA
Cheng[21], 2003	7	MTX 3.5〜5g/m², procarbazine Ara-C 3g/m² × 2 HDC（thiotepa, busulfan, CPM）	85.7	NA	NA
Colombat[22], 2006	25	MBVP → IFO＋Ara-C HDC（BEAM）	84	40	NA
Soussain[19], 2008	43 *	Ara-C，VP16 HDC（thiotepa, busulfan, CPM）	NA	41.1	58.6
化学療法→自家末梢血幹細胞移植併用大量化学療法→全脳照射					
Brevet[23], 2005	6	MBVP → IFO＋Ara-C HDC（BEAM）	100	NA	35.5
Illerhaus[24], 2006	30	MTX（8g/m²），Ara-C（3g/m² × 2） thiotepa, HDC（carmustin, thiotepa） HDC（buslfan, thiotepa），WBRT	70	NA	NA
Montemurro[25], 2007	23	MTX 8g/m² HDC（buslfan, thiotepa），WBRT	23	17	20
Illerhaus[26], 2008	13	MTX（8g/m²），Ara-C（3g/m² × 2） thiotepa, HDC（carmustin, thiotepa） HDC（buslfan, thiotepa），WBRT	61.5	NA	NA

表 B-16 つづき

Study	症例数	レジメン	奏効率 (CR + PR) %	Median EFS/PFS (Mo)	Median OS (Mo)
Rituximab を含む化学療法のみ（全脳照射なし）					
Enting[30], 2004	15 *	rituximab, temozolomide	53	2.2	14
Rubenstein[31], 2007	10 * (PI)	it - rituximab	0 + 60	NA	5.2
放射線標識抗体療法					
Iwamoto[35], 2007	6 *	^{90}Y - ibritumomab tiuxetan	33	6.8 weeks	14.3 weeks
Maza[36], 2008	10 *	^{90}Y - ibritumomab tiuxetan	44	NA	NA
Pitini[33], 2007	2 *	^{99}Y - ibritumomab tiuxetan, temozolimide	100	NA	NA

* salvage, † elderly, EFS：event free survival, PFS：progression free survival, OS：overall survival, WBRT：whole brain radiotherapy, it：intra - thecal, NA：not available, HDC：high dose chemotherapy MTX：methotrexate, Ara - C：cytarabine, IFO：ifosphamide, CPM：cyclophosphamide, VP16：etoposide MPV：methotrexate, procarbazine, vincristine, R - MPV：rituximab, methotrexate, procarbazine, vincristine, MBVP：methotrexate, carmustine, etoposide, methylprednisolone, BEAM：carmustine, cytrabine, etoposide, melphalan

どめるべきである．

b．放射線照射

　治療としてかつては全脳放射線照射（WBRT）が施行されたが，再発率が高く生存率も低いことが知られている．PCNSL 以外の節外性リンパ腫では 40～50 Gy の放射線照射で 90 ％の局所コントロールが得られるが，PCNSL は例外で一時的には効果があるものの大半が再発する．median survival は 12 カ月～18 カ月で，5 年生存率も 5 ％以下と不良である[3]．さらに，全脳照射では重篤かつ永続的な神経障害が後遺症として必発するという大きな問題点がある．線量を増やしても中枢神経からの再発は減らないため，現在は 40～45 Gy の照射が推奨されている．

　一方，本邦の Shibamoto らから局所照射の後方視研究の成績が報告され，4 cm 以上のマージンをとった照射で再発が 22 ％であるが，4 cm 未満では 83 ％の照射野外再発を生じるため，マージンを広くとるべきであるとされている[4]．WBRT に比べ神経毒性は少ないと考えられるが，真に有用であるかどうかは randomized controlled trial（RCT）による確認が必要である．画像上で腫瘍の認められない部位からも，再発再燃が認めうることから局所照射の意義に関しては懐疑的な意見が多い．

　現状では PCNSL 治療における放射線治療の役割は，化学療法の補助（MTX 大量療法を含む化学療法に対する治療抵抗例や再発例[5]，臨床試験としての MTX 大量治療後）や，眼領域のリ

B. 治療

ンパ腫あるいは AIDS 関連リンパ腫の治療など限定的である．

c．化学療法

1）全身投与

a）CHOP または CHOP 類似療法

通常の全身型 DLBCL の標準治療である CHOP 療法または CHOP 類似療法についていくつかの臨床試験がかつて行われた．これらの治療は初期には治療縮小効果を認めるものの，次第に無効になる傾向にあるとされている．CHOP 療法に含まれる薬剤は血液脳関門（BBB）を通過しないが，脳腫瘍の部位では BBB が破壊されているため一時的には奏効すると考えられている．しかし，画像上正常と思われる部位（BBB が正常と思われる部位）にも浸潤が認められることから，BBB を通過しない薬剤のみでは予後を改善しないと結論づけられている．

b）MTX 大量療法（単独）

化学療法単独の治療でも特に，methotrexate（MTX）大量療法は BBB を通過し有効であることが知られている．しかしながら，MTX 単独では用量を増やし $8g/m^2$ という大量を用いても，median progression free survival（PFS）は 10〜12.8 カ月と短く，完全寛解（CR）の導入率も低く，治療期間中にも再発するため，スタディが早期に中止になっている[6,7]．MTX 大量療法が PCNSL 治療の key drug であることは否定しようもないが，MTX 単独では限界があることも事実である．MTX の投与量と効果には明確な用量依存性は確認されておらず，MTX $3〜3.5g/m^2$ と何らかの化学療法と併用することが多い．

c）MTX 大量療法を含めた多剤併用療法

MTX 大量を含めた多剤併用療法は，いずれも MTX 単独よりも良好な成績が報告されている[9-13]．MTX $3.5g/m^2$ に procarbazine，vincristine を加えた MPV 療法や，MTX 大量に Ara-C 大量療法などの組み合わせで加療されている報告が多い．いずれの薬剤も BBB 通過性を最優先して選択されているが，多剤併用にした場合に MTX をどれだけ用いたらよいか，どの薬剤の組み合わせがよいのか，一定の見解は得られていない．Ferreri ら（IELSG）は 2008 年の国際リンパ腫会議（Lugano 会議）にて，MTX $3.5g/m^2$ 単独療法と MTX $3.5g/m^2$ に Ara-C $2g/m^2 \times 2$ 日間の併用療法のランダム化比較試験の成績を報告している．Ara-C 併用療法では有害事象が強く出ている傾向があるものの，完全寛解率および 3 年の EFS いずれも MTX 単独群に比べ有意に優れていたとしており，併用療法の優位性を示している．

当科では，MTX $2g/m^2$ と R-CHOP を併用した MR-CHOP 療法の臨床研究を施行中であり（UMIN000001343），比較的良好な治療効果を得ているが（図 B-33），あくまで臨床研究中の治療法である．

d）MTX 大量療法＋多剤併用療法＋全脳照射

MTX 大量療法を含む化学療法を行った後に全脳照射が行われたいくつかのスタディでは，median OS が 32〜60 カ月と，いずれも放射線療法単独に比べて良好な成績が示されている[9,14-18]．MTX 大量療法を含む化学療法で CR となった症例に全脳照射を追加する方がよいかどうかは，結論が出ていない．Abrey らは，MPV 療法と Ara-C 大量，MTX 髄注による化学療法に全脳照射を行った群，行わなかった群で比較している[9]．Median OS は両群に差がないとさ

I-6. 中枢神経系リンパ腫の治療

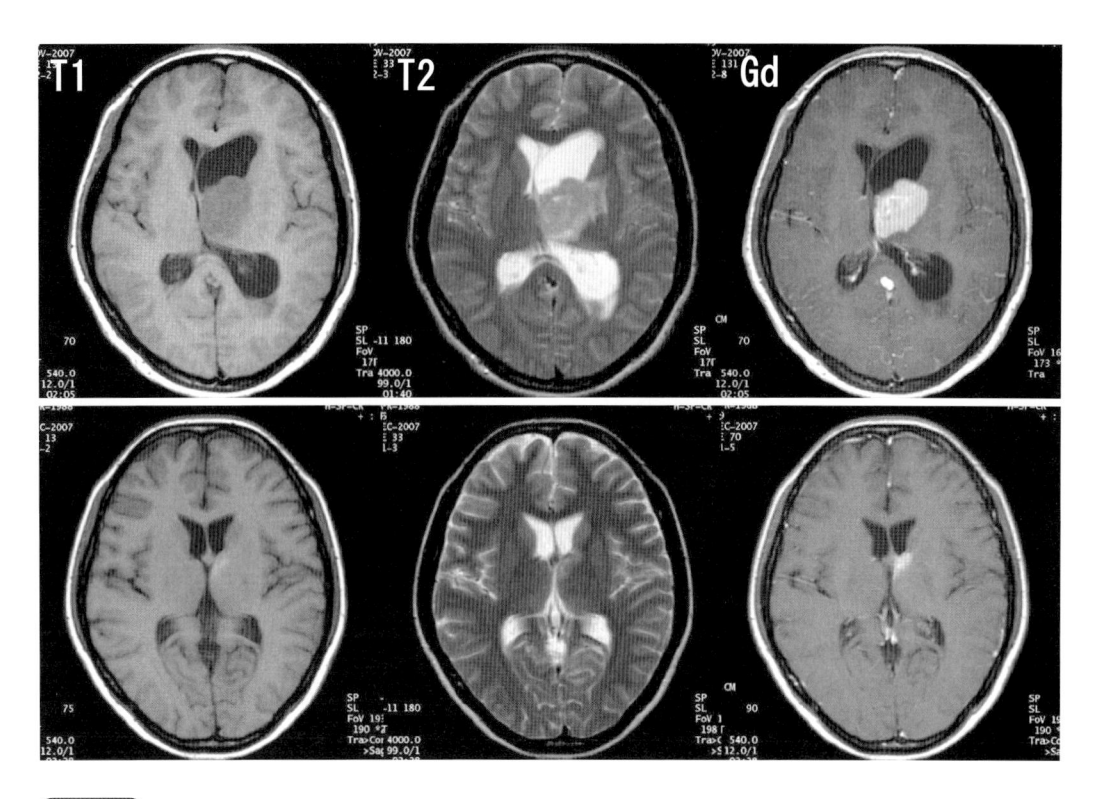

図 B-33 水頭症による頭痛，嘔吐にて受診した若年女性

治療前の MRI（上段）では，左尾状核に 3 cm 大の腫瘤あり．MRI では腫瘍は T1 強調像で low，T2 強調像で high，ガドリニウムで均一に造影される．腫瘍は側脳室へ突出し Monro 孔を閉鎖し左側優位の水頭症を呈し，正中偏移も伴う．MR-CHOP 療法 1 コース後（下段）にて腫瘍は著明に縮小し，その後計 6 コースの MR-CHOP 療法と自家末梢血幹細胞移植併用大量化学療法により完全寛解を維持している．

れているが（33 カ月と 32 カ月），全脳照射を行った群は神経毒性による死因が多かったのに対し，照射なしの群ではリンパ腫自体による死亡が多かったとされている．認知症の発生は，全脳照射を加えた群が 83 ％もあり，化学療法単独群では 5 ％とされている．また Shah らは，rituximab 併用 MPV 療法（R-MPV）後に，CR 到達した症例では 23.4 Gy へ減量した照射，CR 未到達例では通常の照射（45 Gy）を行い，その後に Ara-C 大量療法を追加したスタディを報告している[18]．MPV に rituximab を併用することにより好中球減少のリスクが増えるものの CR 導入率を倍増させ，減量した照射により神経毒性は減少しているとしており，期待できる治療戦略である．

2）**自家末梢血幹細胞移植併用大量化学療法**

自家末梢血幹細胞移植併用大量化学療法（auto PBSCT / HCT）は再発例や難治例では有用なサルベージ療法であるとされている[19]．近年では up-front で初発例に PBSCT を行ったスタディも多く報告され，期待できる成績も報告されている[20-26]．

● B．治療

3）髄腔内注射

　　全身的な MTX および Ara-C の大量投与で髄液中濃度が十分に得られることがわかり，PCNSL 治療における髄腔内注射の意義は不明となってきている．大量 MTX の全身投与（3.5g/m² 以上）を行えば，髄腔内注射を行う優位性がないとされ，多くのプロトコールでは必ずしも髄腔内注射は採用されていない．しかし，最近 Pels らは第Ⅱ相前方視試験において，髄腔内注射を行わなかった群で早期再発が有意に多く試験が中止になったと報告している[27]．

　　髄腔内化学療法の合併症は化学療法剤による神経毒性とオンマイヤー・リザーバーの感染である．感染は19％もの症例に起こるとされ，合併症により治療が継続困難になる可能性もある．脳脊髄液中に腫瘍細胞播種がみられる場合にのみ，髄腔内注射を併用するという治療戦略も検討されている．

4）血液脳関門破壊治療

　　経動脈的マンニトール投与後に MTX を投与することで，中枢神経内薬剤濃度を高める治療法も報告されている[28,29]．しかしながら手技的に煩雑なうえ，痙攣，脳血管障害，脳浮腫，黄斑変性症などの多くの合併症も報告されており，一般的な治療とはいえない．特殊な手技を要する治療は，限られた施設でしか行えないため，他の治療法に比べて非常に優れた治療成績かつ低い有害事象を証明しない限り，一般的な治療とは成りがたい．

5）MTX 以外の新たな治療薬

　　Rituximab を加えた治療に関しては，まだ少数例の報告があるのみであるが，Enting らは15例の再発症例に rituximab と temozolomide を用いて，サルベージとしては有望な成績を報告している[30]．

　　また rituximab は分子量が大きく BBB を通過しないことより，rituximab を髄注投与する試みもされている．本邦からの少数例の報告では，脳脊髄液中には ADCC を担う細胞や，CDC を担う補体成分が少ないことより，自己血清とともに髄注する（補体を補い CDC に期待する）方法が用いられている．一方，Rubenstein らの第Ⅰ相試験では血清補充は行われていない[31]．

　　Temozolomide は新しいアルキル化剤で，分子量が小さく BBB を通過することより，膠芽腫などの治療に用いられている．Temozolomide 単剤または rituximab との併用でいくつかの期待できる治療成績も報告されている[12,30,32,33]．

　　Topotecan はトポイソメラーゼⅠ阻害薬 camptothecin の誘導体であり，BBB を通過するため，単剤でのサルベージ療法が報告されている[34]．

　　^{90}Y-ibritumomab tiuxetan も単剤もしくは，temozolimide との併用での成績が報告されている[33,35,36]．本剤は rituximab 同様分子量が大きく BBB は通過しないが，報告では ^{111}I-ibritumomab tiuxetan が腫瘍組織に分布する（PCNSL では BBB が破綻している）ことを確認のうえで投与されている．

　　いずれの治療法も，本邦では保険適応がなく，期待はされるもののいまだその評価は定まっていない．

❸ HIV 感染などの免疫不全に伴う中枢神経リンパ腫

免疫能正常の個体に発症した PCNSL では EBV がほとんど検出されないが，免疫不全状態に伴う中枢神経リンパ腫では大多数の症例に EBV が検出される．さらに JC virus も重感染しているという報告もある．多くの症例は $CD4^+$ T 細胞が $50/\mu l$ 以下の免疫不全状態が基盤となっているため，感染症の合併も多く予後は不良である．放射線治療＋副腎皮質ステロイドを中心とした治療による初期治療で 20～50％程度の CR が得られるものの，十分な生存期間は得られていない．highly active anti-retroviral therapy（HAART）が生命予後を左右し，専門医との連携による診療が必要である．

おわりに

国際的なリンパ腫治療研究において，PCNSL は 2002 年の国際リンパ腫会議（いわゆる Lugano 会議）の主要テーマとなるほど，重要な位置を占めている．一方，本邦において，PCNSL に対する治療研究はやや後れている．いくつかの報告が出てはいるが[37,38]，国際的な臨床研究からみると MTX 投与量も少なく，その結果治療成績も不十分である．また本邦において PCNSL 診療の中心を脳外科医が担ってきたことにも関係し，骨髄その他の中枢神経外病変の検索が不十分な場合も多く，IVL など全身性リンパ腫の一部が一緒にされている可能性もある．骨髄を含めた全身評価は血液内科医が責任もって担当し，脳神経外科および放射線科との連携により，MTX 大量療法を含む強力な化学療法を正確かつ安全に行うことで，本邦における至適治療の確立が望まれる．

■文献

1) Mrugala MM, Rubenstein JL, Ponzoni M, et al. Insights into the biology of primary central nervous system lymphoma. Curr Oncol Rep. 2009; 11: 73-80.
2) Ferreri AJM, Blay JY, Reni M, et al. Prognostic scoring system for primary CNS lymphomas: the international extranodal lymphoma study group experience. J Clin Oncol. 2003; 21: 266-72.
3) Nelson DF, Martz KL, Bonner H, et al. Non-Hodgkin's lymphoma of the brain: can high dose, large volume radiation therapy improve survival? Report on a prospective trial by the Radiation Therapy Oncology Group (RTOG) 8315. Int J Radiat Oncol Biol Phys. 1992; 23: 9-17.
4) Shibamoto Y, Hayabuchi N, Hiratsuka J, et al. Is whole-brain irradiation necessary for primary central nervous system lymphoma? Patterns of recurrence after partial-brain irradiation. Cancer. 2003; 97: 128-33.
5) Hottinger AF, DeAngelis LM, Yahalom J, et al. Salvage whole brain radiotherapy for recurrent or refractory primary CNS lymphoma. Neurol. 2007; 69: 1178-82.
6) Batchelor T, Carson K, O'Neil A, et al. Treatment of primary CNS lymphoma with methotrexate and deferred radiotherapy: a report of NABTT 96-07. J Clin Oncol. 2003; 21: 1044-9.
7) Herrlinger U, Kuker W, Uhl M, et al. NOA-03 trial of high-dose methotrexate in primary central nervous system lymphoma: final report. Ann Neurol. 2005; 57: 834-47.
8) Zhu JJ, Gerstner ER, Engler DA, et al. High-dose methotrexate for elderly patients with primary CNS lymphoma. Neuro-Oncol. 2009; 11: 211-5.
9) Abrey LE, Yahalom J, DeAngelis LM. Treatment for primary CNS lymphoma: the next step. J Clin Oncol. 2000; 18: 3144-50.

10) Pels H, Schmidt-Wolf IG, Glasmacher A, et al. Primary central nervous system lymphoma: results of a pilot and phase II study of systemic and intraventricular chemotherapy with deferred radiotherapy. J Clin Oncol. 2003; 21: 4489-95.

11) Hoang-Xuan K, Taillandier L, Chinot O, et al. Chemotherapy alone as initial treatment for primary CNS lyphoma in patients older than 60 years: a multicenter phase II study (26952) of European Organization for Research and Treatment of Central Brain Tumor Group. J Clin Oncol. 2003; 21: 2726-31.

12) Omuro AMP, Taillandier L, Chinot O, et al. Temozolomide and methotrexate for primary central nervous system lymphoma in elderly. J Neurooncol. 2007; 85: 207-11.

13) Illerhaus G, Marks R, Müller F, et al. High-dose methotrexate combined with procarbazine and CCNU for primary CNS lymphoma in the elderly: results of a prospective pilot and phase II study. Ann Oncol. 2009; 20: 319-25.

14) Ferreri AJ, Reni M, Dell'Oro S, et al. Combined treatment with high-dose methotrexate, vincristine and procarbazine, without intrathecal chemotherapy, followed by consolidation radiotherapy for primary central nervous system lymphoma in immunocompetent patients. Oncology. 2001; 60: 134-40.

15) DeAngelis LM, Seiferheld W, Schold SC, et al. Combination chemotherapy and radiotherapy for primary central nervous system lymphoma: Radiation Therapy Oncology Group Study 93-10. J Clin Oncol. 2002; 20: 4643-8.

16) Poortmans PM, Kluin-Nelemans HC, Haaxma-Reiche H, et al. High-dose methotrexate-based chemotherapy followed by consolidation radiotherapy in non-AIDS-related primary central nervous system lymphoma: European Organization for Research and Tretment of Cancer Lymphoma Group phase II trial 20962. J Clin Oncol. 2003; 21: 4483-8.

17) Omuro AM, DeAngelis LM, Yahalom J, et al. Chemoradiotherapy for primary CNS lymphoma: an intent-to-treat analysis with complete follow-up. Neurology. 2005; 64: 69-74.

18) Shah GD, Yahalom J, Correa DD, et al. Combined immunochemotherapy with reduced whole-brain radiotherapy for newly diagnosed primary CNS lymphoma. J Clin Oncol. 2007; 25: 4730-5.

19) Soussain C, Hoang-Xuan K, Taillandier L, et al. Intensive chemotherapy followed by hematopoietic stem-cell rescue for refractory and recurrent primary CNS and intraocular lymphoma: Société Française de Greffe de Moëlle Osseuse-Thérapie Cellulaire. J Clin Oncol. 2008; 26: 2512-8.

20) Abrey LE, Moskowitz CH, Mason WP, et al. Intensive methotrexate and cytarabine followed by high-dose chemotherapy with autologous stem-cell rescue in patients with newly diagnosed primary CNS lymphoma: an intent-to treat analysis. J Clin Oncol. 2003; 21: 4151-6.

21) Cheng T, Forsyth P, Chaudhry A, et al. High-dose thitepa, busulfan, cyclophosphamide and ASCT without whole-brain radiotherapy for poor prognosis primary CNS lymphoma. Bone Marrow Transplantation. 2003; 31: 679-85.

22) Colombat P, Lemevel A, Bertrand P, et al. High-dose chemotherapy with autologous stem cell transplantation as first-line therapy for primary CNS lymphoma in patients younger than 60 years: a multicenter phase II study of the GOELAMS group. Bone Marrow Transplantation. 2006; 38: 417-20.

23) Brevet M, Garidi R, Gruson B, et al. First-line autologous stem cell transplantation in primary CNS lymphoma. Eur J Haematol. 2005. 75: 288-92.

24) Illerhaus G, Marks R, Ihorst G, et al. High-dose chemotherapy with autologous stem-cell transplantation and hyperfractionated radiotherapy as first-line treatment of primary CNS lymphoma. J Clin Oncol. 2006; 24: 3865-70.

25) Montemuro M, Kiefer T, Schüler F, et al. Primary central nervous system lymphoma treated with high-grade methotrexate, high-dose busulfan/thiotepa, autologous stem-cell transplantation and response-adapted whole-brain radiotherapy: results of the multicenter Ostdeutsche Studiengruppe Hämato-Onkologie OSHO-53 phase II study. Ann Oncol. 2007; 18: 665-71.

26) Illerhaus G, Müller F, Feuerhake F, et al. High-dose chemotherapy and autologous stem-cell transplantation without consolidating radiotherapy as first-line treatment for primary lymphoma of the central nervous system. Haematologica. 2008; 93: 147-8.

27) Pels H, Juergens A, Glasmacher A, et al. Early relapse in primary CNS lymphoma after response to polychemotherapy without intraventricular treatment: results of phase II study. J Neurooncol. 2009; 91: 299-305.
28) Doolittle ND, Miner ME, Hall WA, et al. Safety and efficacy of a multicenter study using intraarterial chemotherapy in conjunction with osmotic opening of the blood-brain barrier for the treatment of patients with malignant brain tumors. Cancer. 2000; 88: 637-47.
29) Sonoda Y, Matsumoto K, Kakuto Y, et al. Primary CNS lymphoma treated with combined intra-arterial ACNU and radiotherapy. Acta Neurochir. 2007; 149: 1183-9.
30) Enting RH, Demopoulos A, DeAngelis LM, et al. Salvage therapy for primary CNS lymphoma with a combination of rituximab and temozolomide. Neurology. 2004; 63: 901-3.
31) Rubenstein JR, Fridlyand J, Abrey L, et al. Phase I study of intraventricular administration of rituximab in patients with recurrent CNS and intraocular lymphoma. J Clin Oncol. 2007; 25: 1350-6.
32) Reni M, Zaja F, Mason W, et al. Temozolomide as salvage treatment in primary brain lymphomas. Brit J Cancer. 2007; 96: 864-7.
33) Pitini V, Baldari S, Altavilla G, et al. Salvage therapy for primary central nervous system lymphoma with ^{90}Y-iburitumomab and temozolomide. J Neurooncol. 2007; 83: 291-3.
34) Fischer L, Thiel E, Klasen HA, et al. Prospective trial on topotecan salvage therapy in primary CNS lymphoma. Ann Oncol. 2006; 17: 1141-5.
35) Iwamoto FM, Schwartz J, Pandit-Taskar N, et al. Study of Radiolabeled Indium-111 and Yttrium-90 ibritumomab tiuxetan in primary central nervous system lymphoma. Cancer. 2007; 110: 2528-34.
36) Maza S, Kiewe P, Munz DL, et al. First report on a prospective trial with yttrium-90-labeled ibritumomab tiuxetan (Zevalin™) in primary CNS lymphoma. Neuro Oncol. 2009; 11: 423-9.
37) Shibamoto Y, Ogino H, Suzuki G, et al. Primary central nervous system lymphoma in Japan: Changes in clinical featues, treatment, and prognosis during 1985-2004. Neuro Oncol. 2008; 10: 560-8.
38) Yamanaka R, Morii K, Shinbo Y, et al. Results of treatment of 112 cases of primary CNS lymphoma. Jpn J Clin Oncol. 2008; 38: 373-80.

〈正木康史　三木美由貴〉

I B細胞リンパ腫

7 濾胞性リンパ腫における造血幹細胞移植（自家・同種）の位置づけ

濾胞性リンパ腫 follicular lymphoma は，欧米では非 Hodgkin リンパ腫（NHL）の 30％を占め，いわゆる低悪性度リンパ腫の大半が濾胞性リンパ腫であるが，わが国の NHL に占める割合は 10％未満であり，びまん性大細胞型 B 細胞リンパ腫（DLBCL），節外性濾胞辺縁帯リンパ腫（MALT リンパ腫），成人 T 細胞白血病リンパ腫に次いで 4 番目の頻度である[1]．Centroblast の比率が高いほど aggressive な臨床経過を取るため，その比率により grade 1/2/3A/3B の 4 亜型に分類され[2]，欧米のガイドラインでは，grade 3A/B は DLBCL と同様に取り扱われている[3,4]．

高齢者に多く，大半の症例は診断時に III/IV 期である．緩徐な臨床経過を示し，進行期であっても生存期間中央値は 8～15 年に達するが，再発を繰り返して治癒に至らない．しかし，rituximab などの抗体薬の登場以後，生存期間は確実に改善している[5-7]．

❶ 濾胞性リンパ腫に対する治療[3,4]

濾胞性リンパ腫は，化学療法，放射線療法，rituximab をはじめとした抗体療法など，いずれの治療に対する感受性も高い．

初発限局期では放射線療法単独，初発進行期では rituximab 併用の化学療法あるいは rituximab 単剤投与が標準的治療とされる．臨床経過が緩徐であるため，無症状の場合には無治療経過観察も選択肢となる．かつては，第一寛解期における地固め療法として大量化学療法併用の自家幹細胞移植が試みられたが，後述するように二次がんの発症率が高く，現在では推奨されない．

再発・治療抵抗例では複数の治療選択肢があるが，標準的治療は確立されていない．症状の有無，進展の程度，治療歴などに応じ，無治療経過観察，放射線療法，rituximab 単独療法，rituximab 併用化学療法，radioimmunotherapy（RIT）などに加え，自家造血幹細胞移植，同種造血幹細胞移植が選択肢となる．

❷ 非 Hodgkin リンパ腫に対する移植の疫学

CIBMTR（Center for International Blood and Marrow Transplant Research）の集計では，北米における非 Hodgkin リンパ腫全体に対する移植総数は 4,000 例（2005 年）で，およそ 80％は自家移植である[8]．

わが国の造血細胞移植学会の調査によれば，2007 年度に非 Hodgkin リンパ腫に対して施行された移植総数は 786 例で，うち濾胞性リンパ腫は 134 例であった．濾胞性リンパ腫に対する移

植件数は年々増加傾向にあり，1997年度はわずか10例のみであったことを考えると，2007年度には10倍以上に達していることになる．移植種別については，1991〜2007年の間に非Hodgkinリンパ腫に対して施行された移植総数7,535例のうち，自家移植は5,682例，同種移植が1,691例で，その内訳は血縁者間骨髄移植452例，血縁者間末梢血幹細胞移植573例，非血縁骨髄移植547例，臍帯血移植223例であった[9]．

❸ 濾胞性リンパ腫に対する自家造血幹細胞移植併用大量化学療法

濾胞性リンパ腫の自家移植に関しては，初期治療における地固め療法，あるいは再発後の治療として，その有用性が検討されてきたが，DLBCLなどの中高悪性度リンパ腫に比較して，積極的には行われてこなかった．その理由は，第1に，濾胞性リンパ腫のような長期の自然経過をたどる疾患に自家移植は毒性が強すぎると考えられること，第2に，骨髄・末梢血中へのリンパ腫浸潤の頻度が高く，移植片への腫瘍細胞の混入が危惧されることがあげられる．

a. 初発例における自家移植

初期治療としての自家移植に関して，欧州にて4つの第3相試験が行われた（表B-17）[10-13]．無再発生存割合 progression-free survival（PFS）あるいは無イベント生存割合 event-free survival（EFS）において，自家幹細胞移植群が化学療法に比し優れた結果を示したものの，二次がん（固形がんおよびMDS/AML）発症割合の増加などにより全生存割合 overall survival（OS）に有意差は認められなかった．これらの結果は，rituximab あるいは ex vivo purging（体外での移植片からのリンパ腫細胞除去）併用の有無，前処置における全身放射線照射の有無などにかかわらず一致して認められている．したがって，濾胞性リンパ腫の初期治療として自家幹細胞移植は推奨されない．

b. 再発・治療抵抗例における自家移植

再発・治療抵抗性の濾胞性リンパ腫に対する自家移植に関しては，いくつかの第2相試験で有用性が示されている（表B-18）[14-17]．GELAのBriceらによる化学療法との後方視的比較では，初回再発後に通常量の化学療法を施行された群（n＝281）と自家移植群（n＝83）では，PFSとOSのいずれにおいても自家移植群が勝っていた（表B-18）[18]．

唯一のランダム化比較試験がEBMTRにより行われたCUP試験である（表B-18）[19]．本試験では，再発・治療抵抗性濾胞性リンパ腫に対してCHOP療法を3コース行い，治療反応性があり骨髄浸潤が軽度にとどまる症例に対し，引き続いて3コースのCHOP療法（C群），purgingを行わない骨髄を用いた自家移植（U群），purgingを行った骨髄を用いた自家移植（P群）にランダム化した．残念ながら症例登録が進まず，89例がランダム化された時点で途中終了となった．PFSに関しては3群間で有意差を認めたが，OSでは3群間に有意差はみられなかった．しかしC群と自家移植群（U＋P群）の比較では，ハザード比0.40（95％信頼区間0.18〜0.89）で有意に自家移植群が優れていた．移植される骨髄に対するpurgingの意義については，検出力不足で明らかにされていない．

治療関連MDS/AMLについて，Briceらの報告（観察期間中央値3.7年）では，化学療法群1％に対し自家移植群5％と移植群に多く認めているが，EBMTRのランダム化比較試験（観察

B. 治療

表 B-17 濾胞性リンパ腫第一寛解期における自家幹細胞移植併用大量療法のランダム化比較試験

文献	レジメン	EFS・PFS %	OS %	治療関連 MDS/AML	観察期間中央値
Lenz[10] (GLSG) n=240	CHOP like ×6～8 + IFN 維持療法	33	解析なし	0.0%	4.2年
	CHOP like ×4～6 + DexaBEAM*1 + TBI/CY 自家移植	65 (5年 PFS) p<0.001	解析なし	3.8% (5年) p=0.0248	
Deconinck[11] (GOELAMS) n=172	CHVP*2 ×6 + CHVP/IFN 維持療法	48	84	0.0%	5年
	VCAP*3 ×2～3 + IMVP-16*4 ×1 or DHAP*5 ×2～3 + TBI/CY 自家移植 (in vitro purging or 純化 CD34 細胞移植)	60 (5年 EFS) p=0.050	78 (5年) p=0.49	18.6% (5年, 二次がん全体) (AML/MDS 6例/10例)	
Sebban[12] (GELA) n=339	CHVP/IFN ×6 + CHVP/IFN 維持療法	28	71	4例	7.5年
	CHOP ×4 + 大量 CY/ETOP + TBI/ETOP/CY 自家移植	38 (7年 EFS) p=0.11	78 (7年) p=0.53	2例	
Ladetto[13] (GITMO/IIL) n=136	CHOP ×6 + R ×4～6	28	81	1.7%	4.3年
	APO*6 ×2 + 大量 ETOP + R ×2 + 大量 CY + R ×2・幹細胞採取 + MIT/MEL 自家移植	61 (4年 EFS) p<0.001	80 (4年) p=0.96	6.6% (4年) p=0.111	

*1 DexaBEAM (dexamethazone + BEAM 療法), *2 CHVP (CPA + ADR + teniposide + PSL),
*3 VCAP (VDS + CPA + 大量 ADR + PSL), *4 IMVP-16 (IFM + MTX + ETOP),
*5 DHAP (DEX + 大量 Ara-C + CDDP), *6 APO (ADR + VCR + PSL)

期間中央値 5.8 年)では,化学療法群・移植群ともに治療関連 MDS/AML の発症はなかった(**表 B-18**)[18,19].ただし,いずれも観察期間が短く,最近報告された別のグループからの長期フォローアップの報告では(観察期間中央値 13.5 年),治療関連 MDS/AML の累積割合は 25% に達し,死亡割合は 10% を超えている(**表 B-18**)[20].このため,再発割合は 12 年で 48% のプラトーに達しているものの,高い治療関連 MDS/AML 発症率が大きく影響して全生存曲線にプラトーはみられない.

以上は,いずれも rituximab 導入前の報告であるが,現在の標準治療である rituximab を併用した場合の治療成績が 2008 年に報告された.GELA の Sebban らによると,化学療法後の第 1 再発期において,二次治療として rituximab を使用した症例では,自家移植の併用により再発後の OS および EFS が改善する傾向にあるものの,有意差は認められなかった(**表 B-18**)[21].

したがって,再発・治療抵抗の濾胞性リンパ腫に対する自家移植は,再発時期を遅らせる効果は期待できるものの,高い治療関連 MDS/AML 発症率を考慮すると,積極的には推奨されない.今後,rituximab による in vivo purging による再発軽減効果が期待されている.

表B-18 再発・治療抵抗性濾胞性リンパ腫における自家幹細胞移植併用大量療法の成績

文献	n	前レジメン数	前処置	幹細胞ソース	PFS%	OS%	治療関連MDS/AML	観察期間中央値
Freedman[15] (DFCI)	153	中央値(範囲) 3 (2〜7)	CY/TBI	骨髄 purging あり	42 (8年)	66 (8年)	12例	5.1年
Apostolidis[16] (UK)	99	中央値(範囲) 3 (2〜9)	CY/TBI	骨髄 purging あり	63*1 (5年)	69 (5年)	12%	5.5年
Bierman[14] (Nebraska)	100	≧3レジメン 40%	CY/TBI BEAC*2	骨髄 purging なし PBSC	44 (4年)	65 (4年)	2例	2.6年
Cao[17] (Stanford)	92*3	≧3レジメン 22%	TBI/ETOP/CY BCNU/ETOP/CY	骨髄 purging あり PBSC	44〜51*3 (4年)	50〜60*3 (4年)	3例	4.7年
Brice[18] (GELA) 自家移植 vs 化学療法	281	第一再発期	単剤・多剤化学療法	(化学療法のみ)	16 (5年)	38 (5年)	1%	3.7年
	83		TBI based BEAM*4	骨髄・PBSC 一部 purging あり	42 (5年) p<0.001	58 (5年) p<0.001	5%	
Schouten[19] (EBMTR) 自家移植 vs 化学療法 ランダム化比較試験	24	第一再発期 ≧50%	C群：CHOP×3	(化学療法のみ)	26 (2年)	46 (4年)	0例	5.8年
	33		U群：CY/TBI	骨髄 purging なし	56 (2年)	71 (4年)	0例	
	32		P群：CY/TBI	骨髄 purging あり	58 (2年) p=0.004	77 (4年) p=0.079	0例	
Rohatiner[20] (UK/DFCI)	121	≧3レジメン 63%	CY/TBI	骨髄 purging あり	48*1 (10年)	54 (10年)	25%	13.5年

文献	n	レジメン数	初期治療	再発後治療 (R：Rituximab)	自家移植	再発後 EFS (5年)	再発後 OS (5年)	治療関連 MDS/AML	観察期間中央値
Sebban[21] (GELA)	33	第一再発期	CHVP+IFN	R単独 or R併用化学療法	あり	67%	93%	記載なし	記載なし
	36				なし	39% p=0.16	70% p=0.13		

*1 PFSではなく無再発期間 (disease free survival；DFS).
*2 BEAC：BCNU+ETOP+Ara-C+CY.
*3 follicular low-grade lymphoma, follicular large cell lymphoma, transformed follicular lymphoma の3群に分けて解析.
*4 BEAM：BCNU+ETOP+Ara-C+MEL.
*5 Kaplan-Meier 曲線からの推定値. 治療関連 MDS/AML による死亡が 15例 (12%)

c. 自家移植併用 radioimmunotherapy

^{90}Y-ibritumomab tiuxetan（ゼヴァリン）や ^{131}I-tositumomab（わが国では未承認）などの放射性同位元素標識 CD20 抗体による radioimmunotherapy（RIT）は，再発・治療抵抗性濾胞性リンパ腫に対して単剤での有効性が示されているが[22-24]，Gopal らは治療抵抗性濾胞性リンパ腫を対象に自家移植を併用した高用量 RIT の成績について報告している[25]．ともに自家移植を併用した，高用量 RIT 群 27 例と大量化学放射線療法群 98 例（ヒストリカルコントロール）を後方視的に比較し，以下のように PFS，OS ともに高用量 RIT 群は大量化学放射線療法群よりも優れていた．5 年 PFS（53 % vs 29 %，ハザード比 0.5： 95 %信頼区間 0.3 〜 0.9，p = 0.03），5 年 OS（67 % vs 48 %，ハザード比 0.3： 95 %信頼区間 0.1 〜 0.7，p = 0.004）．両群間で治療関連 MDS / AML の頻度および非再発死亡割合に差はみられなかった．

d. 形質転換した濾胞性リンパ腫に対する自家移植

濾胞性リンパ腫では経過中に DLBCL などの高悪性度リンパ腫への形質転換を起こすことが知られており，形質転換をきたした濾胞性リンパ腫はきわめて予後不良である．英国からの報告では，10 年で約 30 %の症例が DLBCL に形質転換し，形質転換後の OS 中央値は 1.2 年である[26]．

形質転換した濾胞性リンパ腫において，サルベージ化学療法に感受性を有する症例では，自家移植後の OS は 4 〜 5 年で 40 〜 50 %であるが，通常の濾胞性リンパ腫と比較し治療関連死亡割合や MDS / AML の発症率はより高率である（**表 B - 19**）[17,27-31]．しかし EBMTR の matched case control study では，濾胞性リンパ腫や DLBCL 症例と比較し，移植後 OS および PFS に有意差はみられなかった[31]．

❹ 濾胞性リンパ腫に対する同種造血幹細胞移植

同種移植は，現在までに他治療とのランダム化比較試験は行われていないが，一般的に自家移植に比較して再発が少なく，治癒が得られるとされる．しかし，高い治療関連死亡割合と急性・慢性 GVHD などの合併症により，再発の減少による生存への寄与は相殺される．

a. 同種フル移植

これまでに自家移植と同種フル移植に関する複数の後方視的比較が報告されている（**表 B - 20**）[32-34]．

van Besien らによる IBMTR の成績は，HLA 一致血縁者をドナーとした同種フル移植と，purging 処理あり・なし自家移植の 3 群を後方視的に比較した報告である（**表 B - 20**）[32]．対象は濾胞性リンパ腫のみで，同種移植群には進行期や治療抵抗性の症例が多く含まれていた．他のリスク因子を含めた多変量解析において，purging なし自家移植群（主に骨髄移植）と比較し同種移植群では，再発割合の低下がみられるものの（相対リスク 0.46，95 %信頼区間 0.33 〜 0.66，p < 0.001），治療関連死亡割合は高く（相対リスク 4.44，95 %信頼区間 2.81 〜 7.02，p < 0.001），結果として 5 年 OS は自家移植群と同種移植群で同等となっている．Purging あり自家移植群と同種移植群の比較は行われていないが，purging なし群と比較して purging あり群は良好な OS を示した（相対リスク 0.67，95 %信頼区間 0.48 〜 0.95，p = 0.03）．また，治療関連死亡については，移植施行年度が新しくなるに従い減少しているため（1990 〜 1993 年に比較して 1997 〜

表 B-19　形質転換した濾胞性リンパ腫に対する自家幹細胞移植併用大量療法の成績

文献	n	前処置	幹細胞ソース	PFS %	OS %	移植関連死亡	治療関連MDS/AML	観察期間中央値
Foran[29] (UK)	19	CY/TBI	骨髄 purging あり PBSC	記載なし	4.4年 (中央値)	1例 (5%)	0例	2.4年
Friedberg[30] (DFCI)	27*1	CY/TBI	骨髄 purging あり	46*2 (5年)	58 (5年)	0例	4例 (15%)	1.5年
Williams[31] (EBMTR)	50	CY/TBI, BEAM など	骨髄 purging 有無 不明 PBSC	30 (5年)	51% (5年)	9例 (18%)	記載なし	4.9年
Cao[17] (Stanford)	17	TBI/ETOP/CY BCNU/ETOP/CY	骨髄 purging あり PBSC	49 (4年)	50 (4年)	14/92例*3 (15%)	3/92例*3 (3%)	4.7年
Chen[28] (Canada)	35	TBI/ETOP/MEL	骨髄 purging なし PBSC	36 (5年)	37 (5年)	7例 (20%)	3例 (8%)	4.3年

*1 びまん性大細胞型リンパ腫で，濾胞性リンパ腫（21人）または他の低悪性度リンパ腫の既往のある患者，
*2 DFS，*3 follicular low-grade lymphoma, follicular large cell lymphoma, transformed follicular lymphoma の3群を合わせた結果

表 B-20　濾胞性リンパ腫に対する同種フル移植と自家移植の後方視的比較

文献	ドナー	n	年齢中央値	移植関連死亡%	再発%	DFS%	OS%	観察期間中央値
van Besien[32] (IBMTR)	同種：HLA 一致血縁（主に骨髄） 自家：purging あり（主に骨髄） 自家：purging なし（主に PBSC）	176 131 567	42 49 49	30 14 8 (5年)	21 43 58 (5年)	45 39 31 (5年)	51 62 55 (5年)	1.5年 4.1年 3.4年
Peniket[33] (EBMTR)	同種：HLA 一致血縁 84% 自家	231 693*	42 NA	38 10* (4年)	25* 55* (4年)	43 (4年 PFS)	51 65* (4年)	5年 記載なし
Hosing[34] (MDACC)	同種：HLA 一致血縁 89% 自家	44 68	43 42	27 6 (100日)	19 74	45 17	49 34	4.4年 5.9年

*Kaplan-Meier 曲線などから推定

1998年では相対リスク 0.49，95%信頼区間 0.28〜0.87，p＝0.01)，今後，同種移植群の成績がさらに改善する可能性はある．なお，急性および慢性 GVHD に伴う再発割合の低下は認められなかった．

　Peniket らによる EBMTR からの報告では，濾胞性リンパ腫を含む低悪性度の非 Hodgkin リンパ腫を解析し，IBMTR の報告と同様に，同種移植群では進行期や前治療レジメン数が多い症例

B．治療

の比率が高い．同種移植群は自家移植群と比較して再発割合が低いが，それを凌駕して治療関連死亡割合が高率であり，OS は自家移植群が勝る結果となった（表 B-20）[33]．

　MDACC の Hosing らによる報告は，低悪性度の非 Hodgkin リンパ腫（大半は濾胞性リンパ腫）を対象とし，自家移植群では化学療法感受性例および移植前完全寛解例が多く含まれている．上記 2 報告と同様に，同種移植では再発割合は低いが非再発死亡が高率であり，OS は自家移植と同等であった（表 B-20）[34]．

　これら 3 つのいずれの報告においても，同種移植症例は，進行期・治療抵抗例や治療歴が長いなど，高リスク症例が多く，自家移植に比較して再発割合は低いが，非再発死亡割合が高いため，OS はほぼ同等となっている．しかし，自家移植では移植後数年経過しても再発割合が低下せず，OS は右下がりの曲線を示すのに対して，同種移植では移植 4〜5 年目以降では再発がみられず，OS の生存曲線にはプラトーがみられ，治癒が得られていると考えられる（図 B-34）[34]．

b．同種ミニ移植

　同種フル移植においては，化学療法抵抗例が多く含まれることもあり，非再発死亡が高率である．特に前処置に伴う非再発死亡割合を減少させる目的で，生着を達成するために必要な最小限の強度で毒性の少ない前処置を用いた移植，すなわちミニ移植が導入された．これまでにいくつかの報告があるが，対象症例・使用される前処置ともに多様であり，非再発死亡割合に関しては 10〜40％とかなりばらつきがある．しかし，20〜30％の症例が自家移植後再発例であるにもかかわらず，比較的良好な OS・PFS が得られている（表 B-21）[35-39]．また，図 B-35 に示されるように，移植前の化学療法反応性が大きく治療成績に影響しており，適切な症例選択により，さらに治療成績が向上する可能性が示唆される．

　現在までに，フル移植とミニ移植に関するランダム化比較試験は行われていないが，いくつかの後方視的比較が報告されている（表 B-22）[40,41]．

　Rodriguez らの後方視的比較によると，ミニ移植群はフル移植群に比較し，対象はより高齢で

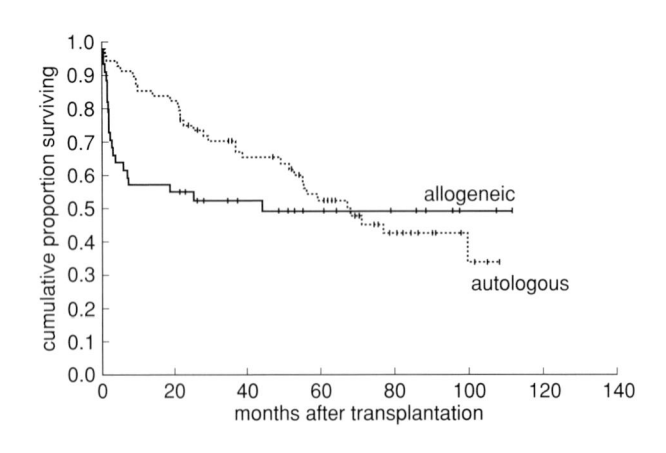

図 B-34　再発・治療抵抗性濾胞性リンパ腫に対する同種フル移植（allogeneic）と自家移植（autologous）の後方視的比較 [34]

I-7. 濾胞性リンパ腫における造血幹細胞移植（自家・同種）の位置づけ

表 B-21 濾胞性リンパ腫に対する同種ミニ移植の成績

文献	ドナー	n	年齢中央値	自家移植歴%	前処置	非再発死亡%	PFS %	OS %	急性GVHD 2～4度(%)	観察期間中央値
Morris[35] (UK)	血縁・非血縁	41	48	37	alemtuzumab + Flu + Mel	11 (3年)	65*1 (3年)	73 (3年)	15	36カ月
Kusumi[36] (Japan)	血縁・非血縁	45	48	22	Flu-based	18 (累積)	83*2 64*3 (3年)	79 (3年)	49	24カ月
Rezvani[37] (FHCRC)	血縁・非血縁	46*4 / 16 (形質転換例)	54	32	2Gy TBI ± Flu	42 (3年)	43 / 21 (3年)	52 / 18 (3年)	63	37カ月
Khouri[38] (MDACC)	血縁・非血縁	47	53	19	Flu + Cy + HD*5 rituximab	15 (累積)	83 (5年)	85 (5年)	11	60カ月
Vigouroux[39] (France)	血縁・非血縁	73	51	34	Flu / Bu / ATG Flu / TBI	40 (3年)	51 (3年)	56 (3年)	34	37カ月

*1 DLIを施行した症例を含む，*2 化学療法感受性あり，*3 化学療法感受性なし，*4 小リンパ球性リンパ腫6例と濾胞辺縁帯リンパ腫2例を含む，*5 HD；high-dose

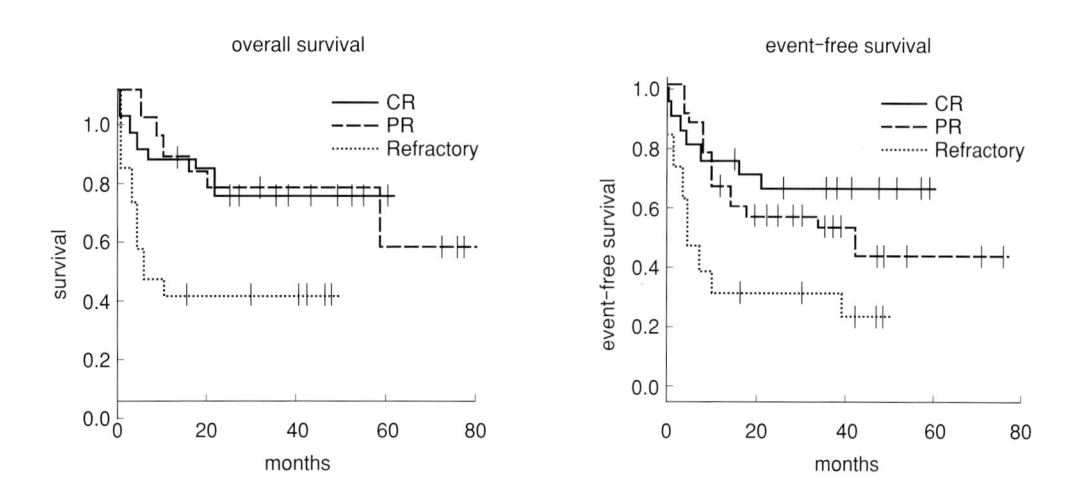

図 B-35 移植時の化学療法反応性別にみた OS および EFS（エンドポイントは PFS と同じ）[39]
CR：完全奏効群（n = 21），PR：部分奏効群（n = 33），refractory：不変あるいは病勢悪化群（n = 19）

　自家移植後再発例が多く，ドナーは非血縁ドナーが有意に多かったが，OS・PFS・非再発死亡割合に有意差は認められなかった（**表 B-21**）[41]．
　CIBMTR からは，血縁一致ドナーを対象とした報告がある[40]．Rodriguez らの報告と同様，

表B-22 同種ミニ移植と同種フル移植との後方視的比較

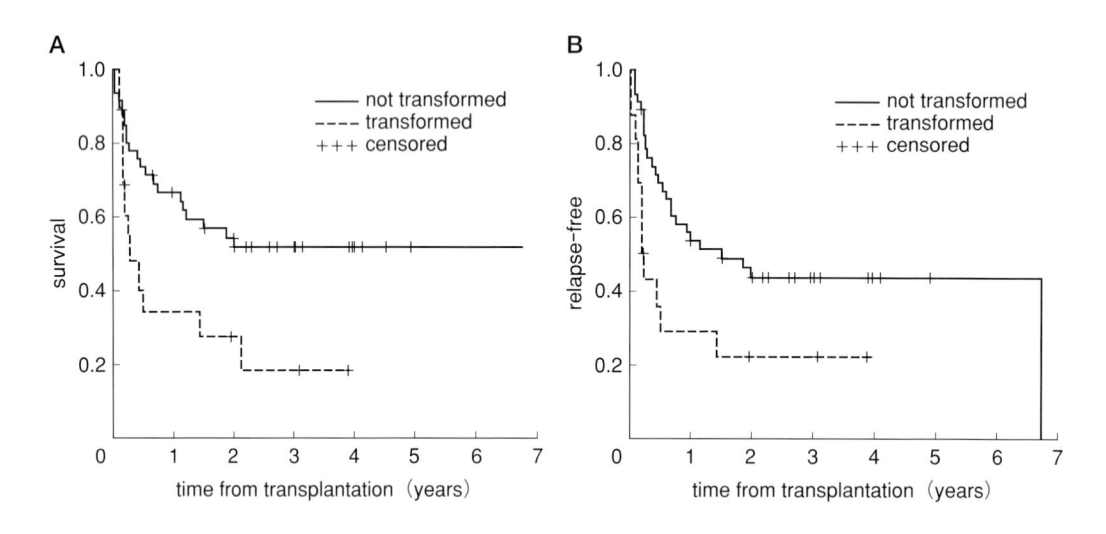

文献	前処置	n	年齢中央値	非再発死亡%	再発%	PFS%	OS%	急性GVHD 2〜4度(%)	観察期間中央値
Rodriguez[41] (City of Hope)	フル移植 ミニ移植	18 16	44 51 (p<0.01)	38(2年) 28(2年) (p=0.4)	12(2年) 19(2年) (p=0.56)	40(2年) 20(2年) (p=0.36)	50(2年) 30(2年) (p=0.6)	45 65	69カ月 20カ月
Hari[40] (IBMTR)	フル移植 ミニ移植	120 88	44 51 (p<0.01)	25(3年) 28(3年) (p=0.6)	8(3年) 17(3年) (p=0.06)	67(3年) 57(3年) (p=0.07)	71(3年) 62(3年) (p=0.15)	36 44 (p=0.26)	50カ月 35カ月 (p<0.01)

図B-36 再発・治療抵抗性濾胞性リンパ腫に対する同種ミニ移植の成績[37]

A：全生存曲線，B：無再発生存曲線．transformed：形質転換あり，not transformed：形質転換なし．

　OS・PFS・非再発死亡割合に有意差は認められなかったが，再発に関する多変量解析において，ミニ移植が有意なリスク因子であった（相対リスク2.97，95％信頼区間1.03〜8.55，p＝0.044）．ミニ移植群はフル移植群と比較し，有意に高齢であり，診断から移植日までの期間が長い症例も有意に多く認められていたが，これらの因子は多変量解析にてOS・PFS・非再発死亡割合への関連は認められなかった．

　これらの結果から，ミニ移植は少なくともフル移植と同等の成績を示すと考えられる．実際に濾胞性リンパ腫におけるミニ移植施行症例は増加しており，CIBMTRの報告によれば，1997年にはミニ移植が同種移植全体に占める割合は10％未満であったが，2002年には80％を超えている[40]．

c. 形質転換した濾胞性リンパ腫に対する同種移植

　形質転換した濾胞性リンパ腫については，単独で同種移植の有用性を評価した報告は少ない．しかし，形質転換した症例に対する同種移植の成績は不良であり，Rezvani[37]らのミニ移植に関する報告では，OS に対する単変量解析で形質転換は有意なリスク因子であった（ハザード比 2.42，95％信頼区間 1.2～5.0，p＝0.02，表 B-21，図 B-36）．

おわりに

　現在，濾胞性リンパ腫に関しては，rituximab などの抗体医薬や radioimmunotherapy（RIT）をはじめとした新規治療薬が開発中であり，二次発がんなどの長期毒性を考慮すると，自家移植の有用性は薄れていると思われる．

　同種移植は，再発を繰り返す濾胞性リンパ腫に対して治癒をもたらす可能性がある治療であり，ミニ移植の導入などによる移植関連死亡の減少により，治療成績の向上が期待できる．

　形質転換した濾胞性リンパ腫に対しては，治療抵抗性の状態になると移植の成績も不良である．したがって，形質転換する前に治癒が期待できる治療として，至適タイミングを逃さずに同種移植を検討するべきかもしれない．

■文献

1) Lymphoma Study Group of Japanese Pathologists. The world health organization classification of malignant lymphomas in Japan: incidence of recently recognized entities. Pathol Int. 2000; 50(9): 696-702.
2) Swerdlow SH, Campo E, Harris NL. World Health Organization classification of the haematopoietic and lymphoid tissues. Lyon: IARC Press; 2008.
3) Zelenetz AD, Abramson JS, Advani RH. NCCN clinical practice guidelines in oncology, non-Hodgkin's lymphomas v.2.2009. 2009; Available from: http://www.nccn.org/professionals/physician_gls/f_guidelines.asp
4) Adult non-Hodgkin lymphoma treatment (PDQ®) 2009; Available from: http://www.cancer.gov/cancertopics/pdq/treatment/adult-non-hodgkins/healthprofessional/
5) Fisher RI, LeBlanc M, Press OW, et al. New treatment options have changed the survival of patients with follicular lymphoma. J Clin Oncol. 2005; 23(33): 8447-52.
6) Swenson WT, Wooldridge JE, Lynch CF, et al. Improved survival of follicular lymphoma patients in the United States. J Clin Oncol. 2005; 23(22): 5019-26.
7) Liu Q, Fayad L, Cabanillas F, et al. Improvement of overall and failure-free survival in stage IV follicular lymphoma: 25 years of treatment experience at The University of Texas M.D. Anderson Cancer Center. J Clin Oncol. 2006; 24(10): 1582-9.
8) Pasquini M. Report on state of the art in blood and marrow transplantation. Part I. CIBMTR Summary Slides, 2007. Center for International Blood and Marrow Transplant Research Newsletter. 2007; 13: 5-8.
9) 日本造血細胞移植学会ホームページ．Available from: http://www.jshct.com/
10) Lenz G, Dreyling M, Schiegnitz E, et al. Myeloablative radiochemotherapy followed by autologous stem cell transplantation in first remission prolongs progression-free survival in follicular lymphoma: results of a prospective, randomized trial of the German Low-Grade Lymphoma Study Group. Blood. 2004; 104(9): 2667-74.
11) Deconinck E, Foussard C, Milpied N, et al. High-dose therapy followed by autologous purged stem-cell transplantation and doxorubicin-based chemotherapy in patients with advanced follicular lymphoma: a

randomized multicenter study by GOELAMS. Blood. 2005; 105(10): 3817-23.

12) Sebban C, Mounier N, Brousse N, et al. Standard chemotherapy with interferon compared with CHOP followed by high-dose therapy with autologous stem cell transplantation in untreated patients with advanced follicular lymphoma: the GELF-94 randomized study from the Groupe d'Etude des Lymphomes de l'Adulte (GELA). Blood. 2006; 108(8): 2540-4.

13) Ladetto M, De Marco F, Benedetti F, et al. Prospective, multicenter randomized GITMO/IIL trial comparing intensive (R-HDS) versus conventional (CHOP-R) chemoimmunotherapy in high-risk follicular lymphoma at diagnosis: the superior disease control of R-HDS does not translate into an overall survival advantage. Blood. 2008; 111(8): 4004-13.

14) Bierman PJ, Vose JM, Anderson JR, et al. High-dose therapy with autologous hematopoietic rescue for follicular low-grade non-Hodgkin's lymphoma. J Clin Oncol. 1997; 15(2): 445-50.

15) Freedman AS, Neuberg D, Mauch P, et al. Long-term follow-up of autologous bone marrow transplantation in patients with relapsed follicular lymphoma. Blood. 1999; 94(10): 3325-33.

16) Apostolidis J, Gupta RK, Grenzelias D, et al. High-dose therapy with autologous bone marrow support as consolidation of remission in follicular lymphoma: long-term clinical and molecular follow-up. J Clin Oncol. 2000; 18(3): 527-36.

17) Cao TM, Horning S, Negrin RS, et al. High-dose therapy and autologous hematopoietic-cell transplantation for follicular lymphoma beyond first remission: the Stanford University experience. Biol Blood Marrow Transplant. 2001; 7(5): 294-301.

18) Brice P, Simon D, Bouabdallah R, et al. High-dose therapy with autologous stem-cell transplantation (ASCT) after first progression prolonged survival of follicular lymphoma patients included in the prospective GELF 86 protocol. Ann Oncol. 2000; 11(12): 1585-90.

19) Schouten HC, Qian W, Kvaloy S, et al. High-dose therapy improves progression-free survival and survival in relapsed follicular non-Hodgkin's lymphoma: results from the randomized European CUP trial. J Clin Oncol. 2003; 21(21): 3918-27.

20) Rohatiner AZ, Nadler L, Davies AJ, et al. Myeloablative therapy with autologous bone marrow transplantation for follicular lymphoma at the time of second or subsequent remission: long-term follow-up. J Clin Oncol. 2007; 25(18): 2554-9.

21) Sebban C, Brice P, Delarue R, et al. Impact of rituximab and/or high-dose therapy with autotransplant at time of relapse in patients with follicular lymphoma: a GELA study. J Clin Oncol. 2008; 26(21): 3614-20.

22) Kaminski MS, Zelenetz AD, Press OW, et al. Pivotal study of iodine I 131 tositumomab for chemotherapy-refractory low-grade or transformed low-grade B-cell non-Hodgkin's lymphomas. J Clin Oncol. 2001; 19(19): 3918-28.

23) Tobinai K, Watanabe T, Ogura M, et al. Japanese phase II study of ^{90}Y-ibritumomab tiuxetan in patients with relapsed or refractory indolent B-cell lymphoma. Cancer Sci. 2009; 100(1): 158-64.

24) Witzig TE, Flinn IW, Gordon LI, et al. Treatment with ibritumomab tiuxetan radioimmunotherapy in patients with rituximab-refractory follicular non-Hodgkin's lymphoma. J Clin Oncol. 2002; 20(15): 3262-9.

25) Gopal AK, Gooley TA, Maloney DG, et al. High-dose radioimmunotherapy versus conventional high-dose therapy and autologous hematopoietic stem cell transplantation for relapsed follicular non-Hodgkin lymphoma: a multivariable cohort analysis. Blood. 2003; 102(7): 2351-7.

26) Montoto S, Davies AJ, Matthews J, et al. Risk and clinical implications of transformation of follicular lymphoma to diffuse large B-cell lymphoma. J Clin Oncol. 2007; 25(17): 2426-33.

27) Berglund A, Enblad G, Carlson K, et al. Long-term follow-up of autologous stem-cell transplantation for follicular and transformed follicular lymphoma. Eur J Haematol. 2000; 65(1): 17-22.

28) Chen CI, Crump M, Tsang R, et al. Autotransplants for histologically transformed follicular non-Hodgkin's lymphoma. Br J Haematol. 2001; 113(1): 202-8.

29) Foran JM, Apostolidis J, Papamichael D, et al. High-dose therapy with autologous haematopoietic

support in patients with transformed follicular lymphoma: a study of 27 patients from a single centre. Ann Oncol. 1998; 9(8): 865-9.
30) Friedberg JW, Neuberg D, Gribben JG, et al. Autologous bone marrow transplantation after histologic transformation of indolent B cell malignancies. Biol Blood Marrow Transplant. 1999; 5(4): 262-8.
31) Williams CD, Harrison CN, Lister TA, et al. High-dose therapy and autologous stem-cell support for chemosensitive transformed low-grade follicular non-Hodgkin's lymphoma: a case-matched study from the European Bone Marrow Transplant Registry. J Clin Oncol. 2001; 19(3): 727-35.
32) van Besien K, Loberiza FR Jr, Bajorunaite R, et al. Comparison of autologous and allogeneic hematopoietic stem cell transplantation for follicular lymphoma. Blood. 2003; 102(10): 3521-9.
33) Peniket AJ, Ruiz de Elvira MC, Taghipour G, et al. An EBMT registry matched study of allogeneic stem cell transplants for lymphoma: allogeneic transplantation is associated with a lower relapse rate but a higher procedure-related mortality rate than autologous transplantation. Bone Marrow Transplant. 2003; 31(8): 667-78.
34) Hosing C, Saliba RM, McLaughlin P, et al. Long-term results favor allogeneic over autologous hematopoietic stem cell transplantation in patients with refractory or recurrent indolent non-Hodgkin's lymphoma. Ann Oncol. 2003; 14(5): 737-44.
35) Morris E, Thomson K, Craddock C, et al. Outcomes after alemtuzumab-containing reduced-intensity allogeneic transplantation regimen for relapsed and refractory non-Hodgkin lymphoma. Blood. 2004; 104(13): 3865-71.
36) Kusumi E, Kami M, Kanda Y, et al. Reduced-intensity hematopoietic stem-cell transplantation for malignant lymphoma: a retrospective survey of 112 adult patients in Japan. Bone Marrow Transplant. 2005; 36(3): 205-13.
37) Rezvani AR, Storer B, Maris M, et al. Nonmyeloablative allogeneic hematopoietic cell transplantation in relapsed, refractory, and transformed indolent non-Hodgkin's lymphoma. J Clin Oncol. 2008; 26(2): 211-7.
38) Khouri IF, McLaughlin P, Saliba RM, et al. Eight-year experience with allogeneic stem cell transplantation for relapsed follicular lymphoma after nonmyeloablative conditioning with fludarabine, cyclophosphamide, and rituximab. Blood. 2008; 111(12): 5530-6.
39) Vigouroux S, Michallet M, Porcher R, et al. Long-term outcomes after reduced-intensity conditioning allogeneic stem cell transplantation for low-grade lymphoma: a survey by the French Society of Bone Marrow Graft Transplantation and Cellular Therapy (SFGM-TC). Haematologica. 2007; 92(5): 627-34.
40) Hari P, Carreras J, Zhang MJ, et al. Allogeneic transplants in follicular lymphoma: higher risk of disease progression after reduced-intensity compared to myeloablative conditioning. Biol Blood Marrow Transplant. 2008; 14(2): 236-45.
41) Rodriguez R, Nademanee A, Ruel N, et al. Comparison of reduced-intensity and conventional myeloablative regimens for allogeneic transplantation in non-Hodgkin's lymphoma. Biol Blood Marrow Transplant. 2006; 12(12): 1326-34.

〈朝倉義崇　福田隆浩〉

I B細胞リンパ腫

8 びまん性大細胞型B細胞リンパ腫における自家造血幹細胞移植の位置づけ

　びまん性大細胞型B細胞リンパ腫 diffuse large B-cell lymphoma（DLBCL）患者の約80％は，R-CHOPを基本とする治療によりCRに達するが，一方CRに達しない患者の予後は不良である．また，CRに達した患者のうち30～50％が再発を経験する．初回治療抵抗性DLBCL，再発DLBCLの患者においては救援化学療法に引き続き大量化学療法および自家造血幹細胞移植（以降，この一連の治療を合わせて自家移植と表記することとする）を行うことにより予後改善が期待できるため，比較的若年で他の臓器障害がない患者であれば重要な治療選択肢となる．また，初発進行期高リスクDLBCLにおいても，初回化学療法後に地固めとして位置づけられる自家移植が予後改善を示唆するデータがある．本稿ではDLBCLにおける自家移植の位置づけについて述べる．

❶ 再発患者における自家移植の位置づけ

　DLBCL初回治療後に再発を経験した患者では，救援化学療法のみの治療と比較して，救援化学療法後に自家移植を行うことが予後の改善につながることが示されおり，若年者においてはこのアプローチが標準と考えられている．この根拠となるParma trial[1]を簡単に紹介する．60歳以下の再発非Hodgkinリンパ腫215人を対象として2コースのDHAP救援化学療法を行い，反応がPR以上であった109人が，化学療法4コースの追加および放射線（54人）もしくは大量化学療法（BEAC）および自家骨髄移植（55人）に無作為割付けされた．5年後の全生存率は32％ vs 53％（p＝0.038），5年無イベント生存率は12％ vs 46％（p＝0.001）であり，化学療法感受性の疾患であれば自家骨髄移植を行った方が予後良好であることが示された．IPIスコア1点以上の患者すべてにおいて自家移植の優位性が示されている．ただしこの研究においては，対象疾患はDLBCLのみではなく，intermediate-grade or high-grade non-Hodgkin's lymphomaとなっており，病理学的所見の中央診断を行っていないこと，再発時の予後因子により層別化して割付けを行っていないこと，といった問題が指摘されている．

　大量化学療法の臨床試験の多くはrituximab使用が臨床応用される前のものが多く，実際Parma trialもrituximabの臨床試験開始以前に発表されたものである．再発時にrituximabを使用した救援化学療法のみで終了することと，救援化学療法後に大量化学療法および造血幹細胞移植を行うことの比較試験は行われていない．これは，rituximabを使用しても再発DLBCL患者の救援化学療法治療のみによる予後は良好とはいえず，現時点で最もevidenceの蓄積されている自家移植を治療に組み込む選択をするのが標準療法であると考えられるためである．

なお，移植を行う前に救援化学療法により腫瘍量を十分減少させてから自家移植に望むことが重要である[2]．すなわち，救援化学療法施行後PRに達しない患者，化学療法感受性のないリンパ腫においては自家移植は適切な選択ではない．救援化学療法レジメンの詳細は他稿に譲る．また，初回治療時にrituximabを使用していない患者の再発は今後減少すると考えられるが，初回治療時にrituximabを使用せず，救援化学療法でrituximabを使用した患者は，初回にrituximabを使用して再発した患者よりも予後が良好である．このような患者でも前述の通り救援化学療法後に自家移植を行うのは妥当であると考えられるが，比較的高年齢，もしくは他の臓器障害がある場合などには，自家移植のリスクを慎重に評価し，治療選択を行う必要がある．

適応年齢は議論を残すところである．過去の多くの研究は適応年齢を60歳以下としている．特にTBIを含む移植前治療は特に高齢者においての毒性が重篤となり適応の選択には慎重を要するため，実際の臨床は採用されることはあまりない．現在最も頻用されているのは，後述するように化学療法のみによる，TBIを含まないレジメンであるが，これは他に臓器障害がなく全身状態良好であれば60歳以上の患者であっても十分耐えうるもので，現実的である．実際，愛知県がんセンター中央病院血液細胞療法部では移植適応年齢を65歳以下としている．

❷ 初回治療抵抗性患者における自家移植の位置づけ

初回治療抵抗性患者の予後はきわめて不良である．初回治療抵抗性患者の救援療法の実際はこれも他稿に譲るが，通常の化学療法のみによる予後はきわめて不良である．初回治療と異なる救援化学療法により腫瘍縮小を認めれば，その後の選択として自家移植を適用することが適切であると考えられている．この選択肢を用いても，初回治療抵抗性患者の移植後の予後は再発患者の移植後の予後より不良である．また，前述の通り，自家移植は化学療法感受性のないリンパ腫の患者に対しては有効ではなく，自家移植そのものを救援化学療法として使用すべきではない．

❸ 初回治療の一環としての自家移植の位置づけ

初回治療の一環として自家移植を行うことの研究は1980年代から90年代に盛んに行われてきた．いくつかの報告では移植の有用性が示され，いくつかの報告では通常の化学療法のみと同等程度の予後でしかないとされている．注意すべき点は，これらの研究のすべてが同様の背景の患者を対象としたものではないことである．背景となる患者としては，進行期DLBCLであればIPIリスクを問わないもの，age adjusted IPIが2点以上に限ったもの，初回化学療法による反応が遅い患者に限ったもの，初回治療によりPRもしくはCRに達した患者のみを対象としたもの，と様々である．また，治療内容も，初回通常化学療法を短く切り上げて移植を行うというもの，初回通常化学療法終了後にアジュバントとして治療を行うもの，治療法として新しい治療レジメンを取り入れたもの，といった差がある．そしてこれらの大きな研究は，rituximabが治療法として導入される前に行われたものであるため，移植と比較される群である通常化学療法が，現在の標準療法より劣るものである．

現時点では，初回治療の一環としての自家移植のメリットは明らかではない．移植によるメリットがあるとすれば，それは高リスク患者（age adjusted IPI score 2もしくは3）で，通常の

初回治療後にCRに達した患者に限られると考えられている．世界的にも自家移植は初回治療後の「オプション」としての位置づけであり，標準療法ではない．愛知県がんセンターを含む複数の施設においては，高リスク患者（age adjusted IPI 2 or 3）で，他に明らかなリスク（HBs抗原陽性など）が認められなければ，造血幹細胞移植を初回治療の一環として推奨している．しかし，初回治療にrituximabを含むことにより従来予後不良と考えられていた患者群も明らかな予後の改善を認め，予後分類がシフトしていること[3]から，移植の位置づけの判断は今後の臨床研究結果を待つ必要がある．さらに，CR患者においては予後改善を目指した新薬（enzastaurin）による維持療法の国際第3相試験が行われており，こういった新薬臨床試験の結果によっては初回治療の一環としての造血幹細胞移植の役割をさらに見直す必要があると考えられる．

❹ 造血幹細胞の選択

以前より造血幹細胞として骨髄採取が行われており，Parma studyでも骨髄が幹細胞として採取されていた．一方，化学療法後にG-CSF製剤を併用して末梢血中に幹細胞を動員し，これを採取する末梢血幹細胞採取が普及し，現在幹細胞の種類として自家移植において最も使用されている．自家移植において骨髄もしくは末梢血幹細胞の選択が長期予後に影響するとは考えられておらず，いずれの選択も妥当性があるが，末梢血幹細胞は，救援化学療法時にG-CSFを投与することで，全身麻酔なしに比較的容易に採取可能であり，患者負担が少ない．CD34陽性細胞数で最低でも2×10^6/kg，可能であれば3×10^6/kg以上を保存し使用する．十分な幹細胞が得られないこと（幹細胞動員不良，いわゆるpoor mobilizer）は，前治療の多い患者，プリンアナログ使用後，高齢者，などで高頻度に認められる．このような患者では骨髄採取を行うことも選択肢の1つではあるが，poor mobilizerでは骨髄も低形成であり十分な細胞数が得られないことも多い．このため当院では通常行わない．

❺ 移植前処置のレジメンの選択

移植前処置のレジメン同士の比較試験は行われておらず，いずれを選択するべきかは明らかではない．ただ，90年代前半頃まで研究されていたTBIを含むレジメンは，その毒性から現在ではあまり選択されない．BCNUは日本で未承認の薬剤であり，現時点では実行不能であるため，BCNUをMCNUにて代用したレジメンなどが使用されることもある．いずれを選択するにしてもその毒性をよく理解している必要があり，移植チームとして，医師，看護師，薬剤師，病棟，施設が「使い慣れている」ものであることが，選択において重要な要素であると考えられる．また，自家移植終了後のrituximab使用効果を評価する第3相試験（NCT00052923）が終了しており，結果の報告が待たれる．

❻ まとめ

びまん性大細胞型リンパ腫における自家移植の位置づけ
1) 若年再発・難治症例においては，救援化学療法によりPR以上の反応が得られれば移植により寛解維持・生命予後改善が期待できる．

2) 若年初発症例では，高リスク群においてのみ，初回化学療法終了後に自家移植を行うことが予後改善に貢献するオプションとして位置づけられる．実際の治療方針選択は施設により方針が分かれる．さらなる情報のためには今後の臨床試験が必要である．なお，高リスク群とは，age adjusted IPI で high‐intermediate もしくは high とするのが一般的であるが，その定義には議論の余地がある．

3) 移植適応年齢の上限は過去の多くの研究では 60 歳とされてきているが，合併症，PS などを踏まえて総合的に判断する必要があり，65 歳程度はしばしば移植適応年齢と考えられる．

エヴィデンス＆データファイル

初発患者における自家移植の位置づけ

　初発患者における，自家移植の位置づけを評価する比較的大規模な第 3 相試験の結果を**表 B-23**（寛解導入治療後に無作為割付け）および**表 B-24**（寛解導入治療前に無作為割付け）にまとめた．いずれの試験も，

　1）rituximab の使用なしの時代における試験である．

表 B-23 寛解導入治療後に無作為割付けを行った第 3 相試験のまとめ

試験	対象疾患	無作為割付けの対象となる条件	割付け後の治療	移植完遂率	幹細胞源	総生存率計算時期 P 値	総生存率
HOVON[5]	中・高悪性度（WF），stage II〜IV	3 CHOP 後 PR	TBI-Cy-自家移植（34）	76 %	BM	4-y OS	56 %
			5 CHOP 追加（35）			p＞0.1	85 %
イタリア多施設[6]	中・高悪性度（WF），stage I（mediastinal）or II〜IV	4 F-MACHOP か 8 MACOP-B 後 PR	BEAC-自家移植（22）	100 %	BM	55-month OS	73 %
			6 DHAP（27）			p＞0.1	52 %
GELA LNH87-2[7]	中・高悪性度（WF），次のリスクのうち 1 つ（PS≧2，・節外病変≧2・Bulky・中枢神経リンパ腫・骨髄浸潤なし中枢浸潤なしの Burkit か lymphoblastic）	4 ACVBP 後 CR 以上	CBV-自家移植（125）	69 %	BM	8-y OS	64 %
			Sequential chemotherapy（111）			p＝0.04	49 %
EORTC 20901[8]	中悪性度（WF），Stage I bulky or II〜VI	3 CHVmP/BV 後 PR 以上	3 CHVmP/BV 追加後 BEAC-自家移植（98）	61 %	BM	5-y OS	77 %
			5 CHVmP/BV 追加（96）			p＝NS	68 %
GHGNHLSG[9]	高悪性度（Kiel），stage II〜IV，LDH 高値	2 CHOEP 後 PR 以上	1 CHOEP 追加後 BEAM-自家移植（158）	65 %	PBSC or BM	3-y OS	62 %
			3 CHOEP 追加（154）			p＝0.68	63 %

WF：Working formulation, BM：bone marrow, PBSC：peripheral blood stem cell,
aaIPI：age adjusted IPI, HI：high-intermediate risk by aaIPI.

表 B-24 寛解導入治療前に無作為割付けを行った第3相試験のまとめ

試験	対象疾患	割付け後の治療	初回治療後,移植を行う条件	移植完遂率	幹細胞源	総生存率計算時期 P値	総生存率
ミラノ[10]	diffuse large (WF), stage I, II bulky or III, IV	HD sequential に次いで TBI-Mel もしくは Mito-Mel にて自家移植 (48)	80％以上の腫瘍縮小	96％	PBSC or BM	7-y OS	81％
		12 MACOP-B (50)				p = 0.09	55％
NHLCSG[11]	中・高悪性度 (WF), ただし Burkitt 除外, 骨髄浸潤例除外. stage II bulky or III, IV	12 VACOPB に次いで BEAM-自家移植 (63)	病勢の進行がない	71％	BM	6-y OS	65％
		12 VACOPB (61)				p = 0.5	65％
LNH93-3, GELA[12]	高悪性度 NHL (髄膜か骨髄浸潤のある Burkitt および lymphoblastic は除外. P CNS 除外), aaIPI ≧ 2	1 CEOP, 2 ECVBP に次いで BEAM-自家移植 (189)	PR 以上	74％	BM	5-y OS	46％
		4 ACVBP, 2 MTX, 4 etop-ifos, 2 Ara-C (181)				p = 0.007	60％
イタリア[13]	high grade (DLBCL, anaplastic large, PTCL), stage I bulky or II〜IV, aaIPI ≧ 2	8w MACOPB に次いで BEAC-自家移植 (75)	微小反応以上	60％	PBSC	5-y OS	64％
		12w MACOPB (75)				p = 0.95	65％
GOELAMS 072[14]	中・高悪性度 (WF) (73％ diffuse large), stage II bulky or III, IV, aaIPI high は除外	2 CEEP に次いで, MTX-Ara-C そして BEAM-自家移植 (98)	PR 以上	85％	PBSC	5-y OS	71％ (74％ in HI)
		8 CHOP (99)				p = 0.076 (p = 0.001 in HI)	56％ (44％ in HI)
イタリア多施設[4]	diffuse large cell, aaIPI HI-H or BM ＋	HD sequential に次いで Mito-Mel-自家移植 (60, DLBCL 54)	微小反応以上	83％	PBSC	5-y OS	49％
		6 Biweekly MegaCEOP (66, DLBCL 63)				p = 0.06	63％

WF：Working formulation, PTCL：peripheral T-cell lymphoma, PCNSL：primary CNS lymphoma, aaIPI：age adjusted IPI, Mito-Mel：mitoxantrone-melphalan, BM：bone marrow, PBSC：peripheral blood stem cell, HI：high-intermediate risk by aaIPI.

2) 1つの試験[4]を除いては，DLBCL 以外の高悪性度リンパ腫も多く含まれている，

3) 対象リスク群が試験によりまちまちである，

4) 寛解導入目的の化学療法の使用期間がまちまちである，

5）60歳以下を対象としている（一部は55歳以下），

ことから，必ずしも現状にそぐわない側面もあり，解釈には注意が必要である．これらの11の研究を対象としたメタアナリシスも行われ，総合的な解釈としては通常の化学療法のみと比較して，自家移植の優位性は証明できなかったとしているが，自家移植の優れている可能性のある群として，

1）高リスク（age adjusted IPI で high - intermeidate もしくは high）

2）ドロップアウトが25％以下に抑えられる場合

をあげており，自家移植を目指す場合，特に移植前治療中の病気の進行によるドロップアウトを避けるため，GCSFを併用したdose - intensiveな治療を行うことが提案されている．

移植の前処置のレジメン

移植レジメンの例をあげた（**表B-25**）．なお移植前処置のレジメン間の比較は行われていない．

表B-25 頻用される移植前処置レジメン

レジメン	薬剤	1回投与量	1日投与回数	投与日
BEAM	carmustine（BCNU）	300 mg/m²	1日1回	Day - 5
	etoposide	100 mg/m²	1日2回	Days - 5 to - 2
	cytarabine	200 mg/m²	1日2回	Days - 5 to - 2
	melphalan	140 mg/m²	1日1回	Day - 5
MEAM	BEAMレジメンのBCNUをMCNUで代用（日本ではBCNU未承認）			
BEAC	carmustine（BCNU）	300 mg/m²	1日1回	Day - 7
	etoposide	200 mg/m²	1日1回	Days - 6 to - 3
	cytarabine	200 mg/m²	1日1回	Days - 6 to - 3
	cyclophosphamide	35 mg/kg	1日1回	Days - 6 to - 3
CBV	cyclophosphamide	1500 mg/m²	1日1回	Days - 7 to - 4
	etoposide	250 mg/m²	1日1回	Days - 7 to - 4
	carmustine（BCNU）	300 mg/m²	1日1回	Day - 4
LEED	cyclophosphamide	60 mg/kg	1日1回	Days - 5 to - 4
	etoposide	250 mg/m²	1日2回	Days - 5 to - 3
	melphalan	140 mg/m²	1日1回	Day - 2
	dexamethasone	40 mg	1日1回	Days - 5 to - 2
MCEC	ranimustine（MCNU）	200 mg/m²	1日1回	Days - 8 and - 3
	carboplatin	300 mg/m²	1日1回	Days - 7 to - 4
	etoposide	500 mg/m²	1日1回	Days - 6 to - 4
	cyclophoshamide	50 mg/kg	1日1回	Days - 3 to - 2

（代表的な例であり，投与日などの変法も多い）

■文献

1) Philip T, Guglielmi C, Hagenbeek A, et al. Autologous bone marrow transplantation as compared with salvage chemotherapy in relapses of chemotherapy-sensitive non-Hodgkin's lymphoma. N Engl J Med. 1995; 333(23): 1540-5.
2) Philip T, Armitage JO, Spitzer G, et al. High-dose therapy and autologous bone marrow transplantation after failure of conventional chemotherapy in adults with intermediate-grade or high-grade non-Hodgkin's lymphoma. N Engl J Med. 1987; 316(24): 1493-8.
3) Sehn LH, Berry B, Chhanabhai M, et al. The revised International Prognostic Index (R-IPI) is a better predictor of outcome than the standard IPI for patients with diffuse large B-cell lymphoma treated with R-CHOP. Blood. 2007; 109(5): 1857-61.
4) Vitolo U, Liberati AM, Cabras MG, et al. High dose sequential chemotherapy with autologous transplantation versus dose-dense chemotherapy MegaCEOP as first line treatment in poor-prognosis diffuse large cell lymphoma: an "Intergruppo Italiano Linfomi" randomized trial. Haematologica. 2005; 90(6): 793-801.
5) Verdonck LF, van Putten WL, Hagenbeek A, et al. Comparison of CHOP chemotherapy with autologous bone marrow transplantation for slowly responding patients with aggressive non-Hodgkin's lymphoma. N Engl J Med. 1995; 332(16): 1045-51.
6) Martelli M, Vignetti M, Zinzani PL, et al. High-dose chemotherapy followed by autologous bone marrow transplantation versus dexamethasone, cisplatin, and cytarabine in aggressive non-Hodgkin's lymphoma with partial response to front-line chemotherapy: a prospective randomized italian multicenter study. J Clin Oncol. 1996; 14(2): 534-42.
7) Haioun C, Lepage E, Gisselbrecht C, et al. Survival benefit of high-dose therapy in poor-risk aggressive non-Hodgkin's lymphoma: final analysis of the prospective LNH87-2 protocol — a groupe d'Etude des lymphomes de l'Adulte study. J Clin Oncol. 2000; 18(16): 3025-30.
8) Kluin-Nelemans HC, Zagonel V, Anastasopoulou A, et al. Standard chemotherapy with or without high-dose chemotherapy for aggressive non-Hodgkin's lymphoma: randomized phase III EORTC study. J Natl Cancer Inst. 2001; 93(1): 22-30.
9) Kaiser U, Uebelacker I, Abel U, et al. Randomized study to evaluate the use of high-dose therapy as part of primary treatment for "aggressive" lymphoma. J Clin Oncol. 2002; 20(22): 4413-9.
10) Gianni AM, Bregni M, Siena S, et al. High-dose chemotherapy and autologous bone marrow transplantation compared with MACOP-B in aggressive B-cell lymphoma. N Engl J Med. 1997; 336(18): 1290-7.
11) Santini G, Salvagno L, Leoni P, et al. VACOP-B versus VACOP-B plus autologous bone marrow transplantation for advanced diffuse non-Hodgkin's lymphoma: results of a prospective randomized trial by the non-Hodgkin's Lymphoma Cooperative Study Group. J Clin Oncol. 1998; 16(8): 2796-802.
12) Gisselbrecht C, Lepage E, Molina T, et al. Shortened first-line high-dose chemotherapy for patients with poor-prognosis aggressive lymphoma. J Clin Oncol. 2002; 20(10): 2472-9.
13) Martelli M, Gherlinzoni F, De Renzo A, et al. Early autologous stem-cell transplantation versus conventional chemotherapy as front-line therapy in high-risk, aggressive non-Hodgkin's lymphoma: an Italian multicenter randomized trial. J Clin Oncol. 2003; 21(7): 1255-62.
14) Milpied N, Deconinck E, Gaillard F, et al. Initial treatment of aggressive lymphoma with high-dose chemotherapy and autologous stem-cell support. N Engl J Med. 2004; 350(13): 1287-95.

〈大木康弘〉

I B細胞リンパ腫

9 再発/治療抵抗性びまん性大細胞型B細胞リンパ腫の救援化学療法

びまん性大細胞型B細胞リンパ腫 diffuse large B-cell lymphoma（DLBCL）は，非 Hodgkin リンパ腫の40～50％を占める一番頻度の高い疾患である．初発DLBCLの治療成績は，rituximab 併用CHOP療法により著しく改善し，完全奏効 complete response（CR）割合75～80％，3～5年無増悪生存割合 progression-free survival（PFS）50～80％と報告され，CHOP療法単独より15～20％のPFSの改善をみている[1,2]．しかし，R-CHOP療法を施行しても約40％の症例は再発をするため，救援療法が必要である．再発，再燃DLBCL患者の予後は，救援化学療法のみでは不良であり，そのため高用量化学療法 high-dose chemotherapy（HDC）＋自家造血幹細胞移植 autologous hematopoietic stem cell transplantation（ASCT）が選択される．イタリアのParma study[3]の結果から，HDC＋ASCT群が有意に予後良好であると報告され，救援化学療法に感受性を認めるDLBCLに対してはHDC＋ASCTが推奨されている．本稿では，rituximabを含む救援療法の治療成績を中心に述べる．

1 再発DLBCLに対する予後因子

国際予後指標 International Prognostic Index（IPI）は，初発 aggressive lymphoma に対する予後因子として広く使われている．Blayら[4]は，再発/再燃 aggressive lymphoma について再発時のIPIは化学療法単独の生存期間とは相関を認めたが，ASCTの生存期間とは相関を認めなかったと報告している．Hamlinら[5]は，ASCT後の予後を予測するため救援療法開始時のIPI［second-line age adjusted International Prognostic Index（sAAIPI）］を報告した．図B-37に示すように3群間のPFSおよび全生存割合に有意差を認めた．また，ASCT後の寛解持続期間は，ASCT前にCRになった症例の方がPRにとどまった症例に比べて有意に長期間であった．この検討では，年齢は予後因子とならなかったが，60歳以上の高齢者でASCTを行った症例が約20％しか含まれていなかったためと考えられる．

Hansら[6]は tissue microarray 法を使用し，正常な胚中心B細胞で発現しているCD10およびBCL6と正常では形質細胞で発現しているMUM1の3つのマーカーを検討し，germinal center B-cell（GCB）DLBCL（CD10陽性，あるいはCD10陰性BCL6陽性MUM1陰性）と non-GCB DLBCL（CD10陰性BCL6陰性あるいはMUM1陽性）の2群に分け予後を検討した．その結果，GCBがnon-GCBに比し有意に予後良好であったとしている．この2群について再発DLBCLに対して検討した報告がある．88例のASCT可能な再発DLBCL（28例がGCB，60例がnon-GCB）に対し，ICE（ifosfamide, carboplatine, etoposide）療法を行ったが，ICE療法の

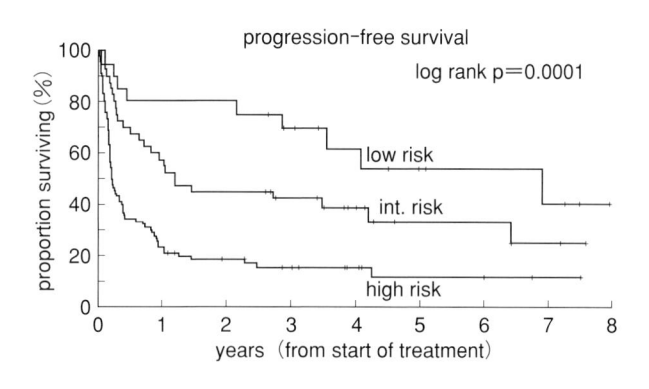

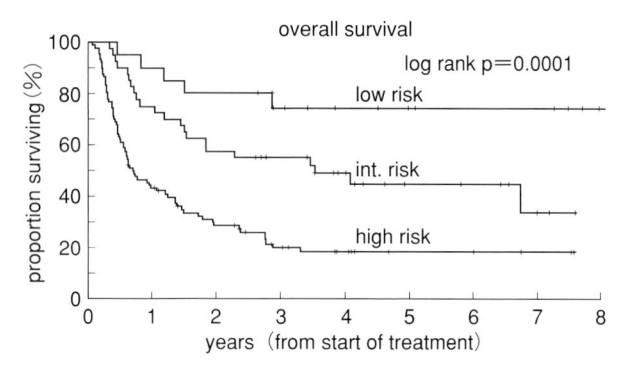

図 B-37 Second-line age adjusted International Prognostic Index（sAAIPI）リスクグループ別の生存曲線[5]

リスクファクター；LDH＞正常，病期 Ⅲ/Ⅳ，PS 2-4
リスクグループ；低リスク：因子数 0，中リスク：因子数 1，高リスク：因子数 2，3

治療反応性および生存割合は両群とも差を認めなかった[7]．しかし，GCB DLBCL の方が予後良好との報告もあり，その理由として non-GCB DLBCL は *VEGF/PKC* や *PDE4B* などを発現しているため，とされている．

また最近の報告では，ASCT 前に positron-emission tomography（PET）を行い ASCT 後の治療効果を検討しているが，PET 陰性例は PET 陽性例に比し有意に予後が良好である[8]．そのため，今後は治療効果判定のみならず ASCT の適応を決めるうえでも PET は重要であると思われる．

❷ 再発/治療抵抗例 DLBCL に対する rituximab 単剤の効果

GELA グループ[9]は，再発/治療抵抗性 DLBCL に対し，rituximab 375 mg/m^2 を週1回8回投与する群と，初回 rituximab 375 mg/m^2 投与後2週目からは 500 mg/m^2 を週1回7回投与する群の比較試験を行った．全奏効割合は 37％で，再発例に比べて治療抵抗例では全奏効割合が低かった．また，rituximab の投与量による治療効果の差はなかった．本邦での phase Ⅱ 試験[10]では再発/治療抵抗性 DLBCL に対し，rituximab 375 mg/m^2 を週1回8回投与し，50例中17例

(34％)が奏効した．一般的にrituximab単剤のDLBCLに対する奏効割合は約30〜40％程度であり，indolentリンパ腫に比べて低い（約50〜70％）といわれている．そのため，rituximab単剤では効果を期待することが難しいため，化学療法との併用救援療法が一般的に行われている．

❸ 救援化学療法

再発/治療抵抗性DLBCLに対する「標準的」救援化学療法はいまだ決まっていない．DHAP（dexamethasone, high-dose cytarabine, cisplatin），ESHAP（etoposide, methylprednisolone, cytarabine, cisplatin），ICE，ASHAP（doxorubicin, methylprednisolone, cytarabine, cisplatin）療法単独では，全奏効割合は60〜70％，CR30〜40％，5年全生存割合10〜20％程度であるが，近年rituximabを併用した化学療法の検討がいくつか行われている．

Kewalramaniら[11]は，再発あるいは初回治療抵抗性DLBCL 36例（再発例23例，治療抵抗例13例）に対してrituximab併用ICE（R-ICE）療法を行った．ICE療法のみを行った137例をhistorical controlとして比較検討した．CR割合は，R-ICE療法53％，ICE療法27％と有意にR-ICE療法群で高率であった（p＝0.01）．R-ICE療法後ASCTを行った症例の2年PFSは54％，ICE療法後ASCTを行った症例のそれは43％であり，ややR-ICE療法群の方が予後良好であったが統計学的有意差はみられなかった（p＝0.25）（図B-38）．この臨床研究は，症例数が少なく，すべての症例で初回治療にrituximabを使用していないところに注意が必要である．また，rituximabを併用することによりCR割合は向上するが，ASCT後のPFSは差がないため，ASCTの前治療として適切かどうかは今後の検討が必要である．

また，Meyらは53例のCHOP類似療法に再発/治療抵抗性aggressive B細胞リンパ腫に対してR-DHAP療法を行い62.3％の全奏効割合と観察期間中央値24.9カ月で生存期間中央値8.5カ月，PFS中央値6.7カ月であった．このデーターとDHAP療法を施行した23例のmatched pair試験でR-DHAP療法の方が有意にCR割合が高く，予後が改善された[12]．

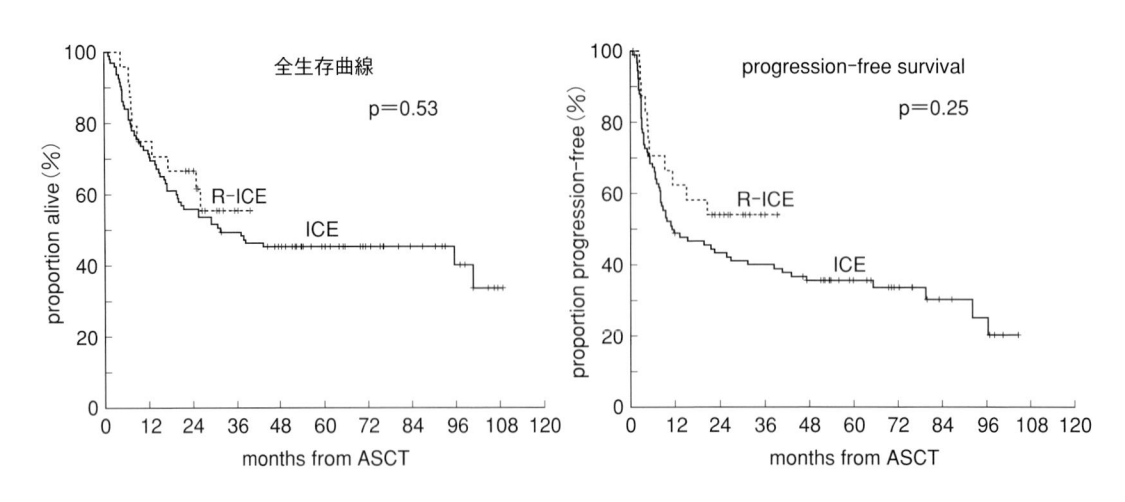

図B-38 Rituximab-ICE療法とICE療法の自家造血幹細胞移植後の生存曲線[11]

HOVON グループは，239 例の CHOP 類似療法に再発/治療抵抗性 DLBCL に対して DHAP-VIM（etoposide-ifosfamide-methotrexate）-DHAP ± rituximab 療法施行後 ASCT を行った[13]．225 例が評価可能であり，2 コース後 PR/CR となった症例は DHAP 群 54%，R-DHAP 群 75% であった（p = 0.01）．24 カ月の治療奏効維持生存 failure free survival（FFS）割合は DHAP 群 24%，R-DHAP 群 50% であった（p < 0.001）が，全生存割合には有意差を認めなかった（各々 52%，59%）（図 B-39）．しかし，年齢，sAAIPI，PS を調整した Cox 回帰分析の結果では FFS および OS に対して R-DHAP 療法の方は DHAP 療法に比し有意に予後良好であった．

　また，GEL/TAMO study[14] では，再発/治療抵抗性 DLBCL 163 例に対し R-ESHAP 療法を 94 例，ESHAP 療法を 69 例（historical control）に行った．CR および全奏効割合は単変量解析では R-ESHAP 療法に比し ESHAP 療法の方が良好であったが，これは R-ESHAP 療法の方が早期再発例/治療抵抗例が有意に多かったためと述べられている．R-ESHAP 療法は rituximab 併用化学療法に抵抗性となった症例以外では治療効果は高かったが，前治療に rituximab を使用した症例では PFS および全奏効割合も低かったことから（図 B-40），前治療で rituximab 併用化学療法を行った症例では rituximab 以外の新規抗体療法，放射免疫療法などでの救援療法が必要であると結論づけている．

　これらの結果から，前治療で rituximab を使用していない症例に対しては，rituximab 併用救援療法の有効性が示唆されたが，前治療で rituximab を使用した症例に対しては rituximab 併用救援療法の有効性はいまだ不確定であり，今後大規模な前方視的研究の結果が待たれるところである．

　また，どの救援療法が一番治療成績がよいのか，ということはいまだ不明である．現在，R-DHAP 療法と R-ICE 療法の有効性の比較と HDT ＋ ASCT 後の rituximab 維持療法の評価が CORAL（Collaborative Trial in Relapsed Aggressive Lymphoma）試験で行われている．再発/治療抵抗性 DLBCL を対象に R-ICE 療法と R-DHAP 療法に無作為に割付けし，救援療法 3 コース後に CR/PR となった患者は，BEAM 療法後 ASCT を行い，その後無再発生存期間が延長するかどうかを検討するために，ASCT 後の rituximab 維持療法の無作為化試験が行われている[15]．

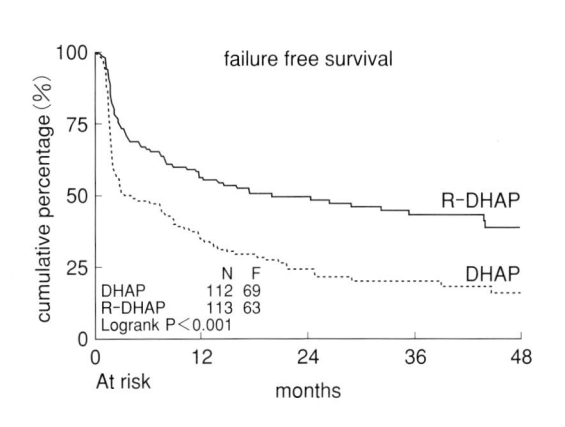

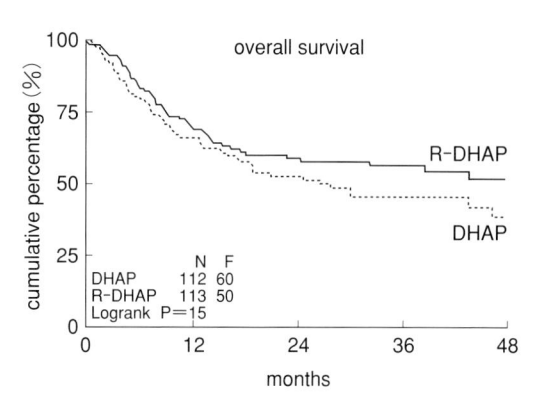

図 B-39 再発/治療抵抗性 DLBCL に対する R-DHAP 療法と DHAP 療法の生存曲線[13]

B．治療

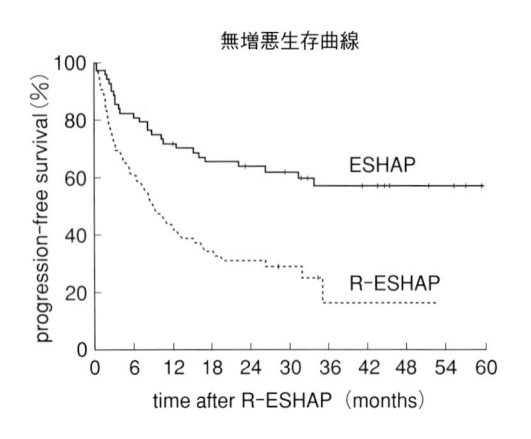

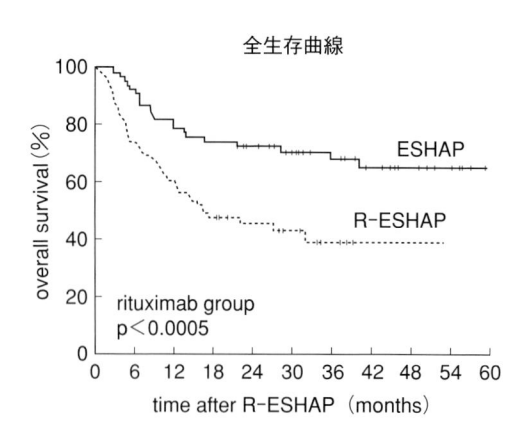

図 B-40 再発/治療抵抗性 DLBCL に対する R-ESHAP 療法と ESHAP 療法の生存曲線 [14]

　2007 年 ASH での第 1 回中間解析の結果では，目標症例数 400 例に対して 194 例が登録され，全奏効割合 68％，CR 割合 41％で，観察期間中央値 20 カ月の時点で 2 年生存割合 69％，2 年 EFS 50％であった．Rituximab 非投与群での 2 年 EFS は 66％であったのに対し rituximab 投与群では 34％と低かった．R-ICE 療法と R-DHAP 療法の比較の結果は，ASCT 後のイベントが少ないことから公表は見送られた．カナダの国立がん研究所（NCIC）では，R-DHAP 療法あるいは R-GemOxDex 療法（gemcitabine, oxaliplatin, dexamethasone）を施行後 ASCT を行う無作為化比較試験が行われており，どの救援化学療法が best であるかは，これらの解析結果が待たれるところである．また，現在は初回治療が rituximab 併用化学療法が標準治療であることから，救援療法の優劣についても初回治療に rituximab 併用化学療法を行った症例に限った臨床試験結果を待って判断すべきである．

❹ Rituximab と ASCT

　造血幹細胞を採取する前に rituximab を投与することにより，移植片に混入している可能性があるリンパ腫細胞の量を少なくする *in vivo* purging 効果が期待される．Vose ら [16] は，aggressive lymphoma に対する自家移植の検討において，移植前の移植片が MRD 陰性の場合の 4 年 EFS は 56％と，MRD 陽性の場合の 28％と比較して有意に高率であった（**図 B-41**），と報告している．Khouri ら [17] は，再発 aggressive B 細胞リンパ腫に対して高用量 rituximab と BEAM 療法＋ASCT を行い，効果と安全性を検討した．rituximab は，幹細胞動員時の化学療法前 1 日に 375 mg/m^2，化学療法後 7 日目に 1000 mg/m^2，移植後 1 日目と 8 日目に 1000 mg/m^2 投与した．Rituximab を使用しなかった historical control と後方視的に比較検討しているが，2 年生存割合は rituximab 投与群 80％，非投与群 53％，2 年無病生存割合はそれぞれ 67％，43％と rituximab 投与群の予後は有意に良好であった（**図 B-42**）．今後高用量 rituximab が ASCT 時に有用かどうかは，比較試験が必要である．Horwitz ら [18] は，ASCT の後療法として rituximab を投与する試験を行った．移植後 42 日目から週 1 回 4 回 rituximab 375 mg/m^2 投与し，その後移植後 6 カ月後にも同様に 4 回投与した．DLBCL の 2 年無イベント生存 event-free survival

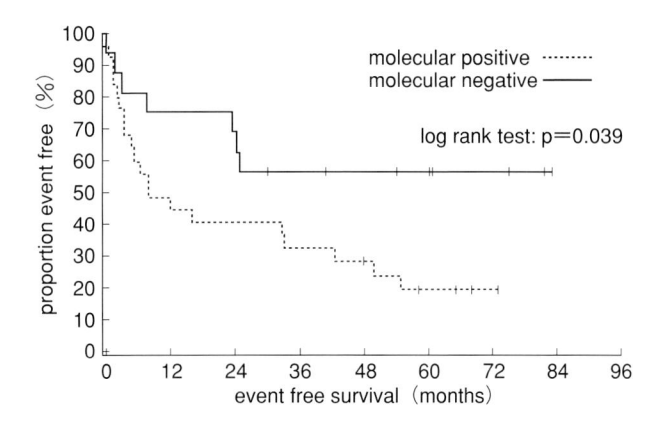

図 B-41　移植片中微少残存病変の有無による無イベント生存曲線[16)]

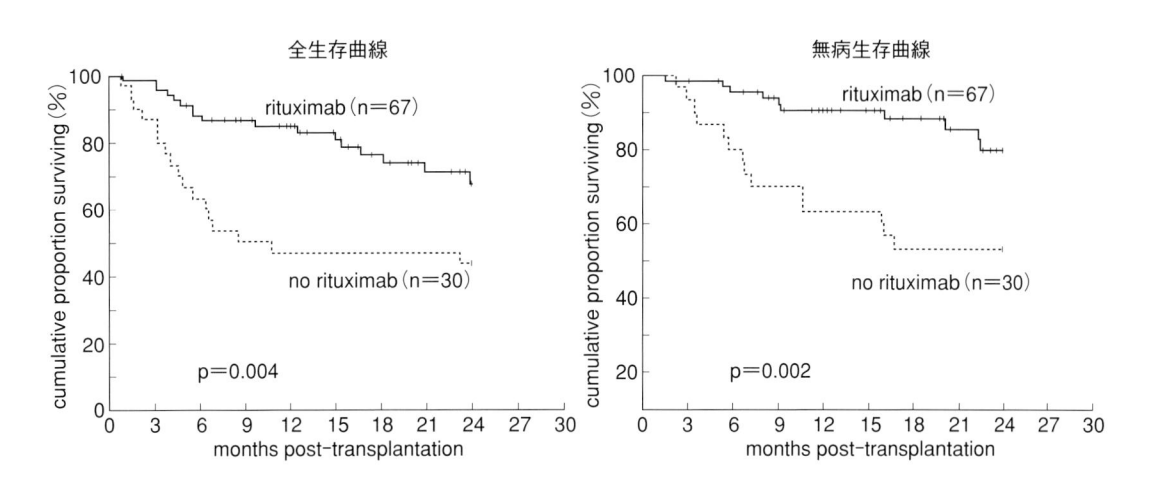

図 B-42　高用量 rituximab 投与群と非投与群の生存曲線[17)]

(EFS) 割合は 81％，2年生存割合 85％であった．Grade 4 の好中球減少を 54％に認めたが，明らかな重篤な感染症はみられなかった．この結果から，ASCT 後の後療法としての rituximab の有用性が期待される．

⑤ 高齢者再発/治療抵抗性 DLBCL に対する rituximab 併用救援療法

　ASCT の適応のない高齢者に対する rituximab 併用救援療法の報告は少ない．われわれは，rituximab 併用 CMD（CPT-11, mitoxantrone, dexamethasone）療法を施行し，安全性と有効性を検討した[19)]．65～79 歳の再発・治療抵抗性 DLBCL を対象とし，30 例に施行し，非血液毒性は grade 1 の輸注関連毒性が主であり，他に grade 1 の下痢 1 例，grade 2 の吐き気・嘔吐 1 例，口内炎 2 例であった．30 例中 19 例に grade 3/4 の血液毒性を認めた．心毒性に関する検討では，治療前より 3 例で B-type natriuretic peptide（BNP）が軽度上昇していたが，本療法による BNP

●B．治療

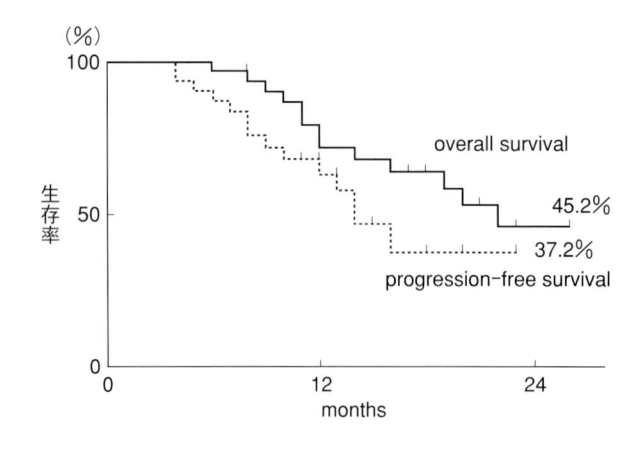

図B-43 R-CMD療法の生存曲線[19]

上昇は認められなかった．心電図も治療後全例異常なく，心エコーで左室駆出率および壁運動にも異常を認めなかった．治療効果は，CR 53.3％，PR 20％を得，2年生存割合は42.2％で，PFSは34.6％であった（図B-43）．R-CMD療法は，高齢者でも安全に施行でき，本療法による新たな心毒性の出現はみられなかった．

おわりに

　化学療法に感受性のある再発若年者DLBCLに対する「標準治療」は，HDT＋ASCTである．しかし，rituximab併用化学療法がDLBCLの初回標準治療となった現在，救援化学療法はなにがベストか，rituximabを併用することにより救援化学療法の奏効割合は上げるがASCT後の治療成績を改善するかどうかなどはいまだ不明である．高齢者や長期寛解後の再発，IPIのリスクが低い症例などに対しては，ASCTを行わないrituximab併用化学療法が治療の選択肢の1つと思われる．今後は，前治療にrituximab歴がある症例やリスクが高い若年者初発症例に対してはup-frontにASCTが行われる症例もあることより，救援療法による治療成績の向上はますます難しくなると思われる．そのため，新規薬剤やrituximab以外の分子標的治療薬の臨床導入が期待される．

エヴィデンス＆データファイル

再発/治療抵抗性びまん性大細胞型 B 細胞リンパ腫に対する rituximab 併用救援化学療法

❶ 再発，再燃時に必要な検査

　Rituximab を初回治療に使用する現在では，再発/再燃時の治療方針の決定に再生検はかかせない．組織型あるいは表現型の変化（たとえば，CD20 抗原の消失や濾胞性部分の残存からの再発）や染色体異常の有無などを検討する必要がある．また，初発時と同様に PET-CT を含めた病期診断，アントラサイクリン系薬剤の総投与量と心機能（心電図，心エコー，BNP など）の検討，HBV（HBs 抗原，HBs 抗体，HBc 抗体，必要があれば HBV-DNA）の検討などが必要である．

❷ Parma study

　イタリアの Parma で結成された国際多施設共同臨床試験であり，化学療法に感受性を認める再発 aggressive lymphoma に対して化学療法単独に比べ高用量化学療法＋自家骨髄移植の有用性を示した．60 歳以下の 215 例の初回あるいは 2 回目に再発した aggressive lymphoma に対して，DHAP（dexamethasone, cisplatin, cytarabine）療法を 2 コース行い部分奏効 partial response（PR）以上の効果が得られた患者に対して，高用量化学療法［BEAC（carmustine, etoposide, cytarabine, cyclophosphamide）］＋自家骨髄移植群と DHAP4 コース追加群のランダム化比較試験を行った．その結果，5 年無イベント生存割合は自家骨髄移植群 46％，化学療法群 12％，5 年全生存割合はそれぞれ 53％，32％と自家骨髄移植群が有意に予後良好であった（図 B-44）．この結果をもとに，救援化学療法に感受性を認める再発 aggressive lymphoma に対して大量化学

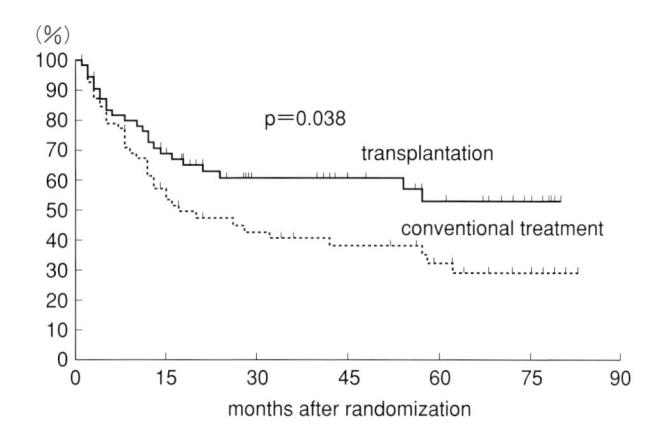

図 B-44 Parma study の全生存曲線（Philip T, et al. N Engl J Med. 1995; 333: 1540-5）

療法＋自家造血幹細胞移植が推奨されている．しかし本試験の対象は，骨髄浸潤や中枢神経浸潤のない予後良好群に限られているため，予後不良の要因をもつ患者に対する有用性は明らかではない．

❸ Rituximab 併用救援化学療法

表 B-26 に DLBCL に対する主な rituximab 併用救援化学療法の一覧を示す．どの救援療法が一番よいかは今後検討する必要がある．また，rituximab を初回治療に使用していない場合は救援療法で rituximab 併用した方が有意に予後が良好であるが，rituximab を初回治療に使用することが標準治療である現在は，それらに再発/治療抵抗例に対して救援療法で rituximab を併用することが有効かどうかは一定の見解がなく，今後の前方視的検討の結果が待たれるところである．

❹ 自家造血幹細胞移植前の rituximab 投与

救援療法後の自家造血幹細胞移植前に rituximab を使用しても，末梢血幹細胞動員効率や好中球減少頻度，感染症の頻度，好中球生着期間に関しては差を認めない，と報告されている[20]．しかし，血小板の生着遅延を認めており，今後の検討が必要である．

表 B-26 Rituximab 併用救援化学療法

レジメン	症例数	全奏効割合	完全奏効割合	自家造血幹細胞移植（ASCT）可能症例	ASCT 症例の生存割合	文献
R-ICE	36	78 %	53 %	70 %	2 年 OS；67 %	Kewalramani, 2004
R-DHAP	53	62 %	32 %	38 %	OS 中央値：20.4 カ月	Mey, 2006
R-ESHAP	24	not given	not given	79 %	観察期間中央値：48 カ月　無病生存割合：53 %	Shrestha, 2004
R-ESHAP	6	100 %	67 %	not done	not applicable	Venugopel, 2004
R-ICE or R-DHAP	10	60 %	10 %	not done	not applicable	Bieker, 2003
R-ASHAP	20	75 %	45 %	25 %	not stated	Aydin, 2007

■文献

1) Feugier P, Van Hoof A, Sebban C, et al. Long-term results of the R-CHOP study in the treatment of elderly patients with diffuse large B-cell lymphoma: a study by the Groupe d'Etude des Lymphomes de l'Adulte. J Clin Oncol. 2005; 23: 4117-26.

2) Pfreundschuh M, Trümper L, Osterborg A, et al. CHOP-like chemotherapy plus rituximab versus CHOP-like chemotherapy alone in young patients with good-prognosis diffuse large-B-cell lymphoma: a randomised controlled trial by the MabThera International Trial (MInT) Group. Lancet Oncol. 2006; 7: 379-91.

3) Philip T, Guglielmi C, Hagenbeek A, et al. Autologous bone marrow transplantation as compared with salvage chemotherapy in relapses of chemotherapy-sensitive non-Hodgkin's lymphoma. N Engl J Med. 1995; 333: 1540-5.

4) Blay J, Gomez F, Sebban C, et al. The International Prognostic Index correlates to survival in patients with aggressive lymphoma in relapse: analysis of the PARMA trial. Parma Group. Blood. 1998; 92: 3562-8.

5) Hamlin PA, Zelenetz AD, Kewalramani T, et al. Age-adjusted International Prognostic Index predicts autologous stem cell transplantation outcome for patients with relapsed or primary refractory diffuse large B-cell lymphoma. Blood. 2003; 102: 1989-96.

6) Hans CP, Weisenburger DD, Greiner TC, et al. Confirmation of the molecular classification of diffuse large B-cell lymphoma by immunohistochemistry using a tissue microarray. Blood. 2004; 103: 275-82.

7) Moskowitz CH. Pretreatment prognostic factors and outcome in patients with relapsed or primary-refractory diffuse large B-cell lymphoma treated with second-line chemotherapy and autologous stem cell transplantation. Ann Oncol. 2006; 17: iv37-9.

8) Schot BW, Zijlstra JM, Sluiter WJ, et al. Early FDG-PET assessment in combination with clinical risk scores determines prognosis in recurring lymphoma. Blood. 2007; 109: 486-91.

9) Coiffier B, Haioun C, Ketterer N, et al. Rituximab (anti-CD20 monoclonal antibody) for the treatment of patients with relapsing or refractory aggressive lymphoma: a multicenter phase II study. Blood. 1998; 92: 1927-32.

10) Tobinai K, Igarashi T, Itoh K, et al. IDEC-C2B8 Japan Study Group. Japanese multicenter phase II and pharmacokinetic study of rituximab in relapsed or refractory patients with aggressive B-cell lymphoma. Ann Oncol. 2004; 15: 821-30.

11) Kewalramani T, Zelenetz AD, Nimer SD, et al. Rituximab and ICE as second-line therapy before autologous stem cell transplantation for relapsed or primary refractory diffuse large B-cell lymphoma. Blood. 2004; 103: 3684-8.

12) Mey UJ, Olivieri A, Orlopp KS, et al. DHAP in combination with rituximab vs DHAP alone as salvage treatment for patients with relapsed or refractory diffuse large B-cell lymphoma: a matched-pair analysis. Leuk Lymphoma. 2006; 47: 2558-66.

13) Vellenga E, van Putten WL, van 't Veer MB, et al. Rituximab improves the treatment results of DHAP-VIM-DHAP and ASCT in relapsed/progressive aggressive CD20＋NHL: a prospective randomized HOVON trial. Blood. 2008; 111: 537-43.

14) Martín A, Conde E, Arnan M, et al. R-ESHAP as salvage therapy for patients with relapsed or refractory diffuse large B-cell lymphoma: the influence of prior exposure to rituximab on outcome. A GEL/TAMO study. Haematologica. 2008; 93: 1829-36.

15) Hagberg H, Gisselbrecht C. CORAL study group. Randomised phase III study of R-ICE versus R-DHAP in relapsed patients with CD20 diffuse large B-cell lymphoma (DLBCL) followed by high-dose therapy and a second randomisation to maintenance treatment with rituximab or not: an update of the CORAL study. Ann Oncol. 2006; 17: iv31.

16) Vose JM, Sharp G, Chan WC, et al. Autologous transplantation for aggressive non-Hodgkin's lymphoma: results of a randomized trial evaluating graft source and minimal residual disease. J Clin Oncol. 2002; 20: 2344-52.

17) Khouri IF, Saliba RM, Hosing C, et al. Concurrent administration of high-dose rituximab before and after autologous stem-cell transplantation for relapsed aggressive B-cell non-Hodgkin's lymphomas. J Clin Oncol. 2005; 23: 2240-7.
18) Horwitz SM, Negrin RS, Blume KG, et al. Rituximab as adjuvant to high-dose therapy and autologous hematopoietic cell transplantation for aggressive non-Hodgkin lymphoma. Blood. 2004; 103: 777-83.
19) Niitsu N, Kohuri M, Higashihara M, et al. Phase II study of the CPT-11, mitoxantrone and dexamethasone regimen in combination with rituximab in elderly patients with relapsed diffuse large B-cell lymphoma. Cancer Sci. 2006; 97: 933-7.
20) Hoerr AL, Gao F, Hidalgo J, et al. Effects of pretransplantation treatment with rituximab on outcomes of autologous stem-cell transplantation for non-Hodgkin's lymphoma. J Clin Oncol. 2004; 22: 4561-6.

〈新津 望〉

II T細胞リンパ腫

1 末梢T細胞リンパ腫，非特定の治療

末梢T細胞リンパ腫，非特定（peripheral T-cell lymphoma, not otherwise specified；PTCL-NOS）はどの病型にも分類できない末梢T細胞リンパ腫（PTCL）で，節性のことが多いが，ときに節外性のものもみられる[1]．このリンパ腫に対する知見が集積されてきている[2,3]が，まだ他のPTCLの病型を除外したwaste basketである[1]．

2005年第9回国際リンパ腫会議のときにPTCLのワークショップが開催され[4]，PTCLのWHO分類の臨床への適応性と再現性を目的とする国際PTCLプロジェクトが実施された．13ヵ国22施設が参加し1314症例が集積され，そのうち1159例が解析され，その成果が報告された[5-8]．今後さらに研究が進み，整理されると考えられる．

❶ 頻　度

欧米ではPTCLのなかでは最も頻度が高く，T細胞リンパ腫の60～70％を占め，非Hodgkinリンパ腫（NHL）全体の5～7％である．わが国でもNHLの6～10％を占め，リンパ腫全体に占める頻度は欧米と変わらない（図B-45）[5,9-11]．

❷ 病理・免疫形質・診断

病理像は多彩であり，特徴的なものはない．ALK陰性未分化大細胞リンパ腫 anaplastic large cell lymphoma（ALK-ALCL），免疫血管芽球T細胞性リンパ腫 angioimmunoblastic T-cell lymphoma（AITL）など他のすべてのPTCLやNK細胞リンパ腫を除外して診断する[12]．パラフィン切片組織標本を用いた免疫染色では細胞質内CD3も陽性になるため，NK細胞リンパ腫でも陽性であることを注意し，surface CD3，TCR受容体蛋白の発現を確認する．必要であれば，T細胞受容体遺伝子（TCR）の再構成を証明する．免疫形質はCD3は陽性で，CD4陽性CD8陰性のことが多い．CD5，CD7はしばしば欠損している[1,3,13]．亜型としてT-zone lymphoma，lymphoepitheloid cell lymphoma（Lennert's lymphoma），Follicular variantが含まれる[1]．

❸ PTCL-NOSの臨床像

図B-46に示すように，細胞傷害性因子を発現し，NK細胞リンパ腫や肝脾型T細胞リンパ腫や腸症型T細胞リンパ腫に近いものから，節性で細胞傷害因子を発現しないAITLに近いものまで含まれるため，その臨床像は多彩である．節性リンパ腫が多いが，節外性リンパ腫も含まれる．国際PTCLプロジェクトからの331例の報告では，成人に好発，年齢中央値60歳で，男性

● B．治療

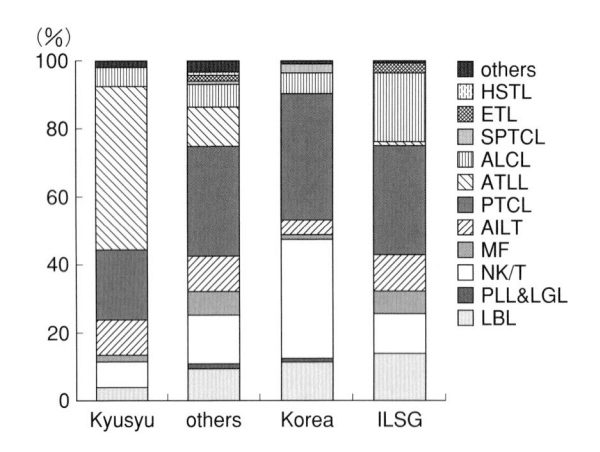

図 B-45 T細胞リンパ腫の頻度

わが国の頻度は文献11より，韓国の頻度は文献10より，ILSG（International Lymphoma Study Group）は文献9より算出した．

LBL：precursor T lymphoblastic leukaemia / lymphoblastic lymphoma, PLL & LGL：prolymphocytic leukemia & large granular cell leukemia, NK／T：NK／T cell lymphoma, nasal type, MF：mycosis fungoides, AILT：angioimmunoblastic T-cell lymphoma, PTCL：peripheral T-cell lymphoma, unspecified, ATLL：adult T cell leukemia / lymphoma, ALCL：anaplastic large cell lymphoma, SPTCL：subcutaneous panniculitis-like T cell lymphoma, ETL：enteropathy-type T-cell lymphoma, HSTL：hepatosplenic T-cell lymphoma, Others；その他

に多い（M／F比1.5）．病期別ではⅠ／Ⅱ期21％，Ⅲ期／Ⅳ期69％であり，骨髄浸潤が22％に認められた．国際予後指標 International Prognostic Index（IPI）[14]のスコア0／1点の患者が26％，2／3が57％，4／5は15％であった．PSが2以上は49％で，bulky（10 cm以上の腫瘍）は7％にみられた．B症状がある場合が35％で，鑑別にあげられるALK陰性ALCLでは57％であるのに比して有意に低い[5,6]．

❹ PTCL-NOSの予後

PTCL-NOSは鑑別の最も必要なALK陰性ALCLよりも予後不良である（図B-47）[5,6]．年齢，PS，LDH，骨髄浸潤を予後因子とする新しい予後推定モデル（PIT）[15]の提唱がされたが，IPIも節性の場合は優れた予後予測モデルであることが示された（図B-48）[5,6,16]．またPTCL-NOSに対する患者と腫瘍細胞の両者の特徴を加味した新しい予後予測モデル（年齢，PS，LDH，Ki67発現率）も提唱された[3]．どのモデルが最も予後予測モデルとして優れているかは，検証が必要である．

大島らはPTCL-NOSがケモカインを発現し3つのものに分けられ，そのうちCCR4を発現するものが最も予後が悪いことを示した（図B-49）[17,18]．また浅野らは100例の節性PTCL-NOSの検討から，細胞傷害性因子が発現するものが41例で，発現しないものに比較して年齢が若く（年齢中央値55歳 vs 64歳），PTCL-NOSは男性が多いが細胞傷害因子が発現するものは性差がなく，予後が不良であり，年齢，PS，IPIなど他の予後因子とは独立した予後因子である

II-1. 末梢 T 細胞リンパ腫，非特定の治療

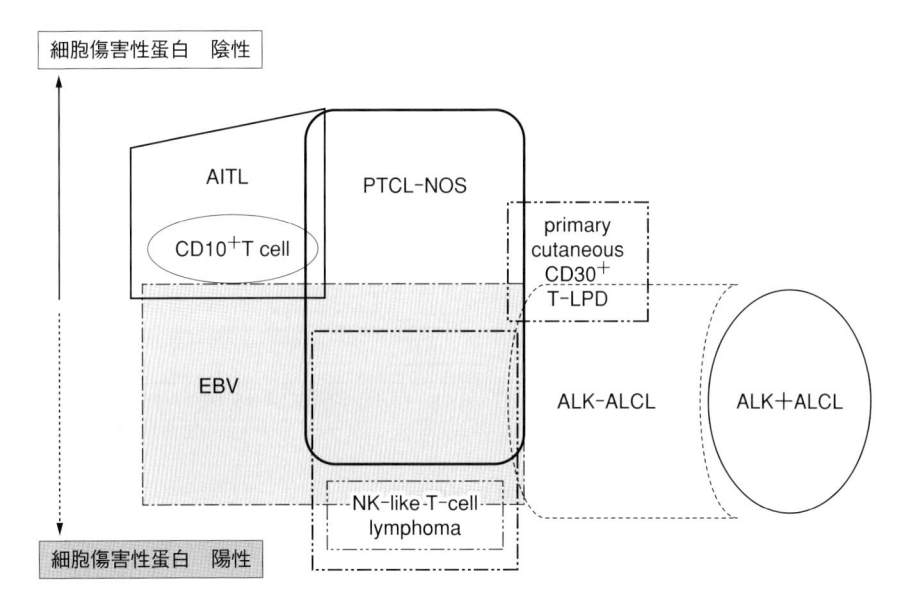

図 B-46 代表的な末梢性 T 細胞リンパ腫の関係

PTCL-NOS は細胞傷害性蛋白が発現するものと発現しないものを含み，細胞傷害性蛋白を発現するものは一部 NK-like T 細胞リンパ腫との異同が問題になり，また EB ウイルスを有するものも一部にある．組織像は AITL と鑑別困難なものもあり，AITL が CD10 陽性 T リンパ球由来と考えられていて CXCL13 など陽性であることも鑑別になるが，鑑別困難な症例も存在する．
AILT：angioimmunoblastic T-cell lymphoma, PTCL-NOS：peripheral T-cell lymphoma, not otherwise specified, ALCL：anaplastic large cell lymphoma, NK-like T-cell lymphoma, subcutaneous panniculitis-like T cell lymphoma, enteropathy-type T-cell lymphoma, hepatosplenic T-cell lymphoma などを含むリンパ腫．

ことを示した[19]．今後 PTCL-NOS は細胞の特徴により再分類化され，抗 CCR4 抗体の使用など層別化治療が実施され治療成績の向上につながることが期待される．

❺ PTCL-NOS の治療

まだ確立されたものはない．従来実施されているアントラサイクリン系薬剤を含む多剤併用療法，造血幹細胞移植のデータを示し，海外を中心に実施されている新規薬剤に関して示す．

a．CHOP 療法および CHOP 類似療法

大規模臨床試験の結果から，進行期の aggressive リンパ腫に対する標準的治療は cyclophosphamide, doxorubicin, vincristine, prednisolone 併用療法（CHOP 療法）とされ[20]，これらの臨床試験には PTCL も含まれることから，現在は一般的に PTCL の治療は CHOP 療法が実施されていることが多い．しかし，一般的には PTCL の治療成績は DLBCL に比較して不良である[21,22]．また日本の高齢者血液腫瘍研究会が実施した第 II 相試験では，pirarubicin（THP）を doxorubicin の代わりに用いた THP-COP 療法が心毒性などの副作用も軽度で，かつ治療成績

● B．治療

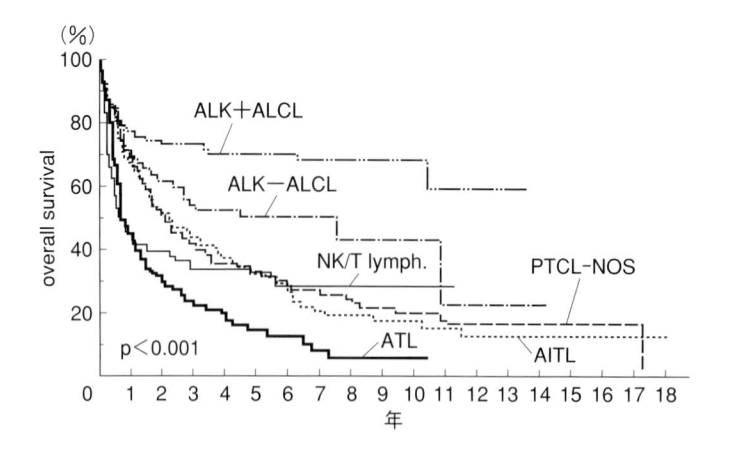

図 B-47 代表的な末梢 T 細胞リンパ腫の全生存曲線[5]

国際 PTCL プロジェクトの結果．PTCL-NOS は鑑別診断が特に問題となる ALK 陰性 ALCL よりも予後が不良であることが示されている．

ALCL：anaplastic large cell lymphoma．NK/T：etradanodal NK/T cell lymphoma & aggressive NK-cell leukemia．PTCL-NOS：peripheral T-cell lymphoma, not otherwise specified, AITL：angioimmunoblastic T-cell lymphoma, ATL：adult T-cell leukemia/lymphoma.

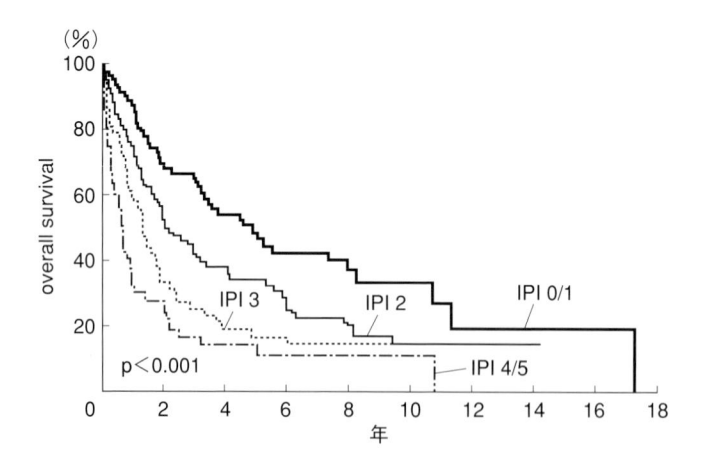

図 B-48 末梢 T 細胞リンパ腫，非特定の IPI 別全生存曲線[5]

国際 PTCL プロジェクトの結果．PTCL-NOS は国際予後指標（IPI）の予後予測モデルで層別化が可能である．

は T 細胞リンパ腫に関しては良好であるという報告[23,24]から THP-COP 療法がなされることも多い．しかし，PTCL だけを対象にした大規模前向き臨床試験は，患者が少ないことから実施されたことはなく，さらに PTCL-NOS だけを対象とした前向き治療研究はない．最近，九州の研究グループ（K-HOT）より成人 T 細胞白血病・リンパ腫を含む未治療 PTCL を対象にした THO-COP 療法の有効性ならびに安全性を確認する臨床第 II 相試験の結果が報告された[25]．登

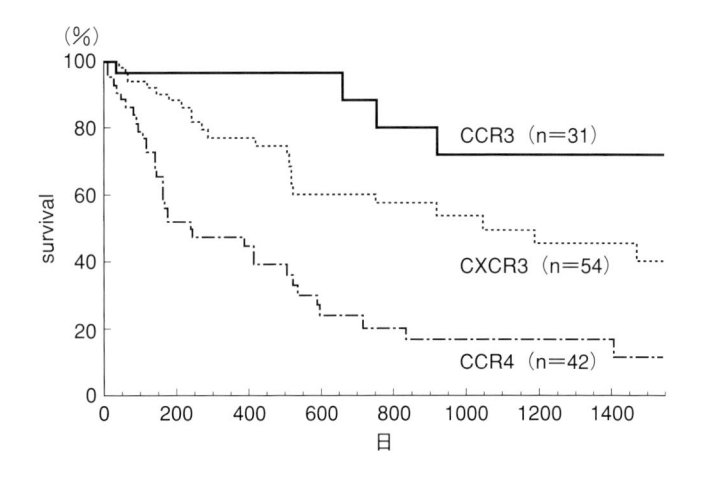

図 B-49 末梢 T 細胞リンパ腫，非特定の全生存曲線（文献 18 より改変）

134 例の PTCL-NOS をケモカインレセプターの発現で 3 群に分け，その全生存曲線を示す．CCR4 陽性の全生存が最も悪く（p = 0.0014），この群は主に ATL に，CCR3 陽性（31 例）は ALCL に，CXCR3 陽性（54 例）は AITL に予後は類似している．

録症例 53 例中，9 例の PTCL-NOS を含む PTCL 17 例と少数例の解析結果であるが，CR 率 41％，中央生存期間は 28.6 カ月であり，比較試験が必要であるが，過去に報告された成績とあまり変わりはなく，THP-COP 療法は高齢者にも安全に実施可能で，PTCL-NOS に対する治療としてある程度の効果が期待できると思われる．

フランスのグループから 57 例の PTCL-NOS を含む PTCL 100 例に対し，VIP/ABVD 交替療法；VIP 療法（etoposide 100 mg/m^2 d1～3, ifosfamide 1000 mg/m^2 d1～5, cisplatin 20 mg/m^2 d1～5），ABVD 療法（doxorubicin 50 mg/m^2 d1, bleomycin 10 mg/m^2 d1, vinblastin 10 mg/m^2 d1, DTIC 375 mg/m^2）を，21 日間隔の CHOP 療法（CHOP21）8 コースと比較した前方視臨床試験の結果では，どちらも 2 年 EFS（event-free survival）40％，4 年 OS（overall survival）40％で両者の治療成績は変わらなかった[26]．フランスの GELA グループからは 57 例の PTCL-NOS を含む 635 例の予後不良因子をもつ aggressive リンパ腫の初回治療に対する ACVBP 療法と CHOP 療法のランダム化比較試験の結果が報告され，ACVBP 療法の優位性が示された[21]．しかしこの試験の 80％の症例はびまん性大細胞型 B 細胞リンパ腫（DLBCL）であり，PTCL を主たる対象にしたものではない．また韓国の報告では doxorubicin の代わりに epirubicin を使用し，bleomycin を加えた CHOP 類似療法（CEOP-B 療法）の前向き試験が実施され，41 名の PTCL-NOS を含む T 細胞性リンパ腫 52 名（1 名はリンパ芽球性リンパ腫）の 5 年 OS は 49％，5 年 PFS（progression-free survival）は 30％であった[27]．

国際 PTCL プロジェクトの報告ではアントラサイクリン系薬剤の有無では OS に差がみられず（図 B-50），このことは新しい治療薬開発が必要であることを示している[5]．ドイツ（DSHNHL）からは NHL-B1 trial から PTCL の症例を解析し，CHOP 療法（46 例）と etoposide を加えた CHOEP 療法を比較した報告がある．3 年 EFS が CHOP 療法群 49.8％（95％ CI：

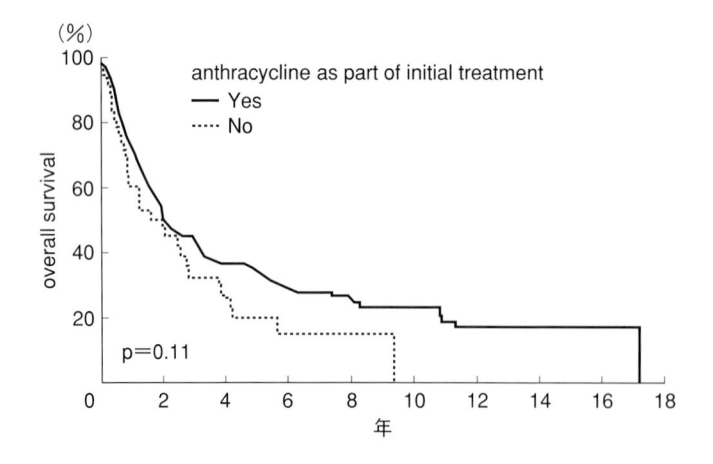

図 B-50 末梢T細胞リンパ腫，非特定型のアントラサイクリン系薬剤の有無による全生存曲線[5]

国際PTCLプロジェクトの結果．PTCL-NOSに対してアントラサイクリン系薬剤使用の有無は全生存に影響を与えない．

35.3～64.3％）に比較してCHOEP療法群では70.6％（95％CI：58.1～83.1％）と有意に良好であった[28]．この研究ではPTCL-NOSだけの成績ではないが，今後etoposideを加えた治療方法の開発が考慮されるべきことを示唆している．現在，またわが国でも岡山大学を中心にdose adjusted EPOCH（etoposide, prednisolone, vincristine, cyclophosphamide, doxorubicin）療法の初発未治療PTCL（PTCL-NOS，ALCL，AITL）に対して有効性および安全性を評価することを目的とする臨床第II相試験（West-JHOG PTCL-0707）が実施されている．

b. PTCL-NOSに対する造血幹細胞移植 hematopoietic stem cell transplantation（HSCT）

PTCLに対する大量化学療法併用自家造血幹細胞移植（自家移植）の有効性が報告され[29]，また国際PTCLプロジェクトでもその有効性が示唆された（図B-51）[5]．再発・治療抵抗性PTCLでも自家移植によりDLBCLと同等の長期無増悪生存期間が得られることが報告されている[30]．しかしこれらの多くの試験が患者選択にバイアスの入る後方視研究の成績であるため，自家移植まで可能であった症例のため治療成績がよかったということも考えられる．症例数が少ないため前向き治療試験が実施しがたいが，今後解決すべき問題である．またPTCLはDLBCLに比較して治療奏効率が低いため自家移植の適応がDLBCLに比べ少ないことが考えられ，初回治療に引き続き地固め療法を実施した成績もある．自家移植を初回治療に行ったものと，再発後に行ったものでの予後を比較した結果，再発後の自家移植の予後は不良であった[5]．しかし多くの報告が後方視研究であり，対照がとられていないため，その評価には注意が必要である．

65歳未満の化学療法感受性再発・治療抵抗性のPTCL-NOSを含むPTCL症例に対して一定の役割を有すると思われるが，組織型や各種の予後因子によっては治療成績が悪い場合があり，今後どのような症例に自家移植を実施するか明らかにする必要がある．高リスク初回完全奏効の

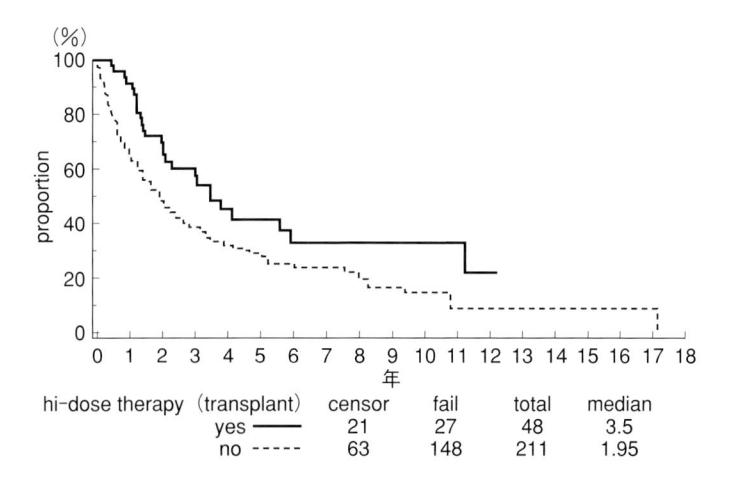

図 B-51 末梢 T 細胞リンパ腫，非特定の造血幹細胞移植の有無による全生存曲線[5]

国際 PTCL プロジェクトの結果．PTCL-NOS に対して造血幹細胞移植をした群の方が全生存の成績は良好であった（p = 0.0076）．

場合は地固め療法として自家移植の意義は確立されていないが，有効性の報告もあり，毒性も許容範囲内であることから，今後前向き臨床試験を実施し，確立する必要がある．さらに最近骨髄非破壊的前処置を用いた同種造血幹細胞移植（いわゆるミニ移植）により抗リンパ腫効果が示唆される論文[31]などが報告されるようになり，今後治療抵抗性のリンパ腫に対して期待される治療法である．現在，わが国で再発・難治 PTCL（PTCL-NOS，ALK 陰性 ALCL，AITL）を対象にした RIST（reduced intensity stem cell transplantation）の fludarabine と busulfan，TBI（total body irradiation）を移植前治療に用いた同種造血幹細胞移植を再発・難治性末梢 T 細胞リンパ腫に行い，その安全性と有効性を検討する多施設共同臨床第 II 相試験が進行中である．しかし同種移植は合併症も多く解決すべき問題が多くあり，さらに抗がん剤による適正な治療法の確立が必須であることを忘れてはいけない．

c. PTCL-NOS の新たな治療戦略

本疾患に対して考えられる新たな治療法としては前述した造血幹細胞移植（自家，同種），HDAC 阻害剤，モノクローナル抗体，プロテアゾーム阻害剤，gemcitabine，pralatrexate などがあげられる．残念ながらわが国では一般臨床では使用できず，現在開発中のものが多い．

1) 新規薬剤

a) Alemtuzumab

Alemtuzumab は CD52 に対するヒト化モノクローナル抗体で，CD52 は正常末梢血リンパ球や T 細胞性および B 細胞性リンパ系腫瘍細胞の多くに発現し，欧米では慢性リンパ性白血病の治療薬として使用されている．PTCL では単剤で 14 例に施行され，奏効率 36 ％，と報告されている[32]．CHOP 療法との併用療法（CHOP-C）が報告され，CR17 / 24 症例（71 ％）と良好な成績が報告されたが，さまざまな日和見感染を中心とした感染症の合併が報告されている[33]．

b) 抗 CCR4 抗体（KW-0761）

CCR4（CC chemokine receptor 4）は CD4$^+$ CD25$^+$ 制御性 T 細胞や Th2 細胞に発現しているケモカインレセプターである．Adult T-cell leukemia/lymphoma（ATL），PTCL-NOS，ALK 陰性 ALCL，AILT，菌状息肉症の症例に発現がみられる[34]．ヒト化 CCR4 抗体（KW-0761）はわが国で開発され，低フコース化により ADCC 活性の増強が図られている．現在，わが国で ATL を含む CCR4 陽性 PTCL 患者を対象とした臨床第 I 相試験が終了し，推奨投与量が決定され，臨床第 II 相試験が行われている．

c) Denileukin diftitox（ONTAK）

ジフテリア毒素の酵素活性部位が interleukin-2（IL-2）に結合している遺伝子組換え融合蛋白質製剤で，IL-2 受容体（IL-2R）が発現している細胞に結合し，その細胞の蛋白合成を阻害，アポトーシスを引き起こす作用がある．IL-2R は T および B 細胞に発現しており，T 細胞性リンパ腫だけでなく B 細胞性リンパ腫にも発現している．T 細胞性リンパ腫に対する臨床第 II 相試験では CD25（IL-2R α）発現 T 細胞性リンパ腫では 61.5％，陰性例 45.5％の奏効率であった[35]．

d) bortezomib

プロテアゾーム阻害剤であり，多発性骨髄腫に対して高い有効性を示し，わが国でも単剤での使用がなされている．また治療歴のある皮膚に限局する PTCL-U および CTCL を対象とした臨床第 II 相試験が実施され，評価可能な 12 例中 CR 2 例，奏効率 67％と報告されている．最近韓国から PTCL に対する初回治療として CHOP 療法との併用療法の臨床第 I 相試験が実施され，CHOP 療法との併用で bortezomib の推奨投与量は 1.6 mg/m^2 であると報告された．7 例の PTCL-NOS を含む 13 症例で，奏効率は 61.5％であった．さらに韓国では臨床第 II 相試験が予定されている[36]．

e) Histone deacetylase inhibitor，forodesine（RNP 阻害剤）

Histone deacetylase inhibitor には vorinostat と romidepsin（depsipeptide）があり，forodesine は purine nucleoside phosphorylase（PNP）阻害剤であり，これらの薬剤は皮膚 T 細胞性リンパ腫を中心に開発が進められており，一定の効果がえられている．PTCL-NOS に有効かどうかは今後の課題である．

エヴィデンス＆データファイル

末梢T細胞リンパ腫，非特定の治療

❶ 頻　度

末梢T細胞リンパ腫，非特定（PTCL-NOS）の末梢T細胞リンパ腫全体のなかの頻度を国際PTCLプロジェクトで検討した結果で示す（図B-52）．

❷ 治療戦略

National Comprehensive Cancer Network（NCCN）の診療ガイドライン（Ver 2, 2009）http://www.nccn.org/professionals/physician_gls/PDF/nhl.pdf に PTCL の治療法のアルゴリズム（図B-53）には臨床試験が推奨されている．他に初回治療法として記載されているものはCHOP療法，EPOCH療法，hyper-CVAD（cyclophosphamide, vincristine, doxorubicin, dexamethasone と high dose methotorexate, cytarabine 交替）療法で，救援療法として DHAP（dexamethasone, cisplatine, cytarabin）療法，ESHAP（etoposide, methylprednisolone,

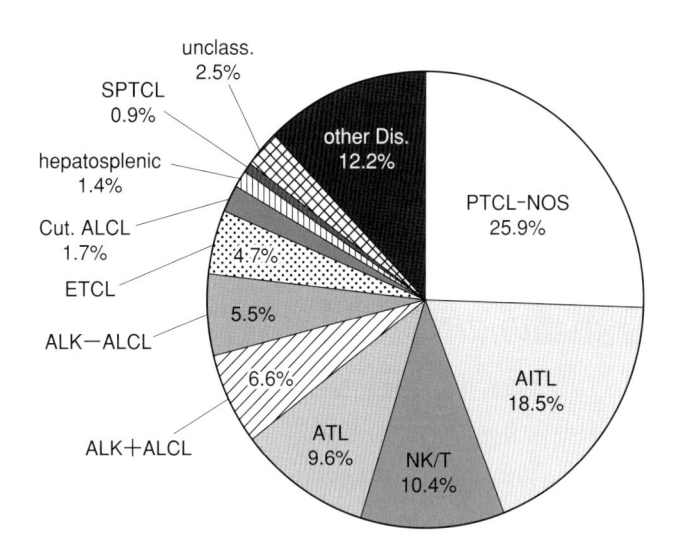

図B-52 末梢T細胞リンパ腫の病型別頻度[5]

国際PTCLプロジェクトの結果．
PTCL-NOS：peripheral T-cell lymphoma, not otherwise specified, AITL：angioimmunoblastic T-cell lymphoma, NK/T：etradanodal NK/T cell lymphoma & aggressive NK-cell leukemia, ATL：adult T-cell leukemia/lymphoma, ALCL：anaplastic large cell lymphoma, ETCL：enteropathy-type T-cell lymphoma, Cut. ALCL：cutaneous ALCL, hepatosplenic：hepatosplenic T-cell lymphoma, SPTCL：subcutaneous panniculitis-like T cell lymphoma, unclass：unclassifiable.

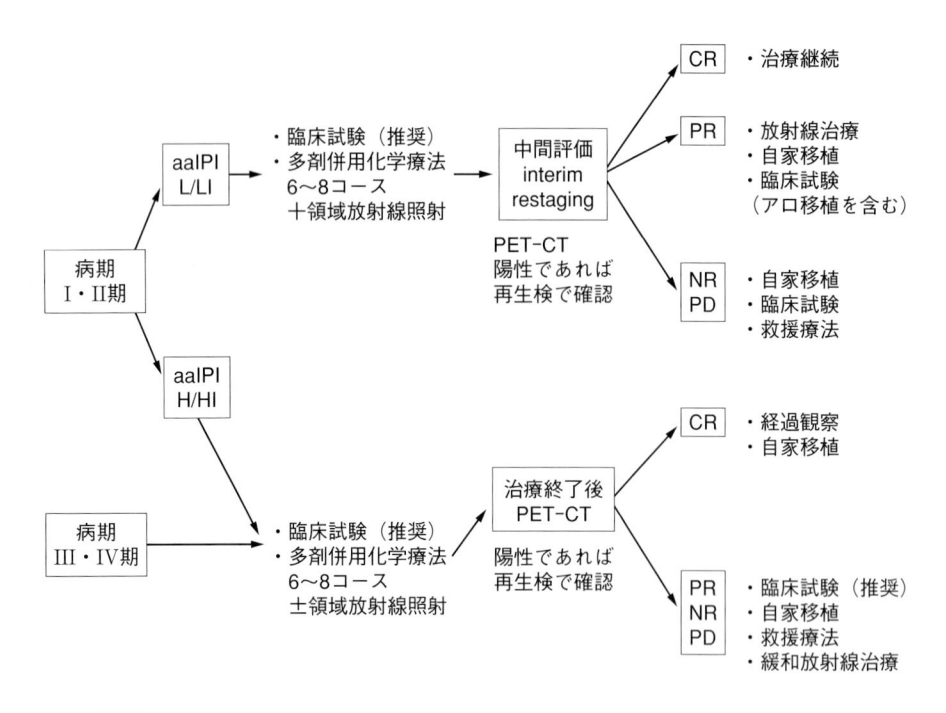

図 B-53 末梢T細胞リンパ腫，非特定の初期治療アルゴリズム

National Comprehensive Cancer Network（NCCN）の診療ガイドライン（Ver 2. 2009：http：//www.nccn.org/professionals/physician_gls/PDF/nhl.pdf）より改変したものを示す）．

cytarabine，cisplatin）療法，ICE（ifosfamide，carboplatin，etoposide）療法，GDP（gemicitabine，dexamethasone，cisplatin）療法などがあげられている．

❸ 化学療法の成績

表 B-27 にアントラサイクリン系薬剤を中心とした化学療法の成績を示した[6,19,22,37-40]．

❹ 造血幹細胞移植の成績

自家移植の成績としては救援化学療法感受性の ALK 陽性 ALCL を除く再発・治療抵抗性 PTCL を対象に，米国 Sloan Kettering がんセンターで自家移植が実施された 24 例と DLBCL86 例との成績を比較した後方視的解析で，経過観察期間中央値 6 年の時点で PTCL および DLBCL それぞれの 5 年無増悪生存率（PFS）は 33％と 39％（p＝0.14）で，5 年全生存率（OS）は 33％と 39％（p＝0.64）で有意差はみられなかった．さらに救援療法開始時の aaIPI（age adjusted International Prognostic Index）が，多変量解析で PFS と OS の予後因子であった[41]．他にも同様に救援療法後の自家移植で DLBCL と変わらない成績を報告[42]があり，それらではさらに移植時の CR であることが予後因子であることが多変量解析で示されている[29,43-47]．前方視研究での解析ではドイツのグループより初回治療での最終結果が報告された．83 例の登録で，4 サイクル CHOP 療法を実施後 CR に至らなかった PR 症例にはさらに 2 サイクルを追加し，

表 B-27 末梢 T 細胞リンパ腫，非特定のアントラサイクリン系薬剤の治療成績

報告者（文献）	患者数	年齢（range）	性 男（%）	治療（%）	CR 率（%）	FFS / PFS	OS
Rudiger[22]	96	58.5	57（60）	CHOP-like	—	5yr-FFS 20%	5yr-OS 26%
Musson[37]	55	60歳以上が56%	32（58）	NA	52	NA	5yr-OS 52%
Arrowsmith[38]	28	57.5（8〜84）	21（75）	CTx（23）	74	5yr-FFS 17%	3yr-OS 42%
Kojima[39]	36	68（23〜85）	21（58）	CHOP-like（31）	39	NA	2yr-OS 25%
Savage[40]	117	64	71（61）	CHOP-like	64	5yr-PFS 29%	5yr-OS 35%
Asano[19]	CM＋ 41	55（16〜80）	21（51）	CTx with ADR（28）	11	NA	5yr-OS 17%
	CM− 59	64（35〜84）	44（75）	CTx with ADR（41）	32	NA	5yr-OS 32%
Savage[6]	331	57（50%は60歳以下）	217（66）	NA	NA	5yr-FFS 20%	5yr-OS 32%

CR: complete response, CT: chemotherapy, ADR: doxorubicin, FFS: failure free survival, PFS: progression free survival, OS: overall survival, NA: not available

　PR/CR の達成症例には DexaBEAM 療法または ESHAP 療法による末梢血造血幹細胞採取後，骨髄破壊的放射線化学療法（多分割全身照射および高用量 cyclophosphamide）を実施後自家移植を実施．83 例中 55 症例（66%）に自家移植が実施された．Intent-to-treat 解析による自家移植の奏効率は 66%（CR58%，PR8%）であった．自家移植ができなかった 28 例中，24 例（86%）はリンパ腫の増悪であり，治療関連死亡は 3 例みられた．観察中央値 33 カ月の追跡による推定 3 年 OS は 48% で，CR 到達症例の 3 年 DFS は 53% であった．自家移植を実施できるような前治療の改善が必要であるが，PTCL の初回治療の自家移植の有用性が示唆された．ドイツでは PTCL の治療として自家移植と同種移植のランダム化第 III 相試験が進行している．他にも初回治療に引き続き地固め療法として実施された報告を**表 B-28** に示した[48-50]．他に**表 B-28** には同種移植の成績を示している[31, 51-53]．

エヴィデンス＆データファイル

表 B-28 末梢 T 細胞リンパ腫に対する造血幹細胞移植の治療成績

報告者（文献）	対象	症例数	PTCL-NOS (%)	ALCL (%)	治療成績
Rodriguez[43] （GEL-TAMO）	自家移植，PR1 36％ 後方視解析	123	57	25	5年 OS 45％，5年 DFS 34％
Song[42] （Toronto）	自家移植，救援療法 後方視解析	36	56	25	3年 OS 48％，3年 EFS 37％ PTCL-NOS のみ 3年 OS 35％， 3年 EFS 23％
Sohn[44] （Korea）	自家移植，CR1／PR1 39％ 後方視解析	23	87	0	2年 OS 41％，2年 EFS 43％ CR であれば 2年 OS 72％， 2年 EFS 60％
Jantunen[45] （Finland）	自家移植，CR1／PR1　49％ 後方視解析	37	38	38	5年 OS 45％，5年 PFS 37％
Blystad[46] （Norway）	自家移植，CR1／PR1 42％ 後方視解析	40	50	35	3年 OS 58％，3年 EFS 48％
Feyler[47] （BSBMT／ ABMTRR）	自家移植，CR1 48％	64	47	31	3年 OS 53％，3年 PFS 50％ CR1 での自家移植の 3年 OS 64％，3年 PFS 61％
Rodriguez[29] （GEL-TAMO）	自家移植，CR1 32％ 後方視解析	115	70	22	5年 OS 56％，5年 DFS 60％ CR1 では 5年 OS 80％， 5年 DFS 79％
Rodriguez[48] （GEL-TAMO）	自家移植，初回治療 前方視解析	26	42	31 ALK＋なし	3年 OS 75％，3年 PFS 53％
Reimer[49] （German）	自家移植，初回治療 前方視解析	55	39	17 ALK＋なし	3年 OS 48％ 55 例に自家移植実施し， 3年 DFS は 53％
Mercadal[50] （GELCAB）	自家移植，初回治療 前方視解析	41	49	2 ALK＋ 2％	4年 OS 39％，4年 PFS 30％
Corradini[31] （Italy）	同種移植（RIC），救援治療 前方視解析（第Ⅱ相試験）	17	53	24 ALK＋なし	3年 OS 81％，3年 PFS 64％， 2年無再発死亡率 6％
Le Gouill[51] （SFGM）	同種移植（RIC 26％）， 救援治療 後方視解析	77	35	35	5年 OS 57％，5年 EFS 53％， 5年 TRM 34％ PTCL-NOS のみ 5年 OS 63％
Hamadani[52] （EBMT）	同種移植（RIC 43％）， 救援治療 後方視解析	14	36	14	3年 OS 35％，3年 EFS 31％
Kim[53] （Japan）	同種移植，救援治療 後方視解析	22	NA	NA	PTCL での長期 OS は約 70％

■文献

1) Pileri S, Ralfkiaer E, Weisenburger D, et al. Peripheral T-cell lymphoma, not otherwise specified. In: Swerdlow SH, Campo E, Harris NL, et al. editors. WHO Classification of Tumours of Haematopoietic and Lymphoid Tissues. 4th ed. Lyon: IARC; 2008. p.306-19.
2) Piccaluga PP, Agostinelli C, Califano A, et al. Gene expression analysis of peripheral T cell lymphoma, unspecified, reveals distinct profiles and new potential therapeutic targets. J Clin Invest. 2007; 117: 823-34.
3) Went P, Agostinelli C, Gallamini A, et al. Marker expression in peripheral T-cell lymphoma: a proposed clinical-pathologic prognostic score. J Clin Oncol. 2006; 24: 2472-9.
4) 鈴宮淳司. ルガノリンパ腫会議2005年におけるT-cell lymphoma workshopについて. 血液・腫瘍科. 2006; 52: 161-6.
5) Armitage J, Vose J, Weisenburger D. International peripheral T-cell and natural killer/T-cell lymphoma study: pathology findings and clinical outcomes. J Clin Oncol. 2008; 26: 4124-30.
6) Savage KJ, Harris NL, Vose JM, et al. ALK-anaplastic large-cell lymphoma is clinically and immunophenotypically different from both ALK＋ALCL and peripheral T-cell lymphoma, not otherwise specified: report from the International Peripheral T-Cell Lymphoma Project. Blood. 2008; 111: 5496-504.
7) Au WY, Weisenburger DD, Intragumtornchai T, et al. Clinical differences between nasal and extranasal NK/T-cell lymphoma: a study of 136 cases from the International Peripheral T-cell Lymphoma Project. Blood. 2009; 113: 3931-7.
8) Suzumiya J, Ohshima K, Tamura K, et al. The International Prognostic Index predicts outcome in aggressive adult T-cell leukemia/lymphoma: analysis of 126 patients from the International Peripheral T-cell Lymphoma Project. Ann Oncol. 2009; 20: 715-21.
9) A clinical evaluation of the International Lymphoma Study Group classification of non-Hodgkin's lymphoma. The Non-Hodgkin's Lymphoma Classification Project. Blood. 1997; 89: 3909-18.
10) Ko YH, Kim CW, Park CS, et al. REAL classification of malignant lymphomas in the Republic of Korea: incidence of recently recognized entities and changes in clinicopathologic features. Hematolymphoreticular Study Group of the Korean Society of Pathologists. Revised European-American lymphoma. Cancer. 1998; 83: 806-12.
11) Lymphoma Study Group of Japanese Pathologists. The World Health Organization classification of malignant lymphomas in Japan: incidence of recently recognized entities. Pathol Int. 2000; 50: 696-702.
12) 鈴宮淳司. T細胞リンパ腫の新WHO分類と臨床医からみた問題点. 血液・腫瘍科. 2004; 49: 209-20.
13) Rizvi MA, Evens AM, Tallman MS, et al. T-cell non-Hodgkin lymphoma. Blood. 2006; 107: 1255-64.
14) A predictive model for aggressive non-Hodgkin's lymphoma. The International Non-Hodgkin's Lymphoma Prognostic Factors Project. N Engl J Med. 1993; 329: 987-94.
15) Gallamini A, Stelitano C, Calvi R, et al. Peripheral T-cell lymphoma unspecified (PTCL-U): a new prognostic model from a retrospective multicentric clinical study. Blood. 2004; 103: 2474-79.
16) Sonnen R, Schmidt WP, Muller-Hermelink HK, et al. The International Prognostic Index determines the outcome of patients with nodal mature T-cell lymphomas. Br J Haematol. 2005; 129: 366-72.
17) Tsuchiya T, Ohshima K, Karube K, et al. Th1, Th2, and activated T-cell marker and clinical prognosis in peripheral T-cell lymphoma, unspecified: comparison with AILD, ALCL, lymphoblastic lymphoma, and ATLL. Blood. 2004; 103: 236-41.
18) Ohshima K, Karube K, Kawano R, et al. Classification of distinct subtypes of peripheral T-cell lymphoma unspecified, identified by chemokine and chemokine receptor expression: Analysis of prognosis. Int J Oncol. 2004; 25: 605-13.
19) Asano N, Suzuki R, Kagami Y, et al. Clinicopathologic and prognostic significance of cytotoxic molecule expression in nodal peripheral T-cell lymphoma, unspecified. Am J Surg Pathol. 2005; 29: 1284-93.
20) Fisher RI, Gaynor ER, Dahlberg S, et al. Comparison of a standard regimen (CHOP) with three

intensive chemotherapy regimens for advanced non-Hodgkin's lymphoma. N Engl J Med. 1993; 328: 1002-6.
21) Gisselbrecht C, Gaulard P, Lepage E, et al. Prognostic significance of T-cell phenotype in aggressive non-Hodgkin's lymphomas. Groupe d'Etudes des Lymphomes de l'Adulte (GELA). Blood. 1998; 92: 76-82.
22) Rudiger T, Weisenburger DD, Anderson JR, et al. Peripheral T-cell lymphoma (excluding anaplastic large-cell lymphoma): results from the Non-Hodgkin's Lymphoma Classification Project. Ann Oncol. 2002; 13: 140-9.
23) Mori M, Niitsu N, Takagi T, et al. Reduced-dose chop therapy for elderly patients with non-Hodgkin's lymphoma. Leuk Lymphoma. 2001; 41: 359-66.
24) Mori M, Kitamura K, Masuda M, et al. Long-term results of a multicenter randomized, comparative trial of modified CHOP versus THP-COP versus THP-COPE regimens in elderly patients with non-Hodgkin's lymphoma. Int J Hematol. 2005; 81: 246-54.
25) Takamatsu Y, Suzumiya J, Utsunomiya A, et al. THP-COP regimen for the treatment of peripheral T-cell lymphoma and adult T-cell leukemia/lymphoma: A multicenter phase II study. Blood. 2008; 112: 1272 (abstract #3616).
26) Gressin R, Peoch M, Deconinck E, et al. The VIP-ABVD regimen is not superior to the CHOP21 for the treatment of non epidermotropic peripheral T cell lyjmphoma. Final results of the "LTP95" protocol of the GOELAMS. Blood. 2006; 108: 697a (abstract #2464).
27) Sung HJ, Kim SJ, Seo HY, et al. Prospective analysis of treatment outcome and prognostic factors in patients with T-cell lymphomas treated by CEOP-B: single institutional study. Br J Haematol. 2006; 134: 45-53.
28) Schmitz N, Ziepert M, Nickelsen M, et al. T-cell lymphomas in studies of the German High-grade NHL study group (DSHNHL). Blood. 2008; 9 (Supp 4): 94a (abstract).
29) Rodriguez J, Caballero MD, Gutierrez A, et al. High dose chemotherapy and autologous stem cell transplantation in patients with peripheral T-cell lymphoma not achieving complete response after induction chemotherapy. The GEL-TAMO experience. Haematologica. 2003; 88: 1372-7.
30) Gutierrez A, Caballero MD, Perez-Manga G, et al. Hematopoietic SCT for peripheral T-cell lymphoma. Bone Marrow Transplant. 2008; 42: 773-81.
31) Corradini P, Dodero A, Zallio F, et al. Graft-versus-lymphoma effect in relapsed peripheral T-cell non-Hodgkin's lymphomas after reduced-intensity conditioning followed by allogeneic transplantation of hematopoietic cells. J Clin Oncol. 2004; 22: 2172-6.
32) Enblad G, Hagberg H, Erlanson M, et al. A pilot study of alemtuzumab (anti-CD52 monoclonal antibody) therapy for patients with relapsed or chemotherapy-refractory peripheral T-cell lymphomas. Blood. 2004; 103: 2920-4.
33) Gallamini A, Zaja F, Patti C, et al. Alemtuzumab (Campath-1H) and CHOP chemotherapy as first-line treatment of peripheral T-cell lymphoma: results of a GITIL (Gruppo Italiano Terapie Innovative nei Linfomi) prospective multicenter trial. Blood. 2007; 110: 2316-23.
34) Ishida T, Inagaki H, Utsunomiya A, et al. CXC chemokine receptor 3 and CC chemokine receptor 4 expression in T-cell and NK-cell lymphomas with special reference to clinicopathological significance for peripheral T-cell lymphoma, unspecified. Clin Cancer Res. 2004; 10: 5494-500.
35) Dang NH, Pro B, Hagemeister FB, et al. Phase II trial of denileukin diftitox for relapsed/refractory T-cell non-Hodgkin lymphoma. Br J Haematol. 2007; 136: 439-47.
36) Lee J, Suh C, Kang HJ, et al. Phase I study of proteasome inhibitor bortezomib plus CHOP in patients with advanced, aggressive T-cell or NK/T-cell lymphoma. Ann Oncol. 2008; 19: 2079-83.
37) Musson R, Radstone CR, Horsman JM, et al. Peripheral T cell lymphoma: The Sheffield Lymphoma Group experience (1977-2001). Int J Oncol. 2003; 22: 1363-8.
38) Arrowsmith ER, Macon WR, Kinney MC, et al. Peripheral T-cell lymphomas: clinical features and prognostic factors of 92 cases defined by the revised European American lymphoma classification. Leuk

Lymphoma. 2003; 44: 241-9.
39) Kojima H, Hasegawa Y, Suzukawa K, et al. Clinicopathological features and prognostic factors of Japanese patients with "peripheral T-cell lymphoma, unspecified" diagnosed according to the WHO classification. Leuk Res. 2004; 28: 1287-92.
40) Savage KJ, Chhanabhai M, Gascoyne RD, et al. Characterization of peripheral T-cell lymphomas in a single North American institution by the WHO classification. Ann Oncol. 2004; 15: 1467-75.
41) Kewalramani T, Zelenetz AD, Teruya-Feldstein J, et al. Autologous transplantation for relapsed or primary refractory peripheral T-cell lymphoma. Br J Haematol. 2006; 134: 202-7.
42) Song KW, Mollee P, Keating A, et al. Autologous stem cell transplant for relapsed and refractory peripheral T-cell lymphoma: variable outcome according to pathological subtype. Br J Haematol. 2003; 120: 978-85.
43) Rodriguez J, Conde E, Gutierrez A, et al. The adjusted International Prognostic Index and beta-2-microglobulin predict the outcome after autologous stem cell transplantation in relapsing / refractory peripheral T-cell lymphoma. Haematologica. 2007; 92: 1067-74.
44) Sohn BS, Park I, Kim EK, et al. Comparison of clinical outcome after autologous stem cell transplantation between patients with peripheral T-cell lymphomas and diffuse large B-cell lymphoma. Bone Marrow Transplant. 2009; 44: 287-93.
45) Jantunen E, Wiklund T, Juvonen E, et al. Autologous stem cell transplantation in adult patients with peripheral T-cell lymphoma: a nation-wide survey. Bone Marrow Transplant. 2004; 33: 405-10.
46) Blystad AK, Enblad G, Kvaloy S, et al. High-dose therapy with autologous stem cell transplantation in patients with peripheral T cell lymphomas. Bone Marrow Transplant. 2001; 27: 711-6.
47) Feyler S, Prince HM, Pearce R, et al. The role of high-dose therapy and stem cell rescue in the management of T-cell malignant lymphomas: a BSBMT and ABMTRR study. Bone Marrow Transplant. 2007; 40: 443-50.
48) Rodriguez J, Conde E, Gutierrez A, et al. Frontline autologous stem cell transplantation in high-risk peripheral T-cell lymphoma: a prospective study from The GEL-TAMO Study Group. Eur J Haematol. 2007; 79: 32-8.
49) Reimer P, Rudiger T, Geissinger E, et al. Autologous stem-cell transplantation as first-line therapy in peripheral T-cell lymphomas: results of a prospective multicenter study. J Clin Oncol. 2009; 27: 106-13.
50) Mercadal S, Briones J, Xicoy B, et al. Intensive chemotherapy (high-dose CHOP / ESHAP regimen) followed by autologous stem-cell transplantation in previously untreated patients with peripheral T-cell lymphoma. Ann Oncol. 2008; 19: 958-63.
51) Le Gouill S, Milpied N, Buzyn A, et al. Graft-versus-lymphoma effect for aggressive T-cell lymphomas in adults: a study by the Societe Francaise de Greffe de Moelle et de Therapie Cellulaire. J Clin Oncol. 2008; 26: 2264-71.
52) Hamadani M, Awan FT, Elder P, et al. Allogeneic hematopoietic stem cell transplantation for peripheral T cell lymphomas; evidence of graft-versus-T cell lymphoma effect. Biol Blood Marrow Transplant. 2008; 14: 480-3.
53) Kim SW, Tanimoto TE, Hirabayashi N, et al. Myeloablative allogeneic hematopoietic stem cell transplantation for non-Hodgkin lymphoma: a nationwide survey in Japan. Blood. 2006; 108: 382-9.

〈鈴宮淳司〉

II T細胞リンパ腫

2 血管免疫芽球性T細胞リンパ腫の治療

　血管免疫芽球性T細胞リンパ腫 angioimmunoblastic T-cell lymphoma（AITL）は末梢T細胞リンパ腫 peripheral T-cell lymphoma（PTCL）の1型で，かつては反応性リンパ増殖性疾患との鑑別や疾患概念が問題とされた疾患単位である．治療選択上の疾患単位としては，一般的には中悪性度非Hodgkinリンパ腫 non-Hodgkin lymphoma（NHL）もしくはaggressive NHLの一病型とされるが，幅広い病態スペクトラムと臨床的悪性度を示すため，患者の臨床病態や臨床経過を考慮した個別の治療対応を要する場合がある．

❶ 血管免疫芽球性T細胞リンパ腫とは何か？

a．疾患概念

　AITLは，発熱，発疹，貧血などの全身症状，リンパ節病変を主体とする多様な細胞浸潤，小血管と濾胞性樹状細胞 follicular dendritic cell（FDC）の増生など，特徴的な臨床病理学的所見によって特徴づけられるPTCLの一型である[1]．かつては，angioimmunoblastic lymphadenopathy with dysproteinemia（AILD）[2]，immunoblastic lymphadenopathy（IBL）[3]など，リンパ腫類縁のリンパ増殖性疾患と考えられていた．その後の，サザンブロット法によるT細胞clonal populations検索法導入などにより，多くの症例におけるT細胞腫瘍としてのクローン性増殖[4]，クローン性染色体異常[5]の確認などに基づいてPTCLの一型として認識されるようになった．

　図B-54に，International T-Cell Lymphoma Projectにおける病理中央診断に基づく成人末梢T/NK細胞リンパ腫1,314例の主な疾患単位の相対頻度を示す[6]．AITLは18.5％を占め，成人末梢T/NK細胞リンパ腫のなかではPTCL, not otherwise specified（PTCL-NOS）に次いで頻度が高い．表B-29に，International T-Cell Lymphoma Projectにおける成人末梢T/NK細胞リンパ腫の主要な疾患単位の地域別相対頻度を示す．AITLの相対頻度は，北米（17.9％），アジア（16.0％）に比し，欧州（28.7％）で高い．その理由の詳細は不明であるが，病理医のAITLとPTCL-NOSの識別に地域差が存在している可能性が第1に考えられる．

b．病変の体内分布

　AITLはリンパ節を病変の首座とする疾患で，大半の患者が全身リンパ節腫大を呈する．リンパ節に次いで頻度の高い浸潤部位は脾，肝，皮膚，骨髄などである．

c．臨床症状・理学所見

　大半の患者が進行期例として診断され，全身リンパ節腫大，肝脾腫，発熱，盗汗，多クローン性高ガンマグロブリン血症，瘙痒感を伴う皮疹，胸腹水，関節炎を高頻度に認める．検査所見で

II-2. 血管免疫芽球性 T 細胞リンパ腫の治療

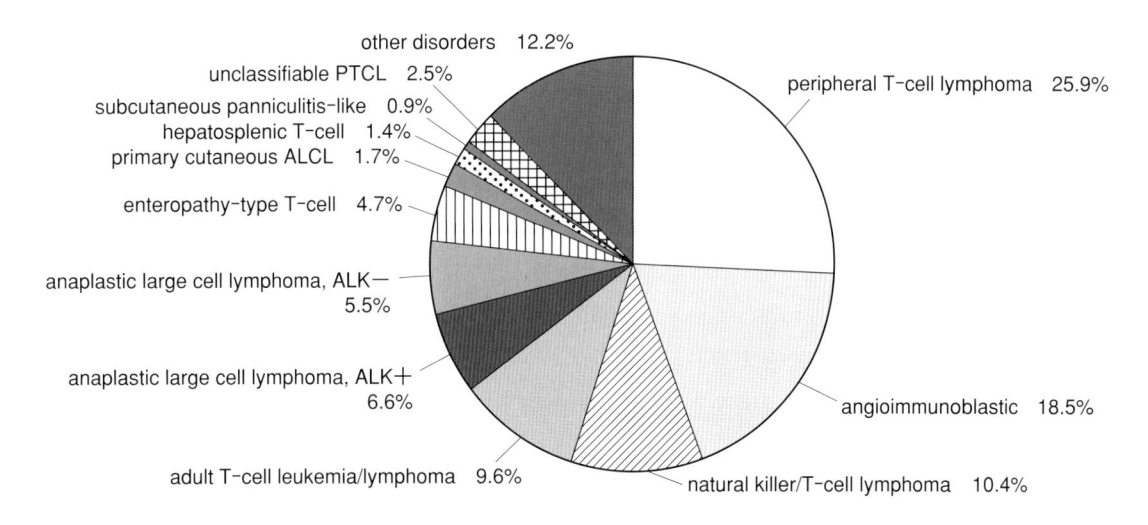

図 B-54 International T-Cell Lymphoma Project における病理中央診断に基づく成人末梢 T/NK 細胞リンパ腫 1,314 例の主な疾患単位の相対頻度[6]

円グラフ内訳:
- peripheral T-cell lymphoma 25.9%
- other disorders 12.2%
- unclassifiable PTCL 2.5%
- subcutaneous panniculitis-like 0.9%
- hepatosplenic T-cell 1.4%
- primary cutaneous ALCL 1.7%
- enteropathy-type T-cell 4.7%
- anaplastic large cell lymphoma, ALK− 5.5%
- anaplastic large cell lymphoma, ALK+ 6.6%
- adult T-cell leukemia/lymphoma 9.6%
- natural killer/T-cell lymphoma 10.4%
- angioimmunoblastic 18.5%

表 B-29 International T-Cell Lymphoma Project における成人末梢 T/NK 細胞リンパ腫の主要な疾患単位の世界の地域別相対頻度（International T-Cell Lymphoma Project. J Clin Oncol. 2008; 26: 4124-30. Table 1 を改変）

Subtype	North America	Europe	Asia	Total
PTCL-NOS	34.4	34.3	22.4	25.9
AITL	16.0	28.7	17.9	18.5
ALCL, ALK positive	16.0	6.4	3.2	6.6
ALCL, ALK negative	7.8	9.4	2.6	5.5
NKTCL	5.1	4.3	22.4	10.4
ATL	2.0	1.0	25.0	9.6
Enteropathy-type	5.8	9.1	1.9	4.7
Hepatosplenic	3.0	2.3	0.2	1.4
Primary cutaneous ALCL	5.4	0.8	0.7	1.7
Subcutaneous panniculitis-like	1.3	0.5	1.3	0.9
Unclassifiable T-cell	2.3	3.3	2.4	2.5

PTCL: peripheral T-cell lymphoma, NOS: not otherwise specified, AITL: angioimmunoblastic T-cell lymphoma, ALCL: anaplastic large-cell lymphoma, NKTCL: natural killer/T-cell lymphoma, ATL: adult T-cell leukemia-lymphoma.

は高頻度に種々の自己抗体を伴い，しばしば自己免疫性溶血性貧血を合併する．Epstein-Barr virus（EBV）陽性 B 細胞の増加を伴いやすいが，本疾患に起因する免疫不全のためと考えられ

● B. 治療

ている.

　表 B-30 に, International T-Cell Lymphoma Project における成人末梢T/NK細胞リンパ腫の主要な疾患単位の臨床的特徴を示す. AITL は PTCL 中の他の疾患単位に比し, 高齢で進行期例が多く, 国際予後因子指標 International Prognostic Index (IPI)[7] による不良予後因子個数が多い傾向を示す.

d. 病理組織所見

　正常リンパ節構築が失われ, high endothelial venules (HEV) の著明な樹枝状増生を大半の例で認める. 淡明な細胞質を有する小〜中型のリンパ球様細胞 (clear cell もしくは pale cell とよばれる) の浸潤が目立つが, 反応性リンパ球, 好酸球, 形質細胞, 組織球などの反応性細胞浸潤を伴う[1,4].

　AITL の腫瘍性 T 細胞は CD2, CD3, CD5 の pan T-cell antigen に加えて, 大半の症例で CD4 陽性であるが, しばしば多数の反応性 CD8 陽性 T 細胞の浸潤を伴う. 近年の検討により, AITL の腫瘍性 T 細胞は CD10, CXCL13 陽性でリンパ節正常濾胞の follicular helper T cell (TFH) 由来であることが, 免疫学的表現型のみならず遺伝子発現解析結果からも示唆されている[1,8,9]. 腫瘍性 TFH 細胞増生が, B 細胞や FDC, EBV 陽性 B 細胞の増生を説明しうると考えられる. EBV 陽性 B 細胞増生はときに EBV 陽性の diffuse large B-cell lymphoma (DLBCL) に進展することが複数報じられている[1].

表 B-30 International T-Cell Lymphoma Project における成人末梢T/NK細胞リンパ腫の主要な疾患単位の臨床的特徴 (International T-Cell Lymphoma Project. J Clin Oncol. 2008; 26: 4124-30. Table 2 を改変)

Diagnosis	Median Age (years)	Male %	Stage III/IV %	Marrow Positive %	IPI 0/1 %	IPI 2/3 %	IPI 4/5 %
PTCL-NOS	60	66	69	22	28	57	15
AITL	65	56	89	29	14	59	28
Nasal NKTCL	52	64	27	10	51	47	2
Extranasal NKTCL	44	68	69	18	26	57	17
ATL	62	55	90	28	19	65	16
ALCL, ALK+	34	63	65	12	49	37	14
ALCL, ALK-	58	61	58	7	41	44	15
Enteropathy-type	61	53	69	3	25	63	13
Primary cutaneous ALCL	55	64	14	0	86	14	0
Hepatosplenic	34	68	95	74	5	47	47
Subcutaneous panniculitis-like	33	75	83	8	42	42	17

IPI: International Prognostic Index.

e．分子生物学的特徴

T細胞抗原受容体遺伝子再構成が75〜90％に，免疫グロブリン遺伝子再構成が25〜30％に認められるが，後者はEBV陽性B細胞増生の反映であることが示唆される[1,4]．

高頻度に認められる細胞遺伝子学的異常にはtrisomy 3，trisomy 5，＋Xがあり[1,5]，comparative genomic hybridization（CGH）により22，19，11q13のgainと13qのlossが一部の患者に認められる[1]．

❷ AITL患者の予後と化学療法

図B-55にInternational T-Cell Lymphoma Projectにおける成人末梢T/NK細胞リンパ腫の主要な疾患単位の全生存 overall survival（OS）を示す[5]．AITL患者の生命予後は，未分化大細胞リンパ腫 anaplastic large cell lymphoma（ALCL）より不良で，成人T細胞白血病リンパ腫 adult T-cell leukemia-lymphoma（ATL）より良好であり，PTCL-NOSとほぼ同様のOSを示す．一方，NK/T細胞リンパ腫とAITLのOSを比較すると，治療開始後早期にはAITLが上回っているが，5年以降では逆転してNK/T細胞リンパ腫のOSが上回る．これはNK/T細胞リンパ腫では鼻咽頭原発の限局期例の相対頻度が高く一部が放射線治療などによって治癒するためと考えられる．

わが国のJapan Clinical Oncology Group（JCOG）リンパ腫グループの，aggressive NHLに対するCHOP類似化学療法レジメンによる複数の臨床試験に登録されて化学療法を受けた，ATLを除く成人末梢T/NK細胞リンパ腫患者のOSを疾患単位別に検討すると，PTCL-NOSとNK/T細胞リンパ腫の2つの疾患単位が予後不良で，AITLを含む他の疾患単位は比較的予後良好であった[10]．成人末梢T/NK細胞リンパ腫中の，AITLという疾患単位のOSへの影響に関する

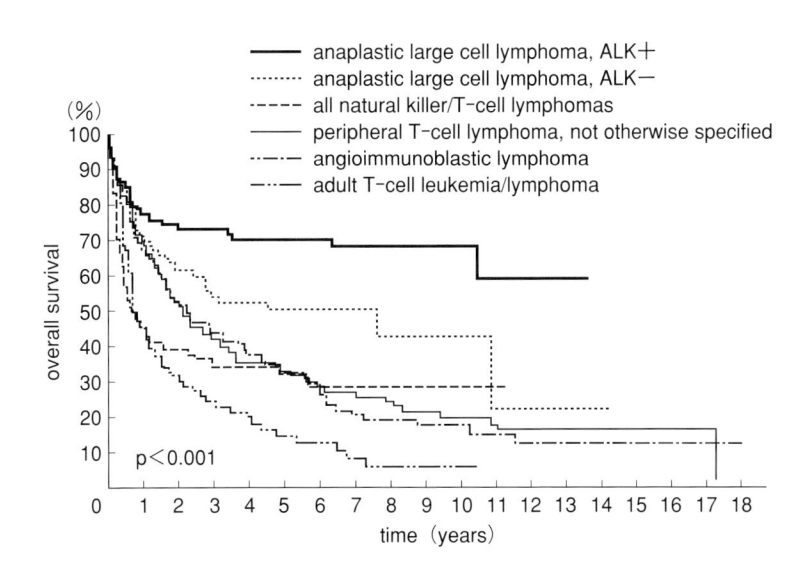

図B-55 International T-Cell Lymphoma Projectにおける成人末梢T/NK細胞リンパ腫の頻度が高い疾患単位の全生存[6]

B. 治療

International T-Cell Lymphoma Project とのデータとの相違の原因は不明であるが，一般診療として治療を受けた患者群と臨床試験に登録されて intensive な化学療法を施行された患者群の selection bias が影響している可能性が考えられる．すなわち，AITL 患者は全体的には PTCL-NOS と同様に予後不良であるが，臨床試験の適格規準を満たして本格的な化学療法を受けた一部の患者の予後はそれほど不良ではないことを意味している可能性がある．

　図 B-56 に，フランスを中心とするリンパ腫多施設共同研究グループ Groupe d'Etude des Lymphomes de l'Adulte（GELA）の臨床試験に登録されて CHOP 類似化学療法が施行された 156 例の AITL 患者の，(a) 全生存（OS）と，(b) 無イベント生存 event-free survival（EFS）を示す[11]．観察期間中央値 68 カ月時点での 5 年 OS と 7 年 OS はそれぞれ 33 ％ と 29 ％，5 年 EFS と 7 年 EFS は 29 ％ と 23 ％ であった．これらの AITL 患者の GELA 臨床試験の CHOP 類似レジ

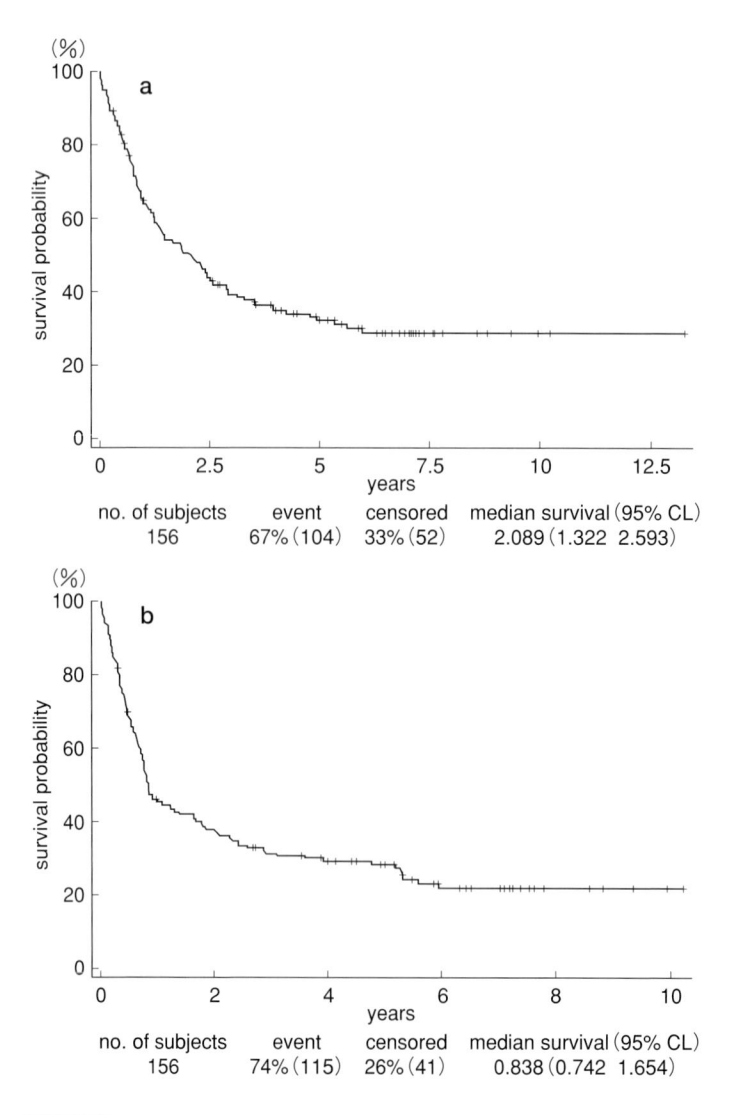

図 B-56　GELA による臨床試験に登録されて化学療法が施行された 156 例の AITL 患者の全生存（a）と無イベント生存（b）[11]

メンによる寛解導入療法の完全奏効割合は46％であった．AITL患者の予後は強力な化学療法施行によっても不良であるが，約30％の患者では7年生存が期待できるといえよう．

GELA試験に登録されたAITL例の予後因子の検討の結果，多変量解析によって抽出されたOSに及ぼす不良予後因子は男性，縦隔リンパ節腫大と貧血の3因子であり，IPI，PIT〔prognostic index for PTCL - unspecified（PTCL - U）〕[12]とも予後予測性は不良であった[11]．

❸ AITLに対する造血幹細胞移植

PTCLに対する造血幹細胞移植の役割については，DLBCL，follicular lymphomaなどの頻度の高いB細胞リンパ腫に比し，十分な患者数を対象とした検討に乏しかったが，再発・再燃例および未治療例を対象とした自家造血幹細胞移植併用大量化学療法の一定程度まとまった成績が報告されるようになった．Memorial Sloan Kettering Cancer CenterのKewalramaniらによる報告は，後方視的解析であるが，再発後の救援化学療法奏効例（sensitive relapse），primary refractory例に対する自家移植併用大量化学療法の一定の有効性を示唆するものである[13]．一方，最近，Reimerらドイツグループによる，未治療PTCL 83名に対する多施設共同第II相試験結果が報告された[14]．83名中自家移植併用大量化学療法が施行されたのは56例（66％）であり，intention - to - treat analysisによる大量化学療法後の全奏効割合66％，完全奏効割合56％，3年生存48％，3年無病生存36％であった．期待されたほどの良好な成績ではないが，PTCLに対する通常量化学療法の不良な治療成績を考慮すると，第III相試験実施に値するpromisingな結果との著者らの主張は理にかなったものといえる．しかし，先行化学療法が無効なために大量化学療法に進めない患者が29％（24／83）に認められ，先行化学療法の抗腫瘍効果増強の必要性が論じられた．

同種移植は多くが散発的な報告にとどまっていたが，Corradiniらによるreduced - intensity stem cell transplantation（RIST）の報告は同種移植の役割に関する一定レベルのevidenceを提供している[15]．

自家および同種造血幹細胞移植の対象となったPTCL中AITLは半数以下を占めるに過ぎない．しかし，上記のPTCL全体に対する造血幹細胞移植に関するevidenceのAITL治療への適用の妥当性に関しては，evidenceは不十分であるもののおおむね適用可能と思われる．

❹ ATLに対する有効な新薬の探索

a．Cyclosporine A

Cyclosporine Aの奏効を報じた日米のcase seriesがあり[16,17]，米国Eastern Cooperative Oncology Group（ECOG）で追試の臨床試験が行われたが，患者登録不良とのことである．AITL治療におけるcyclosporine Aの役割に関するevidenceは不十分である．

b．抗CD52抗体 alemtuzumab

AITLを含む未治療PTCLに対してヒト化抗CD52抗体alemtuzumab（Campath - 1H）とCHOP療法を併用した第II相試験結果が報じられた[18]．評価可能24例中6例（25％）をAITLが占め，6例全例が完全奏効に達し生命予後も良好であった．さらなる検討の対象になりうる治

c. 抗CCR4抗体 KW-0761

ヒト化抗体 CCR4 抗体 KW-0761 の臨床試験が ATL を主たる対象として実施されているが[19]，AITL の CCR4 陽性率は 35％（8/23）と報じられており[20]，今後の検討対象になりうる．

d. 抗VEGF抗体 bevacizumab

AITL の病理組織像として小血管増生がよく知られ，AITL の腫瘍細胞における vascular endothelial growth factor（VEGF）-A の発現亢進が報じられた[21]．これらを踏まえて，ヒト化抗 VEGF 抗体 bevacizumab 投与による AITL 奏効例が報じられた[22,23]．症例報告レベルではあるが，興味深い報告である．

e. 抗CD20抗体 rituximab

AITL では B 細胞増生が高率に認められることを踏まえて，rituximab の有用性を期待して，rituximab と CHOP 療法併用（R-CHOP 療法）による有望な抗腫瘍効果が，フランスの Joly らによって報じられた[24]．この単施設からの報告に基づいて，GELA により多施設共同第 II 相試験が実施されており，その結果が注目される．

おわりに

AITL の疾患概念，臨床病態，予後因子，治療などに関する現状認識を述べた．疾患概念の整理が十分に進んでいない PTCL において，AITL は比較的明確に定義しうる疾患単位として，REAL 分類，WHO 分類第 3 版，第 4 版において categorize されてきた．しかし，International T-Cell Lymphoma Project の報告からも明らかなように，PTCL 中の AITL の相対頻度には明らかな地域差があり，その要因としては，病理医による AITL と PTCL-NOS の識別規準に地域差がある可能性が高い．病理組織診断精度が不十分な現状においては，それを前提とする臨床研究の精度が不十分であることはいうまでもなく，これまでの論文報告は注意深い解釈が求められる．換言すれば，今後の研究の発展が期待される分野ともいえる．

■文献

1) Dogan A, Gaulard P, Jaffe ES, et al. Angioimmunoblastic T-cell lymphoma. In: Swerdlow SH, Campo E, Harris NL, et al. editors. WHO Classification of Tumours of Haematopoietic and Lymphoid Tissues. 4th ed. Lyon: IARC Press; 2008. p.309-11.
2) Frizzera G, Moran EM, Rappaport H. Angio-immunoblastic lymphadenopathy with dysproteinaemia. Lancet. 1974; 1(7866): 1070-3.
3) Lukes RJ, Tindle BH. Immunoblastic lymphadenopathy: a hyperimmune entity resembling Hodgkin's disease. N Engl J Med. 1975; 292: 1-8.
4) Tobinai K, Minato K, Ohtsu T, et al. Clinicopathologic, immunophenotypic, and immunogenotypic analyses of immunoblastic lymphadenopathy-like T-cell lymphoma. Blood. 1988; 72: 1000-6.
5) Kaneko Y, Maseki N, Sakurai M, et al. Characteristic karyotypic pattern in T-cell lymphoproliferative disorders with reactive "angioimmunoblastic lymphadenopathy with dysproteinemia-type" features. Blood. 1988; 72: 413-21.
6) International T-Cell Lymphoma Project: International Peripheral T-Cell and Natural Killer/T-Cell

Lymphoma Study: pathology findings and clinical outcomes. J Clin Oncol. 2008; 26: 4124-30.
7) The International Non-Hodgkin's Lymphoma Prognostic Factors Project: A predictive model for aggressive non-Hodgkin's lymphoma. N Engl J Med. 1993; 329: 987-94.
8) Dupuis J, Boye K, Martin N, et al. Expression of CXCL13 by neoplastic cells in angioimmunoblastic T-cell lymphoma (AITL): a new diagnostic marker providing evidence that AITL derives from follicular helper T cells. Am J Surg Pathol. 2006; 30: 490-4.
9) de Leval L, Rickman DS, Thielen C, et al. The gene expression profile of nodal peripheral T-cell lymphoma demonstrates a molecular link between angioimmunoblastic T-cell lymphoma (AITL) and follicular helper T (TFH) cells. Blood. 2007; 109: 4952-63.
10) Watanabe T, Kinoshita T, Itoh K, et al. A new prognostic model for peripheral T/NK-cell lymphomas (PTCLs) from prospective multicenter clinical trials. 10th International Conference on Malignant Lymphoma, Lugano, 2008. Ann Oncol. 2008; 19: iv9-29.
11) Mourad N, Mounier N, Brière J, et al. Clinical, biologic, and pathologic features in 157 patients with angioimmunoblastic T-cell lymphoma treated within the Groupe d'Etude des Lymphomes de l'Adulte (GELA) trials. Blood. 2008; 111: 4463-70.
12) Gallamini A, Stelitano C, Calvi R, et al. Peripheral T-cell lymphoma unspecified (PTCL-U): a new prognostic model from a retrospective multicentric clinical study. Blood. 2004; 103: 2474-9.
13) Kewalramani T, Zelenetz AD, Teruya-Feldstein J, et al. Autologous transplantation for relapsed or primary refractory peripheral T-cell lymphoma. Br J Haematol. 2006; 134: 202-7.
14) Reimer P, Rüdiger T, Geissinger E, et al. Autologous stem-cell transplantation as first-line therapy in peripheral T-cell lymphomas: results of a prospective multicenter study. J Clin Oncol. 2009; 27: 106-13.
15) Corradini P, Dodero A, Zallio F, et al. Graft-versus-lymphoma effect in relapsed peripheral T-cell non-Hodgkin's lymphomas after reduced-intensity conditioning followed by allogeneic transplantation of hematopoietic cells. J Clin Oncol. 2004; 22: 2172-6.
16) Murayama T, Imoto S, Takahashi T, et al. Successful treatment of angioimmunoblastic lymphadenopathy with dysproteinemia with cyclosporin A. Cancer. 1992; 69: 2567-70.
17) Advani R, Warnke R, Sikic BI, et al. Treatment of angioimmunoblastic T-cell lymphoma with cyclosporine. Ann Oncol. 1997; 8: 601-3.
18) Gallamini A, Zaja F, Patti C, et al. Alemtuzumab (Campath-1H) and CHOP chemotherapy as first-line treatment of peripheral T-cell lymphoma: results of a GITIL (Gruppo Italiano Terapie Innovative nei Linfomi) prospective multicenter trial. Blood. 2007; 110: 2316-23.
19) Yamamoto K, Tobinai K, Utsunomiya A, et al. Phase I study of KW-0761, a defucosylated anti-CCR4 antibody, in relapsed patients (pts) with adult T-cell leukemia-lymphoma (ATL) or peripheral T-cell lymphoma (PTCL): updated results. Blood (ASH Annual Meeting Abstracts). Nov 2008; 112: 1007.
20) Ishida T, Inagaki H, Utsunomiya A, et al. CXC chemokine receptor 3 and CC chemokine receptor 4 expression in T-cell and NK-cell lymphomas with special reference to clinicopathological significance for peripheral T-cell lymphoma, unspecified. Clin Cancer Res. 2004; 10: 5494-500.
21) Zhao WL, Mourah S, Mounier N, et al. Vascular endothelial growth factor-A is expressed both on lymphoma cells and endothelial cells in angioimmunoblastic T-cell lymphoma and related to lymphoma progression. Lab Invest. 2004; 84: 1512-9.
22) Bruns I, Fox F, Reinecke P, et al. Complete remission in a patient with relapsed angioimmunoblastic T-cell lymphoma following treatment with bevacizumab. Leukemia. 2005; 19: 1993-5.
23) Bujanda DA. Complete response of relapsed angioimmunoblastic T-cell lymphoma following therapy with bevacizumab. Ann Oncol. 2008; 19: 396-7 (letters to the editor).
24) Joly B, Frenkel V, Gaulard P, et al. Rituximab in combination with CHOP regimen in angioimmunoblastic T-cell lymphoma (AITL): preliminary results in 9 patients treated in a single institution. Blood (ASH Annual Meeting Abstracts). 2005; 106: 2686.

〈飛内賢正〉

II T細胞リンパ腫

3 成人T細胞白血病・リンパ腫の臨床病態と治療法の選択

　ヒトTリンパ球好性ウイルスI型（HTLV-1）が病因ウイルスである成人T細胞白血病・リンパ腫（ATL）はウイルスキャリアの数パーセントが感染から数十年を経て発症することから，多段階発がんに拠ることが示されている．その臨床病態は多様であり，Japan Clinical Oncology Group-Lymphoma Study Group（JCOG-LSG）による予後因子解析結果と臨床病態に基づく病型分類（急性型，リンパ腫型，慢性型，くすぶり型）は，予後予測と治療方針の決定に有用である[1]．

　1980年代に他のリンパ腫とともに対象とされた臨床試験のサブグループ解析で，ATLとの診断が最も予後不良な因子であったことと上述の臨床病型が提唱されたことから，急性型，リンパ腫型と予後不良因子（LDH，アルブミン，尿素窒素のいずれか1つ以上が異常値）を有する慢性型のaggressive ATLに対して日本ではJCOG-LSGを中心に，継続的に臨床試験が実施された．一方，くすぶり型と予後不良因子を有さない慢性型のindolent ATLは，病勢の進行が緩やかであり，現在標準的治療法がないことから，急性転化するまではwatchful waitingされることが多かった．

❶ Aggressive ATLに対する多剤併用化学療法

　1993年から行われたVCAP-AMP-VECP（LSG15）療法の第II相試験では，CHOPの4剤にATLで高発現している多剤耐性遺伝子MDRのP糖蛋白が関与しないcarboplatinとranimustine，さらにはvindesineとetoposideを併用し，血球減少には顆粒球コロニー刺激因子と血小板・赤血球輸血で対応して治療強度を上げている．登録された93例では，血球減少を主とした毒性は強かったものの，完全寛解率と3年生存割合はそれぞれ36％と22％とそれまでの治療成績よりも有望であった[2]．そこで，当時ATLを含む非Hodgkinリンパ腫の標準治療の1つとみなされていたbiweekly CHOP療法とmodified LSG15療法の第III相比較試験が1998年から行われた．118例が登録され，BiCHOPと比べmLSG15は，毒性が強く治療関連死を3例に認めたものの，CR率と3年生存率が図B-57に示すように高かった[3]．以上より現時点でのaggressive ATLに対する標準的併用化学療法はVCAP-AMP-VECPであるが，その治療成績は依然として造血器腫瘍のなかでも最も不良なものの1つなので，今後は寛解率をさらに向上させる併用化学療法，以下に述べる同種造血幹細胞移植療法，新規治療薬の開発が望まれる．

❷ Aggressive ATLに対する同種造血幹細胞移植療法

　ATLに対する自家移植療法は，寛解期に行っても再発率が高くその有用性は示されていない．

一方，本疾患に対する同種造血幹細胞移植療法（allo-HSCT）は，移植片対 ATL 効果が臨床的観察，さらには基礎実験で示されたことから有望視されている．

図 B-58 は九州を中心とした施設で移植された 40 例の後方視的解析結果であるが，非寛解期に移植した症例を約半数含むにもかかわらず，化学療法の場合よりも長期生存割合が高く，かつプラトーを示していることから，治癒をもたらす治療法として期待されている[4]．HTLV-1 プロウイルスを指標とした微小残存病変（MRD）の解析では，化学療法後と比べて，allo-HSCT

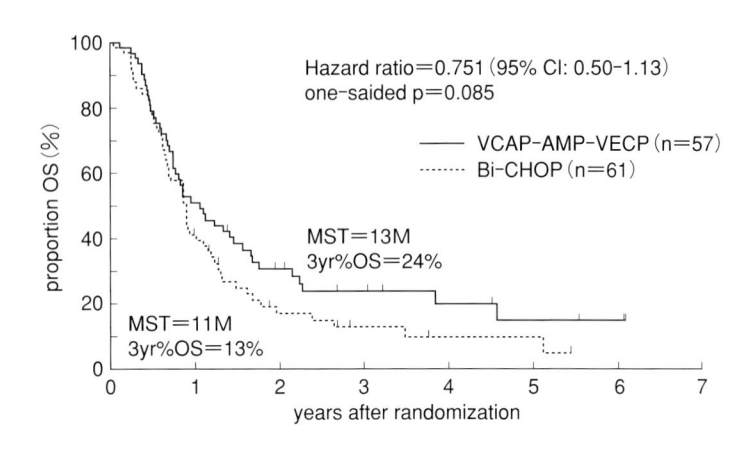

図 B-57 JCOG9801 試験を受けた aggressive ATL の治療法別の全生存曲線[3]

CR 率と PR 率は，VCAP-AMP-VECP 群で 40％（23/57）と 32％（18/57），biweekly CHOP 群で 25％（15/61）と 41％（25/61）であり，CR 率は前者で有意に高かった（p = 0.020）．
3 年全生存率と全生存期間中央値は前者 vs 後者で 24％（95％ CI： 12〜35％）vs.13％（4〜22％），12.7 カ月（9.0〜18.8 カ月）vs.10.9 カ月（8.4〜13.2 カ月）であった（主解析である OS の log-rank 片側 p 値は 0.085，ハザード比 0.75．背景因子を調整後の片側 p = 0.028，ハザード比 0.63）．

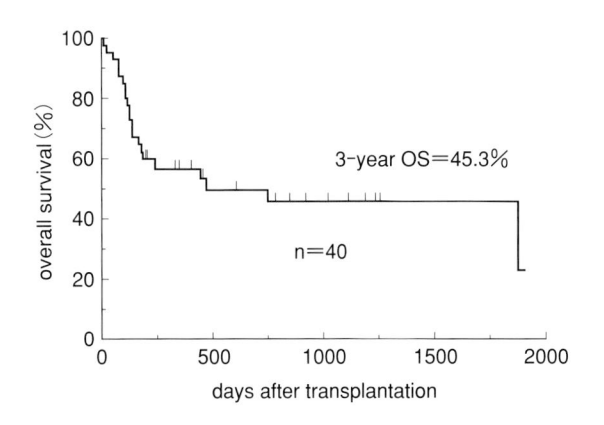

図 B-58 骨髄破壊的造血幹細胞移植療法を受けた aggressive ATL の移植後の全生存曲線[12]

高悪性度 ATL 40 例の allo-HSCT 後の 3 年後生存率は約 45％であった

B. 治療

後にはMRDのレベルが著しく低いことが報告されている．さらにはnon-HTLV-1キャリアドナーからの移植後にはMRDが検出されなくなることが多く，なかには血清ウイルス抗体価が消失する例，すなわちATLのみならずHTLV-1感染症が治癒したと考えられる症例報告もある．

　ATLは高齢者に多く，またAIDS同様の免疫不全があるため，移植後にはGVHDや日和見感染などの合併症が問題となることが多い．移植にあたっては，患者の年齢を含む全身・臓器評価，ATLの病状，ドナー（血縁の場合HTLV-1キャリアか否か，非血縁の場合はバンクか臍帯血か），骨髄破壊的か非破壊的（RIST）か，などの検討すべき事項が多い．現在日本で高齢者ATLに対するRISTの臨床試験が継続的に行われており，非高齢者に対する骨髄破壊的allo-HSCTの臨床試験も近々開始の予定である[5]．

❸ Indolent ATL に対する watchful waiting 療法

　上述したようにindolent ATLには急性転化するまでwatchful waitingされることが多かったがその長期予後は不明であった．図B-59は，長崎大学原研内科で1974年から2003年までに診断したくすぶり型または慢性型ATL90例の全生存と無急性転化生存率を示す．11例は10年以上生存していたが，生存曲線にプラトーはなく，早期に死亡する1群と数年たった以降でも急性転化する1群があることが示唆された．死因の73％はATLであり，その他は合併した悪性腫瘍，慢性肺疾患，日和見感染症などであった．以上よりindolent ATLの長期予後は必ずしも良好ではなく，特に診断から数年は病勢の進行を慎重に経過観察する必要がある．

❹ ATL に対する IFN / AZT 療法

　Interferon α（IFN α）と，抗レトロウイルス薬であるzidovudine（AZT）の併用療法（IFN/

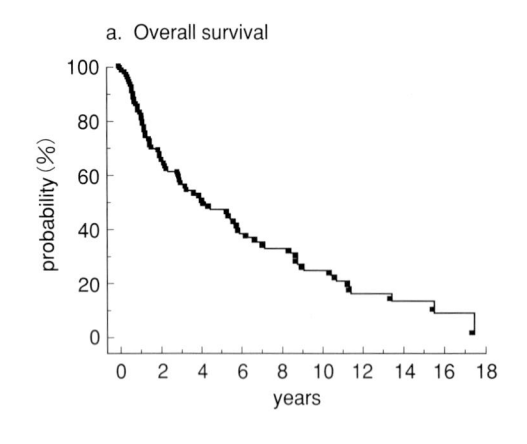

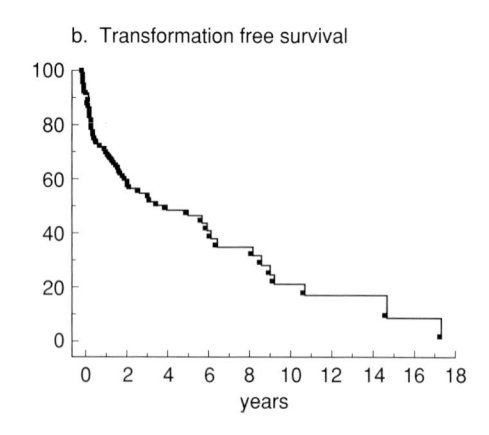

図B-59 Indolent ATLL 患者 90 例の全生存曲線と無急性転化生存率

Indolent ATLL90例（慢性型65例，くすぶり型25例）での生存期間中央値は4年で，12例は10年以上生存していた．予測5年・10年・15年生存率はそれぞれ47％，23％，13％であった．無急性転化生存の中央値は3.3年，予測5年，10年，15年生存率はそれぞれ46％，21％，8％であった（Takasaki Y, et al. ASH 2007）．

AZT療法）は，19例のATLにおいて寛解率は58％（CR 5例とPR 6例）と良好であることが米国から1995年に報告された．しかし，生存期間中央値は4.8カ月と短かったことから，本療法の追試は日本では実施されなかった．最近の欧州，米国，中南米の多施設からの後方視的解析の報告では，IFN／AZT療法は欧米の実地医療で汎用され，特にaggressive ATLよりもindolent ATL，aggressive ATLのなかではリンパ腫型よりも急性型に有用であると報告された（表B-31）．特にindolent ATLに対する本療法の治療成績は，前述の日本でのwatchful waitingによる長期予後と比べて有望であり，さらなる検討が望まれる（図B-60）．

表B-31 海外で実施されたIFN＋抗レトロウイルス剤療法の後方視的解析

	初回治療	症例数	MST（M）	5年OS（％）	
全病型	IFN／AZT*	64	66	51	p＝0.02
	化学療法	83	12	20	
急性型	IFN／AZT*	33	12	36	p＝0.074
	化学療法	39	8	8	
リンパ腫型	IFN／AZT*	15	14	29	NS
	化学療法	38	12	n.a.	
慢性型・くすぶり型	IFN／AZT*	16	n.r.	100	P＜0.0001
	化学療法	6	60	60	

*：AZT以外の抗レトロウイルス薬の使用を含む．MST：median survival time，
OS：overall survival，M：months．
（Bazarbacchi, et al. ASH 2007）

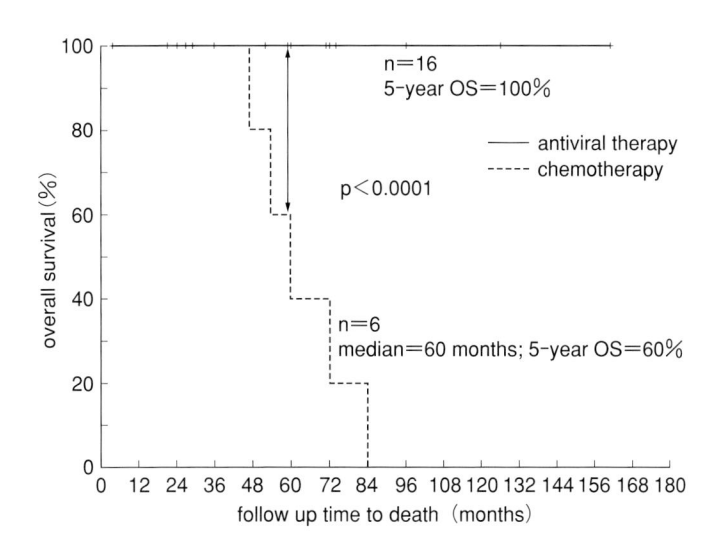

図B-60 IFN＋抗レトロウイルス薬または化学療法を受けたindolent ATLの生存率
（Bazarbacchi, et al. ASH 2007）

● B. 治療

⑤ 新薬開発

　いくつかの抗体医薬が ATL を含む T リンパ腫に対して試みられている．ケモカイン受容体のCCR4 は制御性 T 細胞ほかに発現し，ATL では 90％以上の症例で陽性であり，予後不良因子と報告されている．Defucosylate 化により ADCC 活性を高めたヒト化抗 CCR4 キメラ MoAb（KW-0761）の ATL ほかの T リンパ腫に対する第 I 相臨床試験が日本で実施され，初期使用量での安全性と抗 ATL 効果が学会報告されたことから期待されている．

　その他の分子標的療法薬としては，ヒストン脱アセチル化酵素阻害薬，T 細胞の代謝に必須の purine nucleoside phospholylase 阻害薬，新規葉酸拮抗薬，サリドマイド誘導体のレナリドマイドなどが ATL を含む難治性 T 細胞腫瘍に対する臨床試験で検討されつつある．

エヴィデンス&データファイル

ATLの診療についての国際的合意形成

　日本では急性型，リンパ腫型のaggressive ATLには化学療法または同種骨髄移植療法が用いられることが多く，慢性型，くすぶり型のindolent ATLは急性転化するまではwatchful waitingが原則とされてきた．わが国では継続的な臨床試験などによりaggressive ATLに対する化学療法と同種骨髄移植療法の成績に進歩がみられている．一方わが国以外では欧米を中心として，ATLが他のリンパ系腫瘍と比べ著しく難治性であり，HTLV-1が病因であったことから，抗ウイルス薬のinterferon αとzidovudineの併用療法が汎用されてきた．

　2007年の国際レトロウイルスHTLV会議で，欧州，北・中・南米と日本の研究者がATL Workshopを開きその診療・研究について協議した．このWorkshopに参加した研究者が本疾患の治療法選択，治療効果判定規準ほかについての協議を重ね国際的合意を形成したので紹介する[7]．

　ATLの定義と臨床病型分類ついてはそれぞれ新WHO分類とJCOG-LSG分類に従い，その診断のために精査すべき臓器と必要な検査法をリストアップしている．これまでに報告されている多変量解析で同定された予後因子を記載したうえで，臨床病型分類によりJCOG-LSGと同一の基準でindolentとaggressive typeに分けて治療方針を立てることを推奨している．そして化学療法，抗ウイルス（AZT/IFN）療法と同種移植療法を概説し，治療開始前に評価すべき項目と補助療法について記載しており，さらには表B-32のrecommendation（ガイドラインではない）を提示した．

❶ 推奨される治療戦略 （表B-32）

　Indolent typeに対する日本でのwatchful waitingによる長期予後は良好ではなかったが欧米からのAZT/IFN療法の成績は有望であったので，この病型で皮膚病変や日和見感染症など症状がある場合はAZT/IFN療法をまず検討（consider）することを推奨している．

　急性型と予後不良因子を有する慢性型への初期治療としては，このタイプに対して第3相比較試験と後方視的解析でそれぞれ有望であったVCAP-AMP-VECP療法，AZT/IFN療法の順に検討することを推奨している．さらにはこのタイプのなかで予後不良因子を有するか初期治療効果が不良な場合は，早期に移植を検討すべきとしている[5,6]．ここでの予後不因子としては，多変量解析で同定された高LDH値症，高Ca値症，PS不良，多臓器病変などの臨床的因子，IRF4発現異常，p53，p16ゲノム異常などが検討されたが，現時点でどれを推奨すべきかの合意は得られなかった．

　リンパ腫型に対しては，AZT/IFN療法の成績が不良であったのでVCAP-AMP-VECP療法を初期治療として推奨し，移植については急性型/予後不良因子な慢性型の場合と同様の方針と

表B-32 推奨されるATLの治療戦略（文献7より改変，引用）

くすぶり型あるいは予後不良因子を有さない慢性型ATL
・前向き臨床試験への参加を考慮
・症候を有する患者（皮膚病変，日和見感染症ほか）：AZT/IFN療法または watchful waiting を考慮
・症候のない患者：watchful waiting を考慮

予後不良因子を有する慢性型あるいは急性型ATL *
・前向き臨床試験への参加を考慮
・臨床試験に参加しない場合，予後因子（臨床的因子と可能であれば分子生物学的因子）をチェック
　―予後良好群：化学療法（VCAP-AMP-VECP evaluated by a phase III trial against biweekly-CHOP）あるいは AZT/IFN（evaluated by a meta-analysis on retrospective studies）を考慮
　―予後不良群：化学療法に引き続いての骨髄破壊的，または非破壊的同種造血幹細胞移植療法（evaluated by retrospective and prospective Japanese analyses, respectively）を考慮.
　―初期治療の奏効が不十分：骨髄破壊的，または非破壊的同種造血幹細胞移植療法を考慮
　＊：リンパ腫型も同様の戦略をとる．ただし実態調査結果からはこの病型への有用性が低かったので，AZT/IFN療法は推奨されていない．

した．

❷ 治療効果判定規準（表B-33）

　治療効果判定規準は，CheshonらがNational Cancer Instituteのサポートで1996年と1999年にそれぞれ作成した慢性リンパ性白血病とリンパ腫の規準を参考に，前述のJCOG-LSG臨床試験で用いられてきたものを改訂した．CRの規準としては，リンパ節は1.5cmを超えるものはそれ以下になること，末梢血では異常リンパ球が5％未満かつ異常リンパ球を含むリンパ系細胞数が$4000/\mu l$未満となることとした．再発・増悪の規準は，リンパ節/他の臓器では長径と短径の積の和が最小の時から50％以上増大するか新たな病変の出現（皮膚を除く），末梢血では異常リンパ球数が最小の時から50％以上増加かつ異常リンパ球を含むリンパ系細胞数が$4000/\mu l$を超える場合とした．Cheshonらは昨年リンパ腫の治療効果判定規準を大幅に見直し，positron emission tomography（PET）を特にCRの評価に重視している．しかしながら彼らも述べているように概してTリンパ腫はPET陽性率にばらつきがあり，さらにはATLにおけるPETについての報告はきわめて少ない．このため今回の規準にPETは用いないこととしたが，今後ATLに対する臨床研究での評価が望まれる．現時点でもATLの治療開始前にPET陽性であれば，その後の効果判定には特にCTで不確定CRと判定された場合に有用である．

おわりに

　このレポートでは最後に今後検討すべき課題として，世界のATL多発地域で臨床疫学につい

表 B-33 ATL の治療効果判定規準（文献 7 より改変）

効果	定義	リンパ節	節外性腫瘤	肝臓，脾臓	皮膚	末梢血	骨髄
完全寛解（CR）	全ての病変の消失	正常	正常	正常	正常	正常*	正常
不確定完全寛解（CR-U）	かさばり病変での安定した残存病変	75％以上縮小	75％以上縮小	正常	正常	正常*	正常
部分寛解（PR）	病変の退縮	50％以上縮小	50％以上縮小	増大せず	50％以上縮小	50％以上減少	規定せず
病状安定（SD）	CR，PR，PD のいずれでもない	不変	不変	不変	不変	不変	規定せず
再発/増悪（Rel/PD）	新病変または病変増大	新病変または 50％以上増大	新病変または 50％以上増大	新病変または 50％以上増大	新病変または 50％以上増大	新病変または 50％以上増加**	再出現

*異常細胞 "flower cells" が 5％未満で，かつ異常細胞を含むリンパ系細胞の実数が $4 \times 10^9/l$ 未満．
**異常細胞の実数が最低値から 50％以上増加し，かつ異常細胞を含むリンパ系細胞の実数が $4 \times 10^9/l$ 以上．

て本疾患の共同研究を行い，強力な化学療法，同種移植療法そして AZT/IFN 療法による治療後の予後予測モデルの開発，さらには ATL の治療・予防についての新薬を含む新たな治療法についてのグローバルな臨床試験の実施をあげている．

■文献

1) Shimoyama M. Diagnostic criteria and classification of clinical subtypes of adult T-cell leukaemia-lymphoma. A report from the Lymphoma Study Group (1984-87). Br J Haematol. 1991; 79: 428-37.
2) Yamada Y, Tomonaga M, Fukuda H, et al. A new G-CSF-supported combination chemotherapy, LSG15, for adult T-cell leukemia-lymphoma: Japan Clinical Oncology Group Study 9303. Br J Haematol. 2001; 113: 375-82.
3) Tsukasaki K, Utsunomiya A, Fukuda H, et al. VCAP-AMP-VECP compared with biweekly CHOP for adult T-cell leukemia-lymphoma: Japan Clinical Oncology Group Study JCOG9801. J Clin Oncol. 2007; 25 (34): 5458-64.
4) Fukushima T, Miyazaki Y, Honda S, et al. Allogeneic hematopoietic stem cell transplantation provides sustained long-term survival for patients with adult T-cell leukemia/lymphoma. Leukemia. 2005; 5: 829-34.
5) Okamura J, Utsunomiya A, Tanosaki R, et al. Allogeneic stem-cell transplantation with reduced conditioning intensity as a novel immunotherapy and antiviral therapy for adult T-cell leukemia/lymphoma. Blood. 2005; 105: 4143-5.

6) Gill PS, Harrington W Jr, Kaplan MH, et al. Treatment of adult T-cell leukemia-lymphoma with a combination of interferon alpha and zidovudine. N Engl J Med. 1995; 332: 1744-8.
7) Tsukasaki K, Hermine O, Bazarbachi A, et al. Definition, prognostic factors, treatment, and response criteria of adult T-cell leukemia-lymphoma: a proposal from an international consensus meeting. J Clin Oncol. 2009; 27: 453-9.

〈塚崎邦弘〉

II T細胞リンパ腫

4 皮膚T細胞リンパ腫の治療

　皮膚T細胞リンパ腫の約50％を占める菌状息肉症は低悪性度のリンパ腫で，途中で進行が止まることがある．しかし，徐々に進行して腫瘤形成からリンパ節，内臓浸潤をきたす例では，一時は化学療法に反応するが完全寛解に導入することは難しい．早期の強力な治療によって予後が改善する証拠はない．いかにしてリンパ腫の進行を止めるかが治療の目標である．そのために独特の skin-directed therapy が考案されている．本稿では，代表的皮膚T細胞リンパ腫を取り上げ，治療指針を述べる．

❶ 皮膚T細胞リンパ腫の種類と本邦における頻度と治療選択

　2007年から毎年，全国約600施設（皮膚科専門医研修認定施設）に依頼して，皮膚リンパ腫新規発症例の全国調査を実施している．2007年と2008年のまとめでは，皮膚T細胞リンパ腫では，菌状息肉症（47.6％），成人T細胞白血病/リンパ腫（15.1％），未分化大細胞性リンパ腫（9.3％）が全体の約70％を占めていた（表B-34）．成人T細胞白血病/リンパ腫の存在が相対的発症頻度に大きくかかわっている．欧州と比べて本邦ではリンパ腫様丘疹症，皮膚濾胞中心リンパ腫，皮膚辺縁帯リンパ腫の頻度が少ないのも特徴といえる．実際の治療選択の実状を表B-35に示す．

❷ 皮膚T細胞リンパ腫治療ガイドラインと予後

　2008年に日本皮膚科学会および日本皮膚悪性腫瘍学会の共同事業として，EBMに基づく皮膚リンパ腫診療ガイドラインを作成した[1]．

　本稿では，菌状息肉症/Sézary症候群，皮下脂肪織炎様T細胞リンパ腫，進行性皮膚T細胞リンパ腫（原発性皮膚CD8陽性進行性表皮向性細胞傷害性T細胞リンパ腫，原発性皮膚γδT細胞リンパ腫）と，原発性皮膚CD4陽性小・中細胞性T細胞リンパ腫について述べ，未分化大細胞性リンパ腫と成人T細胞白血病/リンパ腫は別稿に譲る．

a. 菌状息肉症/Sézary症候群の予後解析

　2008年の皮膚リンパ腫WHO分類では，OlsenらのISCLグループが提唱したリンパ腫病期分類が採用された．しかし，その分類に準じた予後解析結果が判明するのは数年先になるので，ここでは従来の病気分類に基づいた予後解析結果を紹介する（表B-36）[2]．

　菌状息肉症早期病変（病期IA）では，10年間での病状進行は約10％であり，多くの症例は病変が治癒するか，進行が停止する．その理由として，臨床，病理組織像からは菌状息肉症と区

● B. 治療

表 B-34 皮膚リンパ腫の発生頻度（新規発生数）

Primary Cutaneous Lymphomas (pCLs)	Japan 2007 no. cases	Japan 2007 frequency	Japan 2008 no. cases	Japan 2008 frequency	Japan 2007 and 2008 no. cases	Japan 2007 and 2008 frequency	Dutch 1996~2002
Cutaneous T (/NK)-cell lymphomas (pCTCLs)	278	89.4%	278	85.5%	556	87.4%	
Mycosis fungoides / Sézary syndrome	152	48.9%	151	46.5%	303	47.6%	
● Mycosis fungoides (MF)	145	46.6%	146	44.9%	291	45.8%	44%
● Sézary syndrome (SS)	7	2.3%	5	1.5%	12	1.9%	3%
CTCLs other than MF/SS	126	40.5%	127	39.1%	253	39.8%	
● Adult T-cell leukemia/lymphoma (ATLL)	47	15.1%	49	15.1%	96	15.1%	
● Primary cutaneous CD30+ lymphoproliferative disorders	45	14.5%	42	12.9%	87	13.7%	
Primary cutaneous anaplastic large cell lymphoma	29	9.3%	30	9.2%	59	9.3%	8%
Lymphomatoid papulosis	13	4.2%	12	3.7%	25	3.9%	12%
● Primary cutaneous peripheral T-cell lymphoma	21	6.8%	25	7.7%	46	7.2%	6%
● Subcutaneous panniculitis-like T cell lymphoma	7	2.3%	3	0.9%	10	1.6%	1%
● Extranodal NK/T cell lymphoma, nasal type	6	1.9%	8	2.5%	14	2.2%	<1%
Cutaneous B-cell lymphomas (pCBCLs)	33	10.6%	47	14.5%	80	12.6%	23%
● Primary cutaneous diffuse large B-cell lymphoma	26	8.4%	28	8.6%	54	8.5%	4%
● Primary cutaneous follicle center lymphoma	7	2.3%	4	1.2%	11	1.7%	11%
● (Primary cutaneous) marginal zone B-cell lymphoma	0	0.0%	15	4.6%	15	2.4%	7%
Total	311	100.0%	325	100.0%	636	100.0%	1905

（濱田利久．岡山大学．日本皮膚悪性腫瘍学会の調査結果）

別ができない局面状類乾癬が含まれているためと考えられる．現在の診断技術では，進行例と寛解例を予見することは難しい．

表 B-35 菌状息肉症/Sézary 症候群の病期別治療選択（全国調査）

Staging	Cases no.	Frequency	Skin directed therapy Topical steroids	Phototherapy	Radiation	Systemic therapy Etretinate	IFN?	Chemotherapy Mono-therapy	Multi-therapy
I A	85	28.1%	75	53	1	2	6	0	0
I B	107	35.3%	95	87	1	5	15	0	0
II A	22	7.3%	21	20	0	2	2	1	0
I A-II A	214	70.6%	89.3%	74.8%	0.9%	4.2%	10.7%	0.5%	0.0%
II B	39	12.9%	35 89.7%	30 76.9%	17 43.6%	5 12.8%	11 28.2%	5 12.8%	5 12.8%
IV A1, 2	12	4.0%	11	7	4	1	3	2	6
IV B	6	2.0%	5	3	2	1	3	2	3
IV A, B	18	5.9%	88.9%	55.6%	33.3%	11.1%	33.3%	22.2%	50.0%

（濱田利久，岡山大学．日本皮膚悪性腫瘍学会の調査結果）

表 B-36 菌状息肉症/Sézary 症候群の病期別予後[2]

病期	I A	I B	II A	II B	III	IV A	IV B
5年生存率（%）	96〜100	73〜86	49〜73	40〜65	40〜57	15〜40	0〜15
10年生存率（%）	84〜100	58〜67	45〜49	20〜39	20〜40	51〜20	0〜5
疾患特異的生存率（5年）	100	96 (81)*	68	80		40	0
疾患特異的生存率（10年）	97〜98	83 (36)*	68	42		20	0
生存期間中央値（年）		12.1〜12.8	10.0	2.9	3.6〜4.6	13月	13月
病状進行率（5年）（%）	4	21	65	60		70	100
病状進行率（10年）	10	39	65	60		70	100
病状進行（全経過）	9	20	34				
5年後再発なし（%）	50	36	9				
10年後再発なし（%）	31	3					

（ ）*：毛包向性菌状息肉症（注意：本表の病期分類は Sausville らの旧分類が用いられている）

同じ病期 IB であっても，毛包一致性病変を伴う例（毛包向性菌状息肉症）の疾患特異的 5 年，10 年生存率は腫瘍期（病期 IIB）と同等である[2]．腫瘍性リンパ節病変をもつ症例（IVA）の疾患特異的 5 年，10 年生存率はそれぞれ 40％と 20％である．腫瘍期（IIB）の疾患特異的 5 年生存率は約 80％であるが，10 年生存率は 42％まで低下する．

b. 菌状息肉症/Sézary 症候群の治療指針

本邦の皮膚リンパ腫に適用承認がある治療法は限られており，欧米で使用可能な bexarotene，IFN-α2a，denileukin diftitox の導入がされておらず，実際の治療としてすでに長年使われている薬剤も正式な保険適用がとれていないなど深刻な診療の現実がある．特に腫瘍期へ進行しつつある症例や，腫瘍期に入った症例に対する治療は限られた選択しかなく，望ましい治療効果を上

● B. 治療

げているとはいえない状況である．このような事情を踏まえて，皮膚リンパ腫ガイドライン[3]では保険医療上は未承認ではあってもエヴィデンスのある治療法については取り上げて記載をした．図B-61, 62に病期別の治療法の要約を示す．各治療法の推奨度，エヴィデンスレベルについては日本皮膚科学会ホームページに全文が掲載されている[3]．

図B-61〜65のCQ (clinical question) は，エヴィデンス&データファイルに記載した臨床設問（表B-38, 193頁）に相当し，その推奨文と解説の詳細は上記ホームページ上に記載されている．

c. 皮下脂肪織炎様T細胞リンパ腫の治療指針

皮下脂肪織炎様T細胞リンパ腫 subcutaneous panniculitis-like T-cell lymphoma (SPTCL) の報告当初はaggressiveに進行し生命予後不良例が多いとされていた[4]．その後症例の集積に伴い，$\alpha\beta$T細胞，$\gamma\delta$T細胞，NK細胞などさまざまなphenotype/genotypeを示すものがあることが知られるようになり，腫瘍細胞の浸潤パターン，予後が異なることが明らかにされてきた[5,6]．$\gamma\delta$T細胞の症例は真皮や皮膚外への浸潤を生じることが多く，aggressiveに進行して$\alpha\beta$T細胞の症例よりも予後が悪いため[7]，WHO-EORTC分類ではSPTCLを$\alpha\beta$T細胞の表面形質を有する細胞傷害性T細胞によるリンパ腫と定義している[8]．WHO-EORTC分類で定義されたSPTCLの5年生存率は約80％であり，indolent群に分類されているが，血球貪食症候群 hemophagocytic syndrome (HPS) を生じた症例では予後不良例が多い．

病期 IA〜IIA

第1選択[a]

治　療	推奨度	エヴィデンス
無治療経過観察[b]	C1	V (CQ1)
ステロイド外用療法[c]	C1	V (CQ2)
BB-UVB[c]	C1	V (CQ4)
NB-UVB	C1	V (CQ4)
PUVA	C1	V (CQ4)
根治的局所放射線照射[d]	C1	V (CQ6)
姑息的局所放射線照射[e]	C1	V (CQ6)

a: 初回治療として選択した局所療法に反応しない場合は病期IA-IIAに対して推奨される第2・第3選択の治療を行う前に他の第1選択の局所療法の適応を検討する．
b: 病期IA
c: 病期IA/IBで紅斑期
d: Unilesional mycosis fungoidesあるいは数個の病変が単一または近接した照射野内に限局している"minimal"な病期IA
e: 浸潤の強い局面，放射線療法以外の局所療法に抵抗性の局面に対する姑息的照射

第2選択

治　療	推奨度	エヴィデンス
*TSEB[a]	C1	V (CQ6)
エトレチナート[b,c]	C1	V (CQ7)
IFN-α[b]	C1	V (CQ8)
IFN-γ[b]	C1	V (CQ8)
RePUVA[b]	C1	V (CQ5)
IFN-α+PUVA[b]	B	II (CQ5)
IFN-γ+PUVA[b]	C1	V (CQ5)
化学療法[d]	C1	V (CQ11)

a: 強い自覚症状を伴う広範囲の浸潤の強い局面，病理組織で毛包向性菌状息肉症あるいはlarge cell transformationが確認された病期IB/IIA (T2) に対しては第1選択としてもよい．
b: 全身療法が必要な場合 (B1, 病理組織で毛包向性菌状息肉症あるいはlarge cell transformationが確認された場合) には第1選択としてもよい．BRM療法（エトレチナート，IFN-α，IFN-γ）は単独あるいはPUVAとの併用療法の他，PUVA以外の局所療法との併用も検討する．
c: エトレチナート内服療法単独の奏効期間は通常短く，併用療法を検討する．
d: 局所療法およびBRM療法に抵抗性の病期IB/IIAに対する第3選択
* 全身皮膚電子線　total skin electron beam

図B-61 早期菌状息肉症の治療指針

病期IIBに対する第1選択[a]

治療	推奨度	エヴィデンス
IFN-α[b]＋PUVA	B	II（CQ5）
下記の併用		
BRM療法		
エトレチナート	C1	V（CQ5,7）
IFN-α[b]	C1	V（CQ8）
IFN-γ[b]	C1	V（CQ5,8）
局所療法		
PUVA＋/－姑息的放射線照射[c]	C1	V（CQ4,5,6）
姑息的放射線照射[c]	C1	V（CQ6）
* TSEB[d]	C1	V（CQ6）

治療抵抗性の病期IIB

治療	推奨度	エヴィデンス
化学療法	C1	V（CQ11）

a: 初回治療に反応しない場合は化学療法を行う前に他の第1選択の治療の適応を検討する．
b: IFN-α療法またはIFN-γ療法単独を第1選択としてもよい．
c: 限局性の腫瘤に対する姑息的照射
d: 病変の範囲が体表面積の10％未満の場合，TSEB療法単独を第1選択としてもよい．
* 全身皮膚電子線　total skin electron beam

病期IIIA/IIIBに対する第1選択[a]

治療	推奨度	エヴィデンス
*ECP＋/－IFN-α	C1	V（CQ9）
**TSEB[b]＋ECP	C1	V（CQ6）
下記の併用		
BRM療法		
エトレチナート	C1	V（CQ5,7）
IFN-α[c]	C1	V（CQ5,8）
IFN-γ[c]	C1	V（CQ5,8）
局所療法		
PUVA	C1	V（CQ4,5）
**TSEB[b]	C1	V（CQ6）

治療抵抗性の病期病期IIIA/IIIB

治療	推奨度	エヴィデンス
化学療法	C1	V（CQ11）

* 体外光化学療法　extracorporeal photochemotherapy
** 全身皮膚電子線　total body surface electron beam
a: 初回治療に反応しない場合は化学療法を行う前に他の第1選択の治療の適応を検討する．
b: 病期IIIAではTSEB療法単独を第1選択としてもよい．
c: IFN-α療法またはIFN-γ療法単独を第1選択としてもよい．

病期IVA1-IVBに対して推奨される治療

病期IVのSézary症候群[a]

治療	推奨度	エヴィデンス
*ECP＋/－IFN-α	C1	V（CQ9）
**TSEB[b]＋ECP	C1	V（CQ6）
化学療法＋/－IFN-α	C1	V（CQ11）

a: Sézary細胞数が少ない病期IVA1のSézary症候群に対しては病期IIIBに準じて初回治療を選択してもよい．
* 体外光化学療法　extracorporeal photochemotherapy
** 全身皮膚電子線　total body surface electron beam

病期IVの菌状息肉症

治療	推奨度	エヴィデンス
化学療法[b]	C1	V（CQ11）

b: T病期に応じた局所療法との併用も検討する．

図B-62 進行期菌状息肉症/Sézary症候群の治療指針

● B. 治療

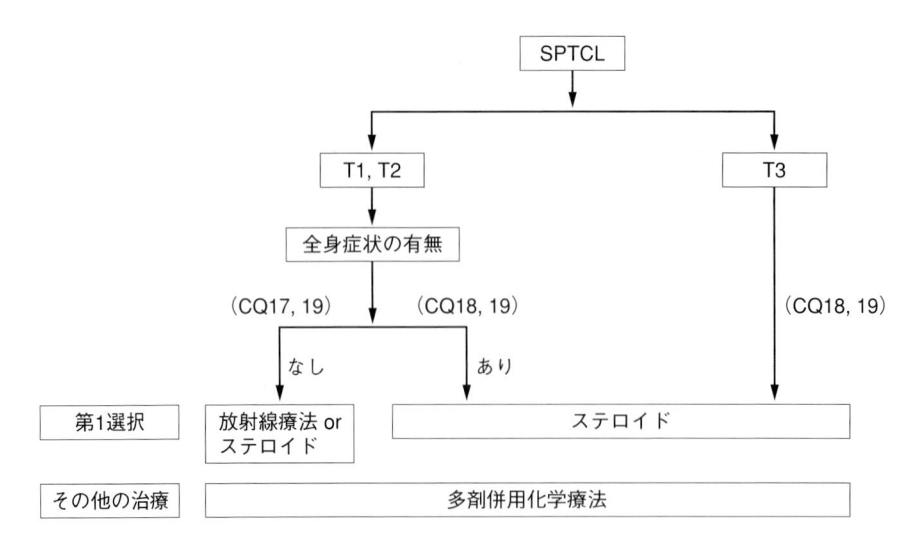

```
                    SPTCL
          ┌───────────┴───────────┐
        T1, T2                   T3
          │                       │
      全身症状の有無                │
     (CQ17,19)(CQ18,19)        (CQ18,19)
        なし    あり               │
第1選択  放射線療法 or   ステロイド
         ステロイド

その他の治療      多剤併用化学療法
```

図 B-63 皮下脂肪織炎様 T 細胞リンパ腫の治療指針

```
              aggressive CTCL
                   │
               (CQ20, 21, 22)
第1選択         多剤併用化学療法

その他の治療    造血幹細胞移植併用大量化学療法
```

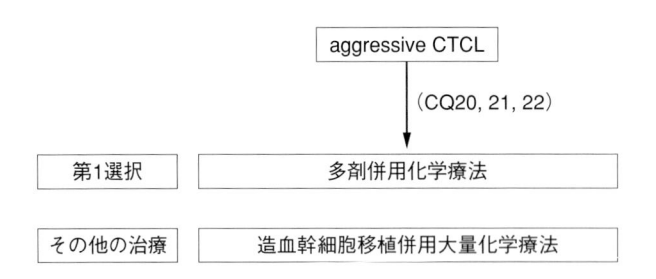

図 B-64 進行性皮膚 T 細胞性リンパ腫の治療指針

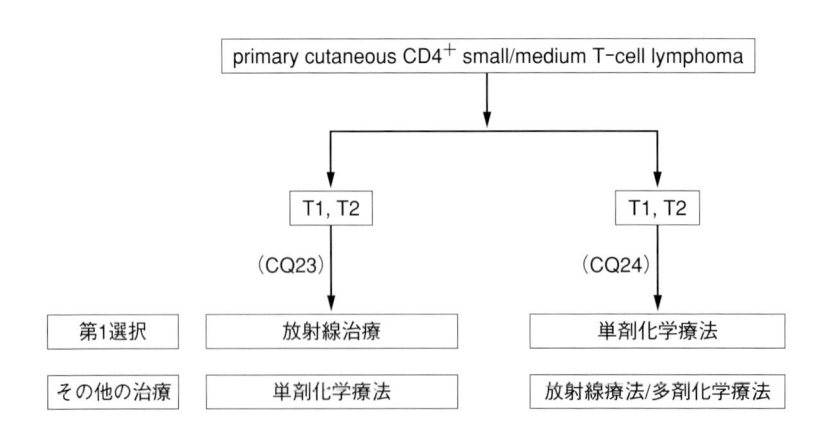

```
       primary cutaneous CD4⁺ small/medium T-cell lymphoma
                   │
          ┌────────┴────────┐
        T1, T2            T1, T2
        (CQ23)            (CQ24)
第1選択   放射線治療         単剤化学療法

その他の治療  単剤化学療法    放射線療法/多剤化学療法
```

図 B-65 原発性皮膚 CD4 陽性小・中細胞型 T 細胞性リンパ腫の治療指針

d. 進行性皮膚T細胞性リンパ腫（原発性皮膚CD8陽性進行性表皮向性細胞傷害性T細胞リンパ腫，原発性皮膚γδT細胞リンパ腫）の治療指針

　　進行性皮膚T細胞リンパ腫（aggressive CTCL）は症例数が少ないため，それぞれの病型に関して多数の症例で治療法別の効果を検討した報告はみられない．aggressive CTCLに分類される病型はいずれも5年生存率10％台であり，生命予後は著しく不良である[9,10]．CHOPやCHOP類似の多剤併用化学療法を施行した症例が多いが，ほぼ全例原病死している[11,12]．これらaggressive CTCLはいずれも早期に内臓浸潤を生じ，予後不良な症例が多いため，臨床症状の改善を目的に多剤併用化学療法が第1選択と考えられるが，生命予後を改善するかどうかは不明である．また，造血幹細胞移植併用大量化学療法を施行しても奏効する可能性は低い．高齢患者が多いため多剤併用化学療法が無効な場合にはステロイド内服および単剤化学療法の併用を行うという選択もあるが，文献的にほとんど記載がなく有効性は不明である．

e. 原発性皮膚CD4陽性小・中細胞型T細胞性リンパ腫の治療指針

　　原発性皮膚CD4陽性小・中型T細胞リンパ腫はまれな病型であり，治療法の有効性を検討した報告はみられない．単発性病変を有する3例に放射線治療を行った報告では全例CRとなっている[13]．これらの症例は6～48カ月で再発しているが，再発病変は照射野外である．また，そのほかにも放射線療法を施行した12例中10例でCRとなったと報告されている[14]．以上から，本病型は放射線感受性が良好であり，とくに単発および限局性病変（T1, T2）に対する初期治療として放射線療法は有効と判断される．また，切除可能な単発病変に対しては外科切除も選択可能である[15]．多発病変に対しては放射線療法可能であれば第1選択としてもよいが，照射野外の再発が多いことを考慮すると病変が広範囲におよぶ場合（T3）には全身療法も考慮する．本病型はindolentな経過を示すことが多いことから放射線療法以外の局所療法も治療の候補となるが，PUVA療法は2名に施行されいずれもPRであった[13,15]．また，mechlorethamineの外用例では効果が得られなかったとの報告もあり[13]，紫外線療法および外用療法は効果が乏しいと推測されるため，第1選択として推奨することはできない．

おわりに

　　リンパ腫の病型診断，病期診断が治療方針の決定に重要であることは論をまたない．しかし，早期の菌状息肉症の予後を予測することは難しく，画一的治療を組むことはできない．進行したstageであっても皮膚病変は早期病変や腫瘍形成などが混在していることが多いが，化学療法剤の皮膚移行濃度の低さのためか，リンパ節病変が縮小しても皮膚病変は反応しないことも多い．また，多くの症例では皮膚潰瘍を伴う状況で化学療法を開始せざるを得ず，皮膚感染症合併リスクも高い．予後を最も左右する病期にこそ必要な薬剤が本邦では未承認であるのは残念なことである．

エヴィデンス&データファイル

皮膚T細胞リンパ腫の治療

❶ エヴィデンスレベルと推奨度の定義

基盤とした文献のエヴィデンスレベルと推奨度の定義を表B-37に示す.

❷ 治療の選択とエヴィデンスに基づく推奨度

根拠とした文献のエヴィデンスレベルと治療選択の推奨度を示す（表B-38）. 検証した引用論文数が多く, すべてを掲載できないので主要論文のみをあげた. 詳細は日本皮膚科学会ガイドライン（http://www.dermatol/or.jp/）「皮膚悪性腫瘍ガイドラインⅡ：皮膚リンパ腫」のpdf版を参照.

表B-37 エヴィデンスレベルと推奨度の定義

エヴィデンスレベルと推奨度の決定基準
A. エヴィデンスのレベル分類
 Ⅰ システマティック・レビュー/メタアナリシス
 Ⅱ 1つ以上のランダム化比較試験
 Ⅲ 非ランダム化比較試験
 Ⅳ 分析疫学的研究（コホート研究や症例対照研究）
 Ⅴ 記述研究（症例報告や症例集積研究）
 Ⅵ 専門委員会や専門家個人の意見[*1]
B. 推奨度の分類
 A 行うよう強く勧められる（少なくとも1つの有効性を示すレベルⅠもしくは良質のレベルⅡのエヴィデンスがあること）
 B 行うよう勧められる（少なくとも1つ以上の有効性を示す質の劣るレベルⅡか良質のレベルⅢあるいは非常に良質のⅣのエヴィデンスがあること）
 C1 行うことを考慮してもよいが, 十分な根拠[*2]がない（質の劣るⅢ-Ⅳ, 良質な複数のⅤ, あるいは委員会が認めるⅥ）
 C2 根拠[*2]がないので勧められない（有効なエヴィデンスがない, あるいは無効であるエヴィデンスがある）
 D 行わないよう勧められる（無効あるいは有害であることを示す良質のエヴィデンスがある）

[*1] 基礎実験によるデータおよびそれから導かれる理論はこのレベルとする.
[*2] 根拠とは臨床試験や疫学研究による知見を指す.

表 B-38 治療選択とエヴィデンスレベルおよび推奨度

治療の選択（臨床設問　CQ）	推奨度	エヴィデンスレベル
I. 菌状息肉症/Sézary 症候群		
CQ1. 早期菌状息肉症に対する無治療経過観察	C1	V
CQ2. 菌状息肉症/Sézary 症候群に対するステロイド外用療法	C1	V
CQ3. 菌状息肉症/Sézary 症候群に対する局所化学療法	C2	V
CQ4. 菌状息肉症/Sézary 症候群に対する紫外線療法	C1	V
CQ5. 菌状息肉症/Sézary 症候群に対する紫外線療法とレチノイドまたは interferon の併用療法	B*-C1*	II*（＋IFN-α-2a） V*（その他）
CQ6. 菌状息肉症/Sézary 症候群に対する放射線療法	C1	V
CQ7. 菌状息肉症/Sézary 症候群に対するレチノイド内服療法	C1	V
CQ8. 菌状息肉症/Sézary 症候群に対する interferon 療法	C1	V
CQ9. 菌状息肉症/Sézary 症候群に対する体外光化学療法	C1（紅皮症） C2（紅皮症以外）	V
CQ10. 菌状息肉症/Sézary 症候群に対する分子標的療法	C1	V
CQ11. 菌状息肉症/Sézary 症候群に対する化学療法	C1 D（早期の場合）	V II
CQ12. 菌状息肉症/Sézary 症候群に対する造血幹細胞移植	C2	V
CQ13. 菌状息肉症/Sézary 症候群に対する ciclosporin 療法	D	V
II. 皮膚 T/NK 細胞リンパ腫（菌状息肉症/Sézary 症候群以外）		
CQ14. 原発性皮膚未分化大細胞リンパ腫に対する放射線・外科的切除	B	V
CQ15. 原発性皮膚未分化大細胞リンパ腫に対する単剤化学療法	C1	V
CQ16. 原発性皮膚未分化大細胞リンパ腫に対する多剤併用化学療法	C1（進行性） C2（局在性皮膚病変）	V
CQ17. 皮下脂肪織炎様 T 細胞リンパ腫に対する放射線療法	C1	V
CQ18. 皮下脂肪織炎様 T 細胞リンパ腫に対するステロイド内服単独，免疫抑制薬併用や経口抗がん剤療法	C1～C2	V
CQ19. 皮下脂肪織炎様 T 細胞リンパ腫に対する多剤併用化学療法	C1	V
CQ20. 進行性皮膚 T 細胞リンパ腫（原発性皮膚 CD8 陽性進行性表皮向性細胞傷害性 T 細胞リンパ腫，皮膚γδT 細胞リンパ腫，分類不能の原発性皮膚末梢性 T 細胞リンパ腫）に対する紫外線やステロイド外用などの局所療法	C2	V
CQ21. 進行性皮膚 T 細胞リンパ腫（原発性皮膚 CD8 陽性進行性表皮向細胞傷害性 T 細胞リンパ腫，皮膚γδT 細胞リンパ腫，分類不能の原発性皮膚末梢性 T 細胞リンパ腫）に対する多剤併用化学療法	C1	V
CQ22. 進行性皮膚 T 細胞リンパ腫（原発性皮膚 CD8 陽性進行性表皮向性細胞傷害性 T 細胞リンパ腫，皮膚γδT 細胞リンパ腫，分類不能の原発性皮膚末梢性 T 細胞リンパ腫）に対する造血幹細胞併用大量化学療法	C2	V
CQ23. 原発性皮膚小・中細胞型多型 T 細胞リンパ腫に対する放射線療法	C1	V
CQ24. 原発性皮膚小・中細胞型多型 T 細胞リンパ腫に対する化学療法	C1	V

表 B-38 つづき

治療の選択（臨床設問　CQ）	推奨度	エヴィデンスレベル
III．皮膚のみに病変を有する成人 T 細胞白血病/リンパ腫（ATLL）		
CQ25．皮膚病変のみの ATLL に対する皮膚科的治療と予後改善*	B，C1*	IV
CQ26．ATLL の特異疹に対する紫外線療法	C1	V
CQ27．皮膚のみに病変を有する ATLL に対する interferon 療法	C1	III
CQ28．ATLL の特異疹に対する放射線療法	C1	V
CQ29．皮膚のみに病変を有する ATLL に対するレチノイド	C2	V
CQ30．皮膚のみに病変を有する ATLL に対する ciclosporin は有効か	D	V
IV．その他の病型		
CQ31．節外性 NK/T 細胞リンパ腫，鼻型に対する CHOP 療法	C2	V
CQ32．節外性 NK/T 細胞リンパ腫に対する放射線療法と化学療法の併用	C1　B*（限局性病変）	V
CQ33．芽球性形質細胞様樹状細胞腫瘍に対する化学療法	C1，C2	V

■文献

1) 岩月啓氏, 河井一浩, 大塚幹夫, 他. 皮膚悪性腫瘍ガイドライン II: 皮膚リンパ腫（要約）. 日皮会誌. 2009; 119: 1189-211
2) Whittaker SJ, Marsden JR, Spittle M, et al. Joint British Association of Dermatologists and U.K. Cutaneous Lymphoma Group guidelines for the management of primary cutaneous T-cell lymphomas. Br J Dermatol. 2003; 149: 1095-107.
3) 岩月啓氏, 河井一浩, 大塚幹夫, 他. 皮膚悪性腫瘍ガイドライン II: 皮膚リンパ腫（全文）http://www.dermatol.or.jp
4) Gonzalez CL, Medeiros J, Braziel RM, et al. T-cell lymphoma involving subcutaneous tissue. A clinicopathologic entitiy associated with hemophagocytic syndrome. Am J Surg Pathol. 1991; 15: 17-27.
5) Salhany KE, Macon WR, Choi JK, et al. Subcutaneous panniculitis-like T-cell lymphoma: clinicopathologic, immunophenotypic, and genotypic analysis of alpha/beta and gamma/delta subtype. Am J Surg Pathol. 1998; 22: 881-93.
6) Kumar S, Krenacs L, Mederidos J, et al. Subcutaneous panniculitic T-cell lymphoma is a tumor of cytotoxic T lymophocytes. Hum Pathol. 1998; 29: 397-403.
7) Go RS, Wester SM. Immunophenotypic and molecular features, clinical outcomes, treatments, and prognostic factors associated with subcutaneous panniculitis-like T-cell lymphoma: a systematic analysis of 156 patients reported in the literature. Cancer. 2004; 101: 404-413.
8) Willemze R, Jaffe ES, Burg G, et al. WHO-EORTC classification for cutaneous lymphomas. Blood. 2005; 105: 3768-85.
9) Toro JR, Liewehr DJ, Pabby N, et al. Gamma-delta T-cell phenotype is associated with significantly decreased survival in cutaneous T-cell lymphoma. Blood. 2003; 101: 3407-12.
10) Bekkenk MW, Vermeer MH, Jansen PM, et al. Peripheral T-cell lymphomas unspecified presenting in the skin: analysis of prognostic factors in a group of 82 patients. Blood. 2003; 102: 2213-19.
11) Berti E, Tomasini D, Vermeer MH, et al. Primary cutaneous CD8-positive epidermotropic cytotoxic T cell lymphomas. A distinct clinicopathological entity with an aggressive clinical behavior. Am J Pathol. 1999; 155: 483-92.

12) Toro JR, Beaty M, Sorbara L, et al. Gamma delta T-cell lymphoma of the skin: a clinical, microscopic, and molecular study. Arch Dermatol. 2000; 136: 1024-32.
13) Friedmann D, Wechsler J, Delfau MH, et al. Primary cutaneous pleomorphic small T-cell lymphoma. A review of 11 cases. The French Study Group on Cutaneous Lymphomas. Arch Dermatol. 1995; 131: 1009-15.
14) Bekkenk MW, Vermeer MH, Jansen PM, et al. Peripheral T-cell lymphomas unspecified presenting in the skin: analysis of prognostic factors in a group of 82 patients. Blood. 2003; 102: 2213-19.
15) von den Driesch P, Coors EA. Localized cutaneous small to medium-sized pleomorphic T-cell lymphoma: a report of 3 cases stable for years. J Am Acad Dermatol. 2002; 46: 531-5.

皮膚リンパ腫診断，病期分類の指針となる教本・主要文献

（教本）

1) Swerdlow, SH, Campo E, Harris NL et al. editors. In: WHO Classification of Tumours of Haematopoietic and Lymphoid Tissues. Lyon: IARC Press; 2008.
2) Jaffe ES, Harris NL, Stein H, et al. editors. In: Pathology and Genetics of Tumours of Haematopoietic and Lymphoid Tissues. Lyon: IARC Press; 2001.
3) LeBoit PE, Burg G, Weedon D, et al. editors. In: Pathology and Genetics of Skin Tumours. Lyon: IARC Press; 2006.

（診断・病型分類）

1) Willemze R, Jaffe ES, Burg G, et al. WHO-EORTC classification for cutaneous lymphomas. Blood. 2005; 105: 3768-85.
2) Jaffe ES, Harris NL, Stein H, et al. Classification of lymphoid neoplasms: the microscope as a tool for disease discovery. Blood. 2008; 112: 4384-99.
3) Burg G, Kempf W, Cozzio A, et al. WHO-EORTC classification for cutaneous lymphomas 2005: histological and molecular aspects. J Cutan Pathol. 2005; 32: 647-74.
4) Kim EJ, Hess S, Richardson SK, et al. Immunopathogenesis and therapy of cutaneous T cell lymphoma. J Clin Invest. 2005; 115: 789-812.
5) Pimpinelli N, Olsen EA, Santucci M, et al. Defining early mycosis fungoides. J Am Acad Dermatol. 2005; 53: 1053-61.
6) Vonderheid EC, Bernengo MG, Burg G, et al. Update on erythrodermic cutaneous T-cell lymphoma: Report of the International Society for Cutaneous Lymphomas. J Am Acad Dermatol. 2002; 46: 95-106.
7) Senff NJ, Hoefnagel JJ, Jansen PM, et al. Reclassification of 300 primary cutaneous B-cell lymphoma according to the new WHO-EORTC classification for cutaneous lymphomas: Comparison with previous classifications and identification of prognostic markers. J Clin Oncol. 2007; 25: 1581-7.
8) Kodama K, Massone C, Chott A et al. Primary cutaneous large B-cell lymphomas: clinicopathologic features, classification, and prognostic factors in a large series of patients. Blood. 2005; 106: 2491-7.
9) Bekkenk MW, Jansen PM, Meijer CJLM, et al. CD56＋hematological neoplasms presenting in the skin: a retrospective analysis of 23 new cases and 130 cases from the literature. Ann Oncol. 2004; 15; 1097-108.
10) Lymphoma Study Group of Japanese Pathologists. The World Health Organization classification of malignant lymphomas in Japan: Incidence of recently recognized entities. Pathology International. 2000; 50: 696-702.

（病期分類）

11) Olsen E, Vonderheid E, Pimpinelli N, et al. Revisions to the staging and classification of mycosis fungoides and Sézary syndrome: a proposal of the International Society for Cutaneous Lymphomas (ISCL) and the Cutaneous Lymphoma Task Force of the European Organization of Research and Treatment of Cancer (EORTC). Blood. 2007; 110: 1713-22.
12) Kim YH, Willemze R, Pimpinelli N, et al. TNM classification system for primary cutaneous lymphomas

other than mycosis fungoides and Sézary syndrome: a proposal of the International Society for Cutaneous Lymphomas (ISCL) and the Cutaneous Lymphoma Task Force of the European Organization of Research and Treatment of Cancer (EORTC). Blood. 2007; 110: 479-84.

(予後と治療ガイドライン)

13) Whittaker SJ, Marsden JR, Spittle M, et al. Joint British Association of Dermatologists and U.K. Cutaneous Lymphoma Group guidelines for the management of primary cutaneous T-cell lymphomas. Br J Dermatol. 2003; 149: 1095-107.
14) Trautinger F, Knobler R, Willemze R, et al. EORTC consensus recommendations for the treatment of mycosis fungoides / Sézary syndrome. Eur J Cancer. 2006; 42: 1014-30.
15) Dummer R. Primary cutaneous lymphomas: ESMO Clinical Recommendations for diagnosis, treatment and follow-up. Annals of Oncology. 2007; 18 (Suppl 2): ii61-ii62.
16) Kim-James HY, Heffernan MP. The diagnosis, evaluation, and treatment of cutaneous T-cell lymphoma Curr Prob Dermatol. 2001; 13: 301-40.
17) Smith BD, Smith GL, Cooper DL, et al. The cutaneous B-cell lymphoma prognostic index: A novel prognostic index derived from a population-based registry. J Clin Oncol. 2005; 23: 3390-5.
18) Zinzani PL, Quaglino P, Pimpinelli N, et al. Prognostic factors in primary cutaneous B-cell lymphoma: The Italian study group for cutaneous lymphoma. J Clin Oncol. 2006; 24: 1376-82.
19) Senff NJ, Willemze R. The applicability and prognostic value of the new TNM classification system for primary cutaneous lymphomas other than mycosis fungoides and Sézary syndrome: results and comparison with the system used by the Dutch Cutaneous Lymphoma Group. Br J Dermatol. 2007; 157: 1205-11.
20) Mycosis fungoides and the Sézary syndrome (PDQ): treatment. http://www.cancer.gov/cancertopics/pdq/treatment/mycosisfungoides/healthprofessional
21) National Comprehensive Cancer Network (NCCN), NCCN Practice Guidelines in Oncology: Mycosis Fungoides / Sézary syndrome of the cutaneous T-cell lymphomas. http://www.nccn.org
22) オーストラリア政府 Clinical practice guidelines for the diagnosis and management of lymphoma: primary cutaneous lymphomas. http://www.nhmrc.gov.au/publications/subjects/cancer.html

〈岩月啓氏　河井一浩　大塚幹夫〉

III NK細胞リンパ腫

1 NK細胞リンパ腫の治療

　NK細胞由来のリンパ腫は1980年代後半にその存在が指摘され，1990年代に疾患概念が確立された[1]．本稿ではWHO分類第4版（2008）における節外性NK/T細胞リンパ腫，鼻型 extranodal NK/T-cell lymphoma, nasal type（ENKL）の治療について解説する．治療に関する後方視的研究のレビューは別稿をご参照いただきたい[2]．

❶ 疾患総論

　鼻NK/T細胞リンパ腫は韓国，台湾，日本などの東アジア諸国および中南米に多い．全悪性リンパ腫に対するENKLの相対頻度は東アジアで3～10％であるのに対し，欧米諸国では1％未満である．鼻NK/T細胞リンパ腫全体の2/3以上が限局期（I/II期）とされている．本疾患はEpstein-Barr virus（EBV）関連疾患の1つである．また，腫瘍細胞には多剤耐性 multi-drug resistance（MDR）に関与するP糖蛋白が発現していることが知られており[1,3]，後述するようにMDR関連薬剤（vincristine, doxorubicinなど）を主体とするCHOP療法あるいはその類似化学療法に抵抗性である原因の1つと考えられている．

　鼻NK/T細胞リンパ腫は疾患概念が新しく，さらにまれであることから，よくデザインされた前向き臨床試験はこれまでほとんど行われておらず，標準治療は未確立であった．

❷ 後方視的研究における限局期鼻NK/T細胞リンパ腫の治療成績

　限局期鼻NK/T細胞リンパ腫においてはaggressive lymphomaの標準治療であるCHOPあるいはその類似化学療法で治療を開始した場合の5年生存割合は概ね50％未満と不良である[2]．

　Samsung Medical CenterのKimらは1995～1999年の限局期鼻NK/Tリンパ腫17例に対し，初期治療計画としてCHOP 4コース後病変部放射線照射（45Gy）を設定し，治療成績を後方視的に検討した[4]．その結果，17例中実際に全治療が完遂されたのは6例のみであった．さらに彼らは，CHOP療法に代えてdose intense CHOP療法（cyclophosphamideを1,250mg/m^2，doxorubicinを75mg/m^{2}に増量し，14日間隔で実施）2コース→照射44Gy→standard CHOP 4コースを初期治療計画とし，同様の解析を行った．2000～2004年の17例において，完全奏効 complete response（CR）割合は76％であったが再発が多く，3年生存割合は67％であった[5]．この2つの研究は厳密な設定での前向き臨床試験ではないが，CHOP療法は極限まで治療強度を高めても本疾患に対する有効性は不十分であることを示したといえる．このようにCHOPあるいはその類似化学療法が有効でない理由として，CHOPあるいはその類似化学療法がMDR関

● B．治療

連薬剤（vincristine，doxorubicin など）を主体としていることが原因の 1 つと考えられている．

　放射線治療は本対象において古くから試みられてきた．ただし連続的に局所照射が行われた症例群で解析された研究においての放射線治療単独での 5 年生存割合は 40 ％程度である（図 B-66）[2,6]．生存曲線は診断直後より急速に下降し，2 年時点で 45 ％となった後に平坦化することから，診断後早期の病勢コントロールが解決すべき問題である．再発は照射野内外にみられ，再発患者のほぼ全例が死亡することから，照射単独は本疾患の治癒を目指した治療としては不十分である．一方で，良好な局所制御を得る照射法に関する研究はわが国をはじめとする東アジアの放射線腫瘍医より活発に行われており，① 総線量は通常の悪性リンパ腫よりも高い 46 〜 50 Gy 程度とすること，② 腫瘍のみならず病変臓器全体，すなわち鼻腔と副鼻腔，上咽頭まで含めて広く照射すること，③ CT 使用治療計画を行うこと，の 3 点が良好な局所制御に関連することが示されている（図 B-67）[7]．

　照射から治療が開始された場合の治療成績は 5 年生存割合が 50 ％を超えるものが多いが，後方視的研究のみのデータであること，CD56 や EBV の検索率が低い研究を含むこと，照射と化学療法の選択は担当医判断であり，照射を先行できる全身状態良好例が選択された可能性があることなどから，治療成績の評価には注意が必要である[2]．この群で行われた化学療法は CHOP 療法などの anthracycline を含み etoposide を含まないレジメンであるが，先に記載したようにこのような化学療法で治療を開始した症例の予後は不良であることから，その追加効果は疑問視されていた．

❸ わが国における放射線治療・化学療法同時併用療法の臨床試験（JCOG0211-DI）とその結果

　JCOG リンパ腫グループは，より有効な治療法を前向き臨床試験で開発することを目的として，

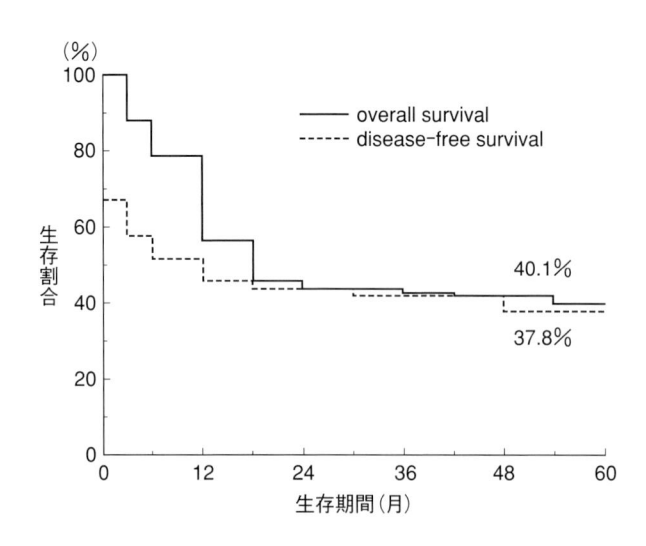

図 B-66 照射単独による頭頸部血管中心性リンパ腫 92 例の治療成績[6]
WHO 分類では ENKL に相当する．

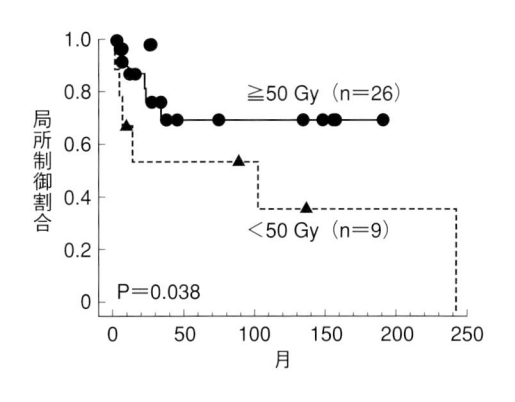

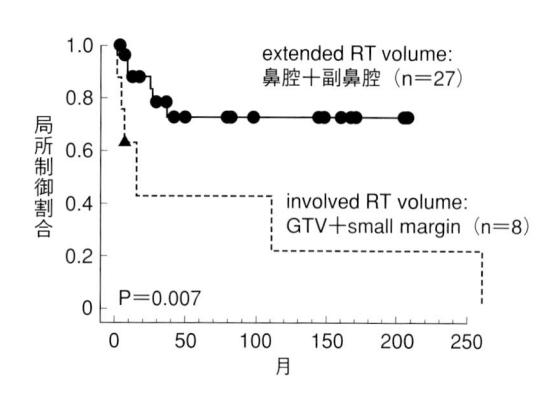

図 B-67 局所制御における総照射線量と照射野との影響[7]

GTV：gross tumor volume

　三重大学において対象疾患のリスク因子である高 LDH 血症ないし B 症状を呈した限局期鼻 NK/T 細胞リンパ腫 2 例に対して奏効した経験[8]をもとに第 I/II 相試験（JCOG0211-DI）を計画し実施した．これは統計学的根拠に基づく症例数の算定，病理中央診断および CT 効果判定中央診断，放射線治療品質保証作業を組み入れた，本対象における世界初の本格的な前向き臨床試験である．

　50 Gy 照射との併用に適した DeVIC 療法の至適薬剤量の決定と，RT-DeVIC 療法の治療成績が照射単独の治療成績を上回るか否かを検討するため，primary endpoint は第 I 相部分では毒性（推奨投与量の決定），第 II 相部分では 2 年生存割合とし，閾値 2 年生存割合は放射線治療単独の 45％に設定された．

a．プロトコール治療の設定根拠

　JCOG0211-DI のプロトコール治療は病変部放射線治療（50 Gy）と DeVIC 療法計 3 コースを診断後同時に開始する，いわゆる RT-DeVIC 療法とよばれる放射線治療・化学療法同時併用療法である．その設定根拠は以下のように要約される．

① 原発巣のコントロールと全身播種病変の淘汰の双方に有効である同時併用療法を選択
② 照射は診断後早期に実施
③ 良好な局所制御を得るための条件として報告された総線量 46 Gy 以上，病変臓器全体を含めた広い照射野，CT 使用治療計画の 3 点を満たす照射を実施
④ 化学療法として MDR 非関連薬剤と EBV 関連疾患に有効性が示されている etoposide からなる DeVIC 療法を選択
⑤ 化学療法のコース数は通常の限局期 aggressive リンパ腫の CHOP 療法の場合を参考として 3 コースとする

　JCOG0211-DI は病変のうち少なくとも 1 カ所が鼻腔またはその周辺組織（鼻腔，副鼻腔，眼窩，Waldeyer 輪，咽頭，口腔）に存在する患者を対象とし，一度に照射可能な範囲を考慮して I 期および頸部リンパ節浸潤までの II 期を対象とした．鎖骨下・縦隔・腋窩リンパ節のいずれか

を有するII期は対象から除外している．

プロトコール治療の実際はこのあとの「エヴィデンス＆データファイル」にまとめて記載した．

b．試験の結果概要

JCOG0211-DIの第I相部分の結果は2005年の米国血液学会年次総会で報告された（ASH 2005, #2685）．レベル1（2/3DeVIC）とレベル2（100％ DeVIC）の2つのコホートに計10名（年齢30～61歳，中央値44.5歳，男：女＝5：5，IE期6名，IIE期4名，B症状あり4名，高LDH血症2名，PS 0 6名，PS 1 4名）が登録された．国際ワークショップ規準に基づく全10例での施設判定総合効果はCR 7例，増悪2例，評価不能1例で，照射野内制御が全例で得られた．治療関連死亡はなく，Grade 4の非血液毒性は一過性の低K血症1名のみであった．レベル2（100％ DeVIC）ではGrade 4の白血球・好中球減少および血小板減少，Grade 3の感染症がレベル1と比較して高率であり，病巣＋2cm＋浸潤臓器全体，50Gyの照射と安全に併用可能な化学療法は2/3DeVIC療法と決定された．三重大学での実施2例では原法通りのDeVIC療法を行っても重篤な非血液毒性を観察しなかったが[8]，これはJCOG0211-DIのプロトコール治療よりはるかに狭い病変部単独の照射であったためと思われる．

第II相部分を含めた最終解析の結果は2009年の米国臨床腫瘍学会で概要が報告され，全体の結果は2009年中にも論文発表されるとともに[9]，2009年10月の日本血液学会総会で公表される予定である．このため本稿では2009年米国臨床腫瘍学会年次総会での発表内容（ASCO 2009, #8549）を記載する．第II相部分のprimary endpointである2年生存割合の解析対象患者は推奨投与量（2/3DeVIC）で治療された計27名であった．主な患者背景は年齢中央値56歳，stage IIE 9名，B症状あり10名，高LDH血症5名であった．2年生存割合は78％（95％ CI，57～89％）であり，閾値の45％を有意に上回っていた．Secondary endpointのうち，奏効割合は81％，CR割合は77％であり，2年無進行生存割合は67％，2年計画標的体積planning target volume（PTV）制御割合は96％であった．治療関連死亡はなく血液毒性は軽度であった．Grade 4の非血液毒性は低Na血症，放射線による皮膚炎各1名であり，後者はもともと鼻背に壊死性腫瘍があり，治療の奏効とともに崩壊して皮膚が穿孔したものである．主なGrade 3の非血液毒性は放射線による粘膜炎（30％）であった．すでに2008年の米国放射線腫瘍学会総会において本試験での放射線治療が違反なく実施され，治療の質が保証されていることが報告されている（ASTRO 2008, #2682）．また，この最終解析の結果は病理中央診断とCT効果判定中央診断の結果が反映されたものである．

以上より，MDR非関連薬剤からなる化学療法と放射線治療50Gyとの同時併用療法は有望であり，今後の治療法検討の基礎となると考えられた．

❹ 限局期治療における今後の検討課題

本疾患では限局期であっても既存の治療法による予後がdiffuse large B-cell lymphoma（DLBCL）など通常のaggressiveリンパ腫より不良であり，RT-2/3DeVIC療法の治療成績を明らかに上回る治療法がほかに存在せず，JCOG0211-DI試験が唯一の本格的な前向き臨床試験

であることから，今後はRT-2/3DeVIC療法が限局期鼻NK/T細胞リンパ腫の基本治療法として日常診療で行われる機会が多くなるものと予想される．

現在のところ，"ClinicalTrials.gov"のサイトに登録された同じ対象における臨床試験としては，Samsung Medical Centerのグループによるcisplatinとの放射線治療・化学療法同時併用療法後にVIPD（etoposide, ifosfamide, cisplatin, dexamethasone）療法3コースを行う治療法，台湾のグループによる同時併用療法，フランスの研究グループによるL-asparaginaseを含む化学療法の3つがあり，いずれも第II相試験として実施されている．このうち，韓国のグループは臨床試験をほぼ終了し，観察期間が短いものの奏効割合は80％程度と良好な治療成績を公表していることから（第13回NK腫瘍研究会総会，2009年3月），厳密にはランダム化比較試験による検討が必要ではあるものの，診断後早期の同時併用療法が限局期例で有望な治療法であることは確かなようである．

RT-2/3DeVIC療法の局所制御がきわめて良好であったことから，今後は治療中あるいは治療後の全身再発低減が初回治療開発のポイントになると思われる．JCOG0211-DI試験におけるサブグループ解析では，症例数が少なく今後の検証が必要ではあるが，ENKLにおける既知の予後不良因子（高LDH血症，B症状，頸部リンパ節病変など）[10] および予後予測モデル［国際予後指標，NK-prognostic index[10]］は予後への影響がみられなかった[9]．治療後CR導入の有無のみが全生存および無進行生存に有意に影響しており[9]，治療中の増悪，および治療後CR非導入の症例については自家末梢血幹細胞移植併用大量化学療法[11] あるいは後述のL-asparaginase併用化学療法の追加が必要かもしれない．今後，RT-2/3DeVIC療法を実施した多数の患者集団における予後因子解析，および近年ENKLの予後予測マーカーとして注目されている末梢血EBV DNA量[1] の有用性の検討が行われる必要がある．

❺ 既報告における進行期，再発・難治NK/T細胞リンパ腫の治療成績

進行期ENKLにおけるretrospective studyは東アジア諸国からいくつか報告されている．CHOPなどの通常量の化学療法による5年生存率は20％未満である[1,2]．再発・難治ENKLにおける通常量化学療法の成績はきわめて不良である．

進行期ENKLにおいてprospective studyとして報じられているものは少ない．メキシコのAvilesら[12] は32例の肺，皮膚，骨髄に浸潤を認めた鼻NK/T細胞リンパ腫に対してCMED（cyclophosphamide $2g/m^2$, Day 1；methotrexate $200mg/m^2$, Day 1；etoposide $300mg/m^2$, Day 1～2；dexamethasone $20mg/m^2$, Day 1～4；G-CSF $5\mu g/kg$ for day 2～12；every 14 days）計3コース→顔面中心に55Gy照射→CMED 3コースを行う治療法の単一施設での臨床試験を行った．CR割合65％で，観察期間中央値69.1カ月で再発例はなく，5年生存割合は65％であった．非血液毒性および放射線による毒性は軽度であった．中国のYongら[13] は18例のCHOP類似療法2コース後抵抗性の鼻NK/T細胞リンパ腫に対して，L-asparaginaseを組み込んだ新規救援療法（L-asparaginase $6,000U/m^2$, Day 1～7；vincristine $1.4mg/m^2$, Day 1；dexamethasone $10mg/body$, Day 1～7：every 21～28 days，1～6 cycles；median 2 cycles）後にinvolved-field radiotherapy（50～70Gy；median 56Gy）を行う治療法の単一施設

B. 治療

における治療成績を報告した．10例（55.6％）がCR，5例（27.8％）が部分奏効（partial response；PR），5年生存割合は55.6％であった．以上2つの各々単一施設における治療成績の報告では，CR割合が55％を超えたとされているが，そのように良好な治療成績の再現性は確認できていない．また，全身播種病変を有する初発IV期および再発患者での高線量照射併用療法の意義は限定的である．

一方，進行期，再発・難治例で種々の設定の造血幹細胞移植により移植後1年以上の寛解を得る症例があることが報告されている[1]．ゆえに移植療法に持ち込めば長期寛解を得られる可能性が示されたものの，実際には再発・難治例に対する有効な寛解導入療法が存在しないために，移植までに死亡する症例が多い．

❻ 東アジア多国間における初発IV期，再発・難治NK／T細胞リンパ腫の臨床試験（SMILE-PIおよびSMILE-PII）

以上の背景からNK腫瘍研究会は東アジアの研究者と共同で，etoposideとL-asparaginaseを主軸とし，それにIMEP，DeVIC，Hyper-MAILを参考としてifosfamide，methotrexateを加え，副腎皮質ステロイドでは小児のEBV関連血球貪食症候群の治療で推奨され，L-asparaginaseとの併用で血栓症の頻度がprednisoloneより低いとされるdexamethasoneを選択した．新規レジメン（SMILE療法）を開発した[1]．薬剤の投与スケジュールに関しては，これら5剤のうち抗がん剤4剤の逐次・同時投与における薬物動態が考慮されている．L-asparaginase最終投与日から約1週間の休薬期間が必要と考え，1コースは28日とした．SMILE療法は寛解導入療法という位置づけであること，および寛解導入後の治療の自由度を保つことを考慮し，2コースの設定とされた．

SMILE療法では第I相試験（SMILE-PI）[14]として，5つの薬剤のうちetoposideとmethotrexateの用量を4つのレベルにわけて増量し，ほかの3剤の投与量は一定とするdose-escalation studyがデザインされ，2005年7月から症例登録が開始された．計6名が登録され，全例ENKLであった．レベル1の最初の3例全例が用量制限毒性を発現し，うち1例はGrade 3～4の好中球減少を伴う感染Grade 5（敗血症で死亡）であったが，G-CSFの投与開始がプロトコール規定より著しく遅れていた（Day 15＝WBC 100/mm^{3}より開始）ことがモニタリング時に指摘された．1例では1日間の低Na血症Grade 3（Na 129 mEq/l）のみであった．予想以上に白血球減少および好中球減少が顕著であり，また，重篤な有害事象が生じている状態でのL-asparaginase投与継続の危険性が指摘された．以上より，G-CSFをDay 6から開始すること，およびGrade 4の血小板減少またはGrade 3の非血液毒性が認められた場合に当該コースのL-asparaginaseの投与を中止するプロトコール改訂を行ったうえで，レベル1へ3例の症例登録追加を行いさらに毒性を評価することを計画し，効果・安全性評価委員会で承認された．2006年10月に追加3例の登録を終了し，6例における毒性が評価された．

血液毒性に関しては，6例全例でGrade 3または4の白血球減少を認め，全例でGrade 4の好中球減少を認めた．プロトコール治療に関連するGrade 3の非血液毒性はフィブリノーゲン1名，APTT 1名，悪心1名，GOT 1名，GPT 1名，発熱性好中球減少2名，低Na血症3名，高血糖

1名であり，Grade 4の非血液毒性は感染症1名であった．ただし，そのうちプロトコール改訂後に登録された3例での血液毒性はより軽度であり，Grade 3の非血液毒性はAPTT延長1名，悪心1名，低Na血症2名，高血糖1名でいずれも速やかに軽快あるいはコントロール可能であった．Grade 4の非血液毒性は認められなかった．レベル1の計6例での治療効果はCR 3，PR 1，不変1，評価不能1であった[14]．

　以上より，改訂版プロトコールによるレベル1の安全性は確認され，レベル1において6例中4例で奏効が確認され，レベル2以上への増量は安全性の点から適切でないと判断されたことから，研究者はレベル1の薬剤投与量を推奨投与量と判断した．現在，これに続く第II相試験（SMILE-PII）が厚生労働科学研究費の助成をうけて実施されており，症例登録が順調に進んでいる．

おわりに

　かつてきわめて難治な疾患であったENKLは，日常診療においても次第に予後の改善が実感されつつある．RT-2/3DeVIC療法はまだ新しい治療法であり，その実施に当たっては最新の情報を入手していただければ幸いである．

エヴィデンス&データファイル

RT-2/3DeVIC療法の実際

　JCOG0211-DIプロトコールからRT-2/3DeVIC療法実施の要点を以下に抜粋する．治療スケジュールを図B-68に示した．放射線治療と2/3DeVIC療法は同日に開始するか，放射線治療開始日と2/3DeVIC療法開始日のずれが7日以内となるように開始する．

❶ 化学療法（2/3DeVIC療法）

　2/3DeVIC療法は21日を1コースとして3コース施行する．糖尿病の患者に対してはdexamethasoneを投与せず，ifosfamideによる出血性膀胱炎の予防のために1日2,000ml以上の輸液と，重炭酸ナトリウムによる尿のアルカリ化を行う．Day 4以降白血球数2,000/mm^{3}未満または好中球数1,000/mm^{3}をめどにG-CSFの投与を開始し，好中球が最低値を示す時期を経過後5,000/mm^{3}以上に達するか，2,000/mm^{3}以上で患者の安全が確保できると判断した場合にG-CSF投与を中止する．ニューモシスチス感染症予防のため，治療期間中ST合剤（バクタ）4錠/分2・週2日，土日のみ内服などの予防投与を行うこととする．

放射線治療とDeVIC療法の両方を開始のずれが7日以内となるように開始する．

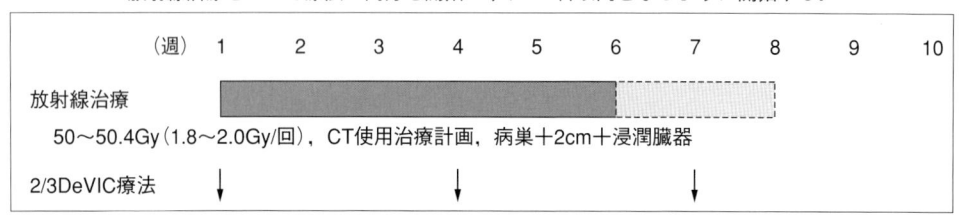

| （週） | 1 | 2 | 3 | 4 | 5 | 6 | 7 | 8 | 9 | 10 |

放射線治療：50～50.4Gy（1.8～2.0Gy/回），CT使用治療計画，病巣＋2cm＋浸潤臓器

2/3DeVIC療法

薬剤	投与量	投与法	投与日（day）
carboplatin	200mg/m^2	30分間点滴静注	1
etoposide	67mg/m^2	2時間点滴静注	1, 2, 3
ifosfamide	1.0g/m^2	3時間点滴静注	1, 2, 3
dexamethasone	40mg/body	30分間点滴静注	1, 2, 3
G-CSF	保険適応内通常量	皮下注射	保険適応内通常量
mesna	*	静注	1, 2, 3

＊1回あたりifosfamide1日量の20％相当量のmesnaを，ifosfamide投与開始の直前15分前，4時間後，8時間後の計3回投与する．

図B-68　RT-2/3DeVIC療法

❷ 放射線治療

IE 期では総線量 50 Gy，分割 25 回（5 回/週），治療期間 5～6 週間，1 回線量 2.0 Gy とし，連続 IIE 期では総線量 50.4 Gy，分割 28 回（5 回/週），治療期間 6～7 週間，1 回線量 1.8 Gy とする．4 MV 以上の X 線発生装置を用いる．適切なエネルギーの 4 MV 以上の X 線もしくは電子線を用いる．照射野の形成には遮蔽能力を有する鉛ブロックまたは multileaf collimator を用いる．放射線治療はマウスピースもしくは患者個別の専用開口シイネを用いて必ず開口位で行う．

標的体積と照射法について表 B-39 に示した．標的体積内の線量均一性を保つために 3 次元 CT 放射線治療計画が推奨されるが，少なくとも標的基準点を含む横断面（アイソセンター面）では PTV（表 B-39 参照）への線量が処方線量の 90％以上 115％以下となるように照射野を設定するように努力する．病巣が皮膚表面に進展している例の照射には，病巣線量が 90％以上となるような厚さのボーラスを照射野皮膚面におくようにする．照射の再現性確保のため，マス

表 B-39 JCOG0211-DI のプロトコール治療における標的体積と照射法（JCOG0211-DI プロトコールより，一部改変）

肉眼的腫瘍体積 Gross tumor volume（GTV）	腫瘍進展範囲は治療開始前に主に X 線 CT を用い，US や MRI，内視鏡所見および理学的所見を参考にして決定する． （注）GTV の画像診断基準：X 線 CT 所見＝軟部腫瘤濃度域，MRI 所見＝異常信号域，理学的所見・内視鏡所見＝腫瘤と鼻粘膜の潰瘍・びらん
臨床標的体積 Clinical target volume（CTV）	Stage I では，CTV を，GTV から最低でも 2 cm 以上の距離をとった体積＋主な浸潤臓器全体すなわち鼻腔・上咽頭とする．病巣の進展が，隣接する臓器：副鼻腔・眼窩・口腔・中咽頭・皮下組織・頭蓋底に及ぶ場合の CTV は，鼻腔および上咽頭に加えて，GTV から最低でも 2 cm 以上の距離をとった体積とする．対側の眼球を除いて，40 Gy 以下では照射野の縮小は行わない．ただし 40 Gy を超えた後，GTV が後述のリスク臓器と接する場合は 2 cm 未満に照射野を縮小しても可とする．眼球，中枢神経・脳幹部・脊髄の項に従い照射野，照射方法を変更する． CTV には，リンパ腫に対する手術創および生検創は含める． Stage II では，上記に加えて頸部リンパ節領域も CTV とする．
注意事項 眼球	① 対側（健常側）の眼球は，可能なかぎり保護し 31 Gy 以上は不可とする． ② GTV が眼窩壁に接している，あるいは近傍にあり，CTV＝GTV＋2 cm および PTV＝CTV＋0.5 cm の規定では眼球が広範囲に照射される場合は，30 Gy（2.0 Gy/回）または 30.6 Gy（1.8 Gy/回）照射を超えた後では CTV＝GTV＋0.5 cm 以上とする．この場合でも，鼻腔および浸潤していると判断した副鼻腔は CTV 内とする． ③ GTV が眼窩壁から離れている場合，患側眼球を 30 Gy 時点で遮蔽する．
注意事項 口腔	放射線口腔粘膜炎を軽減する目的で，放射線照射は必ず開口して行い，可能なかぎりの口腔粘膜・特に舌を保護する．
計画標的体積 Planning target volume（PTV）	上記 CTV にそれぞれ呼吸性移動，患者固定再現性の誤差，set-up margin などを見込んで適切なマージンを加えたものとし，CTV から患者固定の再現性誤差・SM などを考慮し設定する．照射方法は参照図の放射線治療技術に準じる． PTV＝CTV＋5 mm とする．

ク・シェルもしくは同等の固定精度を有する固定具を用いる．脳幹部・視神経・視交差・頸髄・健常側の網膜をリスク臓器と規定し，これらで許容される線量は40Gyとする．PTVが低線量にならない場合に限り耳下腺および眼球の照射線量を少なくする工夫をしてもよい．

❸ 化学療法の次コース開始規準

2/3DeVIC療法は以下の条件をすべて満たした場合に開始する．（1）前コース2/3DeVIC開始日より，3週間以上経過した場合．（2）2/3DeVIC療法開始予定日前日または当日の検査で以下をすべて満たす．① 白血球数≧2,000/mm^3，② 血小板数≧10×10^4/mm^3，③ GOT，GPT≦施設基準値上限×5，④ 総ビリルビン≦2.0mg/dl，⑤ 血清クレアチニン≦1.5mg/dl，⑥ 口内炎/咽頭炎がGrade 2（疼痛がある紅斑，浮腫，潰瘍，摂食・嚥下可能）以下，⑦ その他担当医がコース開始不適当と判断する毒性や症状を有さない場合，2/3DeVIC療法開始予定日（前コースDay22）から21日を超えても以上の次コース開始規準を満たさない場合，治療中止とする．

❹ 放射線治療の休止規準

放射線治療は化学療法の延期や中止の場合も継続する．ただし以下の毒性を認めた場合は，Grade 2以下に回復するまで放射線治療を休止し，回復後に再開する．① 白血球減少（＜1,000/mm^3），好中球減少（＜500/mm^3），血小板減少（＜25,000/mm^3）のいずれか1つ以上を満たす，② 放射線による粘膜炎，放射線による咽頭嚥下困難，放射線による食道嚥下困難を除くGrade 3以上の非血液毒性，③ PS 3または4，④ 担当医が休止を必要と認めた場合，休止期間は，原則として1週間以内であることが望ましいが，14日を越えてもGrade 2以下に回復しなかった場合，治療中止とする．

■文献

1) Oshimi K. Progress in understanding and managing NK-cell malignancies. Br J Haematol. 2007; 139: 532-44.
2) 山口素子．限局期鼻NK/T細胞リンパ腫の治療．臨血．2008; 49: 553-8.
3) Yamaguchi M, Kita K, Miwa H, et al. Frequent Expression of P-Glycoprotein/MDR1 by Nasal T-Cell Lymphoma Cells. Cancer. 1995; 76: 2351-6.
4) Kim WS, Song SY, Ahn YC, et al. CHOP followed by involved field radiation: is it optimal for localized nasal natural killer/T-cell lymphoma? Ann Oncol. 2001; 12: 349-52.
5) Lee SH, Ahn YC, Kim WS, et al. The effect of pre-irradiation dose intense CHOP on anthracyline resistance in localized nasal NK/T-cell lymphoma. Haematologica. 2006; 91: 427-8.
6) Kim GE, Cho JH, Yang WI, et al. Angiocentric lymphoma of the head and neck: patterns of systemic failure after radiation treatment. J Clin Oncol. 2000; 18: 54-63.
7) Isobe K, Uno T, Tamaru J, et al. Extranodal natural killer/T-cell lymphoma, nasal type: the significance of radiotherapeutic parameters. Cancer. 2006; 106: 609-15.
8) Yamaguchi M, Ogawa S, Nomoto Y, et al. Treatment outcome of nasal NK-cell lymphoma: A report of 12 consecutively-diagnosed cases and a review of the literature. J Clin Exp Hematop. 2001; 41: 93-9.
9) Yamaguchi M, Tobinai K, Oguchi M, et al. Phase I/II study of concurrent chemoradiotherapy for localized nasal NK/T-cell lymphoma: Japan Clinical Oncology Group Study JCOG0211. J Clin Oncol. 2009; 27:

5594-600.
10) Lee J, Suh C, Park YH, et al. Extranodal natural killer T-cell lymphoma nasal-type: a prognostic model from a retrospective multicenter study. J Clin Oncol. 2006; 24: 612-8.
11) Lee J, Au WY, Park MJ, et al. Autologous Hematopoietic Stem Cell Transplantation in Extranodal Natural Killer / T Cell Lymphoma: A Multinational, Multicenter, Matched Controlled Study. Biol Blood Marrow Transplant. 2008; 14: 1356-64.
12) Aviles A, Diaz NR, Neri N, et al. Angiocentric nasal T / natural killer cell lymphoma: a single centre study of prognostic factors in 108 patients. Clin Lab Haematol. 2000; 22: 215-20.
13) Yong W, Zheng W, Zhang Y, et al. L-asparaginase-based regimen in the treatment of refractory midline nasal / nasal-type T / NK-cell lymphoma. Int J Hematol. 2003; 78: 163-7.
14) Yamaguchi M, Suzuki R, Kwong YL, et al. Phase I study of dexamethasone, methotrexate, ifosfamide, L-asparaginase, and etoposide（SMILE）chemotherapy for advanced-stage or relapsed / refractory extranodal natural killer（NK）/ T-cell lymphoma and leukemia. Cancer Sci. 2008; 99: 1016-20.

〈山口素子〉

III NK細胞リンパ腫

2 アグレッシブNK細胞白血病の診断と治療

　アグレッシブNK細胞白血病 aggressive NK cell leukaemia（ANKL）は成熟NK細胞の白血病であり，血球貪食症候群や多臓器障害を高率に合併し治療抵抗性で生命予後はきわめて不良である．本項ではANKLの病像，診断，治療法について概説する．

❶ 疫　学

　これまでのANKL症例は東アジアからの報告が多く，7割が本邦，韓国，中国を含む東アジア人，1/4がコーカサス人種であった[1]．発症年齢は比較的青壮年層に多く，平均では40歳代であるが，20代から30代に1つのピークがありそれよりは少ないものの60歳代にももう1つの山がある．やや男性に多い．類縁疾患のNK細胞リンパ腫では疫学研究で農薬使用との関連も指摘されているがANKLに関しては不明である．2007年に107例の英文報告例がレビューされており[2]，本邦症例の割合と学会報告例，血液学会での疫学調査等から，本邦では年間10例から数十例程度と推計される．

❷ 病因および病態

　明らかではない．Epstein-Barrウイルス（EBV）ゲノムが高率にANKL細胞内に検出されることより，発症におけるEBVの関与が強く示唆されている[3,4]．約2割の症例ではEBV陰性である．小児期の蚊刺過敏症や慢性EBV感染症（CAEBV，EBV陽性小児Tリンパ増殖性疾患）の既往をもつ症例，リンパ球増多が先行する症例もあり病因との関連も考えられている．

　ANKL細胞から産生されるinterferon-γ（IFN-γ）が，オートクラインに腫瘍細胞に働いてアポトーシスから免れ腫瘍細胞増殖へと働くこと，さらにTGF-αと協同して血球貪食症候群の一因にもなることが示唆されている[5]．高頻度に認められる肝浸潤，肝障害についてはFas-Fasリガンドを介した系とケモカインを介した系が推定されている[6]．また，ANKL細胞はケモカイン受容体であるCXCR1とCCR5を共発現し，対応するケモカインであるIL-8，RANTES，などに対して遊走能を示す[7]．

❸ ANKLの細胞起源

　正常NK細胞の分化段階をpro NK，pre NK，iNK，CD56^{bright}NK（stage 4），CD56^{dim}NK（stage 5）の5段階に分類することが提唱されている[8]．ANKL細胞の起源は明らかではないが，形態および免疫形質で推定するとCD56^{dim}NKの細胞障害性NK細胞レベルが最も近い．ANKL

細胞のサイトカイン産生能から，CD56^{bright} NK に相当する immunoregulatory NK 細胞のレベルとも考えられる[9]．

❹ 臨床像

自覚症状としては発熱，全身倦怠感が多く，体重減少，盗汗も認める．なかには当初，肝機能障害が前面にでて経過観察中に増悪し判明する場合もある．身体所見では肝脾腫を高率に認め，表在リンパ節腫脹，胸腹水も伴う．黄疸，皮疹も時に認められる．鼻腔周辺の症状や所見は通常乏しい．

❺ 検査所見

貧血，血小板減少を認める．白血球数は減少から増多までさまざまであるが通常，顆粒大リンパ球（LGL）の増加を伴う．AST，ALT といった肝逸脱酵素の上昇があり，LDH の上昇はほぼ全例に認められ，しばしば基準値上限の 5 倍を超える．総ビリルビンの上昇，DIC も伴う．血球減少，肝障害，DIC が血球貪食症候群による場合もある．

❻ 病理

a．ANKL の細胞形態（図 B-69）

ANKL の細胞はメイ・ギムザ染色による末梢血または骨髄血塗抹標本上，典型的には正常の LGL よりやや大きく細胞質はひろく軽度に好塩基性を帯びている．好酸性の顆粒を数個程度認め，1～2 個から数十個程度に及ぶ場合もある．また，顆粒を認めない時もある．核は腎臓様から類円形で時にくびれを伴う．1～2 個の明瞭な核小体が認められれば異常細胞である可能性が高まる．核クロマチンは凝集傾向がある．しかしながら，ANKL の細胞は多彩であり，より大型で異型性が強く好塩基性の細胞質をもつ細胞まで幅広い．大型細胞の場合も細胞質には顆粒を認めることが多い．細胞形態は ANKL の診断上重要なので，塗抹標本での観察を重視したいところであるが，このような形態的特徴のみで正常と異常 LGL を区別しうるか，十分検証されてはいないので他の情報と合わせての判断が望ましい．末梢血，骨髄とも腫瘍細胞の明らかな増加があれば判断は容易だが，腫瘍細胞が少数であると異常細胞と認識するのが困難な場合もある．

骨髄組織では腫瘍細胞が一様ないしは巣状の浸潤を認める．類円形や一部不整な核をもち濃縮したクロマチン構造とときに核小体を認めるが核異型が強いときもある．壊死や血球貪食像もしばしば認める[10]．

b．腫瘍細胞の免疫学的および細胞遺伝学的特徴

フローサイトメトリーによる免疫形質は，典型的には CD2，CD56，HLA-DR 陽性，表面 CD3，CD4，CD8，CD20 陰性である．CD7，CD16 は陽性のことが多く CD57 は陰性のことが多い．細胞質内に CD3 ε 鎖は陽性となる．

サザンブロット法または PCR 法による T 細胞受容体遺伝子（TCR）の再構成は β 鎖，γ 鎖とも通常認められない．

G バンド法による染色体分析では異常を認めることが多くクローン性証明の根拠になりうる．

B．治療

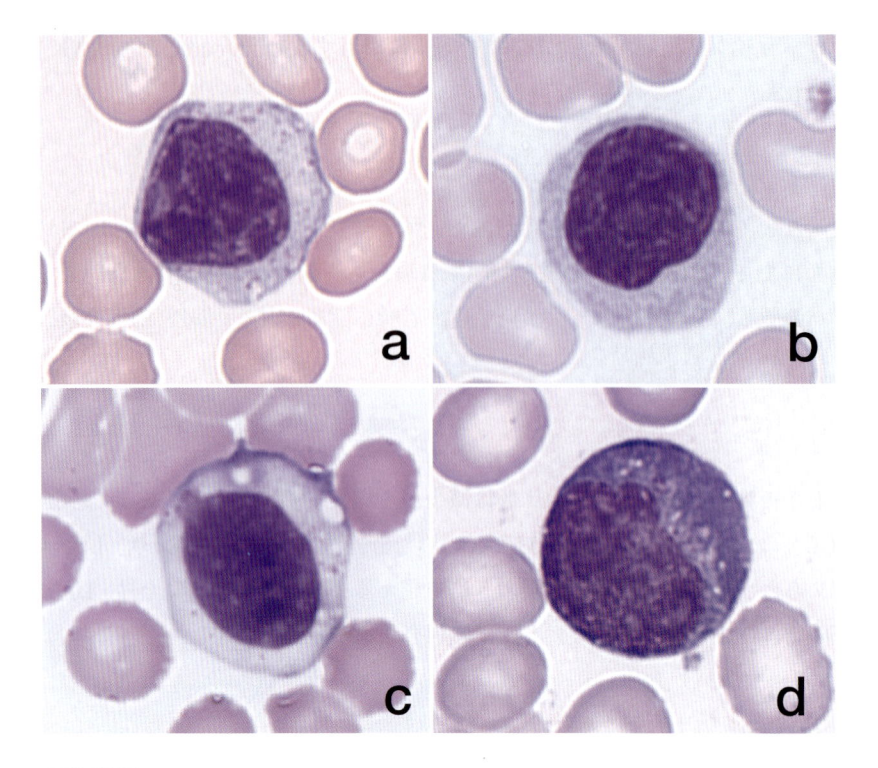

図 B-69 ANKL細胞の形態（メイ・ギムザ染色，×1000）
a：最も多いLGLタイプ，b：顆粒が乏しい場合もある，c：より細胞質が広く空胞様構造を持つ細胞，d：細胞質が好塩基性で異型性が強い細胞（それぞれ異なる症例．症例により混在している場合もある）

del(6)(q21q25) が多いとされるが ENKL に比べ，ANKL では認めにくいという報告もある．最近，6q21 上の遺伝子でリンパ球系細胞の転写制御やホメオスタシスに重要とされる PRDM1 遺伝子の関与が指摘された[11]．アレイCGH法によるゲノムワイドの検討では 1q23.1-q24.2 および 1q31.3-q44 領域の増幅，7p15.1-p22.3，17p13.1 領域の欠失を認めている[12]．

c．EBVとの関連性

ANKL の 80％以上は EBV 陽性であるので PCR 法，サザンブロット法，in situ hybridization 法などにより EBV ゲノムの有無を検討することは診断上も有用である．EBV ゲノムはエピゾームとして ANKL 腫瘍細胞内に存在し 1 細胞あたり 100 コピー以上含まれていると推定される．一方，血漿中では断片化したフリーの EBV-DNA として存在し，ほとんどが 180bp 以下であり，アポトーシスに陥った腫瘍細胞からの放出に由来すると考えられている[13]．それゆえ EBV としての感染性はない．EBV 陽性例では血中 EBV ゲノムコピー数（ウイルス量；VL）の増加を認め，他の EBV 関連のリンパ増殖性疾患に比べても高値であることが多い．ただし，本疾患の病態把握を目的とした場合の測定検体として，全血，血漿，血清のいずれがよいかは明らかでない．近年はリアルタイム PCR 法による測定が一般的であり，測定法の標準化も検討されている．EBV-VL 測定の臨床的有用性に関して ANKL での検討は乏しく慎重に解釈する必要がある．自

験例による観察では診断時 EBV-VL が 10^6 コピー/μgDNA であった例が同種移植後 10 コピー/μgDNA 以下となり長期間維持している例があり，持続的に 3 ログ以上の低下があれば臨床的意義があると考えている．

細胞内の EBV に関して EBV ゲノムのうち terminal repeat 数が異なることを利用してサザンブロット法で細胞のクローン性を検討することは診断上意義がある[14]．骨髄をはじめとする組織中の検索に関しては EBER の塩基配列を利用したプローブによる in situ hybridization 法での検討が有用である．いずれの検査法も保険適応はない．EBV に対する抗体価測定は一部の CAEBV の病歴をもつ症例以外では有用性が示されていない．

7 どのようなときに ANKL を疑うか

発熱，肝脾腫，肝障害を呈し，末梢血や骨髄に LGL が増加している場合に可能性を考える．典型例であっても LG の免疫形質や EBV 陽性などの補助的情報がないと診断には到達しにくい．肝障害が前面に出ている場合では末梢血の ANKL 細胞を反応性の異型リンパ球としてとらえている場合もあり，血液疾患を専門にしている医師が担当するとは限らないため，他の所見とあわせ可能性を高める情報があれば ANKL の可能性を想起することが肝要となる．また，必ずしも LGL の数自体が増加しているとは限らずリンパ球数としては基準範囲内，減少している場合もあり NK の形質をもった LGL としてとらえることができるかどうかによる．ANKL 自体がまれで血液疾患としての特徴が他の白血病や悪性リンパ腫と異なるため疾患としてイメージをもつことができるかどうかも診断には重要となる．

8 診 断

臨床症状に加え，$CD2^+3^-56^+$ の形質をもった LGL が末梢血または骨髄に増加していること，さらには EBV ゲノムが存在しクローン性が証明されれば診断可能である．TCR 遺伝子は胚芽型で，進行性の臨床経過をたどればより確実となるが結果が判明するのを待ったり，経過を追っている間に進行し治療手段が限られる結果となる可能性もある．

9 鑑別診断

NK 細胞腫瘍や NK 細胞タイプの LGL が増加する疾患が鑑別疾患にあがる．

ANKL は ENKL の骨髄浸潤，白血化した状態とする意見も一部にあり，ANKL と ENKL 特に non nasal type との異同に関しては結論が出ていない．先のアレイ CGH 法による検討では ENKL では異なる領域の増幅，欠失があり細胞遺伝学的背景が異なる可能性が示唆される．一方，臨床的には進行期 ENKL の予後はきわめて不良であり臨床病期 IV 期では ANKL の予後とほとんどかわりがないと思われ，ANKL への治療アプローチと同様に考える必要があるのかもしれない．また ANKL と ENKL で CD16 の陽性率に差があることも指摘されており細胞起源が異なる可能性もある．

EBV-LPD（CAEBV）のうち，NK 細胞に EBV が陽性となるタイプがあり，カテゴリー3B ではクローナルに NK 細胞が増殖し NK 細胞リンパ腫/白血病となる[15]が，ANKL との違いや

境界は現時点では明瞭でない．Chronic NK lymphocytosis（CNKL，または chronic lymphoproliferative disorders of NK cells）は主に末梢血でNK細胞の表面形質を示すLGLが持続する病態であるが，EBV陰性で症状に乏しく，臓器障害もなく非進行性である．ときに血球減少を伴う場合もある．腫瘍性を示す根拠に乏しく反応性のリンパ球増多と思われるがなかにはのちにANKLへの進展を示したとの報告もある．細胞形態や表面形質での鑑別は困難で臨床症状と合わせての判断を要する．

❿ 治療法

a．化学療法

標準治療法は確立していない．アントラサイクリン系を含む多剤併用化学療法を施行された症例が，より治療強度の低い治療に比べ反応を認める可能性がある[3]が，NK細胞腫瘍ではP糖蛋白の発現によりアントラサイクリン系薬剤への薬剤抵抗性の可能性がある．L-asparaginase（L-Asp）はP糖蛋白の影響を受けず，有効例の報告もあり今後検討に値する[16,17]．しかしながら化学療法のみで完全寛解に至った症例は少なく，生存期間の中央値も2カ月未満の報告が多い．

b．造血細胞移植（HCT）

化学療法のみでは全例6カ月以内に死亡しているのに対し，自家または同種造血細胞移植療法を受けたANKL症例の報告では，2年以上の長期生存例があり治癒の可能性も示唆されている[3,17]．ただし，HCT症例も移植合併症での死亡，ANKL再発例があり，なにより移植施行前に十分腫瘍細胞を減らすことが困難で，ほぼ全例が非寛解の状態で移植前処置に入る必要があること，また，ANKLによる全身状態にも影響される．移植時期，移植ソース，前処置などの至適条件は定まっていない．HCTの報告例はいまだ少なく選択バイアスの可能性にも留意する必要がある．

当施設ではANKLと診断すると同時に同種HCT可能年齢であれば移植を早期に実施することを計画し，そのために同胞または臍帯血を移植ソースとして選択している．また，可能な限りL-Aspを含む化学療法にて腫瘍細胞を減らすことを試み，タイミングをみて骨髄破壊的前処置に入っている．骨髄非破壊的前処置（RIST）によるallo HCTの報告もあり病勢コントロールとRIST実施については今後検討する必要がある．自家移植の有効例の報告もあるが長期生存が可能であるかは不明である．

⓫ 予後

前述のごとく，進行が速く多臓器の障害をきたし，有効な治療法が定まっていないため生命予後は非常に不良で生存期間の中央値はいずれの報告でも60日以内である[1-3,7]．化学療法が有効な場合も一時的で原病によって1年以内に死亡している．同種HCT施行例で年単位の生存例があるが，治癒の可能性はさらに検討が必要であろう．受診時すでに臓器障害や全身状態不良により積極的な治療の適応外とされる場合もある．死因は肝不全，感染症，DICなどが多い．

❿ ANKL の診断・治療に関する課題

　ANKL に関して前向き治療研究はこれまでなされていない．再発難治および進行期 ENKL を対象に行われた SMILE I 相試験では ANKL も対象疾患とされたが ANKL の登録症例はなく II 相試験では対象疾患から除外された．NK 腫瘍研究会では前向き試験の実施はきわめて困難と考え，ANKL の病態理解，治療法開発のための情報収集を目的に日本・韓国多施設共同後方視研究（ANKL07）を遂行中である．

おわりに

　ANKL は稀少疾患であり病像が他のリンパ増殖性疾患と異なる点も多いため，いまだ明らかでないことも多い．東アジアに多い疾患として本邦でのエビデンス蓄積と情報発信により，ANKL に関する理解が深まり予後の改善につながることを期待したい．

エヴィデンス&データファイル

アグレッシブNK細胞白血病の診断と治療

　アグレッシブNK細胞白血病（ANKL）に関するこれまでの研究は，すべて後ろ向き観察研究である．

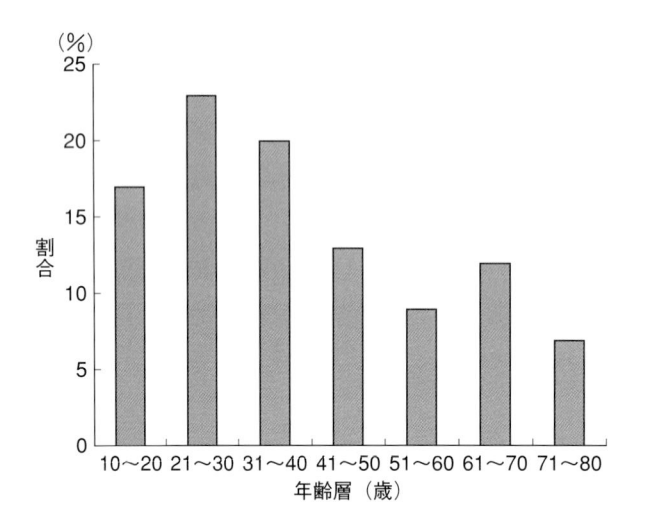

図B-70 ANKL症例の年齢分布（文献2より一部改変）

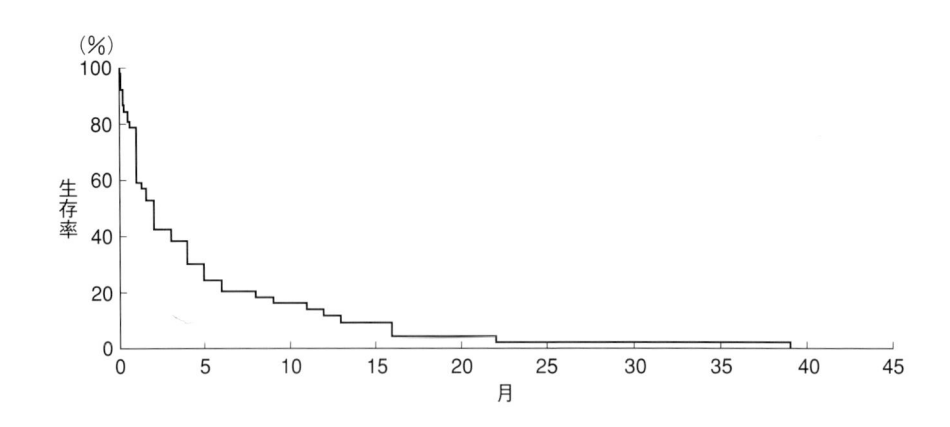

図B-71 ANKLの生存曲線
　　生存期間の中央値は2カ月．2001年以降の文献で5例以上の報告[1-4,7]を抽出し，筆者が作成．

表 B-40 ANKL 報告症例の臨床像と検査所見（文献 2 から一部改変）

項目	陽性例/報告数	割合
B 症状	75 / 107	70 %
血液学的異常		
Hb ＜ 10 g/dl	29 / 75	39 %
血小板＜ 10 万/μl	54 / 75	73 %
好中球＜ 1,000/μl	14 / 29	46 %
臓器浸潤		
骨髄	100 / 107	93 %
脾	80 / 107	75 %
肝臓	82 / 106	77 %
リンパ節	39 / 106	37 %
LDH 上昇	40 / 44	91 %
EB ウイルス	55 / 66	83 %
NK 細胞		
末梢血（中央値，範囲）	$2.28 \times 10^9/l$	
	$(0 \sim 211 \times 10^9/l)$	
骨髄（中央値，範囲）	32 %（0 ～ 100）	
NK 細胞の免疫形質		
CD2$^+$	86 / 87	99 %
CD56$^+$	93 / 94	99 %
HLA-DR$^+$	49 / 50	98 %
CD3$^+$	0 / 102	0 %
CD38$^+$	24 / 30	80 %
CD3 ε^+	32 / 47	70 %
CD7$^+$	36 / 58	62 %
CD16$^+$	37 / 81	46 %

■文献

1) Ruskova A, Thula R, Chan G. Aggressive Natural Killer-Cell Leukemia: report of five cases and review of the literature. Leuk Lymphoma. 2004; 45: 2427-38.
2) Ryder J, Wang X, Bao L, et al. Aggressive natural killer cell leukemia: report of a Chinese series and review of the literature. Int J Hematol. 2007; 85: 18-25.
3) Suzuki R, Suzumiya J, Nakamura S, et al. Aggressive natural killer-cell leukemia revisited: large granular lymphocyte leukemia of cytotoxic NK cells. Leukemia. 2004; 18: 763-70.
4) Ko YH, Park S, Kim K, et al. Aggressive Natural Killer Cell Leukemia: Is Epstein-Barr virus negativity an indicator of a favorable prognosis? Acta Haematol. 2009; 120: 199-206.
5) Mizuno S, Akashi K, Ohshima K, et al. Interferon-gamma prevents apoptosis in Epstein-Barr virus-infected natural killer cell leukemia in an autocrine fashion. Blood. 1999; 93: 3494-504.
6) Makishima H, Ito T, Momose K, et al. Chemokine system and tissue infiltration in aggressive NK-cell leukemia. Leuk Res. 2007; 31: 1237-45.

7) Makishima H, Ito T, Asano N, et al. Significance of chemokine receptor expression in aggressive NK cell leukemia. Leukemia. 2005; 19: 1169-74.
8) Caligiuri MA. Human natural killer cells. Blood. 2008; 112: 461-9.
9) Oshimi K. Progress in understanding and managing natural killer-cell malignancies. Br J Haematol. 2007; 139: 532-44.
10) Chan JKC, Jaffe ES, Raffeld E, et al. Aggressive NK-cell leukaemia. In: Swerdlow SH, et al. editors. In: WHO Classification of Tumours of Haematopoietic and Lymphoic Tissues. Lyon: IARC; 2008. p.276-77.
11) Iqbal J, Kucuk C, Deleeuw RJ, et al. Genomic analyses reveal global functional alterations that promote tumor growth and novel tumor suppressor genes in natural killer-cell malignancies. Leukemia. 2009. 23: 1139-51.
12) Nakashima Y, Tagawa H, Suzuki R, et al. Genome-wide array-based comparative genomic hybridization of natural killer cell lymphoma / leukemia: different genomic alteration patterns of aggressive NK-cell leukemia and extranodal Nk / T-cell lymphoma, nasal type. Genes Chromosomes Cancer. 2005; 44: 247-55.
13) Chan KC, Zhang J, Chan AT, et al. Molecular characterization of circulating EBV DNA in the plasma of nasopharyngeal carcinoma and lymphoma patients. Cancer Res. 2003; 63: 2028-32.
14) Kawa-Ha K, Ishihara S, Ninomiya T, et al. CD3-negative lymphoproliferative disease of granular lymphocytes containing Epstein-Barr viral DNA. J Clin Invest. 1989; 84: 51-5.
15) Ohshima K, Kimura H, Yoshino T, et al. Proposed categorization of pathological states of EBV-associated T / natural killer-cell lymphoproliferative disorder (LPD) in children and young adults: overlap with chronic active EBV infection and infantile fulminant EBV T-LPD. Pathol Int. 2008; 58: 209-17.
16) Ando M, Sugimoto K, Kitoh T, et al. Selective apoptosis of natural killer-cell tumours by l-asparaginase. Br J Haematol. 2005; 130: 860-8.
17) Ito T, Makishima H, Nakazawa H, et al. Promising approach for aggressive NK cell leukaemia with allogeneic haematopoietic cell transplantation. Eur J Haematol. 2008; 81: 107-11.

〈石田文宏〉

IV Hodgkin リンパ腫

1 Hodgkin リンパ腫の治療

　Hodgkin リンパ腫は本邦では悪性リンパ腫の約 10％程度を占める．病理組織分類は 2008 年に改訂された WHO 分類第 4 版でも第 3 版と変更はなく，結節性リンパ球優位型 Hodgkin リンパ腫と古典的 Hodgkin リンパ腫（結節硬化型古典的 Hodgkin リンパ腫，リンパ球豊富型古典的 Hodgkin リンパ腫，混合細胞型古典的 Hodgkin リンパ腫，リンパ球減少型古典的 Hodgkin リンパ腫）に分類されている．結節性リンパ球優位型 Hodgkin リンパ腫は Hodgkin リンパ腫のなかでも予後がよいとされており，通常の Hodgkin リンパ腫の治療戦略をそのまま適応することには議論が多いが，基本的には古典的 Hodgkin リンパ腫と同様の治療法が選択されている[1]．Hodgkin リンパ腫は臨床病期により限局期と進行期に分類され，治療戦略が異なっている．

● 限局期 Hodgkin リンパ腫の治療法の選択

　Hodgkin リンパ腫は Ann-Arbor 分類により病期を評価する．限局期といわれる Hodgkin リンパ腫は I 期と II 期をさす．Hodgkin リンパ腫の治療においては放射線療法が従来は主流であった．Hodgkin リンパ腫は節外病変が少なく，主にリンパ行性にリンパ節領域を進展する特徴をもっているため，正確な病期決定のもと，リンパ節領域を広範に照射することによる治療が可能であると考えられたためである．そのため，病期診断時には試験開腹術を行う病理病期決定が行われていた．しかし，広範囲な放射線療法を用いても再発する症例が多いことと晩期の有害事象を考慮し近年では照射範囲を狭めた放射線療法と化学療法の併用療法 combined modality treatment（CMT）を行うことが多くなっている．

　限局期 Hodgkin リンパ腫の予後不良因子の解析研究は多く施行されている．**表 B-41** に各研究の結果を呈示する[2,3]．これは，特に放射線治療が主流であった時代に放射線単独療法での治療不成功がどのような症例であるかという研究に始まっている．これらの研究で予後不良因子とされるのは巨大腫瘤，病変数，年齢，性別，血沈，症状などである．一般的に上記の予後不良因子を認めない限局期 Hodgkin リンパ腫を favorable 群，いずれかを伴う限局期 Hodgkin リンパ腫を unfavorable 群とする．しかし，Hodgkin リンパ腫治療研究グループにより favorable 群と unfavorable 群の分類は若干異なっている（**表 B-42**）．これらグループ治療研究を解釈するうえでこの分類の違いを理解することは重要である．また，favorable 群と unfavorable 群の規準を統一することも今後重要であると考えられる．

B．治療

表 B-41 臨床病期 I～II における予後因子解析

	臨床病期	予後不良因子	FFR	OS
Tubiana M, et al.（EORTC）[2] （1392 例，RT または CMT）	I～II	男性 40 歳以上 血沈≧ 50（A） 血沈≧ 30（B） MC／LD 病変数＞ 4	0.006 NS ＜ 0.0001 NS ＜ 0.0001	0.01 ＜ 0.0001 NS 0.0006 0.005
Gospodarowicz M, et al.[3] （250 例，RT または CMT）	I～II	50 歳以上 MC／LD 病変数 男性 領域照射 血沈≧ 40	0.005 0.004 NS NS 0.024 0.001	0.005 0.08 NS NS NS 0.03

FFR：freedom from relapse，OS：overall survival，RT：radiation therapy，
CMT：combined modality treatment，MC：mixed cellularity，
LD：lymphocyte depletion

表 B-42 限局期リンパ腫の分類：favorable 群と unfavorable 群

研究グループ	EORTC／GELA	GHSG	NCIC／ECOG
Favorable 群	CS I～II リスク因子なし	CS I～II リスク因子なし	CS I～II リスク因子なし
Unfavorable 群	CS I～II リスク因子あり	CS I，IIA リスク因子あり CSIIB ではバルキー縦隔病変，節外病変があれば進行期	CS I～II リスク因子あり CS I～II でもバルキー病変，腹腔内病変があると進行期
各研究グループにおけるリスク因子の定義	・バルキー縦隔病変 ・50 歳以上 ・血沈亢進 　B 症状（-）の場合 　≧ 50 mm／時間 　B 症状（+）の場合 　≧ 30 mm／時間 ・4 カ所以上の病変	・バルキー縦隔病変 ・節外病変 ・血沈亢進 　B 症状（-）の場合 　≧ 50 mm／時間 　B 症状（+）の場合 　≧ 30 mm／時間 ・3 カ所以上の病変	・40 歳以上 ・結節性リンパ球優位型 Hodgkin リンパ腫または結節硬化型古典的 Hodgkin リンパ腫でない ・血沈亢進 　≧ 50 mm／時間 ・4 カ所以上の病変

各研究グループでの定義を示す．しかし，臨床試験では試験毎に若干定義が異なる．

❷ 限局期 Hodgkin リンパ腫に対する放射線単独療法

現在，限局期 Hodgkin リンパ腫に対し放射線単独療法により治療をすることはなくなってきている．これまでの放射線単独療法の臨床研究の経緯を概説する．

a．STLI（subtotal lymphoid irradiation）

限局期 Hodgkin リンパ腫を放射線療法により治療するためには広範囲な照射野の適応が必要である．至適照射野の決定について多くの研究がなされている．表 B-43 に広範囲照射野 extended field radiation therapy（EF-RT）を用いた場合と領域照射野 involved field radiation therapy（IF-RT）を用いた場合の比較試験の主なものをあげた[4]．EF-RT は STLI と TLI（total lymphoid irradiation）を意味する．これらの研究では明らかに限局期 Hodgkin リンパ腫の治療で放射線療法単独を選択した場合，広範囲照射野を用いた方が長期間にわたり FFP（freedom from progression）が優れている．しかし生存率で比較した場合両群間の差は消失する．これは放射線療法施行後の再発時に行われる化学療法による救援治療が非常に有効であることを示している．また，ほとんどの研究が病理病期で限局期を診断している．病理病期を用いた場合は，限局期症例が EF-RT が治癒を期待できる治療法であるといえるが，臨床病期を用いる場合は予後因子での層別化を行わないと治療効果が低くなる可能性があり，放射線単独で高い治療効果が期待できるのは favorable 群である．CMT での高い有効性と広範囲照射による晩期障害問題から EF-RT（STLI など）を用いた治療は行われなくなってきている．

❸ 限局期 Hodgkin リンパ腫に対する放射線療法と化学療法の併用（CMT）

限局期 Hodgkin リンパ腫治療は初回治療から化学療法を併用する CMT が標準的である．CMT が有利な点としては治療効果の改善（特に unfavorable 群），照射野の縮小による有害事象の軽減，病期決定のための試験開腹術が不要であることがあげられる．

表 B-43 拡大照射野と限定照射野での治療成績[4]

	病期	照射野（症例数）	FFR（年）	OS（年）
Rosenberg S, et al.	PS IA〜IIA	STLI／TLI（35）	80％（15）	80％（15）
		対 IF（28）	32％	79％
Fuller L, et al.	PS I〜II	STLI（84）	66％（10）	92％（10）
		対 IF（82）	52％	87％
EORTC H5 Trial	PS I〜II	STLI（98）	70％（9）	91％（9）
		対 M（100）	69％	94％
Fuller L, et al.	CS I〜II	STLI（98）	59％（10）	79％（10）
		対 IF（88）	32％	71％

H5 trial は 40 歳以下，NS／LP，血沈 ≦ 70，PS I または縦隔病変のない PSII が対象となっている．M：mantle field.

● B. 治療

a. 化学療法を併用することによる放射線照射領域の狭小化の可能性

　限局期 Hodgkin リンパ腫における従来の標準治療である STLI を化学療法の併用により照射野を縮小できるかという研究がなされた．VBM（vinblastine, bleomycin, methotrexate）＋ IF-RT と STLI の比較で検討され，化学療法を併用することにより IF-RT が favorable である CS IA と IIA において STLI と同様の治療効果が上がることが明らかとなった[5]．また EORTC（H7 試験）[6] では favorable 群に対し 6 コースの EBVP（epirubicin, bleomycin, vinblastine, predonisone）と IF-RT との併用療法と STLI との比較試験を行った．この結果では overall survival（OS）には有為差がなかったが event free survival（EFS）で併用療法群が有意に優れているという結果が得られた．これらの研究により照射野の縮小が化学療法を併用することで可能になることが示唆された．

b. CMT における化学療法と照射野の最適化

　German Hodgkin Lymphoma Study Group（GHSG）の HD8 試験[7] では限局期 Hodgkin リンパ腫 unfavorable 群とリスク因子のない CS IIIA の症例に 2 コースの COPP（cyclophosphamide, vincristine, procarbazine, predonisone）／ABVD（doxorubicin, bleomycin, vinblastine, dacarbazine）療法後に放射線療法として 30 Gy の EX-RT と IF-RT を割付けた臨床第 III 相試験を行った．その結果両群において 5 年の freedom from treatment failure（FFTF）が約 85％と良好な成績であり，毒性の低い IF-RT を用いた CMT を推奨している．

　Bonadonna らは CSI unfavorable 群，CSIIA favorable 群，CSIIA unfavorable 群に対し 4 コースの ABVD 療法と STLI または IF-RT を組み合わせる比較試験を行い両群とも 95％近い 12 年での FFP を報告している[8]．この試験においても有害事象が少ないと考えられる IF-RT との組み合わせが推奨された．この研究は症例数が少なく統計学的に IF-RT の STLI に対する非劣性は検証されなかったが，進行期 Hodgkin リンパ腫の標準治療である ABVD を採用した比較試験であり早期 Hodgkin リンパ腫の標準治療として 4 コースの ABVD と IF-RT の組み合わせが標準治療になりうる可能性を示唆した．

　2007 年に限局期 Hodgkin リンパ腫の治療研究で大規模の第 III 相試験が報告された．EORTC と Groupe d'Etude des Lymphomes de l'Adulte（GELA）の intergroup study である H8 試験[9] である．Favorable 群（H8-F）では MOPP（mechlorethamine, vincristine, procarbazine, predonisone）／ABV（doxorubicin, bleomycin, vinblastine）3 コースと IF-RT の CMT と放射線単独療法（STLI）のランダム化割付け，unfavorable 群（H8-U）では MOPP／ABV 4 コース＋ IF-RT，MOPP／ABV 6 コース＋ IF-RT，MOPP／ABV 4 コース＋ STLI の 3 群にランダム化割付けが行われた．H8-F 群においては 10 年の EFS，OS において MOPP／ABV 3 コース＋ IF-RT 群が STLI 群に優った（図 B-72）．H7 試験では CMT が STLI に比べ EFS では優ったが，生存率では有意差が検出できなかった．この H8 試験の結果により限局期 Hodgkin リンパ腫の治療選択から STLI が消えたといってよい．また H8-U 群では 3 群間での有意差は EFS，OS ともに認めず，有害事象の点から MOPP／ABV 4 コース＋ IF-RT が推奨された．この研究から，限局期 Hodgkin リンパ腫は favorable，unfavorable 両群において進行期 Hodgkin リンパ腫に用いられる同様のレジメンで治療コース数を減じた化学療法と IF-RT が有効であることが示された．

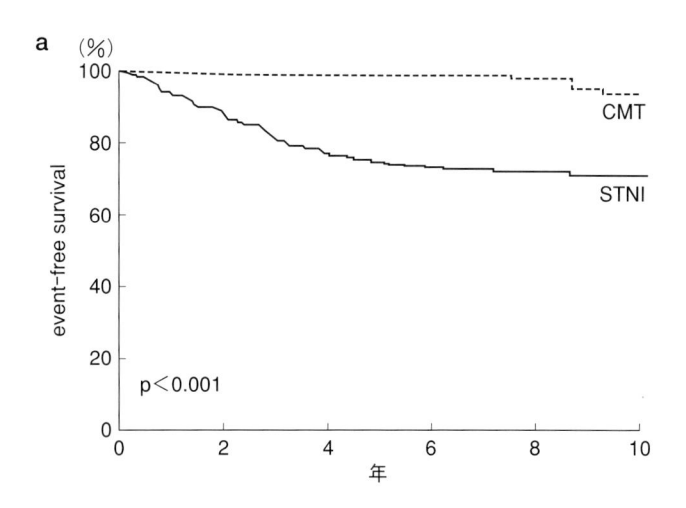

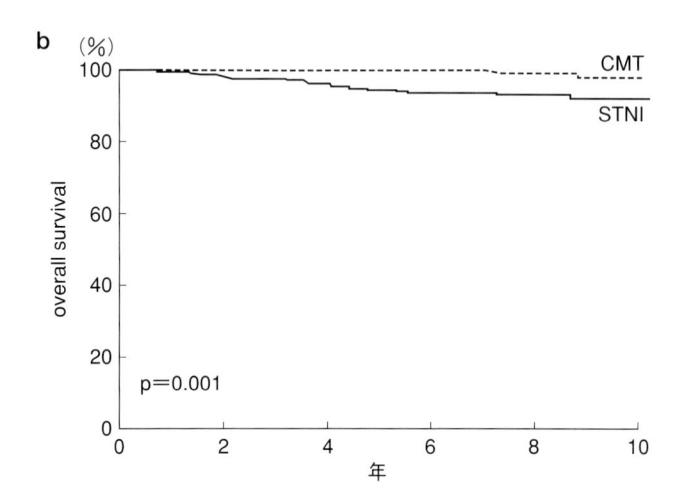

図 B-72 H8 試験における favorable 限局期 Hodgkin リンパ腫に対する STNI と CMT の治療成績の比較

a：event-free survival，b：overall survival
STNI：subtotal nodal irradiation，CMT：combined modality treatment（3 × MOPPABV ＋ IF-RT）

　このように限局期 Hodgkin リンパ腫の標準治療は現時点ではコース数を減じた化学療法と IF-RT の CMT と考えられる．本邦において使用可能な薬剤も考慮に含めた場合，4 コースの ABVD 療法と IF-RT の CMT が推奨される．

c．CMT における化学療法の方向性

　EORTC は H8 に続く H9 試験において unfavorable 群に対し IF-RT と併用する化学療法として ABVD 4 コース，ABVD 6 コース，BEACOPP（bleomycin, etoposide, doxorubicin, cyclophosphamide, vincristine, predonisone, procarbazine）4 コースの無作為試験を行った．また GHSG では HD11 試験にて unfavorable 群に対し，IF-RT と併用する化学療法として ABVD 4 コースと BEACOPP 4 コースの比較を行っている．学会発表ではあるが，両試験の全ての治療

アームにおいて良好な FFTF が認められている．
　Favorable 群に対して化学療法のコース数を減らせる可能性はあると考える．

❹ 進行期 Hodgkin リンパ腫の治療

　進行期の Hodgkin リンパ腫は化学療法が標準である．歴史的には MOPP 療法が広く用いられ，80％の奏効率を示し標準療法とされてきた．MOPP 療法と非交差耐性の薬剤で構成された ABVD 療法が開発され，Cancer and Leukemia Group B（CALGB）において，進行期 Hodgkin リンパ腫を対象とし MOPP 療法，ABVD 療法，MOPP／ABVD 交替療法の 3 群間の比較試験が実施され，ABVD 療法は MOPP 療法に比べ failure free survival（FFS）が優ることが報告された[10]（図 B-73）．生存率に有意差は認められなかったが，ABVD 療法は MOPP 療法に比べ不妊・二次発癌などの毒性が低く，進行期 Hodgkin リンパ腫の標準療法となった．投与回数は 4 コースまでに完全寛解に至った症例は 2 コース追加し 6 コースで終了，6 コースまでで完全寛解に至った症例は 2 コース追加し 8 コースまで行うことが推奨されている．その後，各種の hybrid regimen と ABVD 療法の比較試験[11-13]がなされたが，ABVD 療法と比較し優位性は証明されず，進行期 Hodgkin リンパ腫における ABVD 療法の標準治療としての地位が確立されていった．

　Stanford 大学からは治療強度を高めた Stanford V 療法[14]が報告されている．単施設の single arm phase II 試験であるが，5 年の FFP は 89％，全生存が 96％と良好な成績であった．大規模な ABVD 療法との比較試験が報告されておらず，Stanford V の進行期 Hodgkin リンパ腫における位置づけは明らかではない．

　2003 年に GHSG は標準 BEACOPP 療法，増量 BEACOPP 療法と COPP／ABVD 療法の比較試験が報告した[15]．対象は臨床病期 IIB 以上の進行期症例で 15 歳から 65 歳である．この研究は ABVD 療法類似の COPP／ABVD 療法に比べ BEACOPP 療法群（標準 BEACOPP 療法，増量 BEACOPP 療法）が FFTF（5 年）において有意に優っていることを示した．また 5 年全生存率

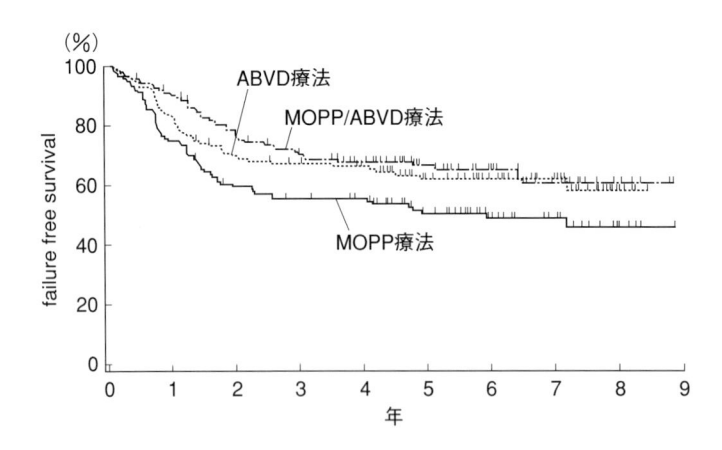

図 B-73 進行期 Hodgkin リンパ腫に対する MOPP 療法，ABVD 療法，MOPP／ABVD 交替療法の 3 群間の比較試験（FFS）
ABVD 療法群と MOPP／ABVD 療法群は MOPP 療法群に比べ FFS の改善を認める．

は増量 BEACOPP 療法で 91％，COPP／ABVD 療法で 83％であり，統計的な有意差が認められた（図 B-74）．この研究は増量 BEACOPP 療法では血液毒性など grade 4 の有害事象が多いが予測可能な範囲であり，進行期 Hodgkin リンパ腫の治療選択として推奨した．ただし，60 歳から 65 歳の群においては治療各群間の治療結果に差はなかった．また，IPS[注]を用いたサブグループ解析で FFTF は IPS にかかわらず増量 BEACOPP 療法が良好な傾向が認められたが，全生存に関しては 4 項目以上の予後不良因子をもった群において増量 BEACOPP 療法が COPP／ABVD 療法より優れている可能性が示唆されている．2009 年にイタリアのグループから ABVD 対 BEACOPP（4 コース増量レジメン後に 2 コースの標準量レジメンを追加）対 CEC 療法

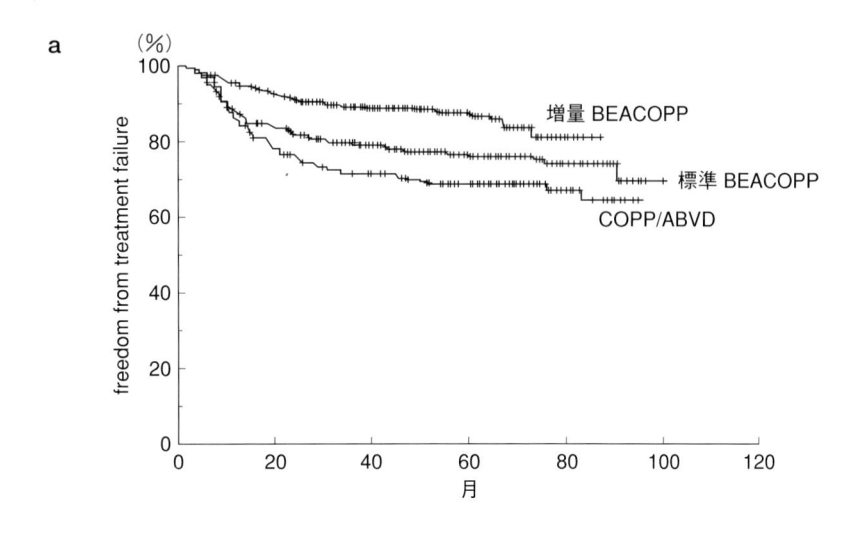

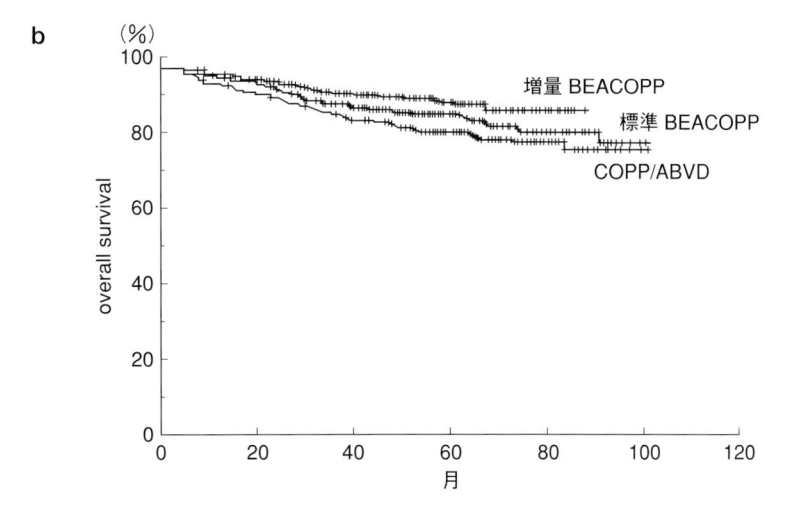

図 B-74 HD9 試験：標準 BEACOPP 療法，増量 BEACOPP 療法と COPP／ABVD 療法の比較

a：FFTF．各治療群間に有意差を認める．
b：OS．増量 BEACOPP 療法は COPP／ABVD 療法に比べ有意に OS の改善がある（p＝0.002）．

(hybrid regimen) の比較試験が報告された[16]．PFS は BEACOPP 群が ABVD 群に比し良好であったが，全生存率では有意差は認められなかった．BEACOPP 療法は不妊，治療関連死亡，二次発癌の発生率上昇などの有害事象が問題となっている．現在，増量 BEACOPP 療法が進行期 Hodgkin リンパ腫の標準治療とはいい難い．予後不良因子の多い若年者（60 歳未満）においては治療法の 1 つとして呈示すべきではあるが，ABVD 療法との効果の違い，有害事象の違いを患者に理解していただいたうえで，選択されなければならない．

最近では血液毒性による減量・延期を行わず ABVD 療法を完遂する臨床試験が報告された．試験全体で 99 % の relative dose intensity を維持することが可能であり進行期 Hodgkin リンパ腫において 5 年生存率 97.4 %，5 年無イベント生存率 87.4 % と高い有効性を報告した[17]．通称 modern ABVD 療法といわれる治療であるが，単施設の少数例の成績であるものの今後検討すべき課題である．

❺ 再発 Hodgkin リンパ腫の治療

再発時は救援化学療法を施行する．救援化学療法は非 Hodgkin リンパ腫と基本的に変わりはない．Dexa-BEAM（dexamethasone, carmustine, etoposide, cytarabine, melphalan），Mini-BEAM（carmustine, etoposide, cytarabine, melphalan），ICE（ifosfamide, carboplatin, etoposide），ESHAP（etoposide, methylprednisolone, cytarabine, cisplatin）などであるが，いずれも奏効率は 70 % 以上とされ，どのレジメンが優れているかの比較試験はない．救援化学療法で奏効した症例で大量化学療法の対象年齢であった場合は，自家造血幹細胞移植併用大量化学療法も考慮される．GHSG と European Group for Blood and Marrow Transplantation（EBMT）から 60 歳以下の症例の再発 Hodgkin リンパ腫を対象とし，救援化学療法（Dexa-BEAM）4 コース施行する群と Dexa-BEAM 2 コース後に BEAM による大量化学療法（自家造血幹細胞移植併用）する群との比較試験が 2002 年に報告された[19]．救援化学療法 2 コースで奏効し，化学療法感受性があると判断された症例を対象にした臨床試験であるが，早期再発（寛解が 3 カ月以上 12 カ月未満），晩期再発（寛解が 12 カ月以上）の両群において FFTF が大量化学療法群で有意に優れていた．全生存率には統計的な有意差は認められなかったが，Hodgkin リンパ腫の再発に対し，自家造血幹細胞移植併用大量化学療法が一つの治療選択であることが示唆された（図 B-75）．

再発症例，特に大量化学療法後の再発症例に対して同種移植が選択される場合がある．特に自家造血幹細胞移植併用大量化学療法後の再発に際し考慮されている．しかし，再発 Hodgkin リンパ腫の通常前処置による同種移植では treatment related mortality（TRM）が多く，推奨される治療法ではなかった．近年，reduced intensity 同種移植が行われるようになり，TRM の減少が可能になってきた．複数再発の Hodgkin リンパ腫 49 例（44 例は自家移植後の再発）に対して

注）進行期 Hodgkin リンパ腫の予後予測モデル（international prognostic score）[18]．15〜65 歳までの進行期 Hodgkin リンパ腫で MOPP 療法や ABVD 療法などを受けた 4695 例を対象とし解析を行い，7 つの予後因子を抽出した（表 B-44）．これらの因子の数によって無増悪生存率の予測が可能とされている．このモデルでは 5 年での予測無増悪生存期間は，予後不良因子数 0 の場合は 84 % であるのに対し，5 以上の場合は 42 % と不良である．

IV-1. Hodgkinリンパ腫の治療

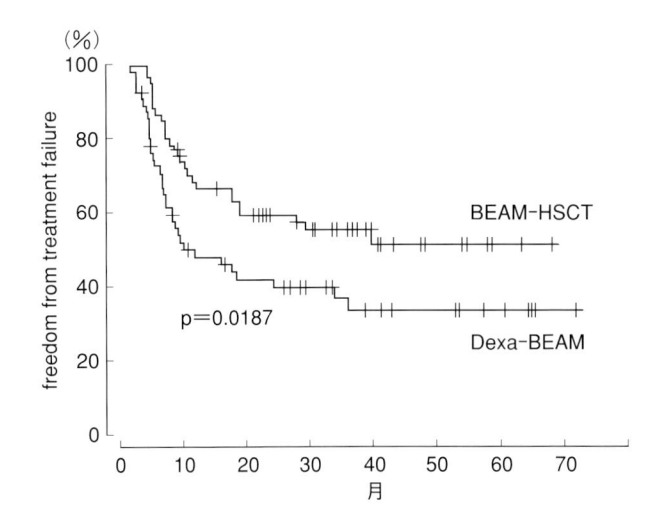

表B-44 進行期Hodgkinリンパ腫における予後予測モデル（IPS）

予後因子	予後不良因子
血清アルブミン	4 g/dl 未満
ヘモグロビン	10.5 g/dl 未満
性	男性
臨床病期	Ann Arbor IV 期
年齢	45歳以上
白血球増加	15,000/mm³ 以上
リンパ球減少	600/mm³ 未満または白血球数の8％未満

該当する予後因子を加算してprognostic scoreとする．

図B-75 Hodgkinリンパ腫の救援療法としての自家造血幹細胞移植併用大量化学療法（BEAM-HSCT）と通常化学療法（Dexa-BEAM）の比較試験

reduced intensity 同種移植を行った成績がある[20]．730日でのHodgkinリンパ腫再発に関係しない死亡は16.3％（血縁ドナー7.2％，非血縁ドナー34.1％）であり，4年予測全生存率は55.7％，4年予測progression free survivalは39.0％であったと報告している．また，EBMTからもreduced intensity 同種移植は通常の同種移植と比べTRMが少なく，生存率が優れていると報告された[21]．さらなる治療法の改良も必要でいまだ研究段階ではあるが，今後の研究結果次第では難治例の治療戦略に加わる可能性もある．

おわりに

　Hodgkinリンパ腫の標準治療はABVD療法が軸となっている．予後不良因子が少なく治療効果が良好と考えられる症例にはより治療強度を下げる方向性が取られている．一方，予後不良と考えられる症例に対しては治療強度を高め効果の向上を図る研究が多い．また，PET検査が治療効果の判定に有用であることが多くの研究で検証されており，新たな予後予測因子として確立しつつある．RituximabとABVD療法の併用の臨床試験や抗CD30抗体の研究も進んでおり，新たな展開が期待される．

エヴィデンス＆データファイル

進行期 Hodgkin リンパ腫の治療選択：
増量 BEACOPP 療法は ABVD 療法に優るか

進行期 Hodgkin リンパ腫の標準療法が増量 BEACOPP 療法か ABVD 療法であるかは議論が多いところである．GHSG の臨床研究 HD9 は総数 1195 例の大規模第 III 相試験であった．この研究では増量 BEACOPP 療法が COPP／ABVD 療法に比べ腫瘍のコントロール，生存率両者において優っていることが証明された．生存率で有意差が示されたのは驚くべきものであった．Hodgkin リンパ腫は治療法の違いによる全生存の差は示されにくい疾患群である．再発後の救援療法でも治療効果が期待される．ABVD 療法を標準治療として確立した CALGB の MOPP 療法，ABVD 療法，MOPP／ABVD 交替療法の 3 群間の第 III 相比較試験も無増悪生存では ABVD 療法・MOPP／ABVD 交替療法が MOPP 療法に優るが，全生存ではその違いは統計的に証明されない．

つまり，HD9 試験の結果で増量 BACOPP 療法は ABVD 類似の COPP／ABVD 療法に優ることが示されたため標準治療と考えることもできる．しかし，ここで注意しなければならないポイントがいくつかあげられる．

❶ ABVD 療法 vs COPP／ABVD 療法

HD9 試験で BEACOPP 療法群と比較された COPP／ABVD 療法が ABVD 療法と同等の効果があるかが 1 つの問題である．この 2 群について比較した臨床試験はない．CALGB は進行期 Hodgkin リンパ腫を対象とし MOPP 療法，ABVD 療法，MOPP／ABVD 交替療法の 3 群間の比較試験を施行し，ABVD 療法と MOPP／ABVD 療法は同等の成績であったと報告している．COPP／ABVD 療法と MOPP／ABVD 療法は同一とはいえないが，参考となる資料である．HD9 で採用された COPP／ABVD 療法は進行期 Hodgkin リンパ腫の標準療法である ABVD 療法と同等の効果があることが予測される．

では HD9 での COPP／ABVD 療法が他の臨床試験行われた ABVD 療法と同等の成績であったかが 1 つの焦点となる．進行期 Hodgkin リンパ腫に ABVD 療法を組み入れた臨床試験で報告されている代表的なものを引用する．

表 B-45 に示すように CALGB（ABVD vs ABVD／MOPP vs MOPP），USA intergroup study（ABVD vs MOPP／ABV），United Kingdom Lymphoma Group LY09 trial（ABVD vs ChIVPP／EVA vs ChIVPP／PABIOE），Intergruppo Italiano Linfomi（IIL）（ABVD vs modified Stanford V vs MOPPEBVCAD），HD9 で採用された ABVD 療法の治療効果を比較する．CALGB study では IPS が記載されていない．また，HD9 では一部に IPS のデータが欠失しているが，臨床病期などほぼ同等の患者背景であると考えられる．治療成績であるが，各研究間での比較は困難であるが，

IV-1. Hodgkin リンパ腫の治療

表 B-45 各臨床試験における ABVD 療法と HD9 における COPP/ABVD 療法の比較

	CALGB ABVD n = 115	US intrergroup ABVD n = 412	LY09 ABVD n = 122	IIL ABVD n = 122	HD9 COPP/ABVD n = 260
報告年	1992	2003	2005	2005	2003
年齢中央値（歳）	34	記載なし （41歳以上36％）	35	31	32
臨床病期 IV	45％	45％	19％	24％	32％
IPS 　0, 1 　2, 3 　4〜7	記載なし	21％ 54％ 25％	36％ 45％ 19％	38％ 48％ 14％	28％　合計79％ 38％ 13％
完全寛解率	82％	76.4％	92％ （完全＋部分寛解）	89％	85％
FFS	61％（5年）	63％（5年）	75％（3年）	78％（5年）	69％（5年）

FFS：failure free survival

　HD9 の結果は IIL および LY09 と比較し若干劣る．US intergroup study では他の試験と比較し成績が劣るが，IV 期症例が多いことなどが影響している可能性がある．CALGB の結果は 1992 年の報告で他の研究より 10 年以上古く造血因子が使用されていないこと，化学療法後の放射線治療の追加を行っていないことが他の試験と異なる．

　また，化学療法薬剤の投与量の問題がある．LY09 と IIL 試験は relative dose intensity（RDI）が 80％を超えている．HD9 は RDI としては記載がないが，予定治療期間が 30 週であったが実際は 46.3 週を要している．これはすべてのコースで薬剤が予定量投与されたとしても，RDI として 64.8％となる．HD9 での BEACOPP 療法，増量 BEACOPP 療法はほぼ予定治療期間で終了している．これらから，HD9 の COPP/ABVD 療法は RDI に問題があり，近年の他の ABVD 療法と比べ成績が同等とはいい難い．

❷ HD9 試験予後因子別の治療成績の解析結果

　HD9 の報告ではすべての患者から IPS のデータが得られているのは登録症例全体の 79％であ

注）RDI を 99％維持した ABVD 療法の報告が 2007 年に報告された（通称 modern ABVD）．患者背景として臨床病期 I，II 期が 60％含まれており前述した他の臨床試験に比べ限局期が多い傾向にあるが，IPS が 2，3 の症例が全体の 45％，4 以上の症例が全体の 16％（IPS のデータが得られた症例は全体の 88％）であった．少数例の臨床試験ではあるが，5 年の event free survival は 92.9％，進行期症例においても 87.4％と優れたものであった（図 B-76）．

● エヴィデンス＆データファイル

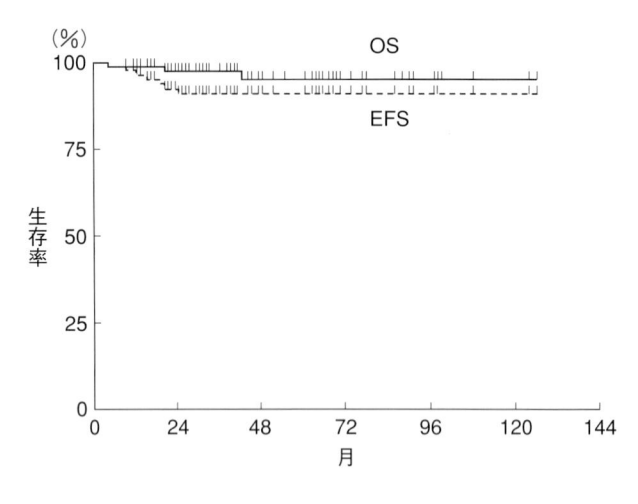

図 B-76 modern ABVD 療法の治療成績
OS：overall survival，EFS：event free survival

る．IPS によるサブグループでの検討は不十分な解析とならざるを得ない．10 年の FFTF の解析では IPS の各リスク群において増量 BEACOPP 療法は COPP／ABVD 療法に比し良好であるが，全生存においては IPS 2, 3 の症例において増量 BEACOPP 療法の優位性が示唆されている．5 年での解析では IPS 4 以上の症例において増量 BEACOPP 療法の生存に対する優位性が示唆されたが，10 年の経過観察では両者の差は少なくなっている．このように IPS を規準に増量 BEACOPP 療法の適応を決定するのには注意を要する．

❸ 増量 BEACOPP 療法の有害事象

化学療法の強度を高めた場合の問題点として二次発がんがある．HD9 試験では各治療群（COPP／ABVD 療法，BEACOPP 療法，増量 BEACOPP 療法）における二次発がんの頻度に差はなかった．10 年の経過観察でそれぞれ 6.7％，8.9％，6.8％であった．しかし急性骨髄性白血病に限ると 0.4％，1.5％，3.0％と増量 BEACOPP 療法で頻度が高い[22]．3％の二次性白血病の発症頻度は MOPP 療法とほぼ同等である．

BEACOPP 療法後の男性不妊のリスクに関しては，解析した 38 症例（16〜41 歳）の約 90％で無精子症となることが報告された[23]．これらの症例が不可逆的な無精子症であるかの経過観察は十分ではないが，回復した 4 症例に関しては回復までの期間は治療後 3.6 年（中央値）を要している．ABVD 療法単独では一時的な無精子症は約 50％に起こるもののほとんどすべての症例で精子数の回復は認められ，その回復までの期間は治療後 10 カ月（中央値）との報告もある[24]．BEACOPP 療法は ABVD 療法に比し明らかに男性不妊に対する影響は強いと考えられる．

Hodgkin リンパ腫は若年者に多い傾向があり，HD9 試験においても患者の年齢中央値は 30 歳程度であるため，生殖能力への影響は非常に重要な問題である．

いまだ増量 BEACOPP 療法は ABVD 療法に変わる標準治療とは結論できない状況である．現在進行中の ABVD vs BEACOPP などの臨床試験の結果を待たなければならないが，現時点では進行期 Hodgkin リンパ腫の標準療法は ABVD 療法と考えられる．

■文献

1) Diehl V, Sextro M, Franklin J, et al. Clinical presentation, course, and prognostic factors in lymphocyte-predominant Hodgkin's disease and lymphocyte-rich classical Hodgkin's disease: Report from the European Task Force on Lymphoma project on lymphocyte-predominant Hodgkin's disease. J Clin Oncol. 1999; 17: 776-83.
2) Tubiana M, Henry-Amar M, Carde P, et al. Toward comprehensive management tailored to prognostic factors of patients with clinical stage I and II in Hodgkin's disease. The EORTC Lymphoma Group Control Clinical Trials: 1964-1987. Blood. 1989; 73: 47-56.
3) Gospodarowicz MK, Sutcliffe SB, Clark RM, et al. Analysis of supradiaphragmatic clinical stage I and II Hodgkin's disease treated with radiation alone. Int J Radiat Oncol Biol Phys. 1992; 22: 859-65.
4) Mauch PM. Controversies in management of early stage Hodgkin's disease. Blood. 1994; 83: 318-29.
5) Horning S, Hoppe RT, Mason J, et al. Stanford-Kaiser Permanente G1 study for clinical stage I and IIA Hodgkin's disease: Subtotal lymphoid irradiation versus vinblastine, methotrexate and bleomycin chemotherapy and regional irradiation. J Clin Oncol. 1997; 15: 1736-44.
6) Noordijk EM, Carde P, Dupouy N, et al. Combined-modality therapy for clinical stage I or II Hodgkin's lymphoma: long-term results of the European Organization for Research and Treatment of Cancer H7 randomized controlled trials. J Clin Oncol. 2006; 24: 3128-35.
7) Engert A, Schiller P, Josting A, et al. Involved-Field radiotherapy is equally effective and less toxic compared with extended-field radiotherapy after four cycles of chemotherapy in patients with early-stage unfavorable Hodgkin's lymphoma: results of the HD8 trial of the German Hodgkin's Lymphoma Study Group. J Clin Oncol. 2003; 21: 3601-8.
8) Bonadonna G, Bonfante V, Viviani S, et al. ABVD plus subtotal nodal versus involved-field radiotherapy in early-stage Hodgkin's disease: long-term results. J Clin Oncol. 2004; 22: 2835-41.
9) Fermé C, Eghbali H, Meerwaldt JH, et al. Chemotherapy plus involved-field radiation in early-stage Hodgkin's disease. N Engl J Med. 2007; 357: 1916-27.
10) Canellos GP, Anderson JR, Cella DF, et al. Chemotherapy of advanced Hodgkin's disease with MOPP, ABVD, or MOPP alternating with ABVD. N Engl J Med. 1992; 327: 1478-84.
11) Duggan DB, Petroni GR, Johnson JL, et al. Randomized comparison of ABVD and MOPP/ABV hybrid for the treatment of advanced Hodgkin's disease: Report of an intergroup trial. J Clin Oncol. 2003; 21: 607-14.
12) Gobbi PG, Levis A, Chisesi T, et al. ABVD versus modified Stanford V versus MOPPEBVCAD with optional and limited radiotherapy in intermediate- and advanced-stage Hodgkin's lymphoma: Final results of a multicenter randomized trial by the Intergruppo Italiano Linfomi. J Clin Oncol. 2005; 23: 9198-207.
13) Johnson PWM, Radford JA, Cullen HM, et al. Comparison of ABVD and alternating or hybrid multidrug regimens for the treatment of advanced Hodgkin's lymphoma: Results of the United Kingdom Lymphoma Group LY09 trial (ISRCTN97144519). J Clin Oncol. 2005; 23: 9208-18.
14) Horning SJ, Hoppe RT, Breslin S, et al. Stanford V and radiotherapy for locally extensive and advanced Hodgkin's disease: Mature results of a prospective clinical trial. J Clin Oncol. 2002; 20: 9208-18.
15) Diehl V, Franklin J, Pfreundschuh M, et al. Standard and increased-dose BEACOPP chemotherapy compared with COPP-ABVD for advanced Hodgkin's disease. N Engl J Med. 2003; 348: 2386-95.
16) Federico M, Luminari S, Iannitto E, et al. ABVD compared with BEACOPP compared with CEC for the initial treatment of patients with advanced Hodgkin's lymphoma: Results from the HD2000 Gruppo

Italiano per lo Studio dei Linfomi Trial. J Clin Oncol. 2009; 27: 805-11.
17) Evans AM, Cilley J, Ortiz T, et al. G-CSF is not necessary to maintain over 99 % dose-intensity with ABVD in the treatment of Hodgkin lymphoma: low toxicity and excellent outcome in a 10-year analysis. British J Haematol. 2007; 137: 545-52.
18) Hasenclever D, Diehl V. A prognostic score for advanced Hodgkin's disease. International Prognostic Factors Project on Advanced Hodgkin's disease. N Engl J Med. 1998; 339: 1506-14.
19) Schmitz N, Pfistner B, Sextro M, et al. Aggressive conventional chemotherapy compared with high-dose chemotherapy with autologous haematopoietic stem-cell transplantation for relapsed chemosensitive Hodgkin's disease: a randomized trial. Lancet. 2002; 359: 2065-71.
20) Peggs K, Hunter A, Chopra R, et al. Clinical evidence of a graft-versus-Hodgkin's-lymphoma effect after reduced-intensity allogenic transplantation. Lancet. 2005; 365: 1934-41.
21) Sureda S, Robinson S, Canals C, et al. Reduced-intensity conditioning compared with conventional allogeneic stem-cell transplantation in relapsed or refractory Hodgkin's lymphoma: An analysis from the lymphoma working party of the European Group for Blood and Marrow Transplantation. J Clin Oncol. 2007; 26: 455-62.
22) Diehl V, Franklin B, Pfistner A, et al. Ten-year results of a German Hodgkin Study Group randomized trial of standard and increased dose BEACOPP chemotherapy for advanced Hodgkin lymphoma (H9). ASCO 2007 abstract no.18S
23) Sieniawski M, Reineke T, Nogova L, et al. Fertility in male patients with advanced Hodgkin lymphoma treated with BEACOPP: a report of the German Hodgkin Study Group (GHSG). Blood. 2008; 111: 71-6.
24) Viviani A, Santoro A, Ragni G, et al. Gonadal toxicity after combination chemotherapay for Hodgkin's disesase. Comparison results of MOPP vs ABVD. Eur J Cancer Clin Oncol. 1985; 21: 601-5.

〈永井宏和〉

Ⅳ Hodgkin リンパ腫

2 Hodgkin リンパ腫の放射線治療の実際

　化学療法とは異なる作用機序を有する放射線照射は，リンパ球の間期死：アポトーシスを容易に起こすので，ほとんどが低悪性度 B 細胞性といわれている Hodgkin リンパ腫 Hodgkin lymphomas（HLs）の病巣の局所制御に有用である．

❶ Hodgkin リンパ腫に対する放射線療法の歴史と意義

　1962 年に Kaplan らにより，直線加速器（リニアック）によるマントル照射および逆 Y 字照射などが導入されたことにより，Hodgkin リンパ腫は造血器疾患として初めて根治治療の対象となった．その後，マントル照射や逆 Y 字照射などの放射線照射技術が進歩し，total／subtotal nodal（lymphatic）irradiation（TNI／STNI）など系統的リンパ節領域への放射線療法 extended field radiation therapy（EFRT）が欧米の多くの施設で実施された[1-6]．

　1980 年代後半になると，放射線療法に起因する遅発性有害事象（晩期障害）が報告された．マントル照射や逆 Y 字照射は，その施行された歴史が長いこともあり，20 年を超えた生存者における心血管障害や二次がんの発生に大きな影響を与えることが示された[7,8]．限局期 Hodgkin リンパ腫においては，無再発生存率を低下させることなく，治療強度を減少させる試みがなされるようになった．病巣部位のリンパ節領域照射 involved field radiation therapy（IFRT）に小さく絞り，照射線量を低く抑え，照射野外の微視的病巣進展は，少ないサイクル数の化学療法で治療する趨勢ができつつある[1-11]．

　限局期 Hodgkin リンパ腫においては，EORTC-GELA H9F 試験では放射線療法を省くと無増悪生存率が低下するので，化学療法とは異なる作用機序を有する放射線療法が，Hodgkin リンパ腫制御に有用な治療であることは広く合意されている．長期生存が可能な疾患であるので，できるだけ長期間に患者の利益になる遅発毒性を軽減された放射線療法が求められている[9-14]．

　現在，EORTC／GELA では，最小照射野であるリンパ節照射 involved node radiation therapy（INRT）が組み込まれた臨床試験が実施され，EORTC／GELA と GHSG では，最低照射線量である 20 Gy の妥当性を検討する臨床試験が実施されている[15-18]（図 B-77）．このような臨床試験では，放射線療法 QA／QC が不可欠である．米国でも，悪性リンパ腫専門の放射線腫瘍医が，Hodgkin リンパ腫の放射線療法を数多く行っている施設では，照射野を小さく限定している．さらに米国では，強度変調放射線治療 intensity modulated radiation therapy（IMRT）や画像誘導放射線治療 image guided radiation therapy（IGRT）により，遅発性放射線有害反応を軽減する臨床研究が施設ごとに行われている．近い将来の標準放射線療法は，こうした新しい放射線療法が用

● B. 治療

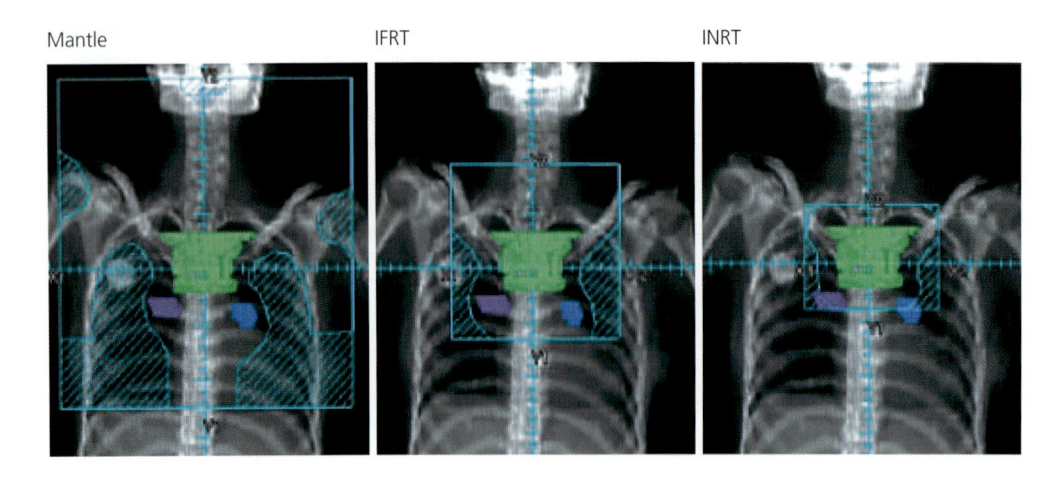

図 B-77 放射線療法の変遷[18]

上縦隔リンパ節の Hodgkin リンパ腫に対する照射野例をあげて，放射線療法の変遷を示す．Mantle：extended field radiation therapy の典型的照射野である．IFRT：involved field radiation therapy であるが，頸部リンパ節への進展予測から，上縦隔リンパ節例では図のように行われるのが一般である．現在の標準放射線療法である．INRT：involved node radiation therapy は，EORTC 試験により近い将来には，欧州の標準放射線療法になるであるであろう．

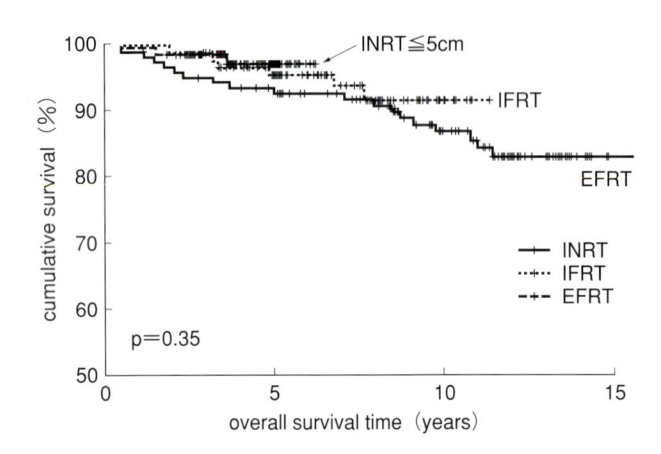

図 B-78 British Columbia Cancer Agency Lymphoid Cancer Databese における化学放射線異時併用療法における照射野の変遷と治療成績[15]

比較試験ではないことや，INRT の定義に曖昧さがあること，FDG-PET が放射線治療計画に利用されていないことなど制約が大きいものの，INRT，IFRT，EFRT による治療成績の差はない可能性が示唆されている．

いられより低毒性になると期待される．

❷ WHO 分類と予後因子分類による放射線療法の適応

治療指針は，WHO 分類と病期と予後因子別に層別化されて検討されるので，放射線療法の役

割も，これに応じて異なる．現在の標準的治療における放射線療法について表B-46に要約した．放射線療法に用いる region と病期決定に用いる area は，施設や研究グループによって微妙に異なっている（表B-46）．

❸ 放射線療法の実際

　従来のX線位置決め装置による照射野決定の手法は2次元治療計画であった．現在ではほとんどの施設では，CT画像を利用する3次元放射線治療計画が行われるようになった．以下の定義・用語が用いられる（表B-47）．CT放射線治療計画には，開口径の大きい治療計画用CTが必要である．患者体位は背臥位が原則であり，両上肢は akimbo 位より頭までの挙上位がよい．若い女性では，特殊な固定台に腹臥位で乳房を下垂させ肺ブロックにて乳腺の多くの部分を遮蔽する方法も採られる[21]．線量計算を行う．可能ならばPTVが90％等線量曲線で囲まれることという原則は守られるべきであろうが，大きな照射野であり困難な場合もある．MU値の算出に当たっては，密度補正しても誤差は少ないと報告されている．

a．系統的リンパ節領域照射 EFRT

　欧米での EFRT は，subtotal nodal irradiation / total nodal irradiation をさすことが多い[2,3]．マントル照射・傍大動脈＋脾臓照射・骨盤照射からなる．そのいずれでも長大な照射野となることが多く，特殊な照射法を注意深く実施する必要があるので，治療施設間で照射技術や治療成績の格差が大きい．3次元CT放射線治療計画とマルチリーフコリメーター・低融点鉛を用いたカスタムブロックで慎重に照射計画する必要がある（図B-80）．各照射に接合して設定するので，脊髄が過線量にならないように注意する．化学療法の効果やリスク臓器に配慮して，リンパ節領域を化学療法で縮小した範囲に合わせて標的体積を検討する．

1）マントル照射

　両側頸部リンパ節領域（顎下リンパ節を含む），腋窩リンパ節領域，鎖骨下リンパ節領域，縦隔リンパ節領域，肺門リンパ節領域など上半身中枢リンパ節領域のすべてを含む照射野である．頸髄の過線量に注意するとともに，できる限り腫大リンパ節上での照射野接合を避ける．腋窩リンパ節領域を十分に含むことが重要であり，そのため上肺野が照射されるので放射線肺臓炎に注意する．

2）腹部傍大動脈リンパ節領域＋脾臓照射

　傍大動脈リンパ節領域，脾門部リンパ節領域，脾臓など腹部中枢リンパ節領域のすべてを含む照射野である．特に左腎臓が照射野内に含まれる場合が多い．

3）全骨盤鼠径部照射

　鼠径・大腿部リンパ節領域，骨盤部リンパ節領域，脾臓のすべてを含む照射野である．

B．治療

表 B-46 WHO 分類別の放射線療法

WHO 分類	放射線療法の役割
Nodular lymphocyte predominant Hodgkin lymphoma（NLPHL）	リスク因子をもたない IA，IIA 期例はリンパ節領域照射 involved field radiation therapy（IFRT）のような小範囲の放射線療法のみで治療することも多く，良好な疾患制御と高い生存率が報告されつつある．特に上頸部リンパ節に限局した NLPHL には，マントル照射など EFRT は必要ないとされる[19]．
favorable stage IA, IIA classical Hodgkin Lymphomas	標準治療は，短期間の化学療法に放射線療法を追加する併用療法である．EFRT では二次発がんと心毒性などの遅発性放射線有害反応による 10 年以降の治療関連死を認めることが理由である．高度な放射線照射技術を要さず，多施設で一般化できる IFRT が標準とされる．IFRT の照射線量は 30〜35 Gy が推奨されている．German Hodgkin Study Group（GHSG）-HD10 の長期成績が発表されれば，20 Gy まで減量できる可能性がある．GHSG-HD10,11 に関する放射線療法 QA の検討により，病巣部位の登録誤りが 49 ％（593/1214）と 67 ％（936/1397）に認められ，32 ％にあたる 891 例で照射野が小さすぎ，3 ％の例で照射野が大きすぎたと報告されているので，結果の判断は慎重にしなくてはならない． 二次がんや心血管障害の発生を抑えるために，放射線療法を省略し化学療法単独で治療する臨床試験が NCI-Canada で行われた．非再燃生存率で化学療法単独群が劣ったため，放射線療法を省略することはできなかった．前縦隔のみの very favorable stage I non-bulky NSHL にはマントル照射だけでも十分であるとの報告もある[20]．
Unfavorable stage I, II classical Hodgkin lymphomas	Unfavorable stage I/II classical HLs の標準治療は，ABVD 療法 4〜6 サイクル＋ IFRT 30 Gy である．ABVD 療法後は，IFRT 30 Gy で十分である．かつて slow responder や残存例の照射線量は 40 Gy 程度まで上げることが行われてきたが，他の画像診断法で腫瘍陰影が認められても，FDG-PET の異常集積が消失した例では，通常の照射線量 30 Gy で十分であるといわれている．Unfavorable group に対する放射線治療単独の成績は EORTC-H5 では 15 年非再発生存率が 65 ％であり，化学放射線治療の非再発生存率は EORTC-H5 が 15 年で 84 ％，Stanford university が 15 年で 83 ％，EORTC-H7 が 6 年で 90 ％，GHSG-HD1/5 が 10 年で 70 ％程度である[1-14]．
Advanced stage classical Hodgkin lymphomas	化学療法後の病巣部追加照射の意義は確立されていない．多くの施設で，bulky mass や化学療法効果が緩やかな例（slow responder）への IFRT が施行されているが，その意義は確立されていない．化学療法が行えない場合，脾臓病巣が 5 個以下で上腹部リンパ節までの p-stage IIIA 例では，低線量肝臓照射を加えた TNI で治療可能である．
注	後期高齢者や何らかの臓器障害などにより化学療法施行が困難な場合や化学療法拒否例に対する治療法の選択肢としては，期待される無再発生存率や治癒率が低いものの放射線療法単独があげられる．その場合の照射方法は EFRT すなわち TNI/STNI を用いて 20〜30 Gy 照射し，病巣部に 30〜40 Gy 追加照射するのが一般的である．EFRT 単独の成績は，照射技術に大きく依存する．Hodgkin リンパ腫の放射線治療を数多く経験している米国施設において，注意深く精密に設定された TLI/STLI の最も優れたデータは，高い非再発生存率と低い有害事象発症率が得られる．Stanford university では 5 年非再発生存率が 93 ％，Princess Margaret Hospital では 8 年非再発生存率が 87 ％，Harvard Joint Center では STNI で 10 年非再発生存率が 84 ％である[1-14]．

表 B-47　3次元放射線治療計画の説明

	説明
肉眼的腫瘍体積 Gross tumor volume（GTV）	GTVの画像診断基準は，節性病巣では「短径が1cm以上のリンパ節腫大」をさし，節外病巣では「X線CTで認められる軟部腫瘤濃度域」である．化学療法が先に行われることが多いので，身体所見記録および病巣部位の最大進展範囲を示すCT，MRI，FDG-PET画像を必ず準備し，治療計画時に病巣進展範囲が確認できるようにすることが重要である．腫瘍の最大進展範囲を initial GTV（仮想）とし，残存病巣を residual GTVする．
臨床標的体積 Clinical target volume（CTV）	病巣の存在するリンパ節領域（region）をCTVとする．2リンパ節領域以上にまたがる病変や境界に近い病変の場合は，リンパ節領域に進展予測範囲，すなわち，隣接するリンパ節領域の一部を加えてCTVとする．
計画標的体積 Planning target volume（PTV）	CTVから，呼吸性移動や患者固定の再現性誤差（internal margin と set-up margin：照射野が大きいので5mmは許容される）などを考慮し設定する．PTVが90％等線量曲線で囲まれることが望ましい．
リスク臓器 Organ at risk（OAR）	線量制約のあるリスク臓器として，肺，脳脊髄，心臓，甲状腺，喉頭，歯根，肝臓，腎臓，乳腺（若い女性の場合），椎体（小児の場合）などがあげられる．特に胸部照射の際には，放射線肺臓炎が致死的になる危険性を考慮して，V20：20Gy以上が照射される肺体積と全肺体積の割合に常に注意する．肺・胸膜に浸潤していないリンパ節病変が化学療法により縮小した場合，健常肺野への過剰な照射を防ぐため，初診時の病巣範囲とせずに残存病巣や正常化したリンパ節として，CTVを左右方向に縮小して設定する．

b. リンパ節領域照射 involved field radiation therapy（IFRT）と regional field radiation therapy（RFRT）

　IFRTは，単に腫大リンパ節にマージンをつけた範囲ではなく，化学療法施行前にHodgkinリンパ腫が存在したリンパ節領域を照射することである．リンパ節領域を越えて進展が予測される場合は，その範囲を加えたRFRTを設定する（図B-81）．例外として縦隔病変の場合は，化学療法後の縮小した腫瘍を基準に照射野を設定し，肺野被曝を低減させることが必要である．放射線療法開始時には，病巣が消失していることが多いので，初診時の状況を放射線腫瘍医が把握しておくことが必要である．

c. Involved node radiation therapy（INRT）

　INRTは，病巣の腫大リンパ節を適切なマージンを設定して照射することである．薬物療法前の腫瘍体積を考慮しつつ，薬物療法で縮小した病巣に合わせて照射体積を3次元治療計画を用いて設定する[15-17]（図B-82）．EORTC・GELAのGrinskyらは，積極的な放射線療法のQA/QC活動を通じて，臨床試験に登録された例におけるINRTの質を高く保つ努力を続けている[16-17]．放射線腫瘍医にコンセプトと実際の治療計画を教育することは，将来の標準放射線療法の確立に有用である．長期成績が示されるまでは，日常診療で用いることは，慎重であるべきである．

● B. 治療

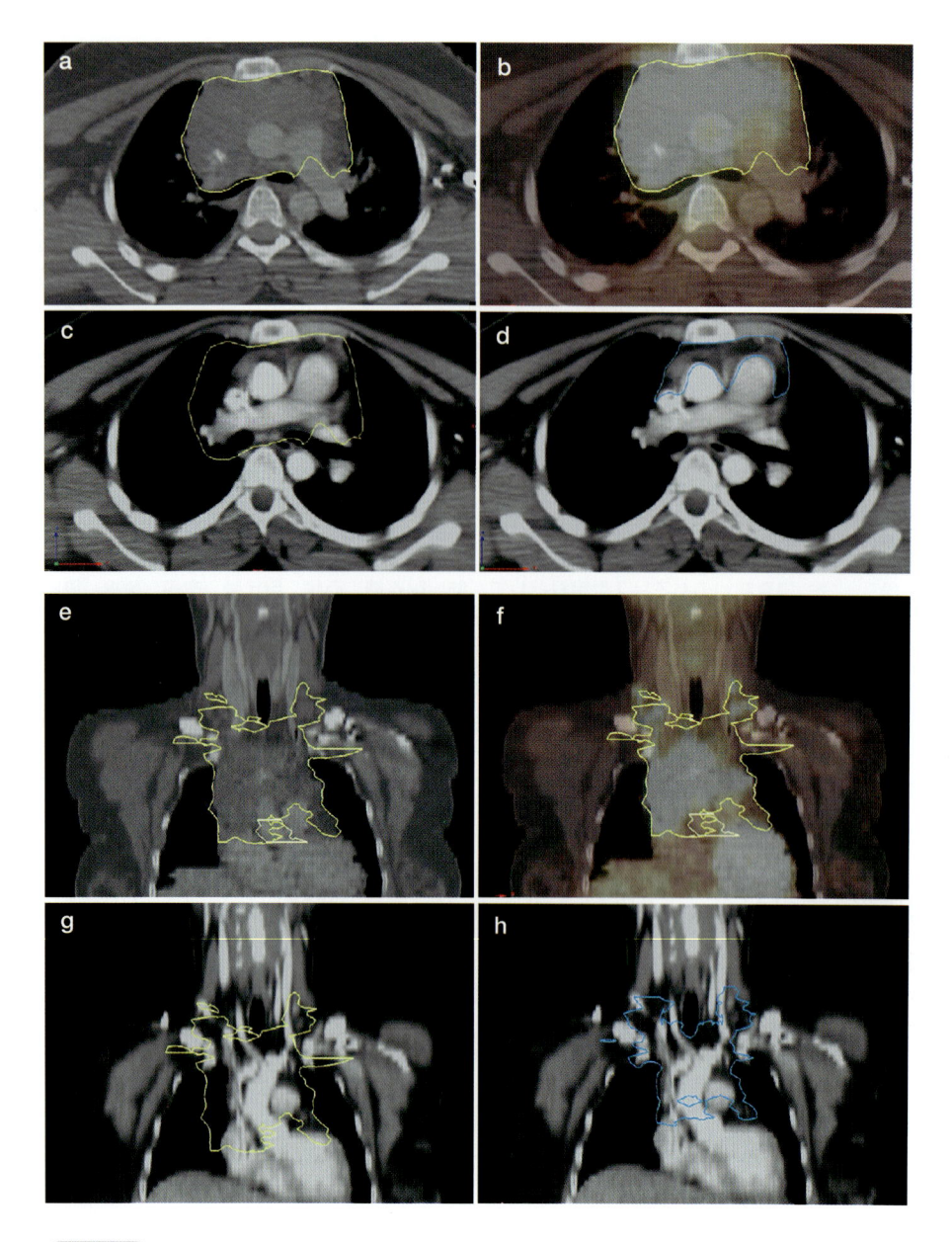

図 B-79 化学療法により縮小した臨床的標的体積：CTV の設定[17]

臨床的標的体積（CTV）は，化学療法前の進展範囲（黄線で囲まれる体積）を考慮しつつ，肺毒性から縮小後の病巣進展範囲（青線で囲まれる体積）とする．

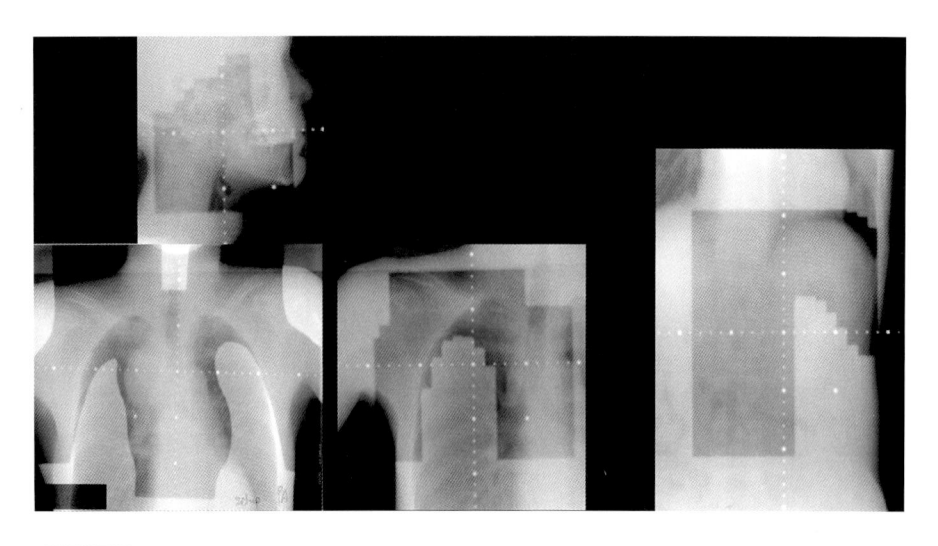

図 B-80 典型的な Extended field radiation therapy の例

上縦隔リンパ節 NS-HI の very favorable group に属する例について，EFRT 単独療法を実施した．Waldeyer 輪＋上頸部リンパ領域照射：27～30.6 Gy，マントル照射：27～30.6 Gy，腹部リンパ節領域＋脾臓照射：27～30.6 Gy を行った後，縦隔腋窩リンパ節領域照射 involved field radiation therapy を 9 Gy 追加した．

❹ 主な放射線有害事象

　放射線療法中に発症する主な急性有害事象は，味覚障害，唾液分泌低下，咽頭食道炎，放射線肺臓炎，消化管障害などである．遅発性有害事象として重要なものは，二次発がん（治癒後 10 年以降，特に乳がん，肺がん），心血管障害，甲状腺機能低下症，歯牙障害である[1-14]．これらにより長期生存が 15％程度落ちる．20 歳時に EFRT 35 Gy を受けた女性が乳がんと肺がんになるリスク比は，それぞれ 5.8 と 13.6 であり，一方 IFRT 35 Gy では 2.8 と 10.9，IFRT 20 Gy では 2.1 と 6.6 であった．これらのすべてが放射線治療に帰するわけではないが，照射野縮小，線量抑制のきっかけとなった．INRT 20 Gy が有用であれば，ほとんどの毒性が問題なくなるであろう．

● B. 治療

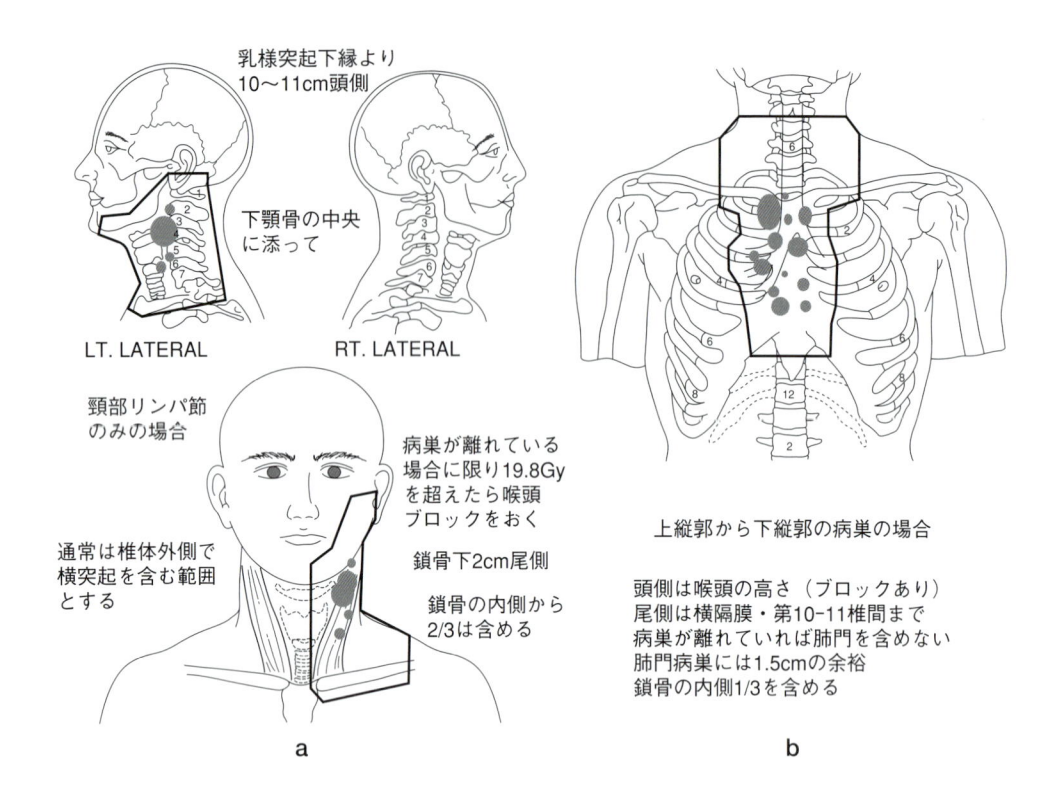

図 B-81 代表的なリンパ節領域照射 IFRT・RFRT のシェーマ（小口正彦．ホジキンリンパ腫の放射線治療．血液フロンティア．2004; 14(6): 51-6）

a）Stage I に対する involved field radiation therapy（IFRT）
　頸部リンパ節領域（耳前部，耳後部，顎下部，頤部，中頸部，鎖骨上窩）
b）Stage I に対する regional field radiation therapy（RFRT）の例
　縦隔リンパ節領域と右肺門リンパ節

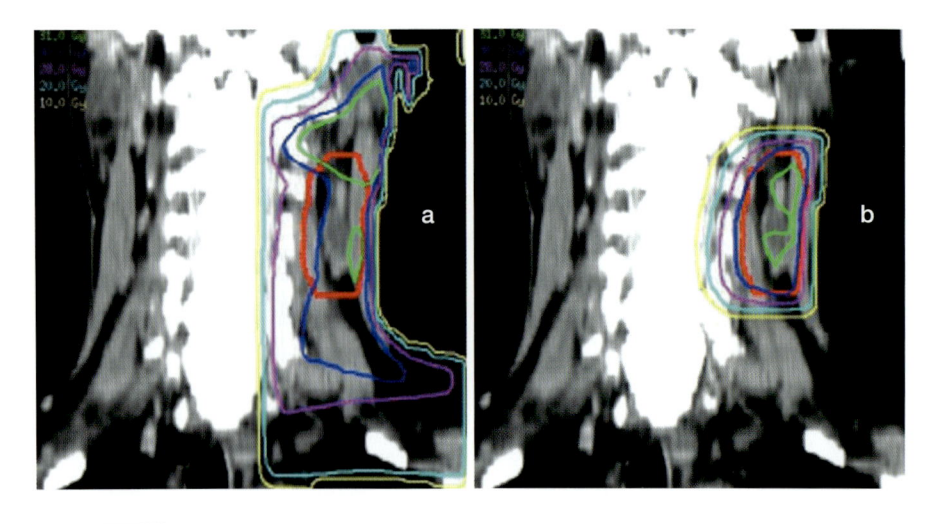

図 B-82 Involved node radiation therapy（INRT）（b）と IFRT（a）の比較 [16]

エヴィデンス＆データファイル

Hodgkin リンパ腫の放射線治療の実際

表 B-48 Favorable stage I/II classical Hodgkin lymphoma に対する放射線療法単独と化学療法＋放射線療法の併用療法の比較試験[17]

Trial	Treatments	Outcome	Overall survival
EORTC H7		10-y EFS	10-y OS
	STNI（36〜40 Gy）	78%	92%
	6 EBVP + IF RT（36〜40 Gy）	88%	92%
SWOG 9133		3-y FFS	3-y OS
	STNI（36〜40 Gy）	81%	96%
	3 CT + STNI	94%	98%
GHSG HD7		2-y FFTF	2-y OS
	EF RT 30 Gy（IF 40 Gy）	84%	98%
	2 ABVD + EF RT 30 Gy（IF 40 Gy）	96%	98%
EORTC/GELA H8		4-y TFFS	4-y OS
	STNI 36 Gy（IF 40 Gy）	77%	95%
	3 MOPP/ABV + IF RT（36 Gy）	99%	99%

放射線単独療法は一般成人では標準治療ではないが，化学療法不能・拒否例では積極的に選択すべき治療である．放射線単独療法でも 75〜80％は治癒する．

表 B-49 Favorable stage I/II classical Hodgkin lymphoma に対する化学療法＋放射線療法の併用療法の比較試験 [17]

Trial	Treatments	Outcome	Overall survival
MILAN Group*		12-y EFS	12-y OS
	4ABVD ＋ STNI 30 Gy（IF 36-40）	87％	96％
	4ABVD ＋ IF RT Gy（IF 36-40 Gy）	91％	94％
GHSG HD 10		2-y FFTF：96.6％	2-y OS：98.5％
	2ABVD ＋ IF RT 30 Gy		
	2ABVD ＋ IF RT 20 Gy		
	4ABVD ＋ IF RT 30 Gy		
	4ABVD ＋ IF RT 20 Gy		
EORTC-GELA H9F		4-y EFS†	4-y OS
	6EBVP ＋ IF RT 36 Gy	87％	98％
	6EBVP ＋ IF RT 20 Gy	84％	98％
	6EBVP	70％	98％

放射線療法の治療体積・照射線量，化学療法の回数を少なくできる可能性が示された．

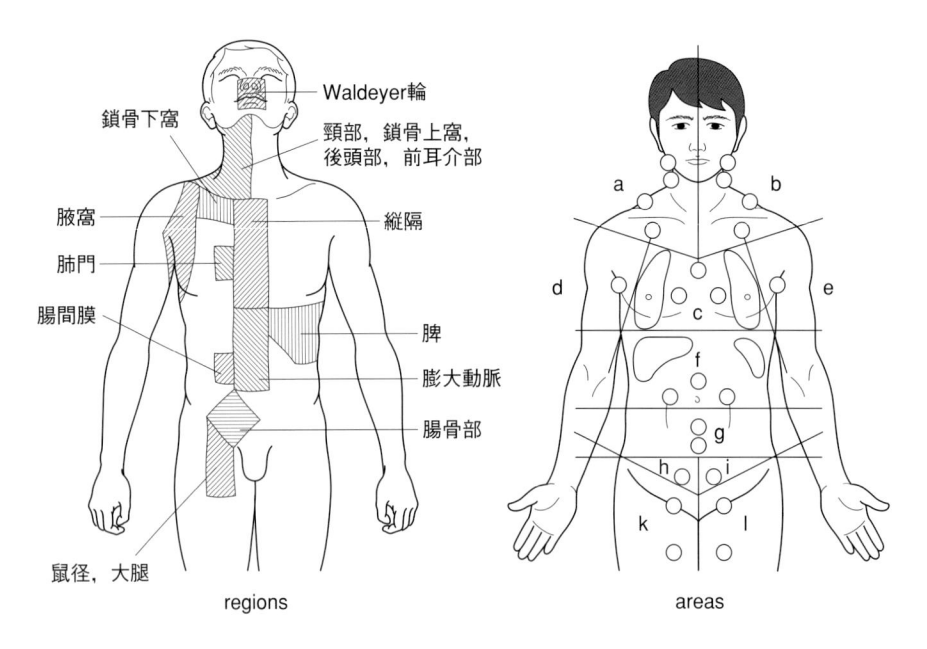

図 B-83 German Hodgkin Study Group におけるリンパ節領域 region と area の違い
GHSG においては，area をカウントして病期決定するが，放射線療法の際には region をもとに involved field radiation therapy を計画する．

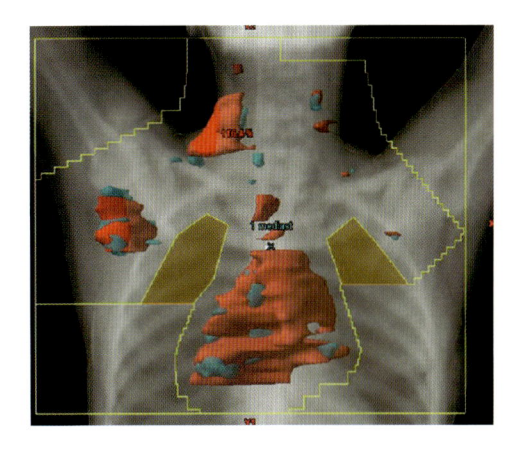

図B-84 FDG-PET画像を放射線治療計画に応用した例[22]

赤：化学療法前のFDG集積と，青：化学療法後のFDG集積を参照して放射線療法の標的体積を決定する．

■文献

1) Canellos GP, Niedzwiecki D. Long-term follow-up of Hodgkin's disease trial. N Engl J Med. 2002; 346(18): 1417-8.
2) Mauch PM, Connors JM, Pavlovsky S, et al. Treatment of favorable prognosis, stage I-II Hodgkin's disease. In: Mauch PM, Amitage JG, Diehl V, et al. editors. Hodgkin's Disease. Philadelphia: Lippincott Williams and Wilkins; 1999. p.435-58.
3) Hoppe RT, Cosset JM, Santoro A, et al. Treatment of unfavorable prognosis, stage I-II Hodgkin's disease. In: Mauch PM, Amitage JG, Diehl V, et al. editors. Hodgkin's Disease. Philadelphia: Lippincott Williams and Wilkins; 1999. p.459-81.
4) Specht L, Gray RG, Clarke MJ, et al. Influence of more extensive radiotherapy and adjuvant chemotherapy on long-term outcome of early-stage Hodgkin's disease: a meta-analysis of 23 randomized trials involving 3,888 patients. International Hodgkin's Disease Collaborative Group. J Clin Oncol. 1998; 16(3): 830-43.
5) Loeffler M, Brosteanu O, Hasenclever D, et al. for the International Database on Hodgkin's Disease Overview Study Group. Meta-analysis of chemotherapy versus combined modality treatment trials in Hodgkin's disease. J Clin Oncol. 1998; 16: 818-29.
6) Press OW, LeBlanc M, Lichter AS, et al. Phase III randomized intergroup trial of subtotal lymphoid irradiation versus doxorubicin, vinblastine, and subtotal lymphoid irradiation for stage IA to IIA Hodgkin's disease. J Clin Oncol. 2001; 19(22): 4238-44.
7) Hancock SL, Hoppe RT. Long-term complications of treatment and causes of mortality after Hodgkin's disease. Semin Radiat Oncol. 1996; 6(3): 225-42.
8) Dores GM, Metayer C, Curtis RE, et al. Second malignant neoplasms among long-term survivors of Hodgkin's disease: a population-based evaluation over 25 years. J Clin Oncol. 2002; 20: 3484-94.
9) Eich HT, Staar S, Grossmann A, et al. Centralized radiation oncologist review of cross-sectional imaging of Hodgkin's disease leads to significant changes in required involved field - Results of a quality assurance program of the German Hodgkin Study Group. Int J Radiat Oncol Biol Phys. 2004; 58(4): 1121-27.
10) Dühmke E, Franklin J, Pfreundschuh M, et al. Low-dose radiation is sufficient for the noninvolved extended-field treatment in favorable early-stage Hodgkin's disease: long-term results of a randomized trial of radiotherapy alone. J Clin Oncol. 2001; 19(11): 2905-14.
11) Engert A, Schiller P, Josting A, et al. Involved-field radiotherapy is equally effective and less toxic compared with extended-field radiotherapy after four cycles of chemotherapy in patients with early-stage unfavorable Hodgkin's lymphoma: results of the HD8 trial of the German Hodgkin's Lymphoma Study Group. J Clin Oncol. 2003; 21(19): 3601-8.

12) DeVita VT Jr. Hodgkin's disease - Clinical trials and travails. N Engl J Med. 2003; 348: 2375-6.
13) Longo DL. Radiation therapy in Hodgkin disease: Why risk a Pyrrhic victory? J Natl Cancer Inst. 2005; 97: 1394-5.
14) Yahalom J. Don't throw out the baby with the bathwater: On optimizing cure and reducing toxicity in Hodgkin's lymphoma. J Clin Oncol. 2006; 24: 544-8.
15) Campbell BA, Voss N, Pickles T, et al. Involved-nodal radiation therapy as a component of combination therapy for limited-Stage Hodgkin's lymphoma: A question of field size. J Clin Oncol. 2008; 26: 5170-4.
16) Girinsky T. On behalf of the EORTC-GELA Lymphoma Group Involved-node radiotherapy (INRT) in patients with early Hodgkin lymphoma: Concepts and guidelines. Radiother Oncol. 2006; 79: 270-7.
17) Girinsky T, Ghalibafian M. Radiotherapy of Hodgkin lymphoma: indications, new fields, and techniques. Semin Radiati Oncol. 2007; 17(3): 206-22.
18) Hodgson DC, Hudson MM, Constine LS. Pediatric Hodgkin lymphoma: Maximizing efficacy and minimizing toxicity. Semi Radiat Oncol. 2007; 17(3): 230-42.
19) Tsai HK, Mauch PM. Nodular Lymphocyte-predominant Hodgkin lymphoma. Seminars in Radiation Oncology. 2007; 17(3): 184-9.
20) Wirth A, Chao M, Corry J, et al. Mantle irradiation alone for clinical stage I-II Hodgkin's disease: long-term follow-up and analysis of prognostic factors in 261 patients. J Clin Oncol. 1999; 17(1): 230-40.
21) T'e Vuong, et al. An alternative mantle irradiation technique using 3D CT-based treatment planning for female patients with Hodgkin's disease. Int J Radiation Oncology Biol Phys. 2000; 47: 739-48.
22) Specht L. 2-[18F] Fluoro-2-deoxyglucose positron-emission tomography in staging, response evaluation, and treatment planning of lymphomas. Semin Radiat Oncol. 2007; 17(3): 190-7.

〈小口正彦　鹿間直人〉

Ⅴ 小児のリンパ腫

1 小児悪性リンパ腫の分類・診断・予後因子

　悪性リンパ腫は，小児悪性腫瘍の7～8％を占め，白血病，脳腫瘍，神経芽腫についで4番目に多い．成人と比較すると，小児悪性リンパ腫の発生数は1/10程度しかなく，病理組織型（病型）別頻度や病変の広がり，予後が大きく異なっている．最適な治療法は，腫瘍組織生検による病理診断と画像検査や骨髄・髄液検査による病期診断の組み合わせにより確定される．正確な診断のもとに適切な治療が行われれば，小児悪性リンパ腫では75～90％の無病生存率が期待される．

❶ 症　状

　悪性リンパ腫は体中のあらゆる部位に発症するため，症状はさまざまである．無痛性のリンパ節腫脹や原因不明の発熱，体重減少は，悪性リンパ腫を疑う症状の1つである．緊急的臨床症状 oncologic emergency として，巨大な縦隔腫瘍による気道閉塞を伴う上大静脈症候群や急性腫瘍崩壊症候群があげられる．前者はリンパ芽球性リンパ腫，後者は Burkitt リンパ腫にしばしば合併する．

❷ 病理診断

a. 生　検

　正確かつ迅速な病理診断には，臨床医と病理医の連携が不可欠である．生検に先立って臨床症状や検査所見，画像診断についての情報を病理医に伝えておくことは，病理診断を効率的に行ううえで重要である．小児ではリンパ節以外の部位に発症する例が約60％を占め，他の小児悪性腫瘍（小円形細胞腫瘍）との鑑別が常に問題となる．鑑別診断にはホルマリン固定検体のみでは不十分で，染色体・遺伝子検査，フローサイトメトリーによる表面マーカー解析，電子顕微鏡検査のために新鮮組織が必要となる．腫瘍捺印標本は，細胞診だけでなく，FISH 法による遺伝子検索にも有用である（図 B-85）．細胞診検査時に，パパニコロー染色用に作成したアルコール固定捺印標本を未染色のまま－20℃で保存しておくとよい．リンパ節生検組織を切り分ける場合には，被膜を含む最大割面をホルマリン固定し，HE 染色，免疫組織化学染色に用いるパラフィンブロックを作成する．固定が不適切であると，詳細な組織所見や正しい免疫組織化学染色結果が得られないため，診断を誤ることがある．固定する組織の厚さは3～5mm，固定時間は24時間以内が望ましい．針生検は，診断に必要十分量の組織が採取できないため，極力避ける．生検が困難な場合には，胸水，腹水，骨髄，髄液などの液状検体を用いた細胞診，表面マーカー

● B．治療

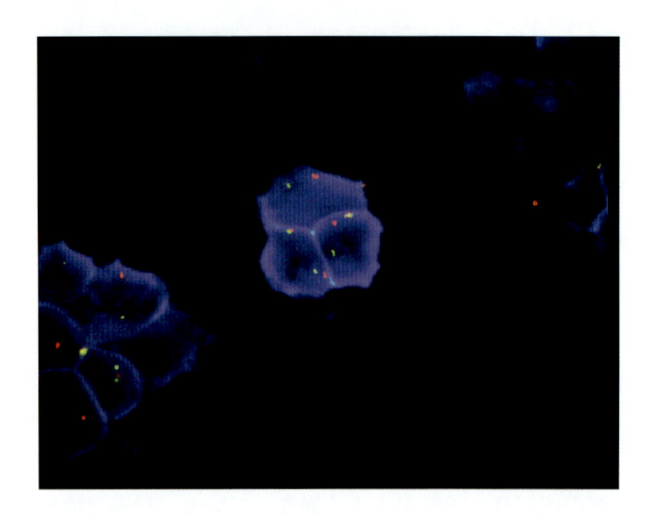

図 B-85 腫瘍捺印標本を用いた FISH 法による *c-myc* 遺伝子転座の検索
LSI c-myc break apart probe（Vysis）使用．融合シグナル（orange and green）1 個，split signal 2 個（orange1 個，green1 個）が認められ，*c-myc* 遺伝子の転座があることがわかる．

解析，染色体検査により治療方針決定のために必要な診断を行うことも可能である．複数のリンパ節が腫れている場合は，小さなリンパ節には病変が含まれていないことがあるので，最大のものを生検する．

b．病理組織分類（2008 年改訂 WHO 分類第 4 版[1]）による）

小児悪性リンパ腫は，Hodgkin リンパ腫と非 Hodgkin リンパ腫に大別され，欧米に比べると Hodgkin リンパ腫の割合は約 8％と低い．Hodgkin リンパ腫は，成人同様，nodular lymphocyte predominant Hodgkin lymphoma（NLPHL）と classical Hodgkin lymphoma（CHL）に分類され，CHL はさらに nodular sclerosis（NS），mixed cellularity（MC），lymphocyte-rich（LR），lymphocyte-depleted（LD）の 4 つの亜型に分けられる．NLPHL はまれであるが小児にも認められ，T-cell／histiocyte-rich large B-cell lymphoma との鑑別が困難な進行期症例がある[2]．アジアの発展途上国では Hodgkin リンパ腫の 90％以上が EB ウイルス陽性であるとの報告があるが，本邦の JPLSG 中央病理診断では，EBER-ISH 陽性例は 50％で，欧米並みである．

小児非 Hodgkin リンパ腫は，B lymphoblastic leukaemia／lymphoma（B-LBL），T lymphoblastic leukaemia／lymphoma（T-LBL），Burkitt lymphoma（BL），diffuse large B-cell lymphoma, not otherwise specified（DLBCL, NOS），anaplastic large cell lymphoma, ALK-positive（ALCL）の 5 つの病型が代表的で，90％以上はこれらの病型である（**図 B-86**）．日本では欧米と比較すると BL が少なく，DLBCL, NOS が多い[3,4]．まれな病型として，follicular lymphoma（FL），peripheral T-cell lymphoma, NOS（PTCL），primary mediastinal（thymic）large B-cell lymphoma（PMLBCL）などがみられる．小児の FL は，頸部リンパ節や扁桃などの Waldeyer ring に発生し，BCL-2 陰性で，t(14;18) を欠き，grade 3 が多いといった成人とは異なる特徴をもつ[5]ため，2008 年改訂 WHO 分類では pediatric FL という亜型が新しく加えられた．頸部リ

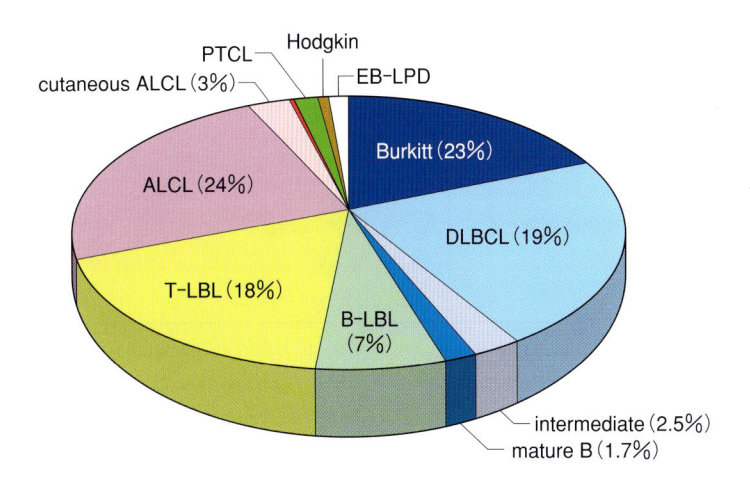

図 B-86 小児非 Hodgkin リンパ腫の頻度（日本小児白血病リンパ腫研究会 JPLSG 中央病理診断）

Intermediate：B-cell lymphoma, unclassifiable, with features intermediate between diffuse large B-cell lymphoma and Burkitt lymphoma, Mature B：mature B-cell lymphoma.

ンパ節には，Hodgkin リンパ腫を含むあらゆる病型のリンパ腫が発生するが，リンパ節以外の部位に発症する場合には，部位により病型の推定が可能であり，鑑別に役立つ（**表 B-50**）．縦隔に発生する PMLBCL はしばしば CD30 陽性で，Hodgkin リンパ腫や ALCL との鑑別を要する．LBL や BL では，骨髄浸潤が 25％以上の場合には，リンパ腫ではなく白血病に分類し，それぞれ ALL，Burkitt leukemia とする．

c. 鑑別診断

臨床的にリンパ腫を疑われて生検された症例の約 1/3 は，反応性病変かリンパ腫以外の腫瘍・腫瘍様病変である[3]．反応性病変には，組織球性壊死性リンパ節炎 histiocytic necrotizing lymphadenitis や Castleman 病などがある．慢性 EB ウイルス感染症は，EB ウイルスが T-cell あるいは NK-cell に感染しリンパ増殖性疾患を呈する疾患で主に小児にみられる[6]．先天性免疫不全症や骨髄移植・臓器移植後にもリンパ増殖性疾患が認められ，多くは EB ウイルスの活性化による．これらの EB ウイルス関連リンパ増殖性疾患においては，血中抗体価のみでは病勢が把握できないため，末梢血 EB ウイルス DNA の定量が必要である．

いわゆる小円形細胞腫瘍と称される胎児性腫瘍（横紋筋肉腫，神経芽腫，Ewing 肉腫など）との鑑別には，年齢，発症部位，血清学的マーカー（HVA，VMA，AFP など），画像所見に加えて，免疫組織化学染色，染色体・遺伝子検査，電顕所見などが必要となる[7]．特異的な腫瘍マーカーのない横紋筋肉腫や Ewing 肉腫は，骨軟部に発生し，リンパ腫との鑑別が最も困難な腫瘍である．小児骨軟部腫瘍の鑑別点を**表 B-51** に列挙した．Ewing 肉腫と B-LBL は，いずれも CD99（MIC2）陽性で，両者の鑑別には TdT 免疫染色や *EWS-FLI1*，*EWS-ERG* などの *EWS* 遺伝子転座による融合遺伝子の検出が有用である．

● B．治療

表 B-50 小児リンパ腫の発症部位（リンパ節外）と病理組織分類

発症部位	病理組織分類
Waldeyer ring	DLBCL, BL
縦隔	T-LBL, PMLBCL, ALCL, Hodgkin
腹部（消化管を含む）	BL, DLBCL, B-LBL
皮膚	ALCL, B-LBL
骨	DLBCL, B-LBL, ALCL

DLBCL：diffuse large B-cell lymphoma, BL：Burkitt lymphoma, T-LBL：T lymphoblastic lymphoma, PMLBCL：primary mediastinal large B cell lymphoma, ALCL：anaplastic large cell lymphoma, Hodgkin：Hodgkin lymphoma, B-LBL：B lymphoblastic lymphoma

表 B-51 小児骨軟部腫瘍の鑑別診断

	免疫組織化学染色	融合遺伝子
B-LBL	CD79a+[*1], TdT+, CD99+	
ALCL	ALK1+, CD30+, EMA+	NPM-ALK
DLBCL	CD20+	
Ewing sarcoma / PNET family tumor	CD99+, vimentin+, CD56+	EWS-FLI1, EWS-ERG など[*2]
alveolar rhabdomyosarcoma	desmin+, myogenin+, MyoD1+	PAX3-FKHR, PAX7-FKHR
desmoplastic small round cell tumor	desmin+, EMA+, WT1+[*3], BAF47/INI1−	EWS-WT1

PNET：primitive neuroectodermal tumor
[*1] B-LBL では CD20 陰性のことがある．
[*2] その他まれな融合遺伝子として EWS-ETV1, EWS-E1AF, EWS-FEV, FUS-ERG, FUS-FEV がある．
[*3] WT1（c-末端）に対する抗体

❸ 病期診断

a．Hodgkin リンパ腫

　Hodgkin リンパ腫は基本的に隣接したリンパ組織に沿って進展していくため，病期分類としてはリンパ組織の解剖学的区分を基本とした Ann Arbor 分類およびこれを修正した Cotswolds 分類が用いられる[8]（**表 B-52**）．浸潤部位を正確に判定することは，放射線照射野の決定に不可欠であるのみならず，化学療法の選択においても重要である．

b．非 Hodgkin リンパ腫

　小児非 Hodgkin リンパ腫の病期分類は，通常 Murphy 分類が用いられる[9]（**表 B-53**）．Anaplastic large cell lymphoma では，リンパ節病変は一般に非連続性で，皮膚や骨などの節外病変が多く，初診時に中枢神経病変や骨髄浸潤がみられる例はまれであるため，Murphy 分類は治

V-1. 小児悪性リンパ腫の分類・診断・予後因子

表 B-52 Ann Arbor 臨床病期分類および Cotswolds 修正分類

Stage I	1つのリンパ節領域またはリンパ系組織の侵襲 (I), または1つのリンパ節外臓器あるいは部位の限局性侵襲 (IE).
Stage II	横隔膜の片側にとどまる2カ所以上のリンパ節領域の侵襲 (II), または1つのリンパ節外臓器あるいは部位の限局性病変と横隔膜同側の1つ上のリンパ節領域の侵襲 (IIE). 侵襲病変数は下付文字で表記する (例 II₃).
Stage III	横隔膜の上下にわたる複数のリンパ節領域の侵襲 (III) またはこれに1つのリンパ節外臓器あるいは部位の限局性侵襲 (IIIE), または脾臓への侵襲 (IIIS), あるいはこの両方 (IIISE).
Stage IV	リンパ節病変の有無にかかわりなく, 1つあるいは複数のリンパ節外臓器あるいは部位のびまん性の侵襲.

症状 A および B
各病期は以下に定義される全身症状のないものを A, あるものを B とする.
1) 初診6カ月以内における10%以上の体重減少
2) 38℃以上の原因不明の発熱
3) 盗汗
註: 瘙痒症のみ, または原因の明らかな感染症に伴う短期間の有熱症状は B に該当しない.

Cotswolds 修正分類の主な改正点
1. 胸腔内, 腹腔内リンパ節腫大の診断には CT を用いる.
2. 肝臓と脾臓の腫瘍病変の検出には, 2つの異なった画像診断による病変の検出を必要とし, 肝機能障害は判断基準としない.
3. X: 巨大病変 (最大径が 10 cm 以上のリンパ節性腫瘤, または胸部 X 線の T5/6 レベルでの胸郭径の 1/3 を超える縦隔腫瘤) を表す.
4. 治療効果の判定基準として CRu (unconfirmed/uncertain CR) を採用する. 寛解状態が不確かな状態, すなわち Hodgkin 病の臨床所見がなく完全寛解と思われるが, 治療前からの病変部位に一致していくらかの X 線学的異常のみが治療によってもその異常像が変化なく引き続き認められる場合には完全寛解に準じた扱いとして CRu と定義する.

リンパ系組織とは, 脾, 胸腺, Waldeyer 輪, 虫垂, Payer 板などをさす. 脾臓浸潤は画像所見で明らかな欠損影を認める場合に臨床的証拠とする. 肝臓浸潤 (H+) は, 常にびまん性のものであり, IV 期と判断する. 臨床的に肝臓浸潤と認めるには, 肝腫大および少なくとも以下の1つを伴うものとする. 1) 血清アルカリホスファターゼの値の異常, 2) 2つの肝機能テストの異常, 3) 肝スキャンの異常と1つの肝機能テストの異常. 骨髄生検は臨床的または画像的に侵襲がないと判断される骨で実施しなければならない.
(堀田知光. ホジキンリンパ腫. In: 日本臨床腫瘍学会, 編. 臨床腫瘍学. 第3版 東京: 癌と化学療法社; 2003. p.962-70)

療の層別化には適合しない.

❹ 予 後

Hodgkin リンパ腫では, 臨床病期, 巨大腫瘤や B 症状の有無が予後因子となる. 一部に治療抵抗性の症例があるが, 非進行期 (病期 I, IIA) で 90%以上, 進行期 (病期 IIB～IV) でも 80%以上に治癒が期待できる[10]. EB ウイルス感染については, Kiel 大学のグループが 842 例中 LMP 陽性例は 263 例 (31%) で, failure free survival には有意差はないが, nodular sclerosis

B. 治療

表 B-53 小児非 Hodgkin リンパ腫の病期分類（Murphy 分類）（文献 9 より改変）

Stage I	①単一の節外性病変または単一のリンパ節領域内に限局した病変 　（ただし，縦隔と腹部原発例は除く）
Stage II	①単一の節外性病変で領域リンパ節の浸潤を伴うもの ②横隔膜の同一側にある 　a：複数のリンパ節領域の病変 　b：複数の節外性病変（所属リンパ節浸潤の有無は問わない） ③肉眼的に全摘された消化管原発の病変（通常回盲部） 　（隣接する腸間膜リンパ節への浸潤の有無は問わない）
Stage III	①横隔膜の両側にある 　a：複数のリンパ節領域の病変 　b：複数の節外性病変 ②胸郭内（縦隔，胸膜，胸腺）原発の病変 ③腹部原発の広範囲に及ぶ病変で，全摘不可能であったもの ④傍脊髄または硬膜外原発の病変（他の部位への浸潤の有無は問わない）
Stage IV	①発症時に中枢神経または骨髄（腫瘍細胞が 25 ％未満）に浸潤があるもの 　（原発巣は上記のいずれでもよい）

subtype と advanced stage では LMP 陽性例は予後不良であると報告している[11]．

　成熟 B 細胞性リンパ腫（DLBCL，BL）では臨床病期，体内腫瘍量（基準値の 2 倍以上の血清 LDH 値，腫瘍完全切除の有無），骨髄中の芽球 25 ％以上，中枢神経浸潤が予後因子とされ，これに基づいた層別化治療により 90 ％以上の無病生存率が得られている[12]．最近，染色体異常として 8q24（c-myc）rearrangement，+7q，del（13q）が予後不良因子となることが報告された[13]．リンパ芽球型リンパ腫においても病期により予後が異なるが，進行期例でも 90 ％の無病生存率（5 年）が得られている[14]．小児の FL では，通常 BCL2 陰性で限局例が多く，予後良好であるが，BCL2 陽性例は，進行例で予後不良であるとの報告がある[15]．

　ALCL では，縦隔，肺，肝，脾，皮膚浸潤が重要なリスク因子であることが仏，独，英の 225 例を対象とした多変量解析の結果明らかにされた[16]．また，ヨーロッパと日本の共同研究 ALCL99 の病理 international review による予後因子の解析では，small cell, lymphohistiocytic pattern および perivascular involvement がリスク因子として抽出された[17]．

おわりに

　小児リンパ腫は，病型により予後因子に基づいた治療の層別化が行われるため，病理診断，病期診断は，治療法の決定に不可欠である．正確な病理診断には，臨床情報に加えて的確な抗体を用いた免疫組織化学染色や染色体・遺伝子検査が必要である．

エヴィデンス＆データファイル

小児の diffuse large B-cell lymphoma
―成人との相異―

　Diffuse large B-cell lymphoma（DLBCL）は小児非 Hodgkin リンパ腫の 10～20 % を占めるが，成人に比較するとその頻度は少ない[18]．DLBCL は，遺伝子発現プロファイリングから germinal center B-cell type（GCB type）と activated B-cell type（ABC type）に分けられ，成人では，GCB type は ABC type に比較して予後良好であると報告された[19]．成人では約 50 % が GCB type で，GCB type ではしばしば *IgH* と *BCL2* 遺伝子の相互転座 t(14;18) が認められ，t(14;18) のある群では，t(14;18) の認められない群に比べて CD10，BCL2 の陽性率が高く，予後不良である（2 年生存率 29 % vs 63 %，p = 0.006）[20,21]．BCL2 発現は DLBCL の予後因子とされてきたが，2006 年 Iqbal らは，ABC type において BCL2 発現は予後因子となるが，GCB type では予後因子とならないと報告している[22]．最近は rituximab を含む R-CHOP 療法により non-GCB type の治療成績が上がり，CD10，BCL6，BCL2 発現，GCB subtype は予後因子とはならないという報告が相次いでいる[23,24]．

　小児の DLBCL については，多数例の解析による報告はほとんどなかったが，近年ドイツ BFM グループ，仏米英の国際研究グループから相次いで報告された[25-27]．Hans らの免疫組織化学染色による分類[28] によると，小児 DLBCL は GCB type が大部分（75～83 %）を占めるが，GCB type と non-GCB type との間に生存率の差は認められない（93 % vs 89 %，p = 0.6）[25]，（91 % vs 64 %，p = 0.275）[26]．小児の DLBCL では形態学的には centroblastic variant が多く（小児 83 % vs 成人 75 %），monomorphic cantroblastic variant が大部分を占めている（小児 63 % vs 成人 21 %）[25,29]．一方 immunoblastic variant は小児では少ない（小児 7 % vs 成人 15 %）[25,29]．t(14;18) は GCB subtype と non-GCB subtype のいずれにおいても認められない（0 / 56 DLBCL）[25,30] が，*c-myc* 転座は成人に比較すると高頻度に認められる（小児 33 % vs 成人 5～10 %）[25,26,31]．免疫組織化学染色では，成人に比べて CD10，BCL6，MIB1（Ki-67）および c-myc 陽性率が高く，BCL2 陽性率が低い（**表 B-54**）[25,26]．また小児においては CD10，BCL2 発現や t(14;18)，GCB subtype は，予後因子とならない[22,25]．

　2008 年 Klapper らは，小児の mature aggressive B-cell non-Hodgkin lymphoma（maB-NHL）54 例の遺伝子発現プロファイリングを成人と比較し，小児の DLBCL では molecular Burkitt lymphoma（mBL）とされる例が 16 例中 5 例と有意に多いことを報告した（小児 31 % vs 成人 2.7 %）[27]．このうち 3 例は IgG と c-myc の転座が確認されている．小児の non-mBL は 9 例（11 %）と成人に比較すると少ないが，4 例（44 %）が GCB type，3 例（33 %）が ABC type，2 例（22 %）は分類不能（intermediate）であり，成人との差異はみられていない[27]．

　小児の DLBCL は CD10，BCL6 陽性，BCL2 陰性の GCB type を示す症例が多く，MIB1（Ki-

表 B-54 小児 DLBCL と成人 DLBCL との比較 [25, 29, 31]

	Pediatric DLBCL no.（%）	Adult DLBCL no.（%）	P value
CD10	39 of 57（68）	161 of 529（30）	< 0.001
BCL2	22 of 55（40）	287 of 477（60）	NS
BCL6	47 of 52（90）	385 of 541（71）	0.002
Mum-1	21 of 35（60）	307 of 532（58）	NS
GCB type	43 of 52（83）	233 of 516（45）	< 0.001
t(14;18)	0 of 56（0）	29 of 65 GCB（45）	
c-myc translocation	（34）	（5-10）	
Centroblastic variant（CB）	52 of 63（83）	164 of 219（75）	
Monomorphic CB	29 of 52（56）	21 of 164（13）	

67）陽性率も半数は80％以上と非常に高い[26]ため，典型的なDLBCLの組織像ではない場合にはBurkittリンパ腫との鑑別がしばしば困難である．2008年改訂WHO分類では，このような症例をB-cell lymphoma, unclassifiable, with features intermediate between diffuse large B-cell lymphoma and Burkitt lymphomaとしている[32]．

　小児のDLBCLは，Hansらの分類ではGCB typeとなる症例が大部分であるが，成人のDLBCLと異なり，t(14;18)を欠き，しばしばc-myc転座を伴い，MIB-1陽性率が非常に高い．また，mBLとされる症例が1/3程度混在している．これらの事実を総合すると小児のDLBCLでは，成人にみられるBCL2転座に伴うアポトーシスの障害ではなく，c-mycを含む細胞増殖の促進にかかわる分子の異常が病因として重要であり，biologicalにはBurkitt lymphomaとオーバーラップする症例が存在していると考えられる．non-mBLとされる小児DLBCLが成人のnon-mBLとbiologicalに同じであるのか，小児のGCB typeとABC typeの間に予後の差があるのか，B-cell lymphoma, unclassifiable, with features intermediate between diffuse large B-cell lymphoma and Burkitt lymphomaはmBLであるのか，など不明な点が多々あり，今後の研究成果が待たれている．

■文献

1) Swerdlow SH, Campo E, Harris NL, et al. editors. WHO Classification of Tumours of Haematopoietic and Lymphoid Tissues. Lyon: IARC Press; 2008.
2) Fan Z, Natkunam Y, Bair E, et al. Characterization of variant patterns of nodular lymphocyte predominant Hodgkin lymphoma with immunohistologic and clinical correlation. Am J Surg Pathol. 2003; 27: 1346-56.
3) Nakagawa A, Nakamura S, Nakamine H, et al. Pathology review for paediatric non-Hodgkin's lymphoma patients in Japan: a report from the Japan association of childhood leukemia study (JACLS). Eur J Cancer. 2004; 40: 725-33.
4) Wright D, McKeever P, Carter R. Childhood non-Hodgkin lymphomas in the United Kingdom: findings

from the UK Children's Cancer Study Group. J Clin Pathol. 1997; 50: 128-34.
5) Steven H, Swerdlow MD. Pediatric follicular lymphomas, marginal zone lymphomas, and marginal zone hyperplasia. Am J Clin Pathol. 2004; 122（Suppl 1）: S98-S109
6) Ohshima K, Kimura H, Yoshino T, et al. Proposed categolization of pathological states of EBV-associated T／natural killer-cell lymphoproliferative disorder（LPD）in children and young adults: overlap with chronic active EBV infection and infantile fulminant EBV T-LPD. Pathol Int. 2008; 58: 209-17.
7) 中川温子. 小児腫瘍における分子病理診断の役割. 医学のあゆみ. 2009; 10: 975-80.
8) Lister TA, Crowther D, Sutcliffe SB, et al. Report of a committee convened to discuss the evaluation and staging of patients with Hodgkin's disease: Cotswolds meeting. J Clin Oncol. 1989; 7: 1630-6.
9) Murphy SB. Classification, staging and results of treatment of childhood NHL, dissimilarities from lymphoma in adults. Semin Oncol. 1980; 7: 332-9.
10) Schellong G, Potter R, Bramswig J, et al. High cure rates and reduced long-term toxicity in pediatric Hodgkin's disease: the German-Austrian multicenter trial DAL-HD-90. The German-Austrian Pediatric Hodgkin's Disease Study Group. J Clin Oncol. 1999; 17: 3736-44.
11) Claviez A, Tiemann M, Luders H, et al. Impact of latent Epstein-Barr virus infection on outcome in children and adolescents with Hodgkin's lymphoma. J Clin Oncol. 2005; 23(18): 4048-56.
12) Reiter A, Schrappe M, Parwaresch R, et al. Non-Hodgkin's lymphomas of childhood and adolescence; results of treatment stratified for biologic subtypes and stage. A report of the Berlin Fankfult-Munster Group. J Clin Oncol. 1995; 13: 359-72.
13) Poirel H, Cairo MS, Heerema N, et al. Specific cytogenetic abnormalities with a significantly inferior outcome in children and adolescents with mature B-cell non Hodgkin's lymphoma: results of the FAB／LMB 96 international study. Leukemia. 2009; 23: 323-31.
14) Reiter A, Schrappe M, Ludwig WD, et al. Intensive ALL-type therapy without local radiotherapy provides a 90％ event-free survival for children with T-cell lymphoblastic lymphoma; a BFM group report. Blood. 2000; 95: 416-21.
15) Lorsbach RB, Shay-Seymore D, Moore J, et al. Clinicopathologic analysis of follicular lymphoma occurring in children. Blood. 2002; 99: 1959-64.
16) Le Deley MC, Reiter A, Williams D, et al. Prognostic factors in childhood anaplastic large cell lymphoma: results of a large European Intergroup study. Blood. 2008; 111: 1560-6.
17) Lamant L, McCarthy K, d'Amore ESG, et al. Prognostic impact of morphologic and phenotypic features of childhood ALK-positive anaplastic large cell lymphoma（ALCL）: Results of the ALCL99 study. Hematology Meeting Reports. 2009; 3: 42.
18) Burkhardt B, Zimmermann M, Oschlies I, et al. The impact of age and gender on biology, clinical features and treatment outcome of non-Hodgkin lymphoma in childhood and adolescence. Br J Haematol. 2005; 131: 39-49.
19) Rosenwald A, Wright G, Chan WC, et al. The use of molecular profiling to predict survival after chemotherapy for diffuse large B-cell lymphoma. N Engl J Med. 2002; 346; 1937-47.
20) Iqbal J, Sanger WG, Horsman DE, et al. BCL2 translocation define a unique tumor subset within the germinal center B-cell like diffuse large B-cell lymphoma. Am J Pathol. 2004; 165: 159-66.
21) Barrans SL, Evans PAS, O'Connor SJM, et al. The t(14;18) is associated with germinal center-derived diffuse large B-cell lymphoma and is a strong predictor of outcome. Clin Cancer Res. 2003; 9: 2133-9.
22) Iqbal J, Neppalli VT, Wright G, et al. BCL2 expression is a prognostic marker for the activated B-cell-like type of diffuse large B-cell lymphoma. J Clin Oncol. 2006; 24; 961-8.
23) Malumbres R, Chen J, Tibshirani R, et al. Paraffin-based 6-gene model predicts outcome in diffuse large B-cell lymphoma patients treated with R-CHOP. Blood. 2008; 111: 5509-14.
24) Seki R, Ohshima K, Fujisaki T, et al. Prognostic impact of immunohistochemical biomarkers in diffuse large B-cell lymphoma in the rituximab era. Cancer Sci. 2009 Jul 1［Epub ahead of print］.
25) Oschlies I, Klapper W, Zimmermann M, et al. Diffuse large B-cell lymphoma in pediatric patients belongs predominantly to the germinal-center type B-cell lymphomas: a clinicopathologic analysis of cases

included in the German BFM (Berlin-Frankfurt-Munster) multicenter trial. Blood. 2006; 107: 4047-52.
26) Milles RR, Raphael M, McCarthy K, et al. Pediatgric diffuse large B-cell lymphoma demonstrates a high proliferation index, frequent c-Myc protein expression, and a high incidence of germinal center subtype: Report of the French-American-British (FAB) international study group. Pediatr Blood Cancer. 2008; 51: 369-74.
27) Klapper W, Szczepanowski M, Burkhardt B, et al. Molecular profiling of pediatric mature B-cell lymphoma treated in population-based prospective clinical trials. Blood. 2008; 112: 1374-81.
28) Hans CP, Weisenburger DD, Greiner TC, et al. Confirmation of the molecular classification of diffuse large B-cell lymphoma by immunohistochemistry using a tissue maicroarray. Blood. 2004; 103: 275-82.
29) Engelhard M, Brittinger G, Huhn D, et al. Subclassification of diffuse large B-cell lymphomas according to the Kiel classification: distinction of centroblastic and immunoblastic lymphomas is a significant prognostic risk factor. Blood. 1997; 89: 2291-7.
30) Dave B, Weisenburger DD, Higgins CM, et al. Cytogenetics and fulorescence in situ hybridization studies of diffuse large B-cell lymphoma in children and young adults. Cancer Genet Cytogenet. 2004; 153: 115-21.
31) Poirel H, Cairo MS, Heerema N, et al. Specific cytogenetic abnormalities with a significantly inferior outcome in children and adolescents with mature B-cell non Hodgkin's lymphoma: results of the FAB/LMB 96 international study. Leukemia. 2009; 23: 323-31.
32) Jaffe ES, Stein H, Swerdlow SH, et al. B-cell lymphoma, unclassifiable, with features intermediate between diffuse large B-cell lymphoma and Burkitt lymphoma. In: Swerdlow SH, et al. editors. WHO Classification of Tumours of Haematopoietic and Lymphoid Tissues. Lyon: IARC Press; 2008. p.265-6.

〈中川温子〉

Ⅴ 小児のリンパ腫

2 小児悪性リンパ腫の治療

　小児悪性リンパ腫は，ほとんどが非 Hodgkin リンパ腫 non-Hodgkin's lymphoma（NHL）である．日本では年間約 150 例程度の発症数があり，組織型では Burkitt リンパ腫 Burkitt lymphoma/leukemia（BL）が 30〜45％，リンパ芽球性リンパ腫 lymphoblastic lymphoma（LBL）が約 30％，びまん性大細胞型 B 細胞リンパ腫 diffuse large B-cell lymphoma（DLBCL）が 7〜20％，未分化大細胞性リンパ腫 anaplastic large cell lymphoma（ALCL）が 7〜20％，その他の病型は 8％未満とされる[1]．本稿では，小児 NHL の主たる病型である BL，LBL，DLBCL，ALCL の治療法について記す．

❶ Burkitt リンパ腫（BL），びまん性大細胞型 B 細胞リンパ腫（DLBCL）

　小児では BL と DLBCL は成熟 B 細胞性 NHL として同一の治療が施行される[2,3]．BL では腫瘍細胞の growth fraction が大きく，cell cycle time が短いため cyclophosphamide などの薬剤反応性が良好である．このような cell kinetics から，COMP 療法（cyclophosphamide，vincristine，methotrexate，prednisolone）[4] や CHOP（cyclophosphamide，doxorubicin，vincristine，prednisolone）[5] を骨格とするブロック型治療が施行される．病期，腫瘍量（完全切除の有無など），骨髄浸潤や中枢神経浸潤に基づき層別化された治療が施行される．ドイツの BFM90 研究ではⅠ〜Ⅱ期の限局例の腫瘍完全摘出例にて 2 コースの化学療法で良好な成績が得られている[6]（表 B-55）．また，Ⅲ期以降の進行例に対しては methotrexate の大量療法や cytarabine 大量療法により治療成績は向上している[7]．また中枢神経浸潤陰性例では予防的な頭蓋照射は不要であり，浸潤例でも methotrexate と cytarabine の髄腔内注入および methotrexate 大量療法にて成績の向上が得られている[6]（表 B-56）．日本でも，日本小児白血病リンパ腫研究グループ

表 B-55 限局期の成熟 B 細胞性腫瘍の治療成績

研究グループ名	JACLS（日本）	BFM（ドイツ）	SFOP（フランス）
プロトコール名	NHL98	BFM90	LMB89
対象患者数	12	71	52
対象病期	Ⅰ/Ⅱ	Ⅰ/Ⅱ	Ⅰ/Ⅱ
切除	Ⅱは完全切除	完全切除	完全切除
治療コース	3 コース	2 コース	2 コース
治療成績	4y-EFS 100％	6y-EFS 100％	5y-EFS 98±2％

B. 治療

表 B-57 進行期の成熟 B 細胞性腫瘍の治療成績

研究グループ名	JACLS	BFM	SFOP
プロトコール名	NHL98	BFM90	LMB89
対象患者数	19	175	386
対象病期	Ⅲ/Ⅳ	Ⅲ/Ⅳ	Ⅰ/Ⅱ/Ⅲ/Ⅳ
節外浸潤	CNS（−）and BM＜70％	CNS（＋）or BM（＋）	CNS（−）and BM＜25％
治療コース	7コース	6コース	4コース3
治療成績	4y-EFS 79％	6y-EFS 78±3％	5y-EFS 92±3％

（JPLSG）によって，病期と腫瘍量，浸潤部位のより層別化した短期集中型化学療法の治療研究が進行している．

❷ リンパ芽球性リンパ腫（LBL）

　LBL は，急性リンパ性白血病と近縁な疾患と考えられており[8]，進行例である stage Ⅲ/Ⅳ では急性リンパ性白血病と同様の治療を用いることで良好な成績が得られている．米国における CCG-51 研究では COMP 療法（ブロック療法）と急性リンパ性白血病型の治療である LSA_2-L_2 療法の比較を行い，5 年無病生存率が COMP 療法で 35％，LSA_2-L_2 療法で 64％と急性リンパ性白血病型の治療の有用性が証明された[4]．その後の欧米諸国での治療成績を表 B-57 に示す．いずれも急性リンパ性白血病型の治療であり，prednisolone，vincristine，L-asparaginase の 3 剤を基本に，アルキル化剤やアントラサイクリン系薬剤を使用した寛解導入療法（4〜6 週間）後に，早期強化，大量 methotrexate による中枢予防を施行後，維持療法が行われる[8]．治療期間は約 2 年程度である．現在日本では，BFM 型を修正した治療研究が JPLSG によって施行されている．再発例および治療抵抗例の予後は不良であり，同種造血幹細胞移植が施行されることが多い．なお，骨髄浸潤が 25％以上のものは急性リンパ性白血病として治療を行う．

　Stage Ⅰ/Ⅱ の症例は比較的まれである．通常治療強度を減弱した急性リンパ性白血病型の治療が行われる．日本でも JPLSG による急性リンパ性白血病型の治療研究が進行中である．

表 B-57 小児リンパ芽球性リンパ腫の治療成績

	ドイツ他		スペイン	フランス	イギリス	日本
研究グループ	BFM	BFM	POGM	SFOP	UKCCSG	CCLSG
プロトコール	BFM90	BFM86, 90	BFM86, 90	LMT81	8503	NHL960
対象	preT	preB	preT/preB	preT/preB	preT	preT/preB
研究期間	1990〜95	1987〜97	1987〜97	1981〜89	1985〜95	1995〜99
対象患者数	101	27	22	60	95	30
対象病期	Ⅲ/Ⅳ	Ⅰ〜Ⅳ	Ⅲ/Ⅳ	Ⅰ/Ⅳ	Ⅲ/Ⅳ	Ⅲ/Ⅳ
治療成績	5y-EFS Ⅲ90％, Ⅳ95％	10y-EFS 78％	5y-EFS 68％	5y-EFS 73％	4y-EFS 65％	5y-EFS Ⅲ＋Ⅳ 81％

❸ 未分化大細胞型リンパ腫（ALCL）

　ALCLの疾患概念の認識は1980年代であり[9]，最近になって免疫組織染色や分子遺伝学的手法で確定診断されるようになってきた．また，比較的まれな疾患であるため，上記のNHLと比較して治療の歴史は浅い．1999年にヨーロッパでBL型の短期集中型のプロトコール治療が施行された235例の後方視的解析が行われた．その結果，BFMの成績が3年生存率90％，無病生存率79％と良好であった[10]．また，多変量解析から縦隔浸潤，臓器浸潤（肝，脾，肺），皮膚病変が予後不良因子であった．これらのデータを元にALCL99国際的多施設共同無作為割り付け試験が施行され，日本もJPLSGを介して参加している．ALCLの治療成績を表B-58に示す．

表B-58 小児ALCLの治療成績

研究名	症例数	EFS %	報告者（出典）
LMB89, 91	82	66 %	Brugieres L
NHL-BFM90	89	76 %	Seidemann K
NHL9000, 9602	72	59 %	Williams DM
AIEOP LNH92	34	65 %	Rosolen A
ALCL99 R1	375	73 %	Brugieres L

❹ その他

　小児において上述した以外のNHLはまれな疾患であり，日本では小児のHodgkin's lymphomaの発症率も低いため，小児で確立した治療法を有する疾患は少ない．しかし，今回のWHO分類の改定でEBV-positive T-cell lymphoproliferative disorders of childhoodが新しい概念として掲載された．元来，日本の小児科医が中心となって病態を解明し，治療法を開発してきた疾患慢性活動性EBウイルス感染症の近縁疾患群である[11]．2000年に同種骨髄移植による根治例が報告され[12]，その後の症例の積み重ねより，現在のところ同種造血幹細胞移植が標準的な根治療法とされている．

おわりに

　小児の悪性リンパ腫は希少疾患が多く，多施設共同研究によって治療法が進歩してきたという歴史がある．今後ALCLにみられるように，ヨーロッパや近隣のアジア諸国との共同研究が活発になり，治療成績のさらなる向上が得られることが望まれる．

■文献

1) 森 鉄也. 成人と小児で非ホジキンリンパ腫の病理組織型の違いは何ですか？ 小児内科. 2007; 39: 2216-8.
2) Patte C, Auperin A, Michon J, et al. The Societe Francaise d'Oncologie Pediatrique LMB89 protocol: highly effective multiagent chemotherapy tailored to the tumor burden and initial response in 561 unselected children with B-cell lymphomas and L3 leukemia. Blood. 2001; 97: 3370-9.
3) Cairo MS, Sposto R, Hoover-Regan M, et al. Childhood and adolescent large-cell lymphoma (LCL): a review of the Children's Cancer Group experience. Am J Hematol. 2003; 72: 53-63.
4) Anderson JR, Jenkin RD, Wilson JF, et al. Long-term follow-up of patients treated with COMP or LSA2L2 therapy for childhood non-Hodgkin's lymphoma: a report of CCG-551 from the Childrens Cancer Group. J Clin Oncol. 1993; 11: 1024-32.
5) Link MP, Shuster JJ, Donaldson SS, et al. Treatment of children and young adults with early-stage non-Hodgkin's lymphoma. N Engl J Med. 1997; 337: 1259-66.
6) Reiter A, Schrappe M, Tiemann M, et al. Improved treatment results in childhood B-cell neoplasms with tailored intensification of therapy: A report of the Berlin-Frankfurt-Munster Group Trial NHL-BFM 90. Blood. 1999; 94: 3294-306.
7) Bowman WP, Shuster JJ, Cook B, et al. Improved survival for children with B-cell acute lymphoblastic leukemia and stage IV small noncleaved-cell lymphoma: a pediatric oncology group study. J Clin Oncol. 1996; 14: 1252-61.
8) Reiter A, Schrappe M, Ludwig WD, et al. Intensive ALL-type therapy without local radiotherapy provides a 90% event-free survival for children with T-cell lymphoblastic lymphoma: a BFM group report. Blood. 2000; 95: 416-21.
9) Stein H, Mason DY, Gerdes J, et al. The expression of the Hodgkin's disease associated antigen Ki-1 in reactive and neoplastic lymphoid tissue: evidence that Reed-Sternberg cells and histiocytic malignancies are derived from activated lymphoid cells. Blood. 1985; 66: 848-58.
10) Seidemann K, Tiemann M, Schrappe M, et al. Short-pulse B-non-Hodgkin lymphoma-type chemotherapy is efficacious treatment for pediatric anaplastic large cell lymphoma: a report of the Berlin-Frankfurt-Munster Group Trial NHL-BFM 90. Blood. 2001; 97: 3699-706.
11) Kimura H, Hoshino Y, Kanegane H, et al. Clinical and virologic characteristics of chronic active Epstein-Barr virus infection. Blood. 2001; 98: 280-6.
12) Okamura T, Hatsukawa Y, Arai H, et al. Blood stem-cell transplantation for chronic active Epstein-Barr virus with lymphoproliferation. Lancet. 2000; 356: 223-4.

〈岡村隆行〉

C トピックス

1 リンパ腫幹細胞は存在するか？

がんにはごく少数の幹細胞が存在し，自己複製と限られた分化を繰り返しながら他のがん構成細胞を供給している，というがん幹細胞 cancer stem cell (CSC) システムの概念が近年注目を浴びている[1]．この考え方は1970年代から提唱されていたものであるが，実験的に証明することが困難であったため，1990年代までは広くは受け入れられていなかった．しかし，1997年にDickら[2]は急性骨髄性白血病細胞間における幹細胞の存在を強く示唆する実験データを報告し，がん幹細胞仮説が注目されるようになった．その後白血病以外のさまざまな腫瘍において同様のCSC〔あるいは腫瘍を形成しうる細胞 cancer initiating cell (CIC)〕が同定されてきている．悪性リンパ腫についても検討は行われているものと思われるが，2009年4月現在，ALL / LBL[3] および多発性骨髄腫[4] を除くリンパ系腫瘍で明確な CSC / CIC が証明された研究は報告されていない．

しかし，リンパ腫における幹細胞の存在を示唆する傍証は，特に t(14;18) を有する濾胞性リンパ腫を中心にいくつか報告されているのでここに紹介する．

❶ 濾胞性リンパ腫における，より未熟な pre‐lymphomatous cell の存在

濾胞性リンパ腫は胚中心B細胞を正常対応細胞とする代表的な悪性リンパ腫であり，最も高頻度に認められる染色体転座 t(14;18)(q32;q21) はその腫瘍化に重要と考えられている．この転座において，14番染色体上の免疫グロブリン遺伝子での切断部位は，preB細胞の段階で起こるD-J再構成での切断部位に多いとの報告がある[5]．

また，2006年，Hartら[6] は以下のような報告をしている．AML と診断された32歳の男性患者が，父より骨髄移植を受けた．その際父親には特に病的な症状は現れていなかった．その3年後，父親は濾胞性リンパ腫を発症した．さらに8年後，移植を受けた男性患者にも濾胞性リンパ腫が発症した．両者のt(14;18)転座部位の塩基配列を検索したところ，同じパターンであることがわかった．レシピエントの父親において，pre‐lymphomatous cell があり，両者の発症に関与したと考えられる．

これらの事実から，濾胞性リンパ腫は正常の胚中心B細胞がいきなり腫瘍化するのではなく，pre‐lymphomatous cell が骨髄レベルですでに出現している可能性が考えられる（図C-1）．

2009年，Carlotti らは，びまん性大細胞型Bリンパ腫（DLBCL）に transform した濾胞性リンパ腫において，その transform 後と前の免疫グロブリンの体細胞突然変異のパターンを検討した．その結果は，半数以上の症例において，もとの濾胞性リンパ腫の腫瘍細胞が進展してDLBCLに

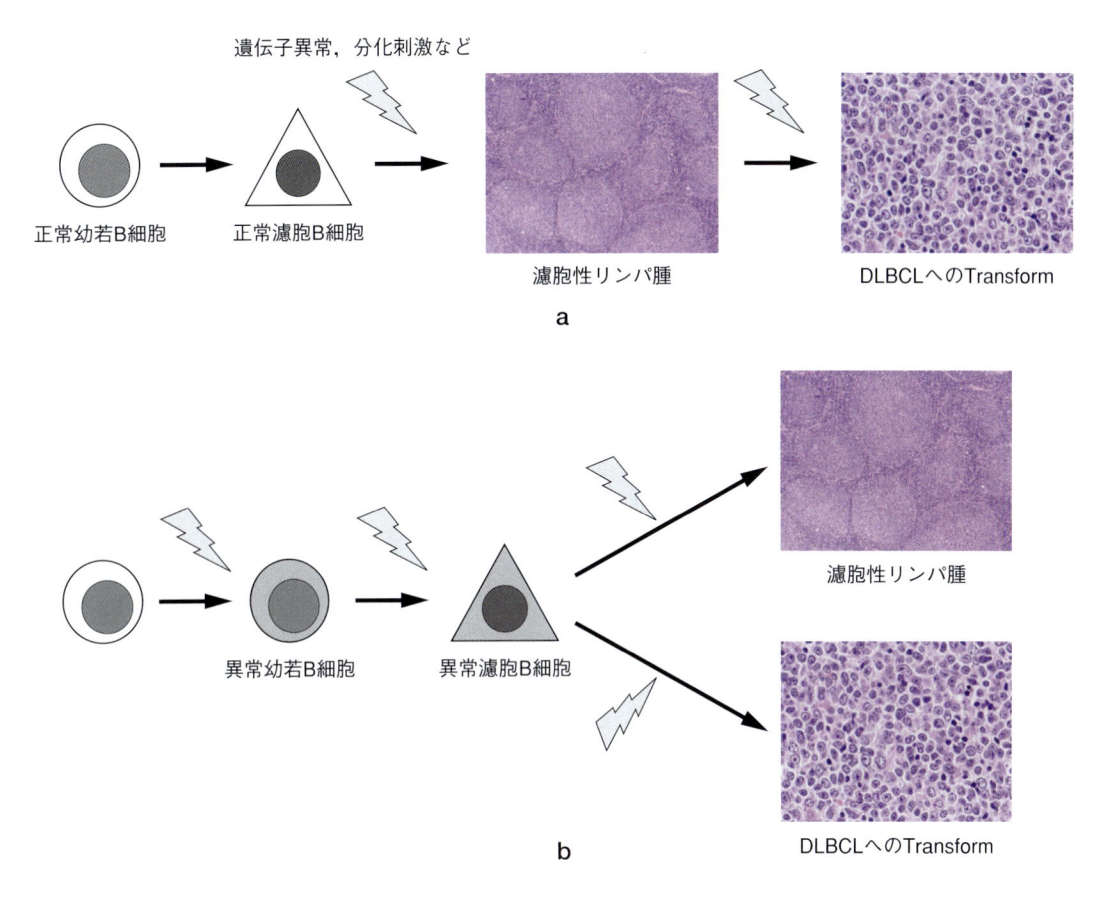

図C-1 濾胞性リンパ腫の新旧発症モデル

濾胞 B 細胞が正常対応細胞であることから，従来は（a）のようなモデルが漠然と考えられていた．しかし，ここ 20 年ほどの研究により，現在は（b）のように，腫瘍に至る前にすでに pre-lymphomatous cell が存在するとの考え方が主流である．（b）の図中の異常幼若 B 細胞，異常濾胞 B 細胞は濾胞性リンパ腫における CSC/CIC の候補にもなりうると思われる．

なったのではなく，共通の前駆細胞があり，そこから濾胞性リンパ腫と DLBCL が発症した可能性を示唆するものであった．

以上の報告は，濾胞性リンパ腫における幹細胞の存在を直接証明するものではないが，少なくとも胚中心 B 細胞よりは未熟な分化段階での，pre-lympomatous cell の存在を強く示唆するものである．

❷ 濾胞性リンパ腫の腫瘍内血管の一部は t(14;18) を有する

2003 年，Streubel，Chott ら[7] は FISH と免疫染色の技術を用いて，濾胞性リンパ腫内に認められる血管内皮細胞において，腫瘍細胞と同様に bcl2 と IgH の転座が認められると報告した．このことは，濾胞性リンパ腫の腫瘍細胞の背景に血管内皮への分化能を有する幼若細胞の存在の可能性を指摘するものである．そもそも幹細胞の定義は，多分化能と自己複製能を併せもつ細胞

● C. トピックス

であるので，このうちの多分化能を示唆する報告であった．

❸ その他の報告

2009年，Martin-Suberoら[8]は，83例の高悪性度B細胞リンパ腫について，メチル化アレイを用いて網羅的に検討した結果，メチル化を受けている遺伝子のパターンがES細胞において，ポリコーム遺伝子によって発現が抑制される標的遺伝子群と類似していることを指摘した．この事実は，高悪性度リンパ腫の発症過程において，幹細胞類似の性質を獲得する可能性あるいは必要性を示唆している．

おわりに

以上のように，特に濾胞性リンパ腫において，腫瘍細胞の背後における pre-lymphomatous cell の存在が指摘されている．しかし，現在の CSC / CIC の概念は，あくまでも腫瘍内における造腫瘍性のヒエラルキーであり，このことが証明されるまでは，リンパ腫幹細胞が存在するとはいえない．しかし，ほかの腫瘍において同定された CSC / CIC はほぼすべて，majority の腫瘍細胞よりも分化段階が未熟であることから，濾胞性リンパ腫におけるより未熟な pre-lymphomatous cell の存在は，今後リンパ腫幹細胞が同定される可能性を強く示すものである．

■ 文献

1) Dick JE. Stem cell concepts renew cancer research. Blood. 2008; 112(13): 4793-807.
2) Bonnet D, Dick JE. Human acute myeloid leukemia is organized as a hierarchy that originates from a primitive hematopoietic cell. Nat Med. 1997; 3(7): 730-7.
3) Cox CV, Martin HM, Kearns PR, et al. Characterization of a progenitor cell population in childhood T-cell acute lymphoblastic leukemia. Blood. 2007; 109(2): 674-82.
4) Huff CA, Matsui W. Multiple myeloma cancer stem cells. J Clin Oncol. 2008; 26(17): 2895-900.
5) Cotter FE, Price C, Meerabux J, et al. Direct sequence analysis of $14q^+$ and $18q^-$ chromosome junctions at the MBR and MCR revealing clustering within the MBR in follicular lymphoma. Ann Oncol. 1991; 2 (Suppl 2): 93-7.
6) Hart J, Turner AR, Larratt L, et al. Transmission of a follicular lymphoma by allogeneic bone marrow transplantation-evidence to support the existence of lymphoma progenitor cells. Br J Haematol. 2007; 136(1): 166-7.
7) Streubel B, Chott A, Huber D, et al. Lymphoma-specific genetic aberrations in microvascular endothelial cells in B-cell lymphomas. N Engl J Med. 2004; 351(3): 250-9.
8) Martin-Subero JI, Kreuz M, et al. New insights into the biology and origin of mature aggressive B-cell lymphomas by combined epigenomic, genomic, and transcriptional profiling. Blood. 2009; 113(11): 2488-97.

〈加留部謙之輔　瀬戸加大〉

2 小児の EB ウイルス関連 T / NK 細胞リンパ増殖性疾患

❶ 基本病態

　Epstein‐Barr（EB）ウイルスは唾液などを介して咽頭より侵入し，B 細胞に感染する．初感染は，小児の場合多くは不顕性感染，ときに伝染性単核症となる．初感染後，EB ウイルスは潜伏/持続感染するが，免疫能が正常であれば，通常臨床症状を示すことはない．しかし，明らかな免疫不全のない小児もしくは若年成人に EB ウイルス感染細胞が増加し，多彩な症状を呈することがあり，慢性活動性 EB ウイルス感染症とよばれてきた．本疾患は EB ウイルスが T 細胞もしくは NK 細胞のいずれかに感染していることが多いこと，感染細胞はクローナリティをもっていることなどが明らかにされ，近年では，本症は単なる感染症ではなく，EB ウイルス関連 T / NK 細胞リンパ増殖性疾患と考えられるようになってきた[1]．本疾患はまれで，小児および若年成人を中心に，年間 100 例ほど発症していると推測されている．男女差はないが，本邦を中心とした東アジアに多いとされる．

　本疾患では，EB ウイルスの末端反復配列をプローブとして用いたサザンブロット解析により感染細胞のクローナリティを認めることが多い．また，T 細胞に感染したものでは TCR 遺伝子の再構成を認める．ただし，一部の症例ではオリゴクローナルもしくはポリクローナルであり，モノクローナルであった症例もクローンが消失・寛解することもあり，本疾患をリンパ腫と位置付けるかどうかについては議論がある．近年，伝染性単核症患者の末梢血や扁桃組織に，EB ウイルスに感染した T / NK 細胞を認めたとの報告が相次いでいることから，EB ウイルス初感染時には T / NK 細胞への感染が普通にみられるのかもしれない．本疾患の真の病因は不明であるが，宿主の細胞性免疫，ことに T 細胞や NK 細胞の機能不全が EB ウイルス感染した T / NK 細胞の増加を招いている可能性がある．

❷ 臨床症候

　通常，伝染性単核症もしくは EB ウイルス初感染に引き続いて，種々の慢性症状が持続する．しかし，発症時期は明らかでないことも多い．EB ウイルス関連 T / NK 細胞リンパ増殖性疾患（慢性活動性 EB ウイルス感染症）の典型例は，発熱，肝脾腫，リンパ節腫脹を呈するが，蚊刺過敏症や種痘様水疱症など皮膚症状しか目立たない症例も多い．その他の臨床症状として代表的なものは，肝障害，貧血，血小板減少，脾機能亢進症，発疹，ブドウ膜炎，口腔内潰瘍，唾液腺炎などである．T 細胞型では発熱・肝脾腫が顕著に認められることが多く，EB ウイルス関連抗体価が高い[2]．一方，NK 細胞型では蚊刺過敏症が特徴的である．末梢血中に顆粒大リンパ球

C. トピックス

(NK 細胞) が認められることが多い[2].

❸ 診断のための臨床検査

表 C-1 に EB ウイルス感染症研究会から提唱された慢性活動性 EB ウイルス感染症の診断指針を示す．ウイルス関連抗体価の異常高値は，多くの患者に認められるが，本症の診断に必須条件でもなければ十分条件でもない．NK 細胞型の患者では，しばしば EB ウイルス関連抗体価は正常のパターンを示す．表 C-1 の補足条項 3 で示されているようなウイルス学的検査法を用いて，体内で EB ウイルス感染細胞が増加していることを示すことが本疾患の診断上重要である．リアルタイム PCR 法では末梢血単核球中に EB ウイルス DNA 量が $10^{2.5}$ コピー/μgDNA 以上検出されることが多い[2].

❹ 合併症と予後

重篤な合併症として血球貪食症候群，冠状動脈瘤，肝不全，間質性肺炎，心膜・心筋炎，中枢神経系合併症，消化管穿孔，敗血症などがある．EB ウイルス感染細胞が血管壁へ浸潤し血管炎を惹起するため，心血管病変も多い．また，NK 細胞性のものでは，アグレッシブ NK 細胞白血病や節外性 NK 細胞リンパ腫へ進展するものも少なくない．

EB ウイルス関連 T/NK 細胞リンパ増殖性疾患の経過は，ほとんど無症状で長期に経過するものから急速に進行するものまでさまざまである．わが国での行われた後方視的調査により，発症年齢が 8 歳以上，診断時に血小板 12 万/μl 以下の症例は有意に生存期間が短いこと，T 細胞

表 C-1 慢性活動性 EB ウイルス感染症（CAEBV）診断指針（EB ウイルス感染症研究会より抜粋）

1) 持続的あるいは再発する伝染性単核症様症状
2) VCA，EA 抗体価高値を伴う異常な EB ウイルス抗体反応または病変組織（含末梢血）における EB ウイルスゲノム量の増加
3) 慢性に経過し既知の疾患とは異なること*

以上の 3 項目を満たすこと．
*経過中しばしば EB ウイルス関連血球貪食性リンパ組織球症，主に T 細胞・NK 細胞リンパ増殖性疾患/リンパ腫などの発症をみる．一部は蚊刺過敏症などの皮膚病変を伴う．

補足条項
1. 伝染性単核症様症状とは，一般に発熱・リンパ節腫脹・肝脾腫などをさす．加えて，伝染性単核症に従来主に報告される血液，消化器，神経，呼吸器，眼，皮膚あるいは心血管合併症状・病変（含動脈瘤・弁疾患）などを呈する場合も含む．
2. VCA，EA 抗体価高値とは一般に VCA-IgG 抗体価 640 倍以上，EA-IgG 抗体価 160 倍以上が 1 つの目安となる．加えて，VCA および EA-IgA 抗体がしばしば陽性となる．
3. 診断の確定，病型の把握のために以下の臨床検査の施行が望まれる．
    a) 病変組織（含末梢血）の EB ウイルス DNA，RNA，関連抗原およびクロナリティの検索
    b) 病変組織の病理組織学的・分子生物学的評価
    c) 免疫学的検討

型がNK細胞型に比べ，進行が有意に速いが，最終的な予後はいずれも不良であることなどが明らかとなっている．

⑤ 治療

これまでに抗ウイルス薬，免疫賦活療法，免疫抑制療法，免疫化学療法など様々な治療法が試みられてきたが，一時的な効果しか証明されていない．近年では本症がリンパ増殖性疾患であるという考えから，多剤併用化学療法や造血幹細胞移植が試みられており，造血幹細胞移植により治癒した報告が相次いでいる．一方，患者には血管障害が潜在していることが多いためVOD（veno-occlusive disease）やTMA（thrombotic microangiopathy）などの移植関連合併症が多い．移植関連合併症を低下させ，晩期障害を軽減する目的で，骨髄非破壊性造血幹細胞移植も増えてきている．本症の治療として，疾患活動性が高く臓器障害の進行が懸念される患者では，造血幹細胞移植を含めた積極的治療が必要と考えられるが，移植関連死亡例，再発例の報告もあり，その適応・時期・移植方法については十分な検討が必要である．

おわりに

2008年に改訂されたWHOのリンパ腫分類では，新たな疾患単位としてEBV-positive T-cell lymphoproliferative disorders of childhoodが追加された．ここでは，いわゆる慢性活動性EBウイルス感染症も類縁疾患として紹介されている．一方，蚊刺過敏症に伴うNK細胞型のEBウイルス関連T細胞リンパ増殖性疾患の記載は乏しく，いまだ認知されるに至っていない．小児および若年成人に発生するEBウイルス関連T細胞リンパ増殖性の疾患概念は固まりつつあるが，さらなる病態解明が進み，次回のWHO分類の改定でよりクリアな疾患定義がなされることを期待してやまない．

■文献

1) Ohshima K, Kimura H, Yoshino T, et al. Proposed categorization of pathological states of EBV-associated T/natural killer-cell lymphoproliferative disorder (LPD) in children and young adults: Overlap with chronic active EBV infection and infantile fulminant EBV T-LPD. Pathol Int. 2008; 58: 209-17.
2) Kimura H, Hoshino Y, Kanegane H, et al. Clinical and Virological Characteristics of Chronic Active Epstein-Barr Virus Infection. Blood. 2001; 98: 280-6.
3) Quintanilla-Martinez L, Kimura H, Jaffe ES. EBV-positeve T-cell lymphoproliferative disorders of childhood: Jaffe ES, Harris NL, Stein H, et al. editors. In: WHO Classification of Tumours of Haematopoietic and Lymphoid Tissues. 4th ed. Lyon: IARC Press; 2008. p.278-80.

〈木村 宏〉

3 加齢性EBウイルス陽性B細胞リンパ腫

　加齢性 Epstein-Barr virus（EBV）陽性 B 細胞リンパ腫，すなわち，加齢性 EBV 陽性びまん性大細胞型 B 細胞リンパ腫（ここでは，「加齢性 EBV 陽性 DLBCL」とする）は，WHO 分類第 4 版では，EBV positive diffuse large B-cell lymphoma（DLBCL）of the elderly として DLBCL の亜型に分類されている悪性リンパ腫である[1]．この病型は，尾山らが，EBV 陽性で免疫不全関連リンパ腫と類似する臨床病理学的特徴を有するが，明確な免疫抑制状態となる基礎疾患や既往のない B 細胞性リンパ増殖性疾患（B-LPD）を検討した結果，60 歳以上の高齢者に多いことから，「加齢に伴う何らかの免疫力の低下を背景因子として，免疫不全関連リンパ腫に類似の EBV 陽性 B 細胞腫瘍性病変により特徴づけられる疾患群」と推測し，加齢性 EBV 陽性 B-LPD（age-related or senile EBV-associated B-LPD）と命名[2]，さらに，96 例の加齢性 EBV 陽性 DLBCL を EBV 陰性 DLBCL との比較において検討した結果[3]，その存在が明らかとなってきた病型である．

❶ 加齢性 EBV 陽性 DLBCL とは：定義

　加齢性 EBV 陽性 DLBCL の診断は，病理学的診断によるところが大きい．診断基準の第 1 は，リンパ腫細胞が EBV 陽性かつ B 細胞由来であることである[1,3]．腫瘍細胞に，EBV が感染しているか否かは，in situ hybridization による EBER（EBV-encoded RNA）の発現により判定する．B 細胞マーカーとしては CD20 または CD79a に対する免疫染色を行い，EBER と CD20 または CD79a がともに陽性であるかを近接した切片で比較することで診断する．本疾患では，Hodgkin リンパ腫で観察される Reed-Sternberg 細胞様巨細胞を認めることがあり，Hodgkin リンパ腫混合型との鑑別が問題となる．定義上，腫瘍細胞である大型細胞の 50％以上が EBV 陽性（EBER 陽性）かつ B 細胞マーカー（CD20 または CD79a）陽性の場合には加齢性 EBV 陽性 DLBCL と診断している[4]．また，CD15 の免疫染色は鑑別診断に有用であり，加齢性 EBV 陽性 DLBCL では陰性，Hodgkin リンパ腫は陽性を示す．

　もう 1 つの診断基準は，発症年齢である[1,3]．年齢が 50 歳以上であることが現在の診断基準である．わが国においては，EBV の初感染はほぼ大部分は 40 歳までであり，40 歳未満の場合には EBV 初感染，潜在的先天的免疫不全の存在や慢性活動性 EBV 感染症が否定できないため 40 歳以上としていたが，WHO 分類では 50 歳以上を原則としている[1]．しかしながら，50 歳未満の症例にも腫瘍生物学的に同様の病態が存在する可能性も当然ながらあり，免疫学的および分子生物学的な検討も加える必要があると思われる．

その他，免疫不全をきたす疾患を既往歴として有しないこと，および，免疫不全合併症例，自己免疫疾患，抗がん剤治療症例，臓器移植後症例，Burkittリンパ腫や膿胸関連リンパ腫 pyothorax-associated lymphoma（PAL），lymphomatoid granulomatosis，伝染性単核球症などのEBVが関与することが知られている疾患を除外することが必須である[1,3]．

❷ 疫 学

日本，韓国では，加齢性EBL陽性DLBCLは，全DLBCLの8～10％程である[3,5,6]．欧米で調査は未発表であり，地域差・人種差が存在するか否かが注目される．

発症年齢と発症数の関連を調べると，加齢性EBV陽性DLBCLの診断時年齢は，主に50歳以降に分布し，中央値は71歳であった．発症数のピークは70歳代であったが，各年齢層における加齢性EBV陽性DLBCLの全DLBCLに占める割合は年齢と共に増加し，90歳代では25～30％となる（図C-2）[1,3]．

❸ 推測される発症メカニズム

EBVが関与するリンパ腫は，加齢性EBV陽性DLBCL以外に，WHO分類で免疫不全関連リンパ腫として分類されている後天性免疫不全症候群（AIDS）や移植後免疫不全症などの免疫不全状態にある患者に発症する悪性リンパ腫がある．成人の90％以上が既感染者といわれているEBVは，いわゆる"endemic"Burkittリンパ腫株の培養上清から分離されたウイルスであり，B

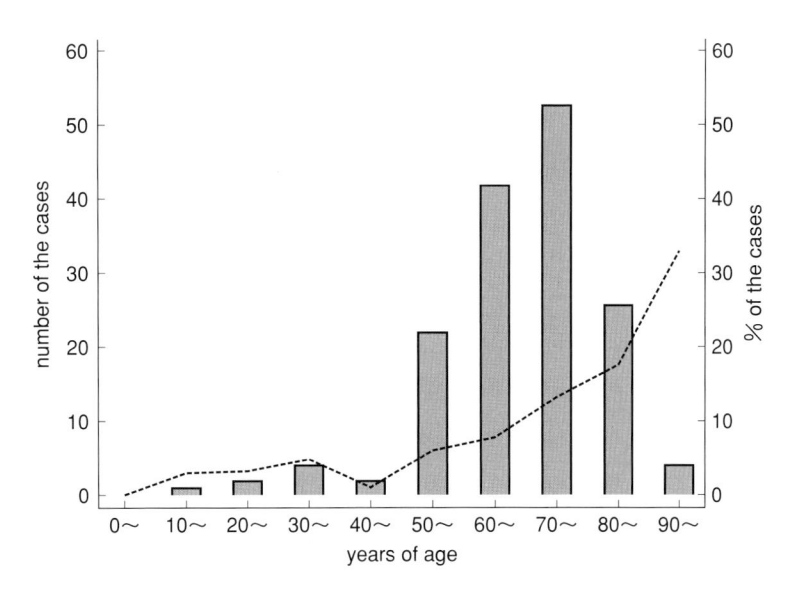

図C-2 EBV陽性B細胞性リンパ増殖性疾患の年齢別分布（文献3より改変）

1792例のDLBCLから抽出されたEBV陽性症例のうち，免疫不全関連リンパ腫やBurkittリンパ腫など確立された疾患概念と診断された症例を除く156例の年齢別発症数（棒グラフ）と各年齢における全B細胞性リンパ増殖性疾患の割合（折れ線グラフ）を示した．

▶ C. トピックス

細胞を主な標的として感染し，体内に潜伏感染状態で存在している．in vitro では，効率よくB細胞を腫瘍化するEBVが，生体内ではどのようにして，その腫瘍化が制御されているか，また，B細胞リンパ腫以外のEBV関連悪性腫瘍はどのようにして発症するかは，まだ十分には明らかにされてはいない．正常の免疫状態では，EBVの活性化により腫瘍化を起こそうとするBリンパ球は，細胞障害性T細胞（CTL）による免疫監視機構の働きにより排除されるため，B細胞におけるEBVの腫瘍原性を発揮できず，一部のBリンパ球に潜伏感染して存在するしかないと考えられている．臓器移植のため強力な免疫抑制をかけたときや自己免疫疾患に対してmethotrexateを使用した場合，human immunodeficiency virus（HIV）感染症などで正常の免疫能が障害されると，CTLによる免疫監視機構が弱まり，EBV感染Bリンパ球の増殖能が相対的に優位となり，最終的にB細胞性リンパ腫が発症するといわれている．

加齢に伴いEB感染腫瘍細胞への反応性が低下する機構として，1）慢性ウイルス感染症で認められるT-cell exhaustion[7,8]と同様に，慢性的なEBV抗原刺激によるEBV抗原に対する反応性の低下，2）自己免疫疾患や上咽頭癌でいわれているようなHLAなど内因的な理由による元々のEBVへの反応性の低さ[9]，3）制御性T細胞による免疫排除機構からのエスケープ[10]，4）geneticまたはepigeneticな変化による免疫監視機構にも打ち勝つような増殖能の獲得，などが考えられている．

❹ 臨床的特徴・治療・予後

a．病理学的特徴[3]

病理形態学的特徴は，移植後リンパ増殖性疾患などの免疫不全関連リンパ腫に認められるのと同様，様々な程度の炎症性要素を背景とした多彩な（polymorphic）組織像を呈することである[1]．形態学的には，polymorphic subtypeとlarge-cell lymphoma subtypeに分けられるが，いずれのsubtypeにも大型異型細胞やReed-Sternberg様の細胞を認め，病変内に広範な壊死像や血管中心性増殖をみることがある．polymorphic subtypeでは，腫瘍の本態である大型異型B細胞の周囲に小リンパ球，形質細胞，組織球などの非特異的な炎症性細胞浸潤を背景として認める．一方，large-cell lymphoma subtypeでは，大部分が大型異型細胞からなる．しかし，これら両subtypeの線引きは難しく，同一標本内に，polymorphic subtypeとlarge-cell lymphoma subtypeが場所を違えて混在している症例も存在し，両subtypeが連続性を有する同一病変であることを示唆している．また，臨床所見や予後に関して，両者に違いは認められない[3]．

マーカーの検索では，腫瘍の本態であるEBV陽性B細胞の75％にCD30の発現を認めた．定義にもあるように，CD15は全例で陰性であった．LMP1（すなわち，EBV潜伏感染Ⅱ型）の発現は94％に，EBNA2（すなわち，EBV潜伏感染Ⅲ型）の発現は28％に認められている[3]．潜伏感染Ⅲ型を認めることは，加齢性EBV陽性DLBCLでは，明らかな免疫不全やその既往がないにもかかわらず，EBVに対する免疫能が低下していることを示している．潜伏感染パターンの違いによる生存率の差の検討では，Ⅱ型とⅢ型に差を認めなかった．EBV抗体価の異常（VCA-IgG抗体価＞×640，EBNA抗体価陰性）が67％の症例で認められている[2]．

b. 臨床的特徴

　我々が報告した加齢性 EBV 陽性 DLBCL と EBV 陰性 DLBCL とを比較検討した臨床的特徴を,「加齢性」とは括っておらず単に EBV 陽性 DLBCL として診断されている報告[3,5,6]と併せて表 C-2 にまとめた.

　我々が解析した加齢性 EBV 陽性 DLBCL と EBV 陰性 DLBCL との比較検討では, 男女比に差はなかった. 加齢性 EBV 陽性 DLBCL と診断された症例の年齢中央値は, より高齢であった. 60 歳以上の割合, PS2 以上, B 症状, LDH 正常上限以上の予後不良因子をもつ割合が高く, IPI では high-intermediate, high を示す症例が有意に多かった[3]. Park らの報告でも[5], 年齢, B 症状, 病期, IPI に差を認めており, EBV 陽性 DLBCL は, より予後不良を示す臨床因子を有する点で共通している

　節外病変の頻度は, 加齢性 EBV 陽性 DLBCL と EBV 陰性 DLBCL で差が認められなかったが, 皮膚病変は, 加齢性 EBV 陽性 DLBCL に有意に多く, 一方, 乳腺, 扁桃は EBV 陰性 DLBCL に多かった[3].

表 C-2　加齢性 EBV 陽性 DLBCL および EBV 陰性 DLBCL の比較

	Oyama et al., 2007			Park et al., 2007			Yoshino et al., 2006	
	EBV+DLBCL	EBV−DLBCL	p	EBV+DLBCL	EBV−DLBCL	p	EBV+DLBCL	EBV−DLBCL
症例数 (%)	96 (8%*)	107		34 (9%)	346		4 (8%)	46
性 (男/女)	56/40 (1.4)	54/53 (1.02)	0.26	18/16 (1.1)	203/143 (1.4)	0.518	2/2 (1.0)	24/22 (1.1)
年齢中央値 (範囲)	71 (45〜92)	62 (41〜85)	<0.0001	65 (20〜95)	56 (18〜89)	0.009	63 (60〜66)	61 (20〜73)
60 歳以上 (%)	79 (82%)	56 (52%)	<0.0001	20 (59%)	119 (34%)	0.005	4 (100%)	NA
ECOG PS, 2〜4	36 (44%)	18 (17%)	<0.0001	10 (29%)	63 (19%)	0.147	0	0
B 症状あり	38 (49%)	18 (20%)	<0.0001	13 (39%)	61 (18%)	0.004	NA	NA
LDH >正常上限	47 (58%)	46 (43%)	0.041	13 (39%)	145 (44%)	0.71	NA	NA
病期, III/IV	48 (58%)	49 (46%)	0.1	19 (58%)	93 (28%)	<0.001	0	0
節外病変数>1 site	28 (33%)	30 (28%)	0.43	25 (74%)	246 (74%)		0	0
IPI, high intermediate/high	43 (54%)	39 (37%)	0.017	12 (38%)	65 (20%)	0.015	0	0
治療			<0.0001					
無治療または放射線のみ	9 (12%)	1 (1%)		4 (12%)	44 (13%)		0	0
アントラサイクリンを含まない化学療法	7 (9%)	2 (2%)		3 (9%)	42 (12%)		0	0
アントラサイクリンを含む化学療法	62 (79%)	104 (97%)		27 (79%)	260 (75%)		4 (100%)	46 (100%)
治療反応 (アントラサイクリンを含む化学療法のみ)			<0.0001			0.006		
CR	37 (66%)	93 (91%)		18 (72%)	191 (92%)		1 (25%)	44 (96%)
PR	8 (14%)	8 (8%)					1 (25%)	0
SD or PD	11 (20%)	1 (1%)		7 (28%)	16 (8%)		2 (50%)	2 (4%)

*EBER の検索を行った B 細胞リンパ増殖性疾患 1792 例中, 陽性と診断された症例のうち, 加齢性 EBV+DLBCL と診断された 147 例の割合

■ C．トピックス

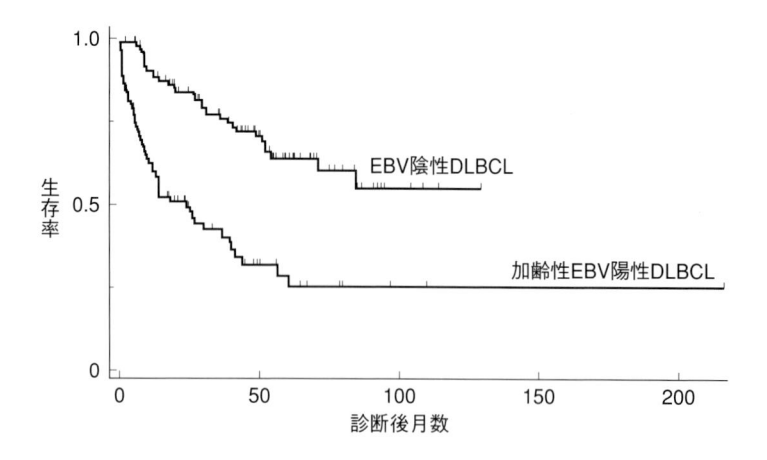

図 C-3 加齢性 EBV 陽性 DLBCL と EBV 陰性 DLBCL の全生存率曲線の比較（文献 3 より改変）
加齢性 EBV 陽性 DLBCL の全生存率は有意に低く，中央生存期間は約 2 年である．

治療に関する検討では，EBV 陰性 DLBCL のほとんどの症例でアントラサイクリン系抗がん剤を使用した治療が行われたのに対し，EBV 陽性 DLBCL では 79％であった．一方，EBV 陽性 DLBCL の放射線治療単独または無治療症例が 12％，アントラサイクリン系抗がん剤を使用しない治療の割合が 9％であった．このことは，高齢または PS 不良のため，強度の高い治療を行わなかった可能性を示唆している．アントラサイクリン系抗がん剤使用症例のみで治療反応性を比較すると，治療奏効割合（CR + PR）は，80（66 + 14）％と 99（91 + 8）％であり，加齢性 EBV 陽性 DLBCL の治療奏効割合が有意に低かった（p < 0.0001）．その他の 2 つの報告でも，EBV 陽性 DLBCL の治療反応性は有意に不良であった[5,6]．

c．予 後

加齢性 EBV 陽性 DLBCL は，EBV 陰性 DLBCL に比べて，全生存率は有意に低く（図 C-3）[3]，中央生存期間は約 2 年である．Park らの報告の EBV 陽性 DLBCL での検討でも，EBV 陽性 DLBCL は EBV 陰性例に比較して，全生存率が不良で，中央生存期間は約 3 年と報告されている[5]．

加齢性 EBV 陽性 DLBCL の生存に影響をする予後因子として，B 症状〔Hazard ratio（HR）：2.6〕，年齢 > 70 歳（HR：2.5）があげられる．これら 2 因子のうち，0，1，2 個をもつ場合の中央生存期間はそれぞれ，56.3 カ月，25.2 カ月，8.5 カ月である[3]．

おわりに

加齢性 EBV 陽性 DLBCL は，改訂された WHO 分類で新たに DLBCL の亜型として分類され，リンパ腫の診療で共通言語として語ることができるようになったばかりである．今後，病理学的解析や臨床的な解析に加えて，免疫学的および分子生物学的な検討により，診断方法や治療法が検討されることが期待される．

■文献

1) Nakamura S, Jaffe ES, Swerdlow SH. EBV positive diffuse large B-cell lymphoma of the elderly. In: Swerdlow SH, Campo E, Harris NL, et al., editors. WHO Classification of Tumours of Haematopoietic and Lymphoid Tissues. Lyon: IARC Press; 2008. p.243-4.
2) Oyama T, Ichimura K, Suzuki R, et al. Senile EBV ＋ B-cell lymphoproliferative disorders: a clinicopathologic study of 22 patients. Am J Surg Pathol. 2003; 27: 16-26.
3) Oyama T, Yamamoto K, Asano N, et al. Age-related EBV-associated B-cell lymphoproliferative disorders constitute a distinct clinicopathologic group: a study of 96 patients. Clin Cancer Res. 2007; 13: 5124-32.
4) Asano N, Yamamoto K, Tamaru J, et al. Age-related Epstein-Barr virus (EBV) -associated B-cell lymphoproliferative disorders: comparison with EBV-positive classic Hodgkin lymphoma in elderly patients. Blood. 2009; 113: 2629-36.
5) Park S, Lee J, Ko YH, et al. The impact of Epstein-Barr virus status on clinical outcome in diffuse large B-cell lymphoma. Blood. 2007; 110: 972-8.
6) Yoshino T, Nakamura S, Matsuno Y, et al. Epstein-Barr virus involvement is a predictive factor for the resistance to chemoradiotherapy of gastric diffuse large B-cell lymphoma. Cancer Sci. 2006; 97: 163-6.
7) Barber DL, Wherry EJ, Masopust D, et al. Restoring function in exhausted CD8 T cells during chronic viral infection. Nature. 2006; 439: 682-7.
8) Klebanoff CA, Gattinoni L, Restifo NP. $CD8^+$ T-cell memory in tumor immunology and immunotherapy. Immunol Rev. 2006; 211: 214-24.
9) Li X, Fasano R, Wang E, et al. HLA associations with nasopharyngeal carcinoma. Curr Mol Med. 2009; 9: 751-65.
10) Zou W. Regulatory T cells, tumour immunity and immunotherapy. Nat Rev Immunol. 2006; 6: 295-307.

〈山本一仁〉

4 CD5陽性びまん性大細胞型B細胞リンパ腫

　Diffuse large B-cell lymphoma（DLBCL）は核が大きく（マクロファージの核以上か正常リンパ球の2倍以上）細胞がびまん性に浸潤するパターンをとるB細胞リンパ腫と定義されている．様々な特徴をもつリンパ腫の集合体であり，そのなかで臨床的，形態学的，遺伝子学的，免疫組織化学的に特徴を有するものはvariant，subgroup，subtypeとして区別された[1]．それら特徴をもつ集団は予後とも関連していることが多く，rituximabの登場も加わってDLBCLの治療成績について数多くの検討がなされている．

　CD5陽性DLBCLはCD5陰性DLBCLと比較し数々の臨床的特徴をもち，予後不良であることが報告された[2-4]．その後comparative genomic hybridization（CGH）やマイクロアレイなど遺伝子学的手法によってもCD5陽性DLBCLは独立した特徴をもつことが確かめられ[5-7]，WHO分類第4版のDLBCL，not otherwise specified（NOS）immunohistochemical subgroupにCD5陽性DLBCLが記載された．

❶ CD5陽性DLBCLの診断

　CDがDLBCL細胞に発現していることを免疫組織化学またはflow cytometry（FCM）で確認する．

　CD5は通常正常T細胞に発現している分子であるが，胎児の脾臓や臍帯血のB細胞もCD5を発現しており，成人末梢血中のB細胞にも10〜20％の割合で発現している．またchronic lymphocytic leukemia / small lymphocytic lymphoma（CLL / SLL），mantle cell lymphoma（MCL）の病的B細胞はCD5陽性である．CLLが形質転換して二次性のCD5陽性DLBCL（Richter syndrome）になることがあるが，通常「CD5陽性DLBCL」とはde novoのことを示すため除外される．以上より，CD5陽性DLBCLと診断するにあたりRichter syndromeを否定するためにCLLの既往を確認することと，MCLを鑑別するために免疫組織化学でcyclin D1発現の有無，またはt(11;14)(q13;q32)を確認することは必須である．

　免疫組織化学でDLBCL細胞に発現しているCD5は染色が薄いことが多いため「CD5陽性」とする判断が難しい．このため組織では「CD5陽性」を50％程度しか判定できないとされている．したがってCD5陽性DLBCLを診断するにはFCMを行うことが望ましい．

❷ CD5陽性DLBCLの特徴

　CD5陽性DLBCLはDLBCLの5〜10％に認める．高齢者に多く，LDH・ステージが高く，

節外病変が多く，PS が低下していて，つまり IPI を構成する予後不良因子をもつ．B 症状を伴いやすい．免疫組織化学的には 82 % が activated peripheral blood B cell（ABC）type を示し，BCL2 の発現を約 90 % の症例で認める[8]．組織で CD20 陽性であるが FCM で CD20 の発現が減弱〔CD5+ DLBCL24 例中 13 例（54 %）が減弱〕していることも報告されている[9]．組織学的には 76 % が monomorphic な形態をとり，全体の 38 % で intravascular または sinusoidal な浸潤パターンを認めた[8]．

❸ CD5 陽性 DLBCL の予後

rituximab 登場以前の治療成績は，CD5 陰性 DLBCL の全生存率と比較すると CD5 陽性 DLBCL の予後は有意に悪く，5 年全生存率は 34 % であった（図 C-4）[3]．rituximab を投与した場合に CD5 陽性 DLBCL の予後が改善するかどうかは現在まだ少数例の報告しかないが，CD5 陽性 DLBCL の予後は R-CHOP 投与下でも不良であった（図 C-5）[10,11]．rituximab 時代における CD5 陽性 DLBCL の予後を明らかにするため，多数例での解析が必要とされている．

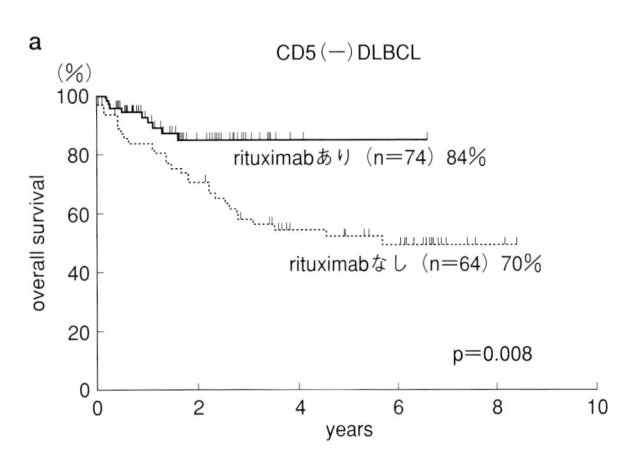

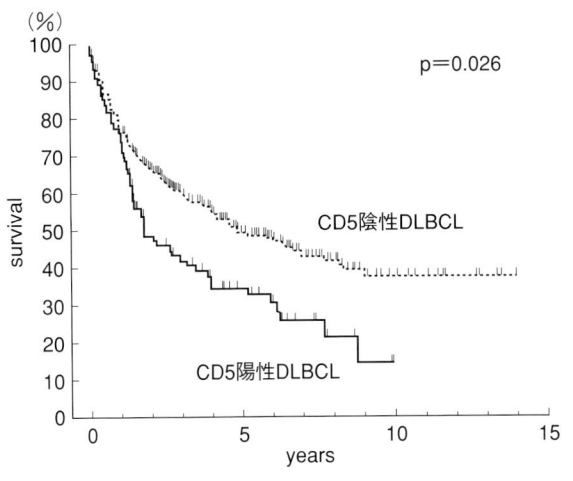

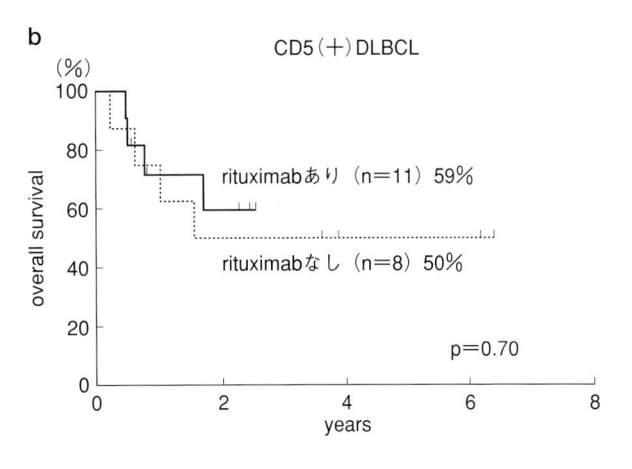

図 C-4 CD5 陽性 DLBCL と CD5 陰性 DLBCL の全生存[3]

図 C-5 rituximab の有無による全生存[11]
a：CD5 陰性 DLBCL，b：CD5 陽性 DLBCL

おわりに

日本を中心に研究が進んできた疾患である．まずは，より多くの血液内科医・病理医にこの疾患を認識していただきたい．

■文献

1) Stein H, Warnke RA. Diffuse large B-cell lymphoma, not otherwise specified. In: Swerdlow SH, Campo E, Harris NL, et al. editors. Tumours of Haematopoietic and Lymphoid Tissues: Pathology and Genetics. World Health Organization Classification of Tumours. Lyon, France: IARC Press; 2008. p.233-7.
2) Yamaguchi M, Ohno T, Oka K, et al. De novo CD5-positive diffuse large B-cell lymphoma: clinical characteristics and therapeutic outcome. Br J Haematol. 1999; 105: 1133-9.
3) Yamaguchi M, Seto M, Okamoto M, et al. De novo $CD5^+$ diffuse large B-cell lymphoma: a clinicopathologic study of 109 patients. Blood. 2002; 99: 815-21.
4) Linderoth J, Jerkeman M, Cavallin-Stahl E, et al. Immunohistochemical expression of CD23 and CD40 may identify prognostically favorable subgroups of diffuse large B-cell lymphoma: a Nordic Lymphoma Group Study. Clin Cancer Res. 2003; 9: 722-8.
5) Karnan S, Tagawa H, Suzuki R, et al. Analysis of chromosomal imbalances in de novo CD5-positive diffuse large-B-cell lymphoma detected by comparative genomic hybridization. Gene Chromosomes Cancer. 2004; 39: 77-81.
6) Tagawa H, Tsuzuki S, Suzuki R, et al. Genome-wide array-based comparative genomic hybridization of diffuse large B-cell lymphoma: Comparison between CD5-positive and CD5-negative cases. Cancer Res. 2004; 64: 5948-55.
7) Kobayashi T, Yamaguchi M, Kim S, et al. Microarray reveals differences in both tumors and vascular specific gene expression in de novo CD5（＋）and CD5（−）diffuse large B-cell lymphomas. Cancer Research. 2003; 63: 60-6.
8) Yamaguchi M, Nakamura N, Suzuki R, et al. De novo $CD5^+$ diffuse large B-cell lymphoma: results of a detailed clinicopathological review in 120 patients. Haematologica. 2008; 93: 1195-202.
9) Johnson NA, Boyle M, Bashashati A, et al. Diffuse large B-cell lymphoma: reduced CD20 expression is associated with an inferior survival. Blood. 2009; 113: 3773-80.
10) Ennishi D, Takeuchi K, Yokoyama M, et al. CD5 expression is potentially predictive of poor outcome among biomarkers in patients with diffuse large B-cell lymphoma receiving rituximab plus CHOP therapy. Ann Oncol. 2008; 19: 1921-6.
11) Hyo R, Tomita N, Takeuchi K, et al. The therapeutic effect of rituximab on CD5-positive and CD5-negative diffuse large B-cell lymphoma. Hematol Oncol. 2010; 28: 27-32.

〈兵　理絵〉

5 悪性リンパ腫に対する新薬の開発動向

　Rituximab の臨床応用により，B 細胞非 Hodgkin リンパ腫 B-cell non-Hodgkin lymphoma（B-NHL）に著しい治療進歩がもたらされたが，初発進行期びまん性大細胞型 B 細胞リンパ腫 diffuse large B-cell lymphoma（DLBCL）の poor リスク群の 4 年無増悪生存割合 progression-free survival（PFS）は 53％で，4 年全生存割合 overall survival（OS）は 55％であり[1]，約半数が治癒に至らず，初発進行期濾胞性リンパ腫 follicular lymphoma（FL）においては rituximab 併用の CHOP（R-CHOP）療法でも 34.2 カ月で半数が増悪し[2]，さらなる治療改善が求められている．また，末梢 T 細胞リンパ腫 peripheral T-cell lymphoma, not other specified（PTCL-NOS）に代表される T 細胞リンパ腫ではいまだ標準的治療法は CHOP 療法であり，その治療成績は中高悪性度 B-NHL（aggressive B-NHL）より不良であるため，早急な治療改善が求められている．こうした，再発・難治リンパ腫の治療進歩を目指して多くの新薬の開発がわが国でも実施されている．表 C-3 にわが国での悪性リンパ腫に対する新薬の開発動向を示す．

1 新規抗体薬

　B 細胞リンパ腫に対して飛躍的な治療成績の進歩をもたらした rituximab（リツキサン®）の開発・導入以来悪性リンパ腫に対する多くの抗体薬が開発されてきた．わが国で，2008 年までに承認された抗リンパ腫抗体は rituximab，放射性同位元素の ^{90}Y を標識したマウス抗 CD20 抗体（ibritumomab tiuxetan：ゼヴァリン®）があり，治験開発実施中もしくは予定の抗体として，抗 CCR4 抗体，抗がん化学療法薬である calicheamicin を抱合した抗 CD22 抗体（inotuzumab ozogamicin：IO），ヒト化抗 CD20 抗体（GA-101，ofatumumab，AME133v）（表 C-3）などがある．本項では，inotuzumab ozogamicin，新規ヒト化抗 CD20 抗体（GA101，ofatumumab，AME-13v），抗 CCR4 抗体の開発状況について述べる．

a. Inotuzumab ozogamicin（図 C-6）

　B 細胞性リンパ球の分化抗原の 1 つである CD22 抗原は rituximab が標的とする CD20 と異なり，CD33 抗原と同様に，抗体との結合により細胞内への取り込み（internalization）が生じるため，抱合した薬物を細胞内に取り込んで作用させるのに適した抗原である．また，CD22 抗原は細胞外への shedding がないことも知られている．CD22 抗原は正常な B リンパ球と成熟 B 細胞由来の悪性リンパ腫に広く発現している[3]．Inotuzumab ozogamicin（CMC-544）はヒト化 IgG4 抗 CD22 モノクローナル抗体（G544）に酸性で不安定となる hydrazone functional group である AcBut linker を介して，化学療法薬である calicheamicin が抱合されている．Inotuzumab

● C. トピックス

表 C-3　わが国での悪性リンパ腫に対する新薬の開発動向

対象疾患	薬剤名	特徴	標的分子（分子標的薬の場合）	わが国での開発動向	備考
抗体					
低悪性度 B-NHL, MCL	ibritumomab tiuxetan	yttrium-90（^{90}Y）標識抗 CD20 マウスモノクローナル抗体	CD20	2008 年，承認	再発・難治性低悪性度 B 細胞性リンパ腫とマントル細胞リンパ腫が適応
B-NHL	inotuzumab ozogamicin	calicheamicin 抱合抗 CD22 ヒト化抗体	CD22	単剤および rituximab 併用での各 phase I が終了．単剤での rituximab 抵抗 FL 例と再発 DLBCL に対する global phase II study 実施中	Global 試験対象は rituximab 抵抗性の再発・難治性濾胞性リンパ腫，再発 DLBCL
B-NHL	ofatumumab	完全ヒト化抗 CD20 抗体	CD20	再発・難治低悪性度 B-NHL への phase I study 終了．再発・難治 CLL への phase I/II study 実施中	
B-NHL	GA101	ヒト化抗 CD20 抗体	CD20	再発・難治低悪性度 B-NHL への phase I study 中	
FL	AME-133v	ヒト化抗 CD20 抗体	CD20	再発・難治低悪性度 FL への phase I study 中	
ATLL/PTCL-u	KW-0761	抗 CCR4 ヒト化抗体	CCR4	Phase I が終了．ATLL と PTCL に対する 2 つの phase II study が開始もしくは予定	試験対象は再発・難治性 ALTT，および PTCL
低分子化合物					
MCL	bortezomib	Proteasome 阻害薬	proteasome	MCL に対する治験開始予定	初発高齢者 MCL に対する VR-CAP 対 R-CHOP の global phase III
MCL	temsirolimus	mTOR 阻害薬	mTOR	未定	
B-NHL	everolimus（RAD-001）	mTOR 阻害薬	mTOR	Phase I study が終了．初発高リスク群 DLBCL の R-CHOP 後 CR 例に対する維持療法の global phase III study 実施中	
T-NHL, NK/T-NHL	forodesine	PNP 阻害薬	PNP	再発・難治性の T-NHL, NK/T-NHL に対する phase I study 中．	

5. 悪性リンパ腫に対する新薬の開発動向

表 C-3 つづき

対象疾患	薬剤名	特徴	標的分子（分子標的薬の場合）	わが国での開発動向	備考
DLBCL	enzastaurin	PKC β 阻害薬	PKC β	初発高リスク群 DLBCL の R-CHOP 後 CR 例に対する維持療法の global phase III 試験中	試験対象は，R-CHOP で CR となった初発 higher risk DLBCL
ATLL / PTCL-U	lenalidomide	immunomodulatory drug		再発・難治 ATLL / PTCL に対する phase I study 予定	
indolent B-NHL, MCL	vorinostat （SAHA）	HDAC 阻害薬	HDAC	再発・難治悪性リンパ腫への phase I study 終了．再発・難治低悪性度 B-NHL と MCL に対する Asian International phase II study 中	試験対象は再発・難治低悪性度 B-NHL と MCL
化学療法薬					
B-NHL	bendamustine	アルキル化剤の特徴と purine analog の作用特徴を有する化学療法剤		低悪性度 B-NHL, MCL に対する phase I study が終了．Rituximab 併用での再発 DLBCL に対する phase I / II study 中	試験対象は再発・難治性低悪性度 B 細胞性リンパ腫とマントル細胞リンパ腫

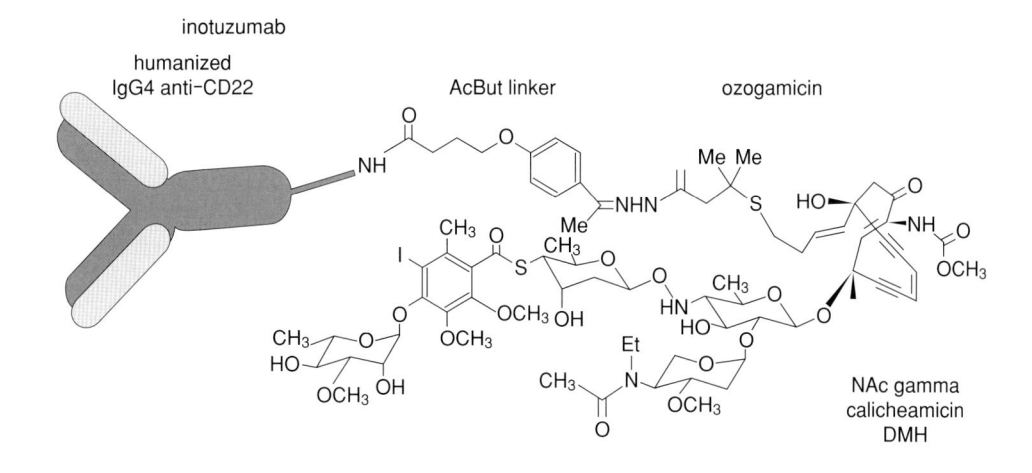

図 C-6 Inotuzumab ozogamicin の構造

ozogamicin はナノモル以下のアフィニティーで CD22 と結合し，calicheamicin 抱合は CD22 との結合には何ら影響を及ぼさないことが判明している．Calicheamicin は，inotuzumab ozogamicin

C. トピックス

がCD22と結合した後，細胞内に取り込まれ，lisozyme内で酸性環境によりlinkerより解離して細胞核内DNAと結合し，G2/M期での細胞回転停止をきたし，細胞死を生じさせる．Inotuzumab ozogamicinは，現在，わが国ではCD22陽性再発・難治性B細胞性リンパ腫を対象として単剤でのphase I studyの登録と，rituximabとinotuzumab ozogamicinとの併用でのphase I studyの登録も終了し，今後の安全性の確認や成績が期待される．現在はrituximab抵抗性の再発・難治FLに対するglobal phase II studyと，再発DLBCLに対するglobal phase II studyが進行中である．

b．ヒト化抗CD20抗体（表C-4）

3つの非抱合ヒト化抗CD20抗体の開発が2008年度からわが国で開始されていて，rituximabもしくはrituximab併用化学療法後の再発B-NHLもしくはrituximab抵抗B-NHLに対する治療進歩が期待されている．

1）完全ヒト化抗CD20抗体（ofatumumab）

RituximabがCD20抗原の細胞外大ループのA170，P172の2つのエピトープを認識するのに対して，大ループのT159，N163およびN166と小ループも認識するよう作成された完全ヒト化非抱合抗CD20抗体であり，結合能，補体依存性細胞傷害効果complement dependent cytotoxicity（CDC），アポトーシスが増強されている．欧州で再発難治FL 37例を対象に実施されたphase I／II試験では全奏効割合43％（overall response rale：ORR），完全奏効割合16％（complete response rale：％CR）で，rituximab投与歴のある15例中9例（64％）に奏効が認められた[4]．

表C-4　ヒト化抗CD20抗体

抗体	特徴	ADCC	CDC	アポトーシス	結合能
3rd generation anti-CD20 GA-101	●Humanized ●Enhanced binding to FcyRIIIA ●B-cell depletion superior to rituximab in murine models	↑	↓	↑	↑
HuMax-CD20 ofatumumab	●Human IgGI kappa（Medarex） ●Unique but overlapping binding site ●Phase I／II for NHL and CLL ●Kills RTX-resistant cell lines ●Depletes B cells in cynos（peripheral blood & lymph nodes） ●50％B-CLL killing vs 5％RTX（in vitro）	↓	↑ (3×-10×)	↑	↑ slower off-rates
AME-133	●Humanized ●Optimized via proprietary AME process（improved FcyRIII binding and ADCC） ●10-fold higher cell killing vs RTX	↑	↔	↔	↑ -10×

2）ヒト化抗 CD20 抗体（GA-101）

初めてのヒト化 type II 非抱合抗 CD20 抗体で，直接的なアポトーシス効果増強のみならず，ADCC 受容体である FCγ 受容体 IIIA への結合を増強することで抗体依存性細胞傷害効果 antibody dependent cellular cytotoxicity（ADCC）効果増強が特徴である．わが国では，再発難治性の B-NHL に対して用量設定の phase I study を実施中である．

3）ヒト化抗 CD20 抗体（AME133v）

FcR 遺伝子多型（polymorphism）において，valine（V）対立遺伝子（allele）に比べて rituximab の奏効性が劣るとされる phenylalanine（F）allele 保有症例にも優れた奏効性を期待した，結合能と ADCC が増強された新規の非抱合ヒト化抗 CD20 抗体である．

c．ヒト化抗 CCR4 抗体

chemokine receptor 4（CCR4）は成人 T 細胞性白血病/リンパ腫 adult T cell leukemia lymphoma（ATLL）細胞において高率に発現し，CCR4 陽性症例では優位に皮膚浸潤率が高いことが報告され，また PTCL-NOS では，症例の約 40％に CCR4 の発現が認められ，CCR4 発現は ATLL と PTCL-U においての予後不良因子であることが報告された[5]．協和醗酵キリン㈱によって開発されたヒト化抗 CCR4IgG1 抗体（KW-0761）は，初回治療後の再発 CCR4 陽性 ATLL，PTCL-NOS 症例に対して，安全性，忍容性，最大耐容量決定，薬理動態を主要評価項目としての phase I study が終了し，再発 ATLL のみを対象とした phase II study が現在実施中である．

❷ 抗体以外の分子標的薬

a．mTOR（mammalian target of rapamycin）阻害薬（temsirolimus；CCI-779 および everolimus；RAD-001）（図 C-7）

mTOR 活性は PI3K，Akt，TSC1，TSC2 に関与するシグナル伝達経路を通じて伝達される有糸分裂シグナルによって修飾されるが，mTOR を介するシグナルは macrocyclic lactone rapamycin とその誘導体による修飾を受けやすいことが知られている．12 kDa の細胞内 FK506 結合蛋白である FKBP12 とこれらの薬剤が結合してできる rapamycin-FKBP12 複合体は mTOR の触媒ドメイン近傍の特異的部位と結合し mTOR 基質のリン酸化を阻害し，mTOR シグナルを必要とするメッセージの翻訳が阻害される．このメカニズムによって rapamycin に推定される免疫抑制効果と同様に抗腫瘍効果が発揮される．Rapamycin の誘導体としてリンパ腫に対して研究が進められたのが temsirolimus と everolimus である．マントル細胞リンパ腫 mantle cell lymphoma（MCL）における cyclin D_1 の腫瘍発生への役割を鑑みて，cyclin D_1 翻訳を制御する mTOR の阻害という理論通りに，temsirolimus の単剤が分子標的薬として抗腫瘍効果を示すか否かの検討を目的として，phase II study が米国で実施された[6]．再発もしくは難治性の MCL 35 症例（年齢中央値 70 歳，38～89 歳）が登録され，ORR は 38％（13/34）で 1 例に CR が得られた．time-to-progression の中央値は 6.5 カ月（95％信頼区間，2.9～8.3 カ月），奏効期間中央値は 6.9 カ月（95％信頼区間，5.2～12.4 カ月）であった．最も頻度の多かった毒性は血液毒性で grade 3，4 の血液毒性が各々，71％，11％に認められた．Rapamaycin の誘導体である

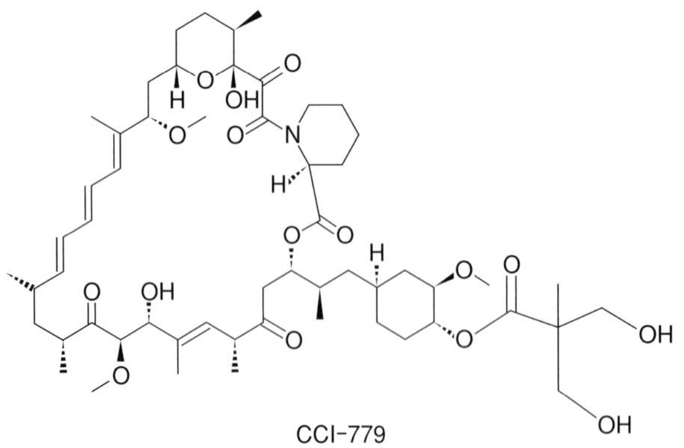

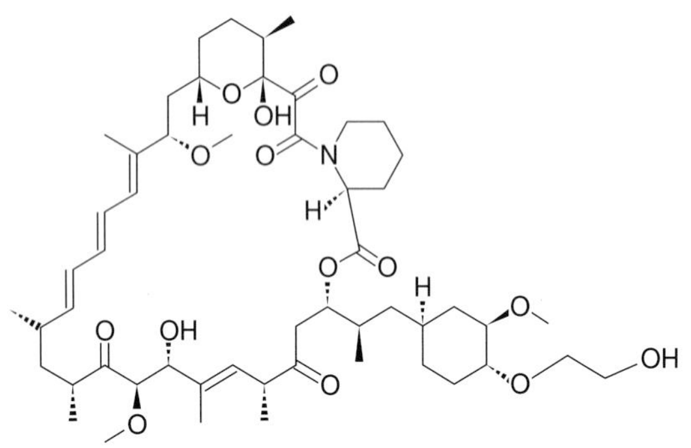

● C. トピックス

図 C-7 CCI-779 (temsirolimus) と RAD-001 (everolimus) の構造式

everolimus は経口薬であり，再発難治性の造血器腫瘍を対象とした phase I/II study が実施された[7]．27 症例（AML 9 例，MDS 5 例，B-CLL 6 例，MCL 4 例，骨髄線維症 1 例，NK/T 白血病 1 例，T-PLL 1 例）に 1 日 1 回 5 mg もしくは 10 mg の everolimus が内服投与された．用量規制毒性は認められず，grade 3 の毒性として高血糖（22％），低リン血症（7％），倦怠感（7％），食思不振（4％），下痢（4％）が認められた．MDS（RAEB）の 2 例において血小板値の改善が認められた．この試験では everolimus は 10 mg での忍容性が高く MDS における有効性が示唆された．わが国では，再発・難治性の NHL に対する phase I study が終了し，現在，初発高リスク群 DLBCL の R-CHOP 療法後の CR 例に対して維持療法としての有用性を，プラセボと比較検証するランダム化比較第 III 相試験が国際共同試験として開始された．

b. Purine nucleoside phosphorylase (PNP) 阻害薬 (forodesine) (図 C-8)

先天性の PNP 欠損症では著明な T 細胞減少症をきたすことが知られ，PNP 酵素の阻害が T 細胞性腫瘍の治療標的として示唆された[8]．Forodesine は，酵素によって安定化した transition-state 構造に基づいて合成された PNP 阻害薬である．Forodesine は deoxyguanosine (dGuo) の存在下で T 細胞の増殖抑制効果を示し，phase I study では，細胞内 dGuo 三リン酸 (dGTP) の増

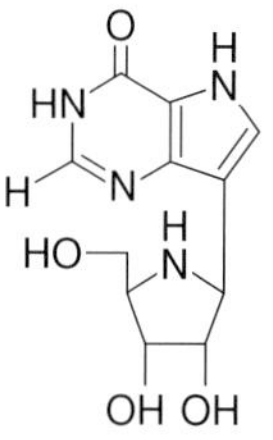

図C-8 Forodesine（BCX-1777）の構造式

加を伴って，T細胞腫瘍に対して有意な抗白血病効果を示した[9]．T細胞腫瘍5例に対して，forodesine 40 mg/m² を day 1, 2 に投与し，その後12時間毎に8回投与した．細胞内 dGTP は5例中4例で2〜40倍に上昇しその4例には抗白血病効果が認められた．本薬剤は経口剤も開発され，今後わが国でのATL や PTCL などに対する臨床開発治験が計画されていて，B細胞リンパ腫に比べて遅れているT細胞性リンパ腫への治療進歩が期待される．

c．Protein kinase 阻害薬（enzastaurin）（表C-5）

Protein kinase C β（PKC β）は gene-expression profiling や前臨床評価，そして免疫組織学解析によってびまん性大細胞型B細胞リンパ腫（DLBCL）の論理的な治療標的分子として考えられ，PKC β 阻害薬としての enzastaurin が米国で開発され，再発難治性の DLBCL に対する phase II study が米国で実施された[10]．Enzastaurin は1日1回経口で，増悪か認容できない毒性発現まで投与された．エンドポイントは28日を1サイクルとして2サイクルまでの，freedom from progression（FFP），奏効割合，毒性であった．55症例（年齢中央値，68歳）が登録されたが，中央値で2レジメン（範囲，1〜5レジメン）の前治療を受けた6例は自家末梢血幹細胞移植併用の大量化学療法を受けていた．Grade 4 の低マグネシウム血症が1例と，grade 3 の倦怠感（n＝2），浮腫（n＝1），頭痛（n＝1），運動神経障害（n＝1），血小板減少症（n＝1）が認められたのみで，grade 3, 4 の好中球減少症は認められなかった．また，治療関連死亡や毒性による内服中止例は認めなかった．55例中12例（22％；95％ CI, 13〜46％）が2サイクルの間は無増悪であり，8例は4サイクル以上にわたって無増悪であった．また，注目すべきは3例に完全奏効が得られ，1例に病状安定（stable disease）が得られたことであり，登録終了後も20〜50カ月以上の無増悪を継続している．こうした，きわめて有望な結果を受けて，enzastaurin は，初発高リスク群（high-intermediate risk, high risk）の DLBCL で R-CHOP6〜8サイクルで CR が得られた症例に対して，enzastaurin とプラセボのランダム化二重盲検比較試

表C-5 PKC isoenzymes に対する enzasutaurin の IC$_{50}$（M）

PKC β	PKC α	PKC γ	PKC ε
0.006	0.039	0.083	0.110

C. トピックス

験（phase III study）の臨床開発治験が国際共同試験として開始され，わが国からも 14 施設が参加し，その結果が期待されている．

d. プロテアソーム阻害薬（bortezomib）

細胞内蛋白の調製を司るプロテアソームは，アポトーシスに大きな役割をはたすことが解明され，その阻害薬が抗腫瘍活性を有する可能性に大きな関心がもたれて，いくつかの阻害薬が開発されてきた．その１つである bortezomib は米国 Millennium Pharmaceuticals, Inc. により開発された薬剤であり，難治性の多発性骨髄腫に対して，明らかな有効性を示すことが臨床試験で認められ，FDA で早期承認され，わが国でも，臨床第Ⅰ/Ⅱ相試験後に難治再発性の多発性骨髄腫に対して承認された．Bortezomib は骨髄腫のみならずリンパ腫に対する有効性が臨床試験で確認されている．Bortezomib は bcl-2 によるアポトーシスの抑制に打ち勝つ可能性があり，臨床第Ⅰ相試験で NHL での有効例が認められたことから，O'Connor らは前治療歴のある低悪性度リンパ腫 26 例（1 例は未治療例）に対する bortezomib の臨床第Ⅱ相試験を実施した[11]．ORR は 58％で FL 9 症例において各 1 例の CR と CRu を含む 7 例の奏効例が認められ（ORR は 77％），マントル細胞リンパ腫 10 例でも CRu 1 例を含む 5 例に奏効が認められた（ORR は 50％）．Marginal zone lymphoma（MZL）の 2 例は 2 例とも部分寛解が得られた．マントル細胞リンパ腫や MZL では NF-κB が恒常的に活性化し，プロテアソームを介する p27 の down-regulation が，リンパ腫発症への重要な役割を果たしていることから，こうした bortezomib による奏効例は予想されていた[12]．1 例に grade 4 の低ナトリウム血症が認められ，最も頻度の多い grade 3 の毒性はリンパ球減少（14 例）と血小板減少（7 例）であり忍容が確認された．Bortezomib（$1.5\,mg/m^2$ を day 1, 4, 8, 11 に静注投与）は FL, MCL, MZL に対して有効であり，現在は欧米で rituximab などとの併用での臨床試験が進められている．Fisher らは，155 例の治療抵抗性もしくは再発性の MCL に対する bortezomib の phase II study の成績を発表した[13]．$1.3\,mg/m^2$ を 3 週間間隔で day 1, 4, 8, 11 に投与して，17 サイクルまで継続投与を行った結果，141 例の評価可能症例において ORR 33％，％CR 8％で，奏効期間中央値は 9.2 カ月であった．観察期間中央値 13.4 カ月で，増悪までの期間（time-to progression）中央値は 9.2 カ月，生存期間は中央値に到達していなかった．わが国では多発性骨髄腫に対する承認がされ上市されているが，今後，MCL を中心としたリンパ腫に対しての治験が計画中である．

e. Vorinostat（suberoylanilide hydroxamic acid；SAHA）（図 C-9）

Suberoylanilide hydroxamic acid（SAHA）は，hydroxamic acid 系の histone deacetylases（HDAC）阻害薬であり各種細胞株の分化誘導やアポトーシスを誘導することが知られている．SAHA は酵素の触媒部位に直接作用することでアセチル化ヒストンである H2a，H2b，H3，H4 の蓄積をも

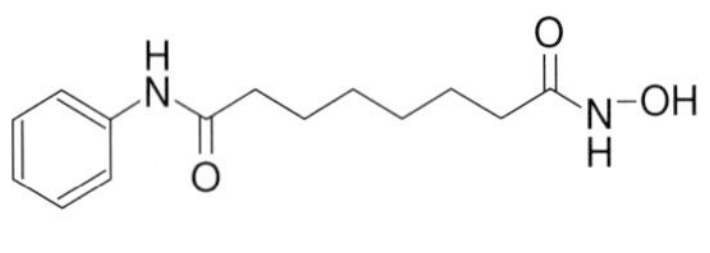

図 C-9　SAHA の構造式

たらす[13]．米国において，前治療歴のある再発難治性の造血器腫瘍39症例（DLBCL 12例，Hodgkinリンパ腫12例，多発性骨髄腫2例，T細胞性リンパ腫3例，MCL 2例，小リンパ球性リンパ腫2例，骨髄性白血病2例など）を対象としてSAHAの経口剤および静注剤の両剤型でのphase I studyが実施された[14]．経口剤での主な毒性は疲労感，下痢，食思不振，脱水であり，静注剤での毒性は骨髄抑制と血小板減少であったが，血液毒性はSAHAを中止後，速やかに回復した．好中球減少性発熱や敗血症は認めなかった．5症例に明らかな腫瘍縮小が認められたが，transformした小リンパ球性リンパ腫の1例にCR，難治性のHodgkinリンパ腫1例に部分奏効，そして他の3例には9カ月まで続くstable diseaseが得られた．こうした結果は，Hodgkinリンパ腫や小リンパ球性リンパ腫などのリンパ腫にSAHAが有効であることを示唆している．悪性リンパ腫に対してはわが国ではphase I studyが終了し，再発・難治性の濾胞性リンパ腫を中心とする低悪性度B細胞リンパ腫とMCLを対象としたAsian International phase II studyが開始されている．

f. Lenalidomide（図C-10）

Lenalidomideは第1世代のimmunomodulatory drug（IMiD）であるthalidomideの誘導体として開発され，thalidomideに比べ細胞免疫能がより高く，毒性プロフィールが軽度である薬剤である．Lenalidomideはmyelodysplastic syndrome（5q31欠失染色体異常群）や多発性骨髄腫に対する明らかな有効性が認められ，米国FDAはこうした疾患群に対してlenalidomideを承認したが，最近ではリンパ腫に対するlenalidomideの臨床試験が米国で開始され，aggressive NHL，indolent NHLともに単剤での奏効性が認められており，今後，わが国でもATLLやPTCLを対象としての開発治験が期待されている．

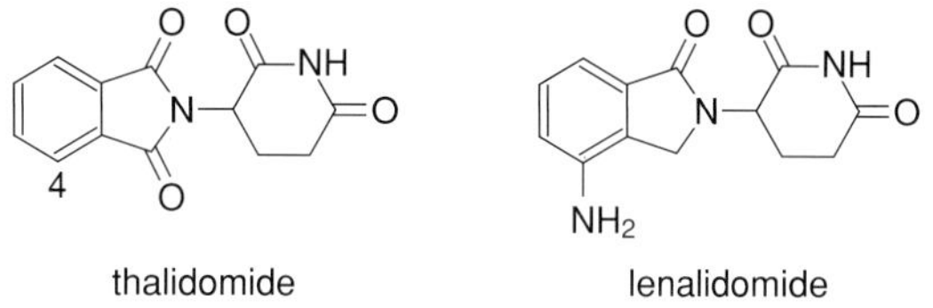

図C-10 Thalidomideとlenalidomideの構造式

❸ 化学療法薬

a. bendamustine（図C-11）

旧東ドイツで開発されたbendamustineは，nitrogen mustard groupに属しアルキル化剤の特徴を有する一方，chlorambucilのbenzene環がbenzimidazole環に置換されているためにpurine analogの作用特徴をも有する化学療法剤である．本剤は慢性リンパ性白血病，NHL，Hodgkinリンパ腫，骨髄腫，乳がんへの有効性が示されて，ドイツで承認されている．最近，bendamustineは特に低悪性度リンパ腫やMCLに対する高い有効性と低毒性が注目され，米国では臨床開発試験が終了し再発FLやCLLで承認された．わが国では開発治験としての単剤の臨床第I相試験と

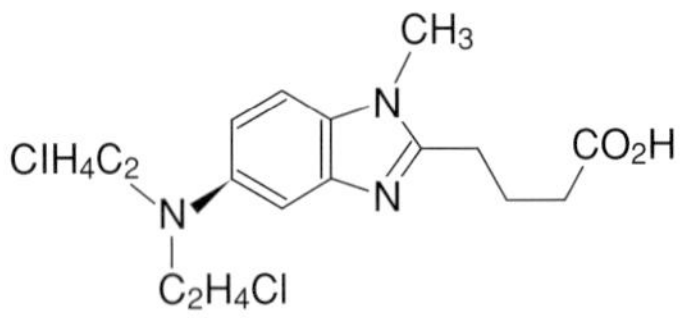

● C．トピックス

図 C-11 Bendamustine の構造式

　第II相試験が終了し現在は rituximab 併用での再発 DLBCL に対する第I/II相試験中である．Rummel らは bendamustine と rituximab の併用療法を治療抵抗性もしくは再発性の低悪性度リンパ腫（47例）とマントル細胞リンパ腫（MCL）（16例）に投与する臨床試験の成績を報告した[15]．難治性リンパ腫の代表的疾患群である MCL に対しては本治療法により 75％の CRR と50％の％CR が得られた．grade 3，4 の好中球減少症が 16％に認められたが，grade 3，4 の血小板減少は 3％とわずかであり，非血液毒性は grade 1 の嘔気，嘔吐が最大のもので，grade 2 以上の非血液毒性は認められなかった．このように，bendamustine はきわめて低毒性で，かつ高い有効性を示す化学療法薬であり，今後は FL を中心とする低悪性度リンパ腫，MCL さらには DLBCL の治療戦略の中心的化学療法剤となることが期待されている．

おわりに

　B細胞性リンパ腫に対する画期的抗体薬の rituximab は B-NHL のほとんどの病型に対して大きな治療進歩をもたらしてきたが，いまだ多くの再発例・難治例が存在している．また，T細胞リンパ腫や NK 細胞リンパ腫は，画期的新薬の開発が遅れていることもあり，依然として難治性リンパ腫の代表的疾患群である．新たな抗体薬，低分子化合物の分子標的薬，抗がん化学療法薬の開発は目を見張るものがあり，わが国においても有望な新薬の開発が数多く進められている．現在では，国際共同開発治験も積極的に推進されていて，以前ほど欧米に遅れることなく，わが国でも，早期に難治性 NHL における，さらなる治療改善がもたらされることが期待される．また，そうした新薬が承認された暁には，質の高い臨床試験による新たな併用療法，治療戦略のエビデンスのわが国からの発信が望まれる．

■文献

1) Sehn LH, Berry B, Chhanabhai M, et al. The revised International Prognostic Index (R-IPI) is a better predictor of outcome than the standard IPI for patients with diffuse large B-cell lymphoma treated with R-CHOP. Blood. 2007; 109: 1857-61.
2) Ogura M, Morishima Y, Kagami Y, et al. Randomized phase II study of concurrent and sequential rituximab and CHOP chemotherapy in untreated indolent B-cell lymphoma. Cancer Sci. 2006; 97: 305-12.
3) Li JL, Shen GL, Ghetie MA, et al. The epitope specificity and tissue reactivity of four murine monoclonal anti-CD22 antibodies. Cell Immunol. 1989; 118: 85-99.
4) Hagenbeek A, Gadeberg O, Johnson P, et al. First clinical use of ofatumumab, a novel fully human anti-CD20 monoclonal antibody in relapsed or refractory follicular lymphoma: results of a phase 1/2 trial.

Blood. 2008; 111: 5486-95.
5) Ishida T, Inagaki H, Utsunomiya A, et al. CXC chemokine receptor 3 and CC chemokine receptor 4 expression in T-cell and NK-cell lymphomas with special reference to clinicopathological significance for peripheral T-cell lymphoma, unspecified. Clin Cancer Res. 2004; 10: 5494-500.
6) Witzig TE, Geyer SM, Ghobrial I, et al. Phase II trial of single-agent temsirolimus (CCI-779) for relapsed mantle cell lymphoma. J Clin Oncol. 2005; 23(23): 5347-56.
7) Yee KW, Zeng Z, Konopleva M, et al. Phase I/II study of the mammalian target of rapamycin inhibitor everolimus (RAD001) in patients with relapsed or refractory hematologic malignancies. Clin Cancer Res. 2006; 12(17): 5165-73.
8) Giblett ER, Anderson JE, Cohen F, et al. Adenosine-deaminase deficiency in two patients with severely impaired cellular immunity. Lancet. 1972; 2: 1067-9.
9) Gandhi V, Kilpatrick JM, Plunkett W, et al. A proof-of-principle pharmacokinetic, pharmacodynamic, and clinical study with purine nucleoside phosphorylase inhibitor immucillin-H (BCX-1777, forodesine). Blood. 2005; 106: 4253-60.
10) Robertson MJ, Kahl BS, Vose JM, et al. Phase II study of enzastaurin, a protein kinase C beta inhibitor, in patients with relapsed or refractory diffuse large B-cell lymphoma. J Clin Oncol. 2007; 25: 1741-6.
11) O'Connor OA, Wright J, Moskowitz C, et al. Phase II clinical experience with the novel proteasome inhibitor bortezomib in patients with indolent non-Hodgkin's lymphoma and mantle cell lymphoma. J Clin Oncol. 2005; 23(4): 676-84.
12) Fisher RI, Bernstein SH, Kahl BS, et al. Multicenter phase II study of bortezomib in patients with relapsed or refractory mantle cell lymphoma. J Clin Oncol. 2006; 24: 4867-74.
13) Finnin MS, Donigian JR, Cohen A, et al. Structures of a histone deacetylase homologue bound to the TSA and SAHA inhibitors. Nature. 1999; 401: 188-93.
14) O'Connor OA, Heaney ML, Schwartz L, et al. Clinical experience with intravenous and oral formulations of the novel histone deacetylase inhibitor suberoylanilide hydroxamic acid in patients with advanced hematologic malignancies. J Clin Oncol. 2006; 24(1): 166-73.
15) Rummel MJ, Al-Batran SE, Kim SZ, et al. Bendamustine plus rituximab is effective and has a favorable toxicity profile in the treatment of mantle cell and low-grade non-Hodgkin's lymphoma. J Clin Oncol. 2005; 23: 3383-9.

〈小椋美知則〉

6 Rituximab 治療時の B 型肝炎ウイルスの再活性化

　従来，悪性リンパ腫治療中の B 型肝炎ウイルス（HBV）再活性化例の大半は，HBs 抗原陽性例であったが，rituximab が臨床導入されて以降，HBs 抗原陰性例においても HBV 再活性化例が報告され，リスク分類の見直しや対策法の確立が必要とされている．本稿では HBs 抗原陽性および陰性例における HBV 再活性化への対策について概説する．

❶ Rituximab 治療中の HBV 再活性化の頻度とリスク

　Rituximab 登場前，悪性リンパ腫治療中の HBV 再活性化報告の多くは HBs 抗原陽性例であり，再活性化ハイリスク群であると認識されてきた．HBs 抗原陽性例に全身化学療法を施行した場合，HBV 再活性化の頻度は 24 ～ 53 ％と報告されている[1-3]．

　一方，HBs 抗原陰性例は従来 HBV 再活性化ハイリスク群とは認識されていなかった．しかしながら，rituximab 登場後，2001 年の Dervite らによる報告[4]をはじめとして，HBs 抗原陰性の悪性リンパ腫例においても HBV が再活性化することが症例報告として散発的に報告されるようになった．2006 年，Hui らは HBs 抗原陰性の悪性リンパ腫 244 例に全身化学療法を施行し，HBV 再活性化による肝炎を 8 例（3.3 ％）に認め，8 例全例で HBc 抗体または HBs 抗体陽性であることを報告した[5]．また，そのコホートにおける HBV 再活性化肝炎の発症頻度は rituximab ＋ステロイド併用レジメンでは 12.2 ％（6 / 49 例）であったのに対して，rituximab ＋ステロイド以外のレジメンでは 1.0 ％（2 / 195 例）であり，多変量解析によって初めて rituximab ＋ステロイド併用化学療法が HBV 再活性化のリスクファクターであることが示された．最近，Yeo らは，HBs 抗原陰性のびまん性大細胞型 B 細胞リンパ腫 80 例に対し，CHOP あるいは R‐CHOP 療法を施行し，5 例の HBV 再活性化を認めたことを報告した[6]．再活性化した 5 例とも R‐CHOP 療法を受けており，治療前の HBc 抗体は全例で陽性であった．このコホートにおける HBc 抗体陽性かつ R‐CHOP 療法を受けた 21 例中 5 例（23.8 ％）が再活性化していた．

❷ 本邦における HBs 抗原陽性および HBs 抗原陰性ハイリスク群：
治療前のスクリーニング検査としての HBs 抗原，HBc 抗体および HBs 抗体

　名古屋市立大学病院受診患者の輸血前検査データでは，2005 ～ 2006 年の 2 年間 3,874 検体において，HBs 抗原陽性例は 1.5 ％，HBc 抗体（および/）または HBs 抗体陽性例は約 23 ％であった[7]．すなわち，HBs 抗原陰性かつ HBc 抗体陽性もしくは HBs 抗体陽性をハイリスク群と

すると，従来ハイリスク群であった HBs 抗原陽性例に比べて 10 倍以上の症例を対象として再活性化に対する方策を講じる必要がでてくる．

❸ HBV 再活性化による肝炎への対策

Yeo らは，32 例の HBV 再活性化肝炎に対してラミブジン投与を行ったところ，5 例（16％）は死亡，22 例は全身化学療法を中止もしくは中断せざるを得なかったことを報告した[3]．したがって，肝炎が出現してから治療介入するのではなく，あらかじめハイリスク群を同定し，肝炎が出現する前に抗ウイルス療法を行う必要がある．

現時点での対策として，1）抗ウイルス薬の予防投与，2）肝炎に先行する HBV-DNA の上昇をとらえ（HBV-DNA モニタリング），抗ウイルス薬を投与する "preemptive therapy" がある．

❹ HBs 抗原陽性例：抗ウイルス薬の予防投与が原則

HBs 抗原陽性例に対する全身化学療法時には抗ウイルス薬の予防投与を行うことが原則である[8]．抗ウイルス薬の選択については，厚生労働省の慢性 B 型肝炎治療ガイドライン（平成 19 年度）に従い，エンテカビル（バラクルード）を使用する[9]．

抗ウイルス薬の予防投与期間に関する十分なエビデンスはない．当院ではリンパ腫治療の 1～2 週間前から開始し，治療後は少なくとも 6 カ月間を目安として予防投与を行っている[7]．抗ウイルス薬の投与中止前に HBV-DNA が陰性化していることが前提であるが，中止後も HBV-DNA モニタリングは必要である．

❺ HBs 抗原陰性ハイリスク例：HBV-DNA モニタリングによる臨床試験の必要性

前述した Hui らの報告[5]では，化学療法終了後から肝炎発症までの期間中央値は 33.5 週（range 12～40 週）であり，先行する HBV-DNA 上昇から肝炎発症までの期間中央値は 18.5 週（range 12～28 週）であった．また，本邦での rituximab 投与例における B 型肝炎発症報告によると，HBs 抗原陰性例ではリンパ腫治療終了後から肝炎発症までの期間中央値は約 2 カ月であり，遅発例としては 8.5 カ月が最長であった[7]．

すなわち，HBV-DNA は肝炎に先行して上昇し，上昇後 2～3 カ月以上経過してから肝炎が発症するため，HBV-DNA が陽性（現在保険収載されている，最も感度のよいリアルタイム PCR 法のカットオフ値は $10^{2.1}$ コピー/ml である）となった時点で抗ウイルス薬による治療介入しても十分に抗ウイルス効果が期待できる．

最近，厚生労働省研究班にて作成された免疫抑制・化学療法により発症する B 型肝炎対策レコメンデーション[10]においても，HBs 抗原陰性ハイリスク例に対しては，HBV-DNA モニタリングにより陽性化した時点で抗ウイルス薬を投与する "preemptive therapy" による対策を示しており，全身化学療法中および治療後少なくとも 1 年間は "1 カ月に 1 回" の頻度で HBV-DNA を測定することとなっている．

しかしこれら HBV-DNA モニタリングにおける測定頻度や期間に関するデータはまだ十分と

はいえず，よくデザインされた前方視的臨床試験が必要である．

注：HBs抗原陰性例においては，HBV-DNAモニタリング，抗ウイルス薬の予防投与いずれにおいても現時点で保険適応はない．

■文献

1) Lau GK, Yiu HH, Fong DY, et al. Early is superior to deferred preemptive lamivudine therapy for hepatitis B patients undergoing chemotherapy. Gastroenterology. 2003; 125: 1742-9.
2) Lok AS, Liang RH, Chiu EK, et al. Reactivation of hepatitis B virus replication in patients receiving cytotoxic therapy. Report of a prospective study. Gastroenterology. 1991; 100: 182-8.
3) Yeo W, Chan PK, Ho WM, et al. Lamivudine for the prevention of hepatitis B virus reactivation in hepatitis B s-antigen seropositive cancer patients undergoing cytotoxic chemotherapy. J Clin Oncol. 2004; 22: 927-34.
4) Dervite I, Hober D, Morel P. Acute hepatitis B in a patient with antibodies to hepatitis B surface antigen who was receiving rituximab. N Engl J Med. 2001; 344: 68-9.
5) Hui CK, Cheung WW, Zhang HY, et al. Kinetics and risk of de novo hepatitis B infection in HBsAg-negative patients undergoing cytotoxic chemotherapy. Gastroenterology. 2006; 131: 59-68.
6) Yeo W, Chan TC, Leung NW, et al. Hepatitis B virus reactivation in lymphoma patients with prior resolved hepatitis B undergoing anticancer therapy with or without rituximab. J Clin Oncol. 2009; 27: 605-11.
7) Kusumoto S, Tanaka Y, Mizokami M, et al. Reactivation of hepatitis B virus following systemic chemotherapy for malignant lymphoma. Int J Hematol. 2009; 90: 13-23.
8) Loomba R, Rowley A, Wesley R, et al. Systematic review: the effect of preventive lamivudine on hepatitis B reactivation during chemotherapy. Ann Intern Med. 2008; 148: 519-28.
9) 厚生労働科学研究費補助金肝炎等克服緊急対策研究事業（肝炎分野）研究班: B型慢性肝炎の治療ガイドライン. 2007.
10) 坪内博仁, 熊田博光, 清澤研道, 他. 免疫抑制・化学療法により発症するB型肝炎対策: 厚生労働省「難治性の肝・胆道疾患に関する調査研究」班劇症肝炎分科会および「肝硬変を含めたウイルス性肝疾患の治療の標準化に関する研究」班合同報告. 肝臓. 2009; 50: 38-42.

〈楠本　茂　田中靖人〉

7 C型肝炎ウイルスは悪性リンパ腫の発症に関連するか？

これまで様々なウイルス感染や細菌感染と悪性リンパ腫発症との関連が報告されている．EBウイルス，HTLV-1，HIV，HHV8などのウイルス感染や *Helicobacter pylori*（*HP*），といった細菌感染は発症リスクを増加させることが知られており，*H. pylori* に関しては除菌がリンパ腫の治療として用いられている．一方，C型肝炎ウイルス（HCV）はこれまで悪性リンパ腫の発症に関与する因子として主に南ヨーロッパ，東アジアを中心に研究されてきたが，報告によって関与の程度は様々であり，また発症機序も不明な点が多い．本稿ではこれまでの報告をもとにHCV感染と悪性リンパ腫発症の関連について述べたい．

❶ HCVと悪性リンパ腫発症の関連

a．疫学の観点から

これまでの多くの疫学的研究から，HCVと悪性リンパ腫発症との関連が示唆されている．しかしその発症リスクの大きさはstudyによってかなり異なり〔Odds ratio（OR）：2〜20〕，また近年のデータほどそのリスクは小さくなる傾向がある（表C-6参照）[1-8]．これらの違いは研究デザイン，対象となる地域差，サンプルサイズ，などに起因していると思われる．例えばイタリア，日本といったHCV感染率の高い地域では，HCV感染者での悪性リンパ腫発症率が高い傾向にあるが，HCV感染率の低い地域では発症リスクは必ずしも高くない傾向にある．

これまでHCV感染と悪性リンパ腫発症の関連性を調査した2報のメタアナライシスによると[9,10]，それぞれのORは5.7，2.0で有意に関連性はあるとしているが，その因果関係の強さは他のウイルスと悪性新生物の関係と比べ非常に弱いといえる（HPVと子宮頸がんはOR 29，HCVと肝細胞がんはOR 17など）．

また悪性リンパ腫はsubtypeによって発症様式が異なっているが，HCV感染による発症リスクの違いはsubtypeによっても異なると予想される．しかしある特定のsubtypeで発症リスクが増加するのか，すべてのリンパ腫でリスクが増加するのかはまだわかっていない．

一方HCVに対する治療のみでsplenic marginal zone lymphomaがCRに至る例が報告されたのをはじめ[11]，他のsubtypeでもHCVに対する治療のみでリンパ腫が寛解に至る例が散見される．これらの事実はHCV感染がある種のリンパ腫発症に大きくかかわっていることを示唆している．

b．発症機序から

まずHCV感染による慢性炎症がリンパ腫発症の1つの機序として考えられている．HCV感染に限らず，慢性甲状腺炎，Sjögren症候群など自己免疫性疾患や，先述の *H. pylori* 感染など，慢

● C. トピックス

表 C-6 HCV 感染と悪性リンパ腫の関連に関する主な疫学研究

	Area	Case：HCV positive / negative	Control：HCV positive / negative	Case description	HCV test	OR (95% CI)
De Rosa, et al (1997)	Italy	21 / 100	30 / 1568	NHL	3rd generation ELISA and RIBA	13.63 (7.47 - 24.57)
Zucca, et al (2000)	Switzerland	17 / 180	49 / 5424	B-cell lymphoma	3rd generation ELISA	11.44 (6.45 - 20.30)
Kuniyoshi, et al (2002)	Japan	20 / 348	11,396 / 1,513,358	NHL	3rd generation ELISA	8.04 (5.12 - 12.63)
Mele, et al (2003)	Italy	70 / 400	22 / 396	B-cell lymphoma	3rd generation ELISA	3.61 (21.8 - 5.95)
Giordano, et al (2007)	USA	319 / 1,359	146,075 / 717,328	NHL	Pooled data with ICD code	1.28 (1.12 - 1.45)
Spineli (2008)	Canada	19 / 795	5 / 697	NHL	3rd generation ELISA	2.6 (0.9 - 7.4)
Schollkopf (2008)	Sweden	57 / 2,819	21 / 1,856	NHL	3rd generation ELISA and RIBA	2.2 (0.9 - 5.3)
Sanjose, et al (2008)	Europe, USA, Australia	172 / 4,784	169 / 6,269	NHL	3rd generation ELISA	1.78 (1.40 - 2.25)

性炎症によってポリクローナルなリンパ球増殖が起こり，さらにモノクローナルなリンパ球増殖を経て B 細胞性リンパ腫に発展していくという仮説はよく知られている．一方 B 細胞のポリクローナル（もしくはモノクローナル）な増殖性疾患である mixed cryoglobulinemia は HCV 感染との関連が非常に深く，mixed cryoglobulinemia 症例の 50～90％が HCV 陽性であるといわれている[12]．HCV 感染がポリクローナルな B 細胞の増殖を引き起こしている証拠であり，これらの増殖細胞からモノクローナルな増殖能を獲得しリンパ腫へと発展することが考えられる．

HCV が直接的に B 細胞の増殖に関わるメカニズムがいくつかの基礎研究で示されている．HCV は自身の E2 抗原や NS3 抗原といった抗原を細胞表面に提示しており，それらを B 細胞表面レセプターが認識し両者が結合する．その際，B 細胞表面の CD81 が HCV-E2 抗原と結合することによって Fas や B-lymphocyte stimulator（BLyS）といった細胞増殖性のシグナルが活性化され，B 細胞のモノクローナルな増殖が惹起されることがわかってきている[13,14]．また NS3 は p53 と相互作用があることも知られている．さらに，これらのモノクローナルに B 細胞が増殖した状況下で Bcl2 遺伝子再構成が起こりうることも報告され，これら一連の流れは HCV が直接的に B 細胞の腫瘍化に関わっていることを示唆すると考えられている[15]．一方，CD81 が HCV 陽性 B 細胞リンパ腫で抑制されているとする報告もあり，その発症メカニズムはまだ十分に明らかになっていない．

おわりに

　これまでHCV感染と悪性リンパ腫発症の関連について多くの報告があるが，今のところ強い相互関係を認めることはできていない．疫学調査だけでなく，HCV感染がどのようにリンパ腫発症に関わっていくかという基礎的根拠を今後明らかにする必要がある．一方，その因果関係はともかく悪性リンパ腫患者には一定の割合でHCV感染患者が存在しているのは事実であり，悪性リンパ腫診断時にHCV慢性肝炎，もしくはそれ以上の病状であることは日常診療でよく経験される．これらの患者に対して悪性リンパ腫に対する治療がどの程度有効かつ安全に施行できるかはいまだよくわかっていない．HCVはHBVに比べ再活性化はまれであるといわれているが，今後，免疫抑制の強い薬剤の使用が広がる可能性もあり詳細な調査と注意が必要である．

■文献

1) Kuniyoshi M, Nakamuta M, Sakai H, et al. Prevalence of hepatitis B or C virus infections in patients with non-Hodgkin's lymphoma. J Gastroenterol Hepatol. 2001; 16: 215-9.
2) Spinelli JJ, Lai AS, Krajden M, et al. Hepatitis C virus and risk of non-Hodgkin lymphoma in British Columbia, Canada. Int J Cancer. 2008; 122: 630-3.
3) Schollkopf C, Smedby KE, Hjalgrim H, et al. Hepatitis C infection and risk of malignant lymphoma. Int J Cancer. 2008; 122: 1885-90.
4) de Sanjose S, Benavente Y, Vajdic CM, et al. Hepatitis C and non-Hodgkin lymphoma among 4784 cases and 6269 controls from the International Lymphoma Epidemiology Consortium. Clin Gastroenterol Hepatol. 2008; 6: 451-8.
5) Giordano TP, Henderson L, Landgren O, et al. Risk of non-Hodgkin lymphoma and lymphoproliferative precursor diseases in US veterans with hepatitis C virus. JAMA. 2007; 297: 2010-7.
6) Mele A, Pulsoni A, Bianco E, et al. Hepatitis C virus and B-cell non-Hodgkin lymphomas: an Italian multicenter case-control study. Blood. 2003; 102: 996-9.
7) De Rosa G, Gobbo ML, De Renzo A, et al. High prevalence of hepatitis C virus infection in patients with B-cell lymphoproliferative disorders in Italy. Am J Hematol. 1997; 55: 77-82.
8) Zucca E, Roggero E, Maggi-Solca N, et al. Prevalence of *Helicobacter pylori* and hepatitis C virus infections among non-Hodgkin's lymphoma patients in Southern Switzerland. Haematologica. 2000; 85: 147-53.
9) Matsuo K, Kusano A, Sugumar A, et al. Effect of hepatitis C virus infection on the risk of non-Hodgkin's lymphoma: a meta-analysis of epidemiological studies. Cancer Sci. 2004; 95: 745-52.
10) Dal Maso L, Franceschi S. Hepatitis C virus and risk of lymphoma and other lymphoid neoplasms: a meta-analysis of epidemiologic studies. Cancer Epidemiol Biomarkers Prev. 2006; 15: 2078-85.
11) Hermine O, Lefrère F, Bronowicki JP, et al. Regression of splenic lymphoma with villous lymphocytes after treatment of hepatitis C viuus infection. N Engl J Med. 2002; 347: 89-94.
12) Kayali Z, Buckwold VE, Zimmerman B, et al. Hepatitis C, cryoglobulinemia, and cirrhosis: a meta-analysis. Hepatology. 2002; 36: 978-85.
13) Pileri P, Uematsu Y, Campagnoli S, et al. Binding of hepatitis C virus to CD81. Science. 1998; 282: 938-41.
14) Rosa D, Saletti G, De Gregorio E, et al. Activation of naive B lymphocytes via CD81, a pathogenetic mechanism for hepatitis C virus-associated B lymphocyte disorders. Proc Natl Acad Sci USA. 2005; 102: 18544-9.
15) Zignego AL, Giannelli F, Marrocchi ME, et al. T(14;18) translocation in chronic hepatitis C virus infection. Hepatology. 2000; 31: 474-9.

〈遠西大輔〉

8 Hodgkinリンパ腫亜分類の必要性

　Hodgkinリンパ腫は，1832年にリンパ節と脾臓を侵す致死性疾患を報告したThomas Hodgkinの名前に因んで命名されたものである．欧米の若年成人では最も一般的な悪性腫瘍であり悪性リンパ腫の約3割を占めるが，わが国での発症頻度は比較的低く，10％にも満たない．その病理形態学的所見は，腫瘍細胞と認識される少数の特異細胞が多くの反応性・炎症性細胞を背景に出現することを特徴とする．この特異細胞は，Hodgkin細胞およびReed-Sternberg細胞（H-RS細胞）とよばれる単核ないし多核の巨細胞を示し，多くがB細胞由来である．この特異細胞の形態ならびに背景の炎症細胞浸潤の程度により，Hodgkinリンパ腫は亜分類される．

❶ Hodgkinリンパ腫の亜分類

　Hodgkinリンパ腫の組織学的亜分類は，1947年のJacksonとParkerによる分類を嚆矢とする．1966年LukesとButlerは，H-RS細胞と背景リンパ球の数的関係，線維化を指標化した6項目よりなる分類を提案した．同年，米国New York州Ryeで開催された専門家会議でLukes-Butler分類を簡略化した4型のRye分類が提案され，この亜分類方式が，現在のWHO分類（2008）[1] でも基本的に継承されている（表C-7）．

　Hodgkinリンパ腫は，結節性リンパ球優位型Hodgkinリンパ腫（NLPHL）と古典的Hodgkinリンパ腫（CHL）に大別される．前者は表面形質よりB細胞腫瘍であることが判明している．

表C-7　Hodgkinリンパ腫　亜分類の歴史

Jackson-Parker (1947)	Lukes-Butler (1966)	Rye (1966)	WHO (2001, 2008)
paragranuloma	→ L & H nodular type L & H diffuse type	→ lymphocyte predominance	→ NLPHL LRCHL
granuloma	→ nodular sclerosis type mixed type	nodular sclerosis mixed cellularity	NSHL MCHL
sarcoma	→ diffuse fibrosis type reticular type	lymphocyte depletion	LDHL

NLPHL：nodular lymphocyte predominance Hodgkin lymphoma，LRCHL：lymphocyte rich classical Hodgkin lymphoma，NSHL：nodular sclerosis classical Hodgkin lymphoma，MCHL：mixed cellularity classical Hodgkin lymphoma，LDHL：lymphocyte depletion classical Hodgkin lymphoma

8. Hodgkin リンパ腫亜分類の必要性

表 C-8 各国の Hodgkin リンパ腫の亜分類の比率

	日本[*1]	欧州[*2]	アメリカ合衆国[*3]
結節硬化型（NS）	167（48%）	2936（63%）	649（79%）
混合細胞型（MC）	157（46%）	1202（26%）	153（19%）
リンパ球豊富型（LR）	5（1%）	162（3%）	21（2%）
リンパ球減少型（LD）	16（5%）	124（3%）	3（0.4%）

[*1] Asano N, et al. J Clin Oncol. 2006; 24: 4626-33.
[*2] Hasenclever D, et al. N Engl J Med. 1998; 339: 1506-14.
[*3] Keegan T, et al. J Clin Oncol. 2005; 23: 7604-13.

他方，古典的 Hodgkin リンパ腫は結節硬化型（NS）と混合細胞型（MC）がほとんどを占めているが，亜分類の発症比率には地域間で顕著な差異が認められる．欧米諸国では NS が多く，発展途上国では MC やリンパ球減少型（LD）の比率が高い．なお，わが国では NS と MC はほぼ同比率である（表 C-8）．

❷ 結節硬化型（NS）と混合細胞型（MC）

まず，NS と MC の形態学的特徴を以下に記す．

NS：リンパ節の被膜は線維性に肥厚し，リンパ節内にも進展し，リンパ節は太い膠原線維束によって多結節に分割される（図 C-12）．結節内に典型的な H-RS 細胞が認められることもあるが，一般には淡明な胞体を有する lacunar 細胞が特徴的である．

MC：びまん性増殖性で，典型的な H-RS 細胞が多く認められる．核小体が明瞭である（図 C-13）．

次に，わが国における NS および MC の臨床病理学的比較を示す（表 C-9）[2]．NS は若年成人に発症が多く，MC は中高年男性に多い．NS の好発部位は縦隔で，半数以上で認める．典型

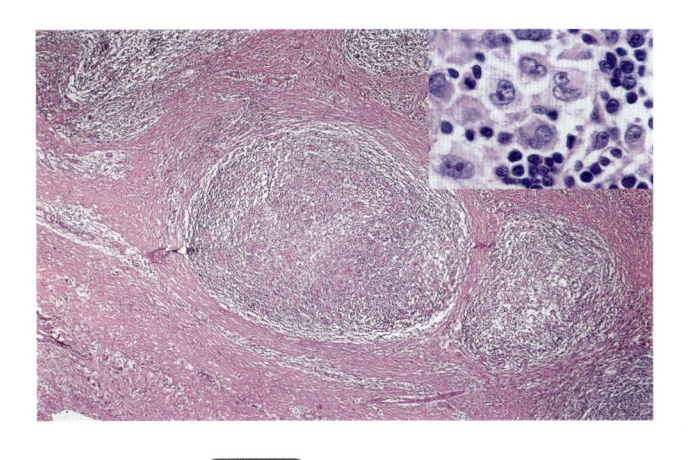

図 C-12 結節硬化型（NS）

● C. トピックス

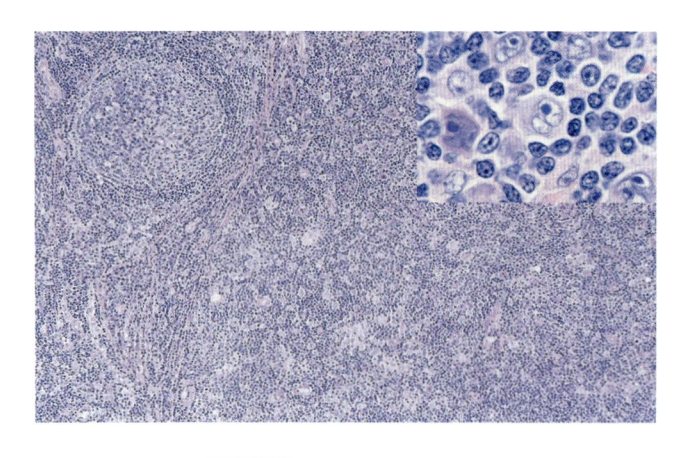

図 C-13 混合細胞型（MC）

表 C-9 結節硬化型と混合細胞型の臨床病理学的特徴の比較

	結節硬化型（NS）	混合細胞型（MC）
性別（男女比）	1.4	3.4
発症年齢（中央値）	31	57
一般状態＞1	17％	13％
臨床病期 III/IV	41％	38％
B症状あり	34％	37％
縦隔病変あり	58％	24％
CD15	69％	55％
CD30	90％	92％
CD20	15％	22％
EBV	13％	75％

的なNSでは，腫瘍細胞がEBV陰性であるのに対し，MCでは，多くの場合EBV陽性となる．

　以上のようにNSとMCの鑑別は，典型例においては臨床病理学的に可能であるが，それが困難な非典型症例も少なくない．例えばH-RS細胞が豊富でかつ線維による結節性病変を有する症例は，典型的なNSと比較して高齢発症が多く，予後不良で，また一般にEBV陽性である．このようなHodgkinリンパ腫の亜型分類が困難な非典型例では，さらに非Hodgkinリンパ腫との鑑別も必要となる．Hodgkinリンパ腫と非Hodgkinリンパ腫は治療法が異なることから，その鑑別は臨床的に重要である．したがって，境界病変の存在は，病理医を悩ませ続けてきた．

❸ Hodgkinリンパ腫と非Hodgkinリンパ腫の鑑別

　新WHO分類（2008）[1]では，新たにHodgkinリンパ腫と非Hodgkinリンパ腫の境界病変—Gray zone lymphoma—の存在が明記されるようになった．特に，縦隔に病変の主座があり，

Hodgkin リンパ腫 (NS) と縦隔大細胞型リンパ腫 (PMBL) の特徴を有すれば, mediastinal gray zone lymphoma と定義され[3], 新分類には, "B‐cell lymphoma, unclassifiable, with features intermediate between diffuse large B‐cell lymphoma and classical Hodgkin lymphoma" と表記されている. また Hodgkin リンパ腫 (MC) と非 Hodgkin リンパ腫の境界領域に, EBV‐positive DLBCL of the elderly との鑑別が必要な症例が含まれる[4].

❹ まとめ

　Hodgkin リンパ腫の亜分類では, まず NLPHL と CHL との区分, 次いで CHL の NS と MC との鑑別が重要である. 非典型例の場合, EBV の発現の有無が CHL の亜型を分ける手助けとなる. また, CHL (NS) と NHL (PMBL) の境界病変として mediastinal gray zone lymphoma が存在し, さらに, CHL (MC) は, NHL と EBV‐positive DLBCL of the elderly の一部の症例と接する.

　1960 年代から 40 年以上にわたり使用されてきた現行の Hodgkin リンパ腫の亜分類は, 基本的に形態学的特性を分類の根拠としている. 亜分類は, 単に形態学的ではなく, 臨床的特徴および予後を反映しなければならない. 単なる形態学的類型化という学問的関心事だけでなく, それが治療に関連してこそ, 分類本来の意味がある. Hodgkin リンパ腫の分類についても, 臨床的に有意義な亜分類の整備に向けて, 今後さらなる研究の蓄積が待たれる.

■文献

1) Swerdlow SH, Campo E, Harris NL, et al. In: World Health Organization Classification of Tumors: Pathology and Genetics of Tumors of Haematopoietic and Lymphoid Tissues. Lyon, France: IARC Press, 2008.
2) Asano N, Oshiro A, Matsuo K, et al. Prognostic significance of T‐cell or cytotoxic molecules phenotype in classical Hodgkin's lymphoma: a clinicopathologic study. J Clin Oncol. 2006; 24 (28): 4626‐33.
3) Traverse‐Glehen A, Pittaluga S, Gauland P, et al. Mediastinal gray zone lymphoma the missing link between classic Hodgkin's lymphoma and mediastinal large B‐cell lymphoma. Am J Surg Pathol. 2005; 29: 1411‐21.
4) Asano N, Yamamoto K, Tamaru J‐I, et al. Age‐related EBV‐associated B‐cell lymphoproliferative disorders: comparison with EBV‐positive classical Hodgkin lymphoma in elderly patients. Blood. 2009; 113: 2629‐36.

〈浅野直子〉

9 血管内大細胞型 B 細胞リンパ腫の診断と治療

　血管内大細胞型 B 細胞リンパ腫（IVLBCL）は，2008 年に改訂された World Health Organization（WHO）分類において，独立した疾患概念となったまれな B 細胞リンパ腫の一型である[1]．血管内に選択的に腫瘍細胞が増殖し，悪性リンパ腫の特徴であるリンパ節腫脹を一般的に欠くことが，診断の困難・遅れにつながり，診断確定時には，病状が進行・増悪し，従来の化学療法ではきわめて予後不良とされてきた．1959 年に，Tappeiner らにより初めて報告されたこのまれな病型は，当初，腫瘍性疾患とは認識されず，血管内皮由来の疾患であると考えられていた．1982 年に Ansell らが表面免疫グロブリンを解析することにより，リンパ球由来であることを示し，最終的にリンパ系腫瘍性疾患であると確認されたのは，Wick らにより 1986 年のことである．以後の臨床および病理学的研究の進歩により，病態が明らかになるとともに，疾患に対する認知度が向上し，適切な診断がなされるようになってきた．

1 診　断

　IVLBCL は，血管内に選択的に腫瘍細胞が増殖することから，ほぼ全身臓器に対する浸潤がみられ，中枢神経から腹部主要臓器，内分泌器官に至るまで浸潤の報告がある．ほとんどすべての血管内大細胞型リンパ腫は B 細胞由来で，T／NK 細胞由来のものは，症例報告レベルで存在する．CD20 は，ほぼすべての IVLBCL において発現しており，CD5 および CD10 の陽性率はおのおの 38％，13％である[2]．細胞起源は免疫グロブリン遺伝子再構成解析および体細胞突然変異解析から post-germinal center B 細胞であると考えられ，他の多くの節外性リンパ腫と同様であるが，IVLBCL とこれらの節外性リンパ腫との詳しい相関については明らかとなっていない．血管内に選択的に増殖することから，接着因子に着目され，検討が加えられているが，明らかな知見とまでには至っていない[3]．

　IVLBCL は高齢者に好発し，発症者の年齢中央値は 60 代後半であり，発症者の 72％が 60 歳を超えている[4]．発症に性差はない．臨床症状は，本邦においては，発熱が 70％以上に認められ，およそ 1/4 の症例に全身倦怠感や神経症状（意識障害，麻痺症状など）が認められる．呼吸困難もおよそ 20％に認められ，肺に対する浸潤の存在が示唆される．高齢者を中心に疾患がみられることと，発熱や呼吸困難，神経症状の出現より，perfomance status（PS）は低下していることが多く，70％以上は PS＞1 である．皮疹の存在は，cutaneous variant が存在する欧米における IVLBCL では，一般的であるが，本邦の IVLBCL においては，皮疹をきたす症例は少ない．しかし最近，簡便な診断方法として着目されているランダム皮膚生検において[5]，皮疹がな

くても，皮膚浸潤が明らかとなる症例がみられている．ランダム皮膚生検の有用性および本邦における皮膚浸潤の程度は，今後さらなる検討が必要である．また，本邦においては，診断時に血球貪食症候群を合併している症例がおよそ60％に認められる．一方で，ヨーロッパにおけるコホートにおいては，血球貪食像をきたす症例がほとんどみられず，病型に地域差がみられるが，地域差に関する明確な原因は明らかとなっていない．診断のアプローチとして，もっとも一般的であるのは骨髄であり，80％程度の症例が，骨髄穿刺もしくは生検にて診断がなされている．肝臓，皮膚や肺に対する生検にても20％弱の症例で診断されている．病状が進行性である場合が多いため，病変の採取に対するアプローチが比較的容易な臓器から，同時進行で生検を考慮していくことが望ましい．中枢神経病変に対しては，画像検査上，特異的な所見はなく，検査の感度も十分とはされていないが，血管炎様の変化をきたし，微小梗塞および脱髄所見がみられるとされる．現時点では，治療前に頭部MRIを行うことが望ましいと考えられる．

Fluorodeoxyglucose-positron emission tomography（FDG-PET）においては，現在のところIVLBCLに対する有用性は定まっていない．少数の症例報告において，診断に有用であったとの報告がなされているが[6]，筆者らは，IVLBCL症例における病理学的所見と治療前FDG-PET画像所見について検討を加えたところ，必ずしも病理学的陽性所見とFDG-PET画像所見とが一致しないことを報告した[7]．今後，さらなる症例の集積により検討を加え，有用性に対する評価を行う必要がある．

IVLBCLと診断されるすべての症例が，様々な血液検査異常を示す．もっとも一般的に認められる血液検査異常は，LDH上昇であり，ほぼ全例に認められる[4]．血球貪食像が認められる症例が半数以上を示すことから，貧血，血小板減少をきたす症例が多い．可溶性IL-2受容体は66％の症例で5000U/ml以上を示す．低アルブミン血症をきたす症例が，本邦においては，およそ60％に認められ，全身状態の悪化が示唆される．著明な肝機能異常をきたす症例は比較的少ない．

❷ 治 療

Rituximabが使用される以前の治療成績は，診断が困難であったことも相俟って，きわめて不良であった．以前は，およそ半数が生前診断に至らず，ステロイドの使用は，一時的な改善しかもたらさなかったとされている[8]．1994年にDiGiuseppeらが，10例の治療成績を発表し，10例中4例が化学療法を受け，そのうち2例が4年近く生存していると報告し[9]，化学療法の有用性を示唆した．Rituximab以前の治療成績のデータでは，Ferreriらが，2004年に化学療法を受けた22例の患者の治療成績について報告した．この研究では，3年全生存率は33％であった[10]．びまん性大細胞型B細胞リンパ腫において，rituximab併用化学療法の有用性が多数のランダム化比較試験において示されるに従い，IVLBCLにおいてもrituximab併用化学療法の有用性が期待されたが，少数の症例報告しかみられなかった．IVL研究会による後方視的研究が2007年より開始され，2008年に筆者らが，rituximab併用化学療法の後方視的治療成績を発表した[4]．57例の化学療法群と49例のrituximab併用化学療法群の治療成績は，生存者における追跡期間中央値18カ月において，2年無増悪生存割合で27％と56％，2年全生存割合で46％と66％で，

C. トピックス

rituximab 併用化学療法群で優れていた（各々，p＝0.001，0.01）．rituximab 併用化学療法群のおよそ 80％が CHOP 療法もしくは CHOP 類似療法をベースにした治療を受けていた．フォローアップデータにおいても，rituximab 併用化学療法群の生存者における追跡期間中央値 26 カ月において，3 年無増悪生存割合で 53％と 60％で，治療成績が維持されていることが示唆される[11]．また，Ferreri らも，ヨーロッパにおけるデータを公表し，ヨーロッパにおいても治療成績が向上していることが示唆されている[12]．

❸ 今後の課題

びまん性大細胞型 B 細胞リンパ腫と同様に，rituximab 併用化学療法により IVLBCL の治療成績は向上していることが示唆されるが，今後これらの結果は，前方向視試験においてさらなる検討を加えられるべきである．現在 IVL 研究会で試験を計画中であるが，後方視的解析の結果から明らかになったように，PS の低下している症例も多く，前方向視試験には課題も多い．また，他の節外性リンパ腫と同様，中枢神経再発が高率であることが示唆されており，治療戦略として，中枢神経再発に対する対策が必要なのかどうかについても，さらなる検討が必要である．

■文献

1) Nakamura S, Ponzoni M, Campo E. Intravascular large B-cell lymphoma, In: Swerdlow SH, Campo E, Harris NL, et al. editors. WHO Classification of Tumours of Haematopoietic and Lymphoid Tissues. Lyon, France. IARC Press; 2008. p.252-3.
2) Murase T, Yamaguchi M, Suzuki R, et al. Intravascular large B-cell lymphoma (IVLBCL): a clinicopathologic study of 96 cases with special reference to the immunophenotypic heterogeneity of CD5. Blood. 2007; 109: 478-85.
3) Ponzoni M, Arrigoni G, Gould VE, et al. Lack of CD 29 (beta 1 integrin) and CD54 (ICAM-1) adhesion molecules in intravascular lymphomatosis. Hum Pathol. 2000; 31: 220-6.
4) Shimada K, Matsue K, Yamamoto K, et al. Retrospective analysis of intravascular large B-cell lymphoma treated with rituximab-containing chemotherapy as reported by the IVL study group in Japan. J Clin Oncol. 2008; 26: 3189-95.
5) Asada N, Odawara J, Kimura S, et al. Use of random skin biopsy for diagnosis of intravascular large B-cell lymphoma. Mayo Clin Proc. 2007; 82: 1525-7.
6) Hoshino A, Kawada E, Ukita T, et al. Usefulness of FDG-PET to diagnose intravascular lymphomatosis presenting as fever of unknown origin. Am J Hematol. 2004; 76: 236-9.
7) Shimada K, Kosugi H, Shimada S, et al. Evaluation of organ involvement in intravascular large B-cell lymphoma by 18F-fluorodeoxyglucose positron emission tomography. Int J Hematol. 2008; 88: 149-53.
8) Domizio P, Hall PA, Cotter F, et al. Angiotropic large cell lymphoma (ALCL): morphological, immunohistochemical and genotypic studies with analysis of previous reports. Hematol Oncol. 1989; 7: 195-206.
9) DiGiuseppe JA, Nelson WG, Seifter EJ, et al. Intravascular lymphomatosis: a clinicopathologic study of 10 cases and assessment of response to chemotherapy. J Clin Oncol. 1994; 12: 2573-9.
10) Ferreri AJ, Campo E, Ambrosetti A, et al. Anthracycline-based chemotherapy as primary treatment for intravascular lymphoma. Ann Oncol. 2004; 15: 1215-21.
11) Shimada K, Kinoshita T, Naoe T, et al. Presentation and management of intravascular large B-cell lymphoma. Lancet Oncol. 2009; 10: 895-902.
12) Ferreri AJ, Dognini GP, Govi S, et al. Can rituximab change the usually dismal prognosis of patients with intravascular large B-cell lymphoma? J Clin Oncol. 2008; 26: 5134-6; author reply 6-7.

〈島田和之〉

10 AIDS関連悪性リンパ腫

　Acquired immunodeficiency syndrome（AIDS）関連悪性リンパ腫（ARL）は，通常 human immunodeficiency virus（HIV）感染症の進行した状態（CD4陽性細胞数＜200/μl あるいはAIDS指標疾患発症後）で生じる疾患である．

❶ 病因

　HIV感染症は慢性免疫不全と考えられ，臓器移植後とある意味類似しており悪性腫瘍に罹患しやすい．またHIV自体はがんウイルスではないとされるが，AIDS関連非Hodgkinリンパ腫のなかにはHIVのゲノムの一部が15番目の遺伝子に組み込まれているものが証明されている．またEpstein-Barr（EB）ウイルスや human herpesvirus（HHV）-8の合併感染が重要な役割を果たしている．

❷ 病理

　ARLの95％以上はB細胞由来で，Burkitt's lymphoma（BL），diffuse large B-cell lymphoma（DLBCL），immunoblastic lymphoma，primary effusion lymphoma および plasmablastic lymphoma がみられるが，頻度的にはDLBCL次いでBurkitt's lymphomaで70～90％を占める．

❸ 臨床症状

　非HIV感染者と比較すると，①発熱，盗汗および10％以上の体重減少などのB症状を75～85％に認めること，②中枢神経，消化管，骨髄，肝臓，肺，副腎など節外臓器に高頻度（2/3以上）に発生すること，③骨髄および中枢神経系への浸潤も，非HIV感染悪性リンパ腫に比べ高率であること，④診断時の病期が進行していることが特徴的である．

❹ 予後

　ARLの予後不良の因子として，①CD4＜100/μl，②病期stage III or IV，③年齢35歳以上，④PS不良，⑤AIDS発症，⑥静脈麻薬常用者，⑦LDH高値，⑧highly active antiretroviral therapy（HAART）への反応不良がある．国際予後指標（IPI）にCD4を合わせたものもよく使用される．予後はHAART以降改善し，生存年数の中央値は24カ月に近づいている．

● C. トピックス

5 治療法

a. Diffuse large B-cell lymphoma

＜推奨治療法＞

① CHOP あるいは CDE，EPOCH が推奨される．HAART 時代になってから比較試験はなく，非 HIV 感染者における CHOP，R-CHOP といった"gold-standard-therapy"がない．

② Rituximab は，CD4 ＜ 50/μl の場合には治療関連死亡が生じやすくなるので併用しない．

③ HAART を併用する．

④ HAART は抗がん剤との薬物相互作用を考えて選択する．

1) CHOP

CHOP 療法と stavudine（d4T），lamivudine（3TC）および indinavir（IDV）による HAART とを併用し，CHOP の投与量を low-dose 群と standard-dose 群に分け比較した試験では，CR 率は standard-dose 群が 48 ％と low-dose 群の 30 ％より高かった．一方 grade III あるいは IV の白血球減少を low-dose 群では 25 ％，G-CSF を併用した standard-dose 群では 12 ％に認めたが，特に HAART 併用による副作用はみられず，日和見感染症の合併もほとんどみられなかった[1]．

2) CDE

Cyclophosphamide，doxorubicin および etoposide による 24 時間持続点滴静注法，infusional IDE 療法をもちいて治療したところ CD4 陽性リンパ球低値，PS 不良などにもかかわらず優れた CR および生存期間延長がみられ注目を浴びた．その後症例が追加され，HIV 関連悪性リンパ腫 107 例に施行された．48 例は ddI 単独投与で，59 例は HAART を併用した．両群とも CR 率 (44 ％) には変化なかったが，HAART 群で生存期間の延長を認めた[2]．

3) EPOCH

Etoposide，prednisone，vincristine，cyclophosphamide および doxorubicin による 24 時間持続点滴静注法をもちいて治療を行ったところ，53 カ月（中央値）の経過観察で全体の生存率は 60 ％，CR を達成した症例の disease-free が 92 ％であった．しかし化学療法施行中は，HAART は中断するためか，CD4 陽性リンパ球数が 100/μl 未満の症例での予後は 16 ％と 100/μl 以上の症例の 87 ％と比べ不良であった[3]．

4) Rituximab

HIV 感染者における CHOP と R-CHOP との比較試験では，完全寛解率や生存期間に有意差がなかったが，R-CHOP 群で有意に感染症による死亡が多くみられた（**表 C-10**）．特に死亡例の 60 ％が，CD4 ＜ 50/μl の症例であった[4]．別の 2 相試験では，61 例の ARL に R-CHOP を施行したが，特に感染症の増加なく有用性を示した[5]．しかしこの研究のクライテリアでは進行した HIV 感染症例は除外することになっており，CD4 ＜ 50/μl の例は 4 例のみにすぎなかった．

5) サルベージ療法

HAART 以前は治療抵抗性あるいは再発した ARL に対する有用な報告は数えるほどであった．

表 C-10 エイズ関連非 Hodgkin リンパ腫と rituximab

	R-CHOP (n = 99) %	CHOP (n = 50) %
CR	57.6	47.0
PR	8.1	7.8
stable	8.1	7.8
progression	8.1	21.6
death (treatment-related infection)	42 (14)	45 (2*)

＊P = 0.035

ESHAP (etoposide, methylprednisolone, high-dose cytarabine, cisplatin) の有効率は 54 ％を示したが，全例骨髄障害を認め，さらに生存率の中央値は 7 カ月にしかすぎなかった．

治療抵抗例に対して，欧米では自家骨髄移植は考慮すべき治療として推奨となっている．

b．Burkitt's lymphoma

＜推奨治療法＞

① HIV 感染症に合併した BL の第 1 選択は，CODOX-M/IVAC あるいは hyper-CVAD と思われるが，比較試験はなく DLBCL と同様 "gold-standard-therapy" がない．

② HAART を併用する．HIV-Burkitt's lymphoma の予後は，ARL のなかでも予後が最も悪い[3]．小規模なレトロスペクティブな研究しかないが，非 HIV 感染者の BL と同様に CODOX-M/IVAC あるいは hyper-CVAD が有用である．副作用の程度も非 HIV 感染者と同様であった．

1）HAART と ARL

HAART 導入以前には標準的な投与量で化学療法を行っても，重篤な骨髄障害および日和見感染症の合併により十分な治療効果を得ることができなかった．DLBCL の予後も BL と同レベルで不良であった．HAART 導入後は標準的な投与量でも骨髄障害および日和見感染症の合併をコントロールすることができるようになった．

ARL の化学療法時に組み合わせて問題が少ない組み合わせとして，CYP3A の阻害作用が弱く，また zidvudine のような骨髄障害を生じない抗 HIV 薬を選択する．Ritonavir は CYP3A の阻害作用が強く，特に EPOCH 使用時には併用しない．また efavirenz は，HIV-RNA がコントロールされていない状態で中断すると耐性が誘導されやすい．HIV の専門家へのコンサルトが重要である[6]．

ARL は CD4 $< 200/\mu l$ で発病することが多いので，他の AIDS 指標疾患を合併している可能性があると同時に HIV 関連疾患の予防治療が必要となる．

● C. トピックス

■文献

1) Kaplan LD, Straus DJ, Testa MA, et al. Low-dose compared with standard-dose m-BACOD chemotherapy for non-Hodgkin's lymphoma associated with human immunodeficiency virus infection. National Institute of Allergy and Infectious Diseases AIDS Clinical Trials Group. N Engl J Med. 1997; 336: 1641-8.
2) Sparano JA, Lee S, Chen MG, et al. Phase II trial of infusional cyclophosphamide, doxorubicin, and etoposide in patients with HIV-associated non-Hodgkin's lymphoma: An Eastern Cooperative Oncology Group Trial (E1494). J Clin Oncol. 2004; 22: 1491-500.
3) Little RF, Pittaluga S, Grant N, et al. Highly effective treatment of acquired immunodeficiency syndrome-related lymphoma with dose-adjusted EPOCH: impact of antiretroviral therapy suspension and tumor biology. Blood. 2003; 15; 101: 4653-9.
4) Kaplan LD, Lee JY, Ambinder RF, et al. Rituximab does not improve clinical outcome in a randomized phase III trial of CHOP with or without rituximab in patients with HIV-associated non-Hodgkin's lymphoma: AIDS-malignancies consortium trial 010. Blood. 2005; 24: 1538-43.
5) Boue F, Gabarre J, Gisselbrecht C, et al. Phase II trial of CHOP plus rituximab in patients With HIV-associated non-Hodgkin's lymphoma. J Clin Oncol. 2006; 24: 4123-8. Epub 2006 Aug 8
6) 味澤 篤, 永井宏和, 小田原隆, 他. AIDS関連非ホジキンリンパ腫（ARNHL）治療の手引きVer.1. The Journal of AIDS Research. 2009; 11: 108-25.

〈味澤 篤〉

11 悪性リンパ腫の治療における補助療法・感染予防対策

　悪性リンパ腫の治療は，全身化学療法が主体となることはいうまでもない．化学療法では様々な有害事象が発生し得るが，十分な化学療法を施行するには，有害事象対策が不可欠であり，患者のQOLを保ちながら，できる限りdose intensityを維持することが理想である．本稿では有害事象のなかでも特に，発熱性好中球減少症とG-CSFの使用法，嘔気・嘔吐対策にポイントを絞って記述する．

❶ 発熱性好中球減少症

　発熱性好中球減少症に対する対策はいくつか報告されているが，本稿では理解しやすいことを考慮して，主に正岡のガイドライン[1]に則り記述する．本ガイドラインにおいて発熱性好中球減少症は，腋窩で37.5℃以上，または口腔内で38.0℃以上の発熱が認められ，かつ好中球が500/μl未満または1000/μl未満で500/μl未満への減少が予測される状態と定義されている．

　60歳未満の若年者，全身状態が良好である，合併症がない，血圧低下がない，脱水がない，外来治療が行われているなどの条件がそろえば，低リスクと判断し，図C-14のごとく，ciprofloxacin，levofloxacin，amoxicillin/clavulanate酸などの経口抗生剤で経過観察する．

　60歳以上の高齢者，全身状態が良好でない，合併症を有するなどの患者の場合，高リスクと判断し，cefepimeまたはceftazidimeまたはcarbapenem，あるいはそれらにaminoglycoside系薬剤を組み合わせた治療を行う．

　3〜5日後，効果評価し，解熱が確認された場合，図C-15のごとく，起因菌の同定によって方針を再考する．解熱が確認されない場合は，図C-16のごとく，アルゴリズムに則り，感染源同定と真菌感染も考慮した治療を行う．

❷ G-CSF

　米国臨床腫瘍学会のガイドライン[2]に則り，使用を考慮するのがよい．すなわち悪性リンパ腫診療において，初回治療の代表であるR-CHOP療法では，発熱性好中球減少症の発症率はおおよそ20％未満であり，そのようなレジメンには原則としてG-CSFの予防投与は推奨されていない（biweekly CHOP療法のようなdose intensityを高めるレジメンの場合はこの限りではない）．ただし高齢者や，合併症を有する患者，発熱性好中球減少症の既往がある場合などでは，予防的G-CSF投与を考慮すべきである．逆に若年者で，合併症もなく，白血球減少（好中球減少）があっても発熱を認めない患者においては，grade 3，4の白血球減少（好中球減少）が出現

● C. トピックス

```
                    発熱，好中球減少（1）
                    ┌───────────┴───────────┐
                  低リスク                高リスク*¹
                    │              ┌────────┴────────┐
                  経口剤         注射薬単剤          併用療法
                    │                │                │
          ciprofloxacinまたは   cefepimeまたは   cefepimeまたはceftazidime*²
          levofloxacin±         ceftazidime*²    またはcarbapenem
          amoxicillin/clavulanate またはcarbapenem ＋aminoglycoside

                              3〜5日後に再評価
```

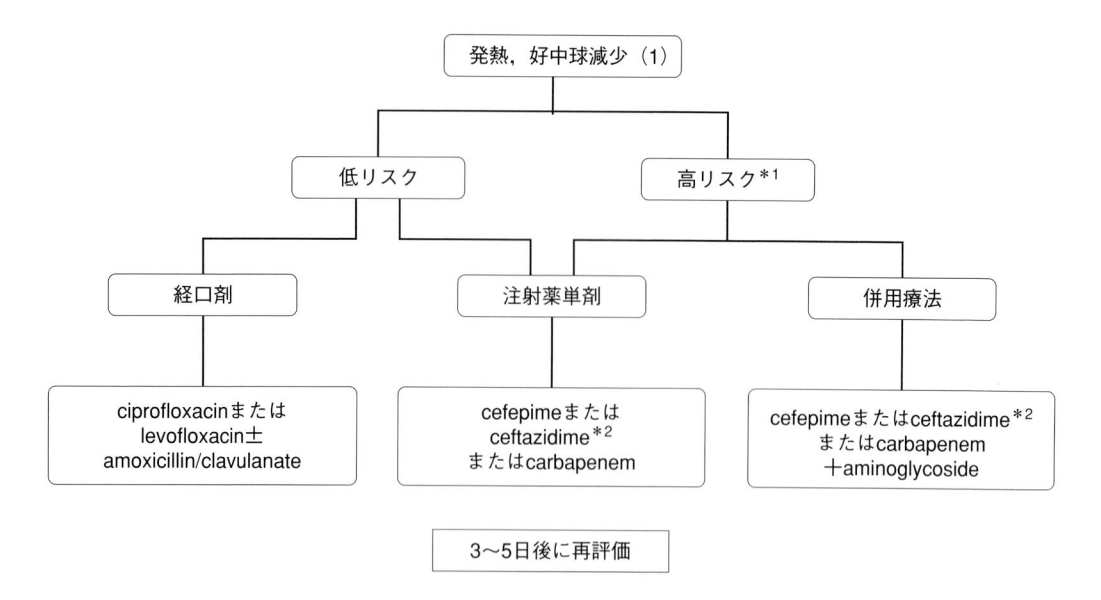

図 C-14 発熱性好中球減少症の初期治療（文献1より一部改変）

*¹ MRSA が検出されたら glycopeptide（vancomycin または teicoplanin）を加える．
*² ceftazidime 耐性グラム陽性・陰性菌が増加している．

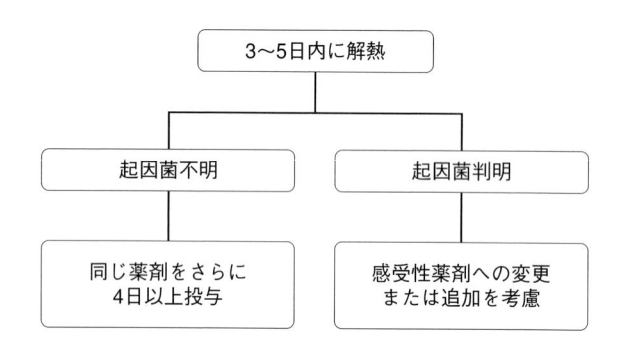

```
              3〜5日内に解熱
          ┌────────┴────────┐
      起因菌不明         起因菌判明
          │                │
   同じ薬剤をさらに    感受性薬剤への変更
   4日以上投与         または追加を考慮
```

図 C-15 発熱性好中球減少症（文献1より一部改変）
3〜5日内に解熱した場合

しても，全身状態が良好に保たれていればG-CSF投与は必要としない．不必要な投与は医療経済面からも慎むべきであろう．

なおICE，DHAP，ESHAP，CHASEなどの救援化学療法の場合や，hyper-CVAD/MA療法の場合は，発熱性好中球減少症の発現率が20％以上であるため，予防的G-CSF投与が推奨されている．

❸ 嘔気・嘔吐対策

米国臨床腫瘍学会のガイドライン[3]に則り，制吐薬を考慮するのがよい．2009年12月より本邦でもneurokinin-1受容体阻害薬（aprepitant）が保険適応となり使用可能となっている．表

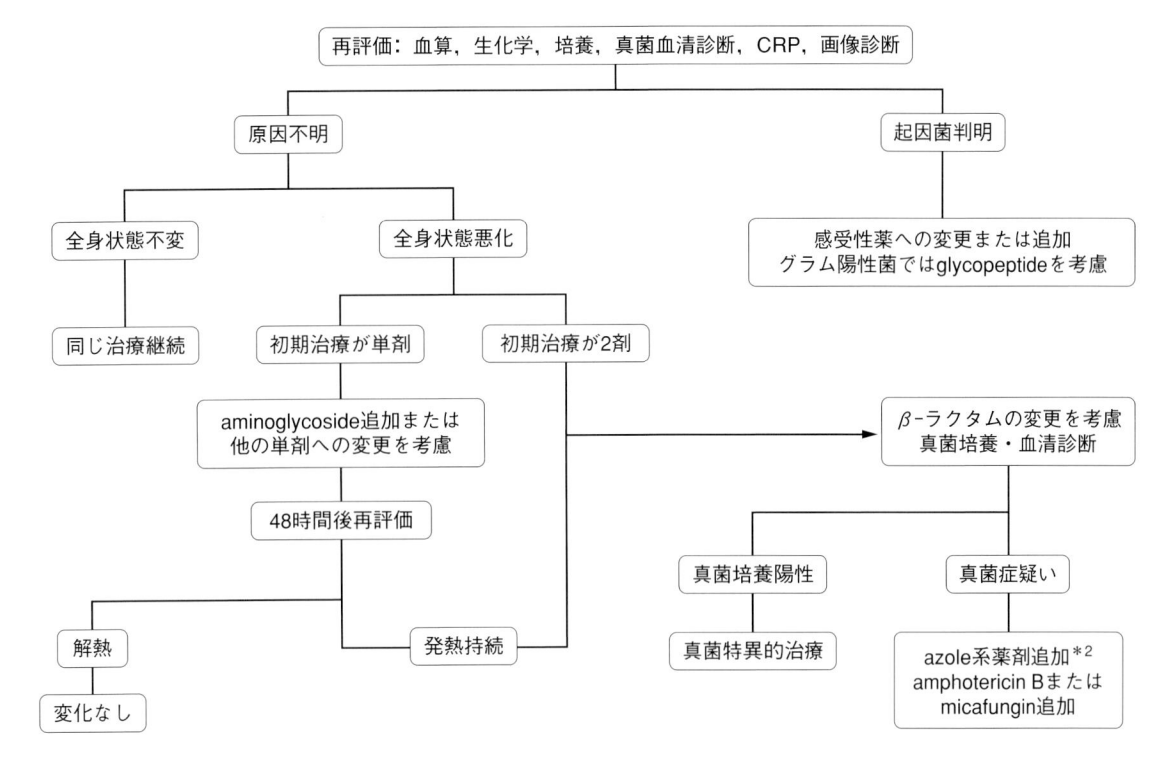

11. 悪性リンパ腫の治療における補助療法・感染予防対策

図C-16 発熱性好中球減少症　3〜5日しても発熱持続する場合[*1]（文献1より一部改変）
[*1] G-CSF，γグロブリン未使用の場合，適用を考慮
[*2] 予防投与していない場合

C-11に主に悪性リンパ腫治療に用いられる薬剤を中心に前述のガイドラインから抜粋したものをリスク別に列記した．高リスク群，中リスク群では5HT$_3$阻害薬やdexamethasone，低リスク群ではdexamethasone，最低リスク群では原則として制吐剤は不要（必要に応じて考慮）であることが推奨されている．一般臨床ではmetoclopramideなども処方される．前述のガイドラインでは悪性リンパ腫に限らず，広く抗がん剤についての基準が定められているため，興味があれば原著を参照されたい．

おわりに

発熱性好中球減少症とG-CSFの使用法，嘔気・嘔吐対策にポイントを絞って記述した．悪性リンパ腫診療においては，その他いわゆるオンコロジーエマージェンシーという状態に遭遇することがまれではないが，適切な支持療法および全身管理の下，十分な全身化学療法が行われ，患者に最大限の利益があることを期待したい．

● C. トピックス

表 C-11 抗がん剤の嘔吐リスク別分類（文献3より一部改変）

高リスク （嘔吐発現率 90 %超）	cisplatin 1,500 mg/m² 以上の cyclophosphamide carmustine dacarbazine　など
中リスク （嘔吐発現率 30 ～ 90 %）	1,000 mg/m² を超える cytarabine carboplatin ifosfamide 1,500 mg/m² 未満の cyclophosphamide doxorubicin　など
低リスク （嘔吐発現率 10 ～ 30 %）	mitoxantrone etoposide methotrexate 1,000 mg/m² 以下の cytarabine　など
最低リスク （嘔吐発現率 10 %未満）	bleomycin cladribine fludarabine rituximab vinblastine vincristine　など

■文献

1) Masaoka T. Evidence-based recommendations for antimicrobial use in febrile neutropenia in Japan: Executive summary. Clin Infect Dis. 2004; 39: S49-52.
2) Smith JT, Khatcheressian J, Lyman HG, et al. 2006 update of recommendations for the use of white blood cell growth factors: An evidence-based clinical practice guideline. J Clin Oncol. 2006; 24: 3187-205.
3) Kris GM, Hesketh JP, Somerfield RM, et al. American society of clinical oncology guideline for antiemetics in oncology: Update 2006. J Clin Oncol. 2006; 24: 2932-47.

〈横山雅大〉

索引

あ行

アグレッシブ NK 細胞白血病	262
アポトーシス	5
悪性リンパ腫	24
胃 MALT リンパ腫	64
移植前処置	136
遺伝子再構成検査	29
エフェクター T 細胞	8

か行

がん幹細胞	258
化学療法	70, 281
加齢	264
加齢性 EBV 陽性びまん性大細胞型 B 細胞リンパ腫	264
顆粒大リンパ球	209
完全奏効	46
完全ヒト化抗 CD20 抗体	276
間期核 FISH	30
幹細胞動員不良	136
キロサイド大量療法	101
菌状息肉症	185, 187
クラススイッチ	3
ケモカイン	208
形態学的パターン認識	37
血管内大細胞型 B 細胞リンパ腫	294
血管内皮	259
血管免疫芽球性 T 細胞リンパ腫	168
血球貪食症候群	209, 295
血中 EBV ゲノムコピー数	210
結節硬化型	291
結節性リンパ球優位型 Hodgkin リンパ腫	217
限局期	89, 90, 91
限局期 Hodgkin リンパ腫	217
古典的 Hodgkin リンパ腫	217
好中球の回復遅延	106
抗 CCR4 抗体	160
抗 CD22 モノクローナル抗体	273
抗体療法	70
高用量化学療法	142
国際 PTCL プロジェクト	153, 156, 161
国際予後指標	154
国際ワークショップ規準	46
混合細胞型	291

さ行

サザンブロット法	30
再発 DLBCL	134
再発 aggressive lymphoma	149
細胞障害性 T 細胞	266
細胞障害性分子	8, 27
細胞表面マーカー	35
自家造血幹細胞移植	55, 142, 158, 162
併用大量化学療法	80, 224
自然免疫	7
種痘様水疱症	261
初回治療抵抗性 DLBCL	134
除菌療法	64
小児悪性リンパ腫	243
小児非 Hodgkin リンパ腫	244
進行期	91
進行性皮膚 T 細胞リンパ腫	185
新規抗体薬	273
新薬の開発動向	274
成人 T 細胞白血病・リンパ腫	176
制御性 T 細胞	8, 266
節外性 NK/T 細胞リンパ腫	197, 262
染色体転座	29
染色体分染法	30
全脳放射線照射	115
造血幹細胞移植	95, 158, 164, 263

た行

大量化学療法	134
体細胞変異	29
治療関連 MDS / AML	124
中枢神経系リンパ腫	110
同種造血幹細胞移植	56, 83, 126, 159, 224

な行

ナイーブ B 細胞	5
ナイーブ T 細胞	8
二次元散布図	36

は行

胚中心	5
発熱性好中球減少症	301
鼻 NK/T 細胞リンパ腫	197
晩期再発	90
ヒト T リンパ球好性ウイルス I 型	176
ヒト化抗 CD20 抗体	276, 277
びまん性大細胞型 B 細胞リンパ腫	72, 89, 134, 142, 249, 253, 273, 297
皮下脂肪織炎様 T 細胞リンパ腫	185, 188
皮膚 CD4 陽性小・中細胞型 T 細胞リンパ腫	185, 191
皮膚 CD8 陽性進行性表皮向性細胞傷害性 T 細胞リンパ腫	185, 191
皮膚 γδ T 細胞リンパ腫	185, 191
皮膚リンパ腫診療ガイドライン	185
皮膚悪性腫瘍ガイドライン	192
非典型 Burkitt リンパ腫	100, 107
微小残存病変	32
表面マーカー	35
標準治療	92
病理診断	23
フローサイトメーター	36
フローサイトメトリー	36
プリン誘導体	82

索引

プロテアソーム阻害薬 280
分化能 259
分子標的薬 277
蚊刺過敏症 261
ヘルパーT細胞 8
ポリコーム遺伝子 260
放射線治療・化学療法同時
　併用療法 199
放射線療法 50, 69, 231

ま行

マントル細胞リンパ腫 78
末梢T細胞リンパ腫，非特定 153
慢性B細胞白血病 6
慢性活動性EBウイルス感染症
　　　　　　　　　　　　261
未分化大細胞型リンパ腫 255
メモリーB細胞 5
免疫グロブリン 2
免疫学的表現型検索 35
免疫監視機構 266
免疫組織化学 26, 35

ら行

ランダム皮膚生検 294
リンパ芽球性リンパ腫 254
リンパ腫の分類 12
領域照射 90, 91
ロイコボリン・レスキュー 102
濾胞性リンパ腫 50, 122, 258, 273

A

abnormal cell population 36
ABVD療法 220
adult T-cell leukemia / lymphoma
　（ATL） 176
　　治療効果判定規準 183
　　治療戦略 182
age adjusted IPI 92
alemtuzumab 159
AME133v 277
7-amino-actinomycin D 37
anaplastic large cell lymphoma
　（ALCL） 255
angioimmunoblastic T-cell
　lymphoma（AITL） 168

Ann Arbor病期分類 44
API2-MALT1 65
Ara-C大量療法 101, 102
ASHAP療法 144
autologous hematopoietic stem
　cell transplantation（ASCT）
　　　　　　　　　　　　142

B

BEACOPP療法 222
bendamustine 281
bortezomib 160, 280
Burkittリンパ腫 99, 253, 297
Burkitt様リンパ腫 100
Bライン 38
B細胞受容体 3
B細胞非Hodgkinリンパ腫 273

C

calicheamicin 275
CCl-779 277
CD（cluster of differentiation）
　番号 35
CD4 8
CD5陽性DLBCL 270
CD8 8
CD16 10
CD56 10
CDE 298
CHOEP療法 157
CHOP療法 155, 298
CMT（combined modality
　treatment） 217
CODOX-M / IVAC療法
　　　　　　　　　100, 101, 299
complete response（CR） 46
CORAL（Collaborative Trial
　in Relapsed Aggressive
　Lymphoma）試験 145
Cotswolds分類 44
CTL 266
C型肝炎ウイルス 287

D

denileukin difititox 160
DHAP療法 144, 149

diffuse large B-cell lymphoma
　（DLBCL） 72, 89, 134, 142,
　　　　　　　249, 253, 273, 297

E

EBER 264
EBNA2 266
EBV-positive T-cell
　lymphoproliferative disorders
　of childhood 255, 263
Epstein-Barr virus（EBV）
　　　　　　　　　197, 208, 264
　DNA量 262
　関連リンパ腫 96
　潜伏感染II型 266
　潜伏感染III型 266
EF-RT（extended field radiation
　therapy） 219
enhancer μ 4
enzastaurin 279
EPOCH療法 298
ESHAP療法 145
ES細胞 260
everolimus 277

F

^{18}F-fluorodeoxyglucose
　positron emission
　tomography（FDG-PET） 43
favorable群 217
follicular helper T cell（TFH） 170
follicular lymphoma（FL）
　　　　　　　　　50, 122, 273
forodesine 160, 278

G

GA-101 277
GC段階 6

H

HAART 299
HBV再活性化 284
Helicobacter pylori 64
　除菌療法 66
high-dose chemotherapy
　（HDC） 142

histological residual disease （hRD）		71
histone deacetylase inhibitor		160
HIV		297
Hodgkin リンパ腫		21, 231, 290
HSCT		95
HTLV-1		176
hyper-CVAD 療法		81, 105, 299

I

ICE 療法	144
IF-RT（involved field radiation therapy）	219
IFN／AZT 療法	178
immunoglobulin（Ig）	2
immunomodulatory drug（IMiD）	281
in vivo purging	81
inotuzumab ozogamicin	273
interferon-γ（IFN-γ）	208
International Prognostic Index（IPI）	91, 154
International Prognostic Score（IPS）	223
intraclonal variation	6
intravascular large B-cell lymphoma（IVL）	95

J

Japan Clinical Oncology Group-Lymphoma Study Group（JCOG-LSG）	176
JCOG0211-DI	198

K・L

Kiel 分類	16
L-asparaginase	201, 212
large-cell lymphoma subtype	266
large granular lymphocytes（LGL）	209
lenalidomide	281
Lennert's lymphoma	153
LMP1	266
locus control region	4
LSG 分類	16
Lugano 国際病期分類	64
LY06 study	102
LY10 試験	104
lymphoblastic lymphoma（LBL）	254

M

mantle cell lymphoma（MCL）	78
MCL International Prognostic Index（MIPI）	79
minimal histological residuals	71
minimal residual disease（MRD）	32
modern ABVD 療法	224
modified CODOX-M／IVAC 療法	103
mTOR（mammalian target of rapamycin）阻害薬	277
MTX 大量療法	101, 102
mucosa-associated lymphoid tissue（MALT）	64
Murphy 分類	100
MYC 遺伝子	99

N

Nadler 分類	5
NCCN	161
NK-prognostic index	201
NK 細胞	9
NK 細胞リンパ腫	197

O・P

ofatumumab	276
Parma study	134, 142, 149
Pattern Expression System	39
PCR（polymerase chain reaction）法	30
peripheral T-cell lymphoma, not oterwise specified（PTCL-NOS）	153
PET／CT	43
polymorphic subtype	266
post-GC 段階	6
pre-GC 段階	6
pre-lymphomatous cell	258
primary central nervous system lymphoma（PCNSL）	110
protein kinase 阻害薬	279
purging	123
purine nucleoside phosphorylase（PNP）阻害薬	278
P 糖蛋白	212

R

R-CHOP 療法	58, 91
R-DHAP 療法	144
R-ESHAP 療法	145
R-ICE 療法	144
RAD-001	277
radioimmunotherapy（RIT）	122
READ system	38
REAL 分類	15, 17
Reed-Sternberg 細胞	290
revised IPI（R-IPI）	95
Richter syndrome	270
rituximab	52, 91, 95, 105, 123, 149, 273, 284, 295, 298
RT-2／3DeVIC 療法	200
RT-DeVIC 療法	199

S

Sézary 症候群	185, 187
SMILE 療法	202
stage modified IPI	91
STLI（subtotal lymphoid irradiation）	219
suberoylanilide hydroxamic acid（SAHA）	280

T

T cell receptor（TCR）	2
T-cell exhaustion	266
TCR αβ 細胞	7
TCR γδ 細胞	7
temsirolimus	277
terminal repeat	211
Th1 細胞	8
Th2 細胞	8
Th17 細胞	9
THP-COP 療法	155
T 細胞受容体遺伝子	2
T ボックス	38

U・V・W

unfavorable 群　　　　　　　　217
VCAP‑AMP‑VECP（LSG15）
　療法　　　　　　　　　　　176
VDJ 再構成　　　　　　　　　　4
vorinostat　　　　　　　　　280
watch and wait　　　　　　　 71
WHO 分類　　　　　　　2, 12, 23
WHO2001　　　　　　　　　 17
WHO2008　　　　　　　　18, 89
Working Formulation　　　　 16

血液診療エキスパート　悪性リンパ腫　©		
発　行	2010年6月25日　　初版1刷	
監修者	金倉　譲	
編集者	鈴木律朗	
	伊豆津宏二	
	山口素子	
発行者	株式会社　中外医学社	
	代表取締役　青木　滋	
	〒162-0805　東京都新宿区矢来町62	
	電　話　03-3268-2701(代)	
	振替口座　00190-1-98814番	

印刷・製本/三報社印刷(株)　　　　〈HI・YT〉
ISBN 978-4-498-12556-8　　　　　printed in Japan

JCOPY 〈(社)出版者著作権管理機構　委託出版物〉

本書の無断複写は著作権法上での例外を除き禁じられています．複写される場合は，そのつど事前に，(社)出版者著作権管理機構（電話 03-3513-6969, FAX 03-3513-6979, e-mail: info@jcopy.or.jp）の許諾を得てください．